運動療法
エビデンス
レビュー

臨床・研究に役立つ
評価指標・基準値・介入の
エビデンスをこの一冊に凝縮

編集

松永　篤彦
北里大学医療衛生学部教授

神谷健太郎
北里大学医療衛生学部准教授

文光堂

執筆者一覧

■ 編集

松永篤彦　　　北里大学医療衛生学部リハビリテーション学科
神谷健太郎　　北里大学医療衛生学部リハビリテーション学科

■ 執筆者一覧（執筆順）

小林主献　　　北里大学病院リハビリテーション科
堀田一樹　　　電気通信大学大学院情報理工学研究科
松本卓也　　　北里大学北里研究所病院診療技術部
山本周平　　　信州大学医学部附属病院リハビリテーション部
濱崎伸明　　　北里大学病院リハビリテーション科
米澤隆介　　　北里大学メディカルセンターリハビリテーションセンター
市川　毅　　　東海大学医学部付属大磯病院リハビリテーションセンター
前川恵美　　　北里大学医学部循環器内科学
鎌田裕実　　　相武台ニーレンクリニック
神谷健太郎　　北里大学医療衛生学部リハビリテーション学科
松沢良太　　　北里大学病院リハビリテーション科
南里佑太　　　北里大学病院リハビリテーション科
阿部義史　　　三井記念病院リハビリテーション部
澁谷真香　　　北里大学病院リハビリテーション科
野崎康平　　　北里大学病院リハビリテーション科
田中伸弥　　　名古屋大学医学部附属病院リハビリテーション部
忽那俊樹　　　東京工科大学医療保健学部理学療法学科
木村雅彦　　　杏林大学保健学部理学療法学科

はじめに

　いずれの疾患に対しても，安全で効果的な運動療法を展開するには病態（原因，重症度，増悪因子など）や治療介入（初期治療など）とその経過を把握するとともに，心身機能の障害とそれに伴う能力障害を的確に捉える必要がある．

　近年，運動療法に関する書籍が数多く出版され，疾患別の臨床評価指標と運動療法の実施方法が解説されている．しかし，いざ，これらの書籍をもとに，評価指標を選択し臨床や研究で実践しようとしても，科学的に信頼性の証明された評価方法を具体的にどのように実施したらよいのかがわからず，多くの文献や書籍を探さなければならないことも多い．また，その指標から得られた結果を解釈しようとしても，問題が生じているか否か（例えば，機能低下の有無）を判別するための参考値，さらには治療目的に沿った目標値が見当たらないなど，臨床指標を活用する上での障壁は多い．また，運動療法の実践においても，普段遭遇することが少ない疾患においては，どのような運動療法が科学的に証明されているのかを，その都度，文献を調査することは，忙しい日常臨床においては容易ではない．

　そこで，本書では，本企画の第一弾として，内部障害（心疾患，呼吸器疾患，腎疾患，糖尿病など）に絞り，関連する診療ガイドライン，システマティックレビューや個別の文献に基づいて，評価指標の臨床的意義，診断基準とその解釈，運動療法に関する情報などを，「臨床・研究に役立つ評価指標・基準値・介入のエビデンス」としてまとめた．また，参考とする十分なエビデンスや文献が見当たらない場合は，北里大学に所属する理学療法士が中心にまとめた研究論文ならびにデータに基づいて，必要と思われる情報を提示した．

特に，本書は下記の6つの点にこだわり，知りたい，必要な最新の情報が，いつでも，一目でわかるように，工夫した．

1) 常に携帯できるポケットサイズ！
   → 本書の大きさ（サイズ）を臨床現場で常に携帯できるポケットサイズとした．
2) 必要な情報が一目でわかる！
   → 箇条書きと図表を可能な限り盛り込み，見開きのページで読み取れる情報量を多くした．
3) 評価に使われる指標とその評価方法がわかる！
   → 評価指標ごとに，科学論文でも用いられている評価手順をもとに，具体的に記載した．
4) 評価結果に対する判断基準（参考値，異常値など）がわかる！
   → 評価指標を用いた際の参考値や異常値を判断する基準値を提示した．
5) 疾患別の運動療法の指針がわかる！
   → 対象疾患の診断，疫学，予後や治療の流れを図表で示した．
   → 対象疾患に対する臨床評価指標と意思決定の根拠になる参考値を示した．
   → 対象疾患に対する運動療法のエビデンスを示した．
6) 参考にすべき最新の文献がわかる！
   → 臨床だけでなく研究を行う上でも有用な情報が素早く得られるように，記載した文章には可能な限り根拠となる資料を記載した．

2018年7月

松永　篤彦
神谷健太郎

運動療法 EVIDENCE REVIEW エビデンスレビュー

目次

I 評価編

1 バイタルサイン 2

- 1) 呼吸数 .... (小林 主献) 2
  - (1) フィジカルアセスメントによる評価方法 2
  - (2) 機械による評価方法 2
- 2) 呼吸様式 .... (小林 主献) 2
- 3) 脈の性状・脈拍数 .... (堀田 一樹) 4
- 4) 血圧・平均血圧・脈圧 .... (堀田 一樹) 5
  - (1) 収縮期血圧，拡張期血圧 5
  - (2) 平均血圧と脈圧 5
- 5) 体温 .... (松本 卓也) 7
  - (1) 腋窩温 7
- 6) 経皮的酸素飽和度 .... (小林 主献) 8

2 身体所見 12

1 一般的な所見 12

- 1) 意識障害 .... (山本 周平) 12
  - (1) Japan Coma Scale (JCS) 12
  - (2) Glasgow Coma Scale (GCS) 12
- 2) 不穏・鎮静状態・せん妄 .... (濱崎 伸明) 13
  - (1) リッチモンド興奮/鎮静スケール
    (Richmond Agitation-Sedation Scale：RASS) 13
  - (2) Confusion Assessment Method (CAM) 15
  - (3) Confusion Assessment Method for the Intensive
    Care Unit (CAM-ICU) 16
- 3) 脱水 .... (山本 周平) 18
  - (1) 身体所見 18
  - (2) 血液・生化学・尿検査・エコー所見 19
- 4) 栄養状態 .... (松本 卓也, 米澤 隆介) 21
  - (1) 身体所見 21
  - (2) MNA-SF 23

(3) Geriatric Nutritional Risk Index (GNRI) ……………………… 24

(4) Controlling Nutritional Status (CONUT) …………………… 26

5) チアノーゼ …………………………………………（市川　毅）… 26

(1) 身体所見 ……………………………………………………… 28

6) 貧血 …………………………………………………（米澤 隆介）… 29

(1) 身体所見 ……………………………………………………… 29

7) 失神・起立性低血圧 ………………………………（前川 恵美）… 30

(1) 身体所見 ……………………………………………………… 35

8) 形態 ………………………………（鎌田 裕実，神谷健太郎）… 38

(1) 身長・体重・BMI ………………………………………… 38

(2) 四肢周囲長 …………………………………………………… 42

(3) 腹囲・waist hip ratio …………………………………… 45

9) 認知 ………………………………（小林 主献，松沢 良太）… 49

(1) Mini-Mental State Examination (MMSE) ……………… 49

(2) 時計描写テスト (Clock Drawing Test：CDT) ………… 52

(3) Mini-Cog テスト …………………………………………… 54

(4) Six-Item Screener ………………………………………… 55

10) 疼痛 …………………………………………………（南里 佑太）… 56

(1) 視覚アナログスケール (Visual Analogue Scale：VAS) ……… 56

(2) 数値評価スケール (Numerical Rating Scale：NRS) ……… 57

(3) フェイススケール (Face Scale) ………………………… 57

(4) Behavioral Pain Scale (BPS) …………………………… 57

11) 柔軟性 ……………………………………………（阿部 義史）… 59

(1) Sit and Reach ……………………………………………… 59

(2) Chair Sit and Reach ……………………………………… 60

12) 筋力 ………………………………（澁谷 真香，野崎 康平）… 61

(1) 握力 …………………………………………………………… 61

(2) 等尺性膝伸展筋力 …………………………………………… 63

(3) Medical Research Council Scale (MRC) ……………… 64

13) バランス …………………………（山本 周平，阿部 義史）… 66

(1) 片脚立位時間 ………………………………………………… 66

(2) Functional Reach Test …………………………………… 67

(3) Berg Balance Scale (BBS) /
Functional Balance Scale (FBS) ………………………… 69

(4) Timed Up and Go Test (TUG) ………………………… 71

14) 包括的下肢機能 …………………………………（米澤 隆介）… 72

(1) Short Physical Performance Battery (SPPB) ………… 72

15) 歩行速度 …………………………………………（山本 周平）… 76

(1) 快適歩行・最大歩行速度 ………………………………… 76

16) 間欠性跛行 ………………………………………（田中 伸弥）… 78

(1) 自覚症状, 身体所見 ……………………………………… 78

(2) Walking Impairment Questionnaire (WIQ) ……………… 79

(3) 腰部脊柱管狭窄症診断サポートツール ……………… 80

(4) 腰部脊柱管狭窄症診断用質問票 ……………………… 80

(5) 腰部脊柱管狭窄症自記式診断サポートツール ……… 81

17) 運動耐容能 …… (田中 伸弥, 市川 毅, 松本 卓也, 濱崎 伸明) …… 83

(1) 6分間歩行試験 ………………………………………… 83

(2) 漸増負荷 SWT (Incremental SWT:ISWT) ………… 86

(3) 一定負荷 SWT (Endurance SWT:ESWT) ………… 88

(4) 運動負荷試験 …………………………………………… 90

(5) ガードナー負荷試験 …………………………………… 95

(6) 心肺運動負荷試験 (Cardiopulmonary Exercise Testing:CPX) …………………………………………… 96

18) 疲労・自覚的運動強度 (Rating of Perceived Exertion:RPE) …………………………… (忽那 俊樹) …… 107

(1) Borg 指数 ……………………………………………… 107

19) 身体活動量 ………………………………………… (忽那 俊樹) …… 109

(1) アンケート法 ………………………………………… 109

(2) 加速度計法 …………………………………………… 113

(3) 歩数計法 ……………………………………………… 114

20) サルコペニア ……………………………………… (田中 伸弥) …… 119

(1) 身体機能計測による評価 …………………………… 119

(2) 質問紙 ………………………………………………… 123

21) フレイル …………………………………………… (野崎 康平) …… 125

(1) Fried Scale ………………………………………… 125

(2) J-CHS 基準 ………………………………………… 126

(3) FRAILTY SCORE ………………………………… 126

(4) Frail Scale ………………………………………… 126

(5) Clinical Frailty Scale …………………………… 127

2 疾患特異的な所見 …………………………………………… 130

1) 呼吸器疾患の身体所見 …………… (濱崎 伸明・小林 主献) …… 130

2) 心疾患の身体所見 …………………………… (神谷健太郎) …… 140

3) 末梢動脈疾患の身体所見 …………………………… (松沢 良太) …… 147

4) 腎疾患の身体所見 …………………………………… (忽那 俊樹) …… 151

5) 糖尿病の身体所見 …………………………………… (阿部 義史) …… 152

II 内部障害系主要検査

1 胸部単純X線写真（CXP） （木村 雅彦）---- 162

2 血液・生化学検査：基準値と異常値の目安一覧 （前川 恵美）---- 166

3 血液ガス （木村 雅彦）---- 172

4 心エコー図 （前川 恵美） 174
1) Bモードの基本断面 ---- 175
2) Mモードの基本断面 ---- 176
3) 壁運動評価 ---- 176

5 心臓カテーテル検査 （前川 恵美） 187
1) 血行動態の評価 ---- 187
2) 冠動脈の評価 ---- 188
3) 左室壁運動の評価 ---- 193
4) 心臓カテーテル検査の合併症 ---- 194

6 スパイロメトリー （小林 主献） 195
1) 肺活量（vital capacity：VC） ---- 195
2) 努力性肺活量 ---- 196

7 末梢血管生理機能検査 （堀田 一樹）---- 200
1) PWV ---- 200
2) ABI ---- 201
3) FMD ---- 202
4) RH-PAT ---- 204

III 疾患別運動療法編

1 心血管疾患 ---- 208
- A 心不全 （神谷健太郎）---- 208
- B 心筋梗塞・狭心症 （山本 周平）---- 220
- C 大血管 （澁谷 真香）---- 236

| | D | 末梢動脈疾患 | （田中 伸弥）… 256 |

2 呼吸器疾患 274

	A	慢性閉塞性肺疾患	（澁谷 真香）… 274
	B	間質性肺炎	（市川 毅）… 287
	C	急性呼吸不全・ARDS	（市川 毅）… 298

3 集中治療室関連疾患 [ICU-AW, PICS] …（濱崎 伸明）… 313

4 腎疾患 329

| | A | 慢性腎臓病（保存期） | （松沢 良太）… 329 |
| | B | 末期腎不全（透析患者） | （忽那 俊樹）… 337 |

5 生活習慣病 347

	A	糖尿病	（阿部 義史・米澤 隆介）… 347
	B	脂質異常症	（野崎 康平）… 356
	C	高血圧症	（鎌田 裕実）… 366
	D	がん	（松本 卓也）… 377

6 サルコペニア （田中 伸弥）…… 395

著者，編集者，監修者ならびに弊社は，本書に掲載する医薬品情報等の内容が，最新かつ正確な情報であるよう最善の努力を払い編集をしております．また，掲載の医薬品情報等は本書出版時点の情報等に基づいております．読者の方には，実際の診療や薬剤の使用にあたり，常に最新の添付文書等を確認され，細心の注意を払われることをお願い申し上げます．

I

評価編

1 バイタルサイン

1) 呼吸数

- フィジカルアセスメントによる評価と機械を用いた評価に大別される
- 正常な呼吸回数は年齢によって異なる（図1）

(1) フィジカルアセスメントによる評価方法

- フィジカルアセスメントによる評価方法では，被験者に呼吸を意識させないことが重要である
- 視診：視診にて，被験者の胸郭や腹部の拡張運動を確認し，30秒から1分間の呼吸数を測定する
- 触診：検査者の手掌を被験者の胸郭や腹部，またはその両方に当てて触診し，30秒から1分間の呼吸数を測定する
- 聴診：聴診器を使用して肺野を聴診し，30秒から1分間の呼吸数を測定する

(2) 機械による評価方法

- 心電図：心電図は電極間の電気抵抗の変化から呼吸回数を測定することができる．体動の影響を受けるため，誤差が生じる可能性がある
- カプノメータ：カプノメータは呼気中の二酸化炭素濃度を測定する機械であり，そこから得られるカプノグラムから呼吸回数を測定することができる

図1 呼吸数の正常値

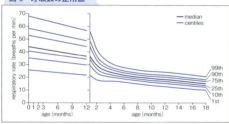

年齢	呼吸数（回/分）
新生児	35～50
乳児	30～40
幼児	20～30
学童	20
成人	16～18

[Lancet 377：1011-1018, 2011]

（小林 主献）

2) 呼吸様式

■ 評価方法

- 呼吸様式の評価は，フィジカルアセスメントにより行う
- 視診：視診にて，被験者の胸郭や腹部の拡張運動を確認する
- 触診：検査者の手掌を被験者の胸郭や腹部，またはその両方に当てて触診し，胸郭運動の左右差や上部，下部胸郭の差を確認する
- 代表的な異常呼吸の種類を図2に示す

図2 異常呼吸の種類

種類		型	呼吸数と一回換気量	特徴・原因・発生時
正常	正常呼吸	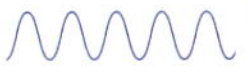 〰〰〰	12〜20回/分, 400〜500ml	―
数の異常	頻呼吸	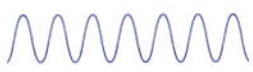 〰〰〰	25回/分以上, 400〜500ml	呼吸数が増加. 心不全, 肺炎, 発熱, 興奮
	徐呼吸	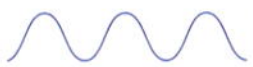 〰〰	12回/分以下, 400〜500ml	呼吸数が減少. 脳圧亢進, 睡眠時投与など
深さの異常	過呼吸	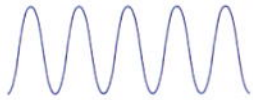 〰〰〰	1回の換気量が増加	運動直後, 甲状腺機能亢進症, 貧血
	減呼吸	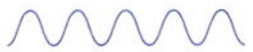 〰〰〰	1回の換気量が減少	呼吸筋の低下, 胸郭の可動性の障害
深さと回数の異常	多呼吸	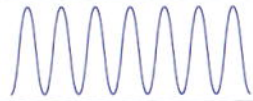 〰〰〰	20回/分以上, 500ml以上	胸水の貯留, 二酸化炭素の蓄積, 神経症
	少呼吸	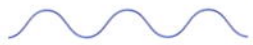 〰〜	12回/分以下, 400ml 以下, 休息期が長い	不可逆的な呼吸停止の直前
	Kussmaul 呼吸	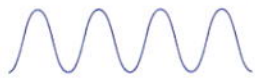 〜〜	20回/分以上, 大きい 呼吸では1,000ml以上	糖尿病性昏睡, 尿毒症性昏睡
周期の異常	Cheyne- Stokes呼吸	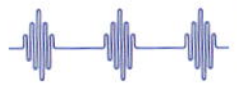 ▬▮▮▮▬▮▮▮▬	漸減(休止期あり, 不 規則), 1,000ml以上	心不全, 尿毒症, 脳出血, 低酸素血症
	Biot呼吸	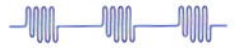 ▬▮▮▬▮▮▬	不規則, 1,000ml以上	同じ深さの呼吸が続いた後, 呼吸停止を伴う. 髄膜炎

エビデンスレビュー

> 院内死亡に至る症例において, 最も早期に変化するバイタルサインは呼吸数の上昇である [Patient Saf Surg 5 : 3, 2011, PMID : 21314935]

> 呼吸数は急性心筋梗塞患者および入院中の心不全患者において, 予後予測因子である [Eur Heart J 34 : 1644-1650, 2013] [JAMA 290 : 2581-2587, 2003]

> rapid shallow breathing index(RSBI) (呼吸回数(回/分)/一回換気量(l)) は重症患者(高齢入院患者, 急性呼吸窮迫症候群, 慢性閉塞性肺疾患) において挿管人工呼吸器および非挿管人工呼吸器からの離脱可否の予測因子であり, RSBI≧105 はウィーニングの失敗, 再挿管および予後悪化を予測する [Chest 112 : 1029-1034, 1997] [Critical Care 18 : R65, 2014] [Respir Care 57 : 1548-1554, 2012]

> 安静時および運動時のチェーンストークス呼吸は心不全患者の予後予測因子である [Am J Respir Crit Care Med 153 : 272-276. 1996] [Circulation 113 : 44-50, 2006] [Int J Cardiol 137 : 47-53, 2009]

> 市中肺炎患者において, 呼吸数の上昇は院内死亡率を増加させる. 呼吸数 12〜20 回/分と比較し, 27〜33 回/分ではオッズ比 1.72, 33 回/分以上ではオッズ比 2.55 [Dtsch Arztebl Int 111 : 503-508, 2014]

> 慢性閉塞性肺疾患において, 急性増悪時の呼吸数 35 回/分以上は, 非侵襲的陽圧換気の失敗(開始後 1〜2 時間での血液ガス分析と pH の増悪, 開始後 4 時間における血液ガス分析と pH の改善が乏しい状態), 重症アシドーシス(pH<7.25), 高二酸化炭素血症(動脈血二酸

化炭素分圧＞60 mmHg），および動脈血酸素分圧/吸入酸素濃度＜200 mmHgと同様に，侵襲的陽圧換気を考慮すべき基準である [Eur Respir J 23：932-946, 2004]

（小林 主献）

3）脈の性状・脈拍数

■ **評価方法** [Evidence-Based Physical Diagnosis, 3rd ed, 2012]
1. 検査者の第2，3指（必要に応じて第4指）を血管長軸に沿って置き，脈拍を触知する
2. 検査者自身の脈拍を触知することを避けるために，検査者の第1指の使用は推奨されない（図3）
3. 脈拍数の計測には，30秒間の拍動回数を数え，その回数を2倍した値を脈拍数（拍/分）として記録する
4. 心房細動を有する場合には，触診による脈拍数に加えて，聴診器を用いた心拍動回数の同時計測を実施する
5. 脈拍数は通常心拍数と同値であるが，心房細動などの不整脈を有する場合，脈拍数は心拍数より低い値を示す場合がある

図3　橈骨動脈の触診

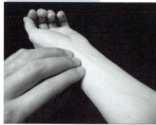

■ **基準値**
- 成人の安静時脈拍数の正常範囲は60～100拍/分である [Evidence-Based Physical Diagnosis, 3rd ed, 2012]
- 安静時の脈拍数が50拍/分以下を徐脈，100拍/分以上を頻脈という
- 新生児の脈拍数は約130拍/分である [Br Med J 2：276-278, 1958]．その後，成長とともに脈拍数は成人になるまで低下する [J Hum Hypertens 16：327-332, 2002]
- 脈拍数は呼吸数の影響を受け [Am J Cardiol 67：199-204, 1991]，心電図のRR間隔は吸気時に比べ呼気時に延長する
- 運動 [Am J Physiol 256：H132-141, 1989]，食事 [Am J Physiol 258：H642-646, 1990] および精神的緊張 [Psychophysiology 31：223-228, 1994] は脈拍数に影響する

エビデンスレビュー

> ホルター心電図で得られた24時間の平均心拍数が11.6拍/分増加するごとに，地域在住者の全死亡リスクが15％（95 CI 1.06-1.25）

増加する [Hypertension 52：229-235, 2008]

▶ 安静時心拍数の増加は，心筋梗塞 [Mayo Clin Proc 89：1655-1663, 2014] [Eur Heart J 33：96-102, 2012]，慢性心不全 [J Am Coll Cardiol 59：1785-1795, 2012]，慢性閉塞性肺疾患 [Eur Respir J 42：341-349, 2013]，高血圧症 [Hypertension 37：1256-1261, 2001] [Am J Cardiol 109：685-692, 2012]，糖尿病 [Hypertension 53：120-127, 2009] および前立腺癌 [Cancer Epidemiol Biomarkers Prev 4：611-646, 1995] を有する患者，ならびに人工透析を受けている患者 [Clin Exp Nephrol 16：938-944, 2012] [J Nephrol 21：704-712, 2008] において，生命予後の悪化と関連する

(堀田 一樹)

4) 血圧・平均血圧・脈圧

◆ 日本高血圧学会の治療ガイドライン 2014 の血圧測定法に準じて記載

(1) 収縮期血圧，拡張期血圧

1. 測定前 3 時間は，食事，カフェイン，喫煙を避ける
2. 室温 22～26℃の静かな部屋で部屋測定前 10 分間は背もたれ付き椅子で脚を組まずに数分間安静をとる
3. 上腕の高さが 6～7 cm 高く（低く）なると，収縮期血圧と拡張期血圧の両方が約 5 mmHg 低下（上昇）するため，上腕の位置は心臓と同じ高さに保持する
4. 上腕に血圧測定用のカフを巻く．カフのゴム囊の幅は上腕の 40％を，長さは上腕周囲の 80％を覆う大きさが必要である．小さすぎる（大きすぎる）カフは収縮期血圧，拡張期血圧を過大（過小）評価する [Lancet 2：33-36, 1982]
5. カフの圧を収縮期血圧より 20～30 mmHg 高い値まで加圧する
6. 患者の収縮期血圧が未知の場合，橈骨動脈を触知できなくなるまでカフの圧を加圧する
7. カフの圧を毎秒 2 mmHg の速度で下げる
8. 聴診器で Korotkoff sound（コロトコフ音）を聴取する
9. コロトコフ音が聞こえ始めた圧，聞こえなくなった圧をそれぞれ収縮期血圧と拡張期血圧として記録する
10. 1～2 分の間隔をおいて再度測定し，測定値の差が 5 mmHg 未満の場合，2 回の平均値を血圧値とする
11. コロトコフ音が聴取できない場合は，代わりに橈骨動脈触診による血圧測定が実施されている
12. 聴診法と比べて触診法による血圧は 6～8 mmHg 低く見積もられる [Evidence-Based Physical Diagnosis, 3rd ed, 2012]
13. 自動血圧計は診療や家庭で広く用いられている
14. 自動血圧計は上腕動脈用および橈骨動脈用の 2 種類があり，橈骨動脈で得られる収縮期血圧，拡張期血圧および平均血圧は，上腕動脈で得られる値と比較して 13～18 mmHg 高くなる [World J Emerg Med 4：294-297, 2013]
15. 原則，上腕動脈用の自動血圧計を使用する

(2) 平均血圧と脈圧

◆ 一心周期において，動脈圧は図 4 に示すように変化している

◆一心周期における動脈圧の平均値を平均血圧という
◆一心周期における動脈圧の最高値(収縮期血圧)と最小値(拡張期血圧)の差を脈圧という

図4 一心周期における血圧の変化

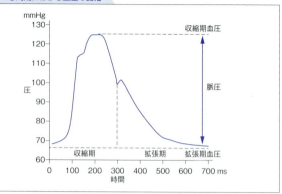

■ 平均血圧の計算式
1. 平均血圧と脈圧は下記の式1と式2で算出される.

$$平均血圧 = 拡張期血圧 + \frac{(収縮期血圧 - 拡張期血圧)}{3} \quad (式1)$$

$$脈圧 = 収縮期血圧 - 拡張期血圧 \quad (式2)$$

■ 日本人の血圧の基準値
血圧年齢別平均値を表1に示す [Hypertension 22:900-912, 1993]

表1 日本人の収縮期血圧, 拡張期血圧の基準値

		年齢						
		20〜29	30〜39	40〜49	50〜59	60〜69	70〜79	80〜
男性	n	20	71	83	131	130	69	22
	SBP	121.9 ± 11.3	124.0 ± 13.3	133.1 ± 18.5	132.4 ± 17.2	138.5 ± 19.2	138.0 ± 17.0	144.5 ± 20.5
	DBP	68.8 ± 8.4	70.5 ± 10.7	77.8 ± 14.5	78.0 ± 14.2	78.0 ± 11.7	74.4 ± 10.9	77.7 ± 13.6
女性	n	28	85	111	172	165	104	45
	SBP	110.5 ± 13.2	116.6 ± 12.0	125.6 ± 16.5	130.7 ± 19.3	135.3 ± 22.4	140.8 ± 18.6	143.9 ± 24.2
	DBP	62.5 ± 12.2	68.2 ± 9.0	74.2 ± 11.4	75.2 ± 11.1	75.8 ± 12.5	73.5 ± 10.5	74.9 ± 13.9

日本の前向きコホート研究(大迫研究)のデータを元に作成 [Hypertension 22:900-912, 1993]. 血圧の測定には, 医療従事者が上腕の自動血圧計を用いて血圧を2回計測し, その平均値を解析した. SBP:収縮期血圧(mmHg), DBP:拡張期血圧(mmHg), n:対象者数. 平均値±標準偏差

◆平均血圧は30歳代から50歳代まで増加し, その後, 加齢に伴い変わらないかやや低下する [Circulation 96:308-315, 1997]
◆脈圧は30歳代から80歳代まで増加し続ける [Hypertens Res 26:153-158, 2003]

エビデンスレビュー

> 60歳代および70歳代の高齢者において，収縮期血圧120mmHg未満，拡張期血圧80mmHg未満の群と比較し，収縮期血圧140mmHg以上，拡張期血圧90mmHg以上の群で心血管疾患発症リスクが有意に高い[Arch Intern Med 163：361-366, 2003]

> 80歳以上の高齢者においても，収縮期血圧180mmHg以上，拡張期血圧110mmHg以上で心血管疾患発症リスクが高い[Arch Intern Med 163：361-366, 2003]

> 40歳代から80歳代において，収縮期血圧が10mmHg上がるごとに全死亡率が1.08～1.27倍，拡張期血圧が10mmHg上がるごとに全死亡率が1.12～1.42倍増加する[Hypertension 51：1483-1491, 2008]

> 地域在住高齢者のうち，女性，低ADL者あるいは認知症を有する者において，収縮期血圧130mmHg未満の群は130mmHg以上の群と比較し，死亡リスクが1.55倍(95% CI 1.23-1.96)，1.38倍(95% CI 1.09-1.75)，1.50倍(95% CI 1.14-1.98)増加する[Am J Public Health 87：623-628, 1997]

> 脈圧は動脈壁の硬さ(stiffness)と心臓の一回拍出量の影響を受け，動脈硬化などで硬くなった(コンプライアンスの低い)血管では，脈圧が高値を示す

> 上腕の収縮期血圧の左右差が10mmHgでは鎖骨下動脈の狭窄が多い

(堀田 一樹)

5)体温

■ **評価方法**[テルモ，http://terumo-taion.jp/temperature/method/02.html] [medicina 53(増刊号)：6-10, 2016]

◆ 測る前の注意：飲食や入浴，運動などをした後および外出後の30分間は検温に適さないので避ける

◆ 腋窩温の測定前には，必ず脇の汗はしっかり拭き取る

◆ 検温中の注意：検温中は動かず，じっとする

◆ 途中で体温計を取り出したら，最初からやり直す

◆ 測定時間：体温計によって測定方式が異なるため，測定時間も違う

◆ 予測式なら電子音が鳴るまで20～30秒間，実測検温する場合は10分以上かける

(1)腋窩温

1. 腋窩の中央に体温計の先端を当てる(体温計の先を下から上に向けて，押し上げるようにはさむ)

2. 体温計が上半身に対し30°くらいになるようにして脇をしっかり閉じる

3. 脇が密閉されるようにしっかり閉じ，肘を脇腹に密着させる

4. 手のひらを上向きにすると，脇がしまる

5. さらに体温計をはさんだ方の肘をもう一方の手で軽く押さえる

6. 平衡温になるまで，水銀体温計や実測式の体温計は10分以上，予測式なら電子音が鳴るまでじっとする

図5 身体の内部の仮想温度分布

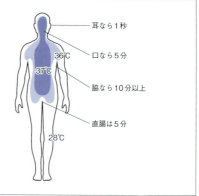

- 耳なら1秒
- 口なら5分
- 脇なら10分以上
- 直腸は5分

[Naturwissenschaften 45 : 477-485, 1958]

エビデンスレビュー

- 積極的解熱治療をする高熱を伴う重症な感染症の患者は，死亡率が高い [Crit Care Resusc 13 : 125-131, 2011]
- 低体温(症)の定義は，34℃未満が軽度，30〜34℃が中等度，30℃未満が重度とされる [Circulation 112 (24 Suppl) : IV206-IV211, 2005]
- 高齢者では代謝が低下し体温も低い傾向がある
- 患者が炎症病態を有していても，体温が37.5℃を超えないことがある
- 低体温は心不全，肺炎，菌血症患者の院内死亡を予測する(感度13〜29％，特異度93〜96％) [Am Heart J 149 : 927-933, 2005] [Thorax 39 : 612-616, 1984]，[Am J Med 39 : 612-616, 1999] [Am J Respir Crit Care Med 153 : 684-693, 1996]

(松本 卓也)

6) 経皮的酸素飽和度

■ **評価方法**
- 測定にはパルスオキシメーターを使用する
- パルスオキシメーターは非侵襲的に動脈血の酸素飽和度を測定できる機械である
- 原理は赤色光と赤外光の二つの波長の光を皮膚に当て，対側のセンサーで透過した光の量を測定し，その比から動脈血酸素飽和度(SaO_2)を計算する(図6)
- 図7に示すように，酸素飽和度(SO_2)は酸素解離曲線に従って，酸素分圧(PO_2)を反映する
- パルスオキシメータで測定したSaO_2と血液ガス分析で測定したSaO_2

を区別するため,経皮的(percutaneous)に測定したSaO$_2$をSpO$_2$と表記する
◆貧血,マニキュアが付いている,腕や指が圧迫されるなど血流が悪い時,または末梢循環障害がある時,激しい体動,プローブが正しく装着されていない時など,これらの問題がある時は正確にSpO$_2$を計れないことがある

図6　吸光度曲線

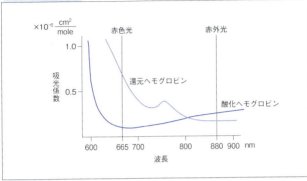

[一の瀬正和:呼吸機能検査テキスト,一般社団法人呼吸研究,2014]

図7　酸素解離曲線

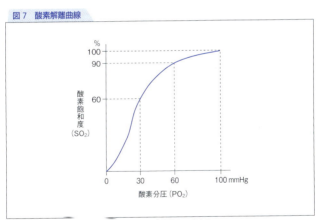

[酸素療法ガイドライン,日本呼吸器学会,日本呼吸管理学会]

図 8　プローブの種類と特徴

プローブの種類 （測定部位）	種　類	特　徴
クリップタイプ （手の指または 足の趾）	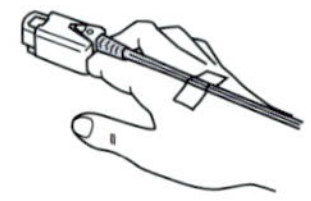	・スポット測定など，短時間測定に用いる ・体重に合わせて大きさが 2〜3 種類ある ・足趾は手より反応が遅い
本体と一体型 （手の指）	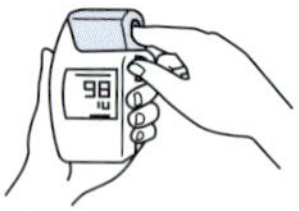	・スポット測定に用いる ・指の細い人，脈拍の弱い高齢には不向き ・左利きには不便
密着タイプ （手の指・足の趾）	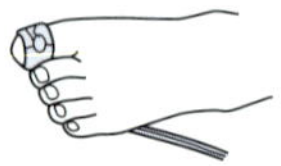	・圧迫をかけずに粘着テープで密着する長 時間測定用
（足背）	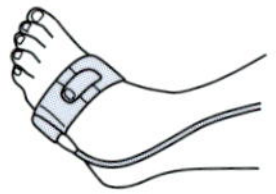	・新生児，乳幼児に用いられる
（手・足の甲）	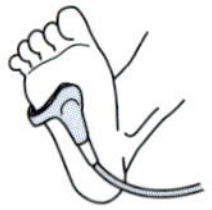	・新生児，乳幼児に用いられる
（耳朶）	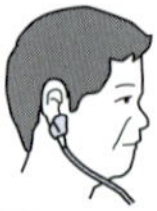	・大人に用いられる
（鼻梁）	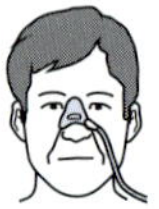	・大人に用いられる
（前額）	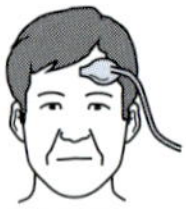	・反射型のセンサー，ヘッドバンドで固定 する ・反応が早く体動や低灌流に強い

［酸素療法ガイドライン，日本呼吸器学会，日本呼吸管理学会］

■評価手順

1. 図 8 のように各種のプローブを用いて，図 9 のように光が対側のセンサーに直角に当たるよう手指，足趾，耳たぶなどを挟み込む
2. 装着後一定時間（6〜12 秒）または，一定の脈拍数ごとに得られた値が表示される
3. 表示される脈拍数が実際の脈拍数と大きく乖離する場合や，表示さ

れる脈波が明瞭でない場合はSpO₂の値は不正確なことがある

図9 プローブの正しい装着方法

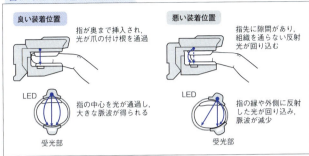

[よくわかるパルスオキシメータ．日本呼吸器学会]

エビデンスレビュー

> 健常者における最大運動負荷時のSpO₂とSaO₂は相関しており，測定の妥当性が示されている [J Appl Physiol 92：162-168, 2002]
> 地域在住高齢者において年齢と性別で調整してもSpO₂が低値であると全死亡率が増加し，SpO₂≧96％と比較し，SpO₂≦92％でHR1.99（95％ CI 1.33-2.96），SpO₂ 93〜95％でHR1.36（95％ CI 1.15-1.60）[BMC Pulm Med 15：9, 2015]
> 慢性閉塞性肺疾患（COPD）患者において安静時のSpO₂は6分間歩行距離と同様に予後予測因子である [Respir Care 58：1329-1334, 2013]
> COPD（％FEV₁＜50％ かつ PaO₂≧60 mmHg）において，6分間歩行試験中のSpO₂低下（SpO₂ fall≦4％またはSpO₂＜90％）は全死亡および呼吸器関連死の予測因子である（RR ratio 2.02 95％ CI 1.12-3.58，RR ratio 2.63 95％ CI 1.53-4.51）[Chest 134：746-752, 2008]
> 集中治療室において，重症患者のSpO₂の値とSaO₂の値の誤差は少なく，測定の正確性が示されている [Intesive Care Med 27：1606-1613, 2001]
> 急性心筋梗塞患者において，入院時のSpO₂値は急性心不全の重症度（killip分類Ⅰ〜Ⅲ）と相関し，SpO₂における急性心不全の判別能は中等度（AUC：0.85，95％ CI 0.80-0.88）であり，感度と特異度が最も高くなる値はSpO₂ 93％であった
> 急性心筋梗塞患者において，集中治療室でのSpO₂低値は入院後1年間での心不全による死亡率および再入院率を増加させる〈group 1：SpO₂＞93％，group 2：90％＜SpO₂＜93％，group 3：SpO₂＜90％として，各グループのevent-free dayを比較すると，group 1 vs group 2（90.7％ vs 76.1％），group 2 vs group 3（76.1％ vs 54.3％），group 1 vs group 3（90.7％ vs 54.3％）〉[Rev Esp Cardiol 65：879-884, 2012]

（小林 主峰）

2 身体所見

1 一般的な所見

1) 意識障害

(1) Japan Coma Scale (JCS)

■ 評価方法

表1 Japan Coma Scale (JCS)

Ⅲ. 刺激をしても覚醒しない状態（3桁の点数で表現）(deep coma, coma, semicoma)
300. 痛み刺激に全く反応しない 200. 痛み刺激で少し手足を動かしたり顔をしかめる 100. 痛み刺激に対し，払いのけるような動作をする

Ⅱ. 刺激すると覚醒する状態（2桁の点数で表現）(stupor, lethargy, hypersomnia, somnolence, drowsiness)
30. 痛み刺激を加えつつ呼びかけを繰り返すと辛うじて開眼する 20. 大きな声または体を揺さぶることにより開眼する 10. 普通の呼びかけで容易に開眼する

Ⅰ. 刺激しないでも覚醒している状態（1桁の点数で表現）(delirium, confusion, senselessness)
3. 自分の名前，生年月日が言えない 2. 見当識障害がある 1. 意識清明とは言えない

不穏には R (restlessness)，失禁には I (incontinence)，失外套 (自発性を失った) 状態 (apallic state) と無動無言 (akinetic mutism) には A を付記する

[脳卒中の外科研究会講演集 3：61-68，1975]

(2) Glasgow Coma Scale (GCS)

表2 Glasgow Coma Scale (GCS)

1. 開眼 (eye opening, E)	E
自発的に開眼 呼びかけにより開眼 痛み刺激により開眼 なし	4 3 2 1
2. 最良言語反応 (best verbal response, V)	**V**
見当識あり 混乱した会話 不適当な発語 理解不明の音声 なし	5 4 3 2 1
3. 最良運動反応 (best motor response, M)	**M**
命令に応じて可 疼痛部へ 逃避反応として 異常な屈曲運動 伸展反応 (除脳姿勢) なし	6 5 4 3 2 1

気管内挿管，気管切開時には「t」，失語症では「a」と表記
気管挿管された患者の verbal score を開眼や運動による反応で補完する方法が提案されている (通常，挿管患者の V は Vt と表記する) [J Trauma 41：514-522, 1996] [J Trauma 44：844-845, 1998] [Lancet 2：81-84, 1974]

エビデンスレビュー

<JCS>

> 本邦における20歳以上の脳卒中患者で入院時のJCS評価（n＝176,753名）の結果，JCS0を基準に院内死亡のハザード比（HR）はJCS1（HR：1.25），JCS2（HR：1.63），JCS3（HR：2.60），JCS10（HR：3.13），JCS20（HR：4.34），JCS30（HR：5.35），JCS100（HR：7.58），JCS200（HR：15.47），JCS300（HR：33.69）であった [PLoS One 10：e0139216, 2015]

<GCS>

> 80ヵ国以上の国で意識障害の評価ツールとして使用されている [Lancet Neurol 13：844-854, 2014]

> 3～8が重度，9～12が中等度，および13～15が軽度と分類されている [BMJ 320：1631-1635, 2000]

> 外傷性脳損傷，くも膜下出血，細菌性髄膜炎，蘇生後脳症などに対する予後予測の指標として多く使用されている [N Engl J Med 351：1849, 2004] [J Trauma 44：868, 1998] [Crit Care Med 28：984, 2000] [JAMA 291：870, 2004]

> 多施設共同研究（n＝1,645，ICU入室患者）の結果，GCS合計点の減少と院内死亡率の増加には有意な関連があり，GCS3点の患者の院内死亡率は38％ [Crit Care Med 43：439-444, 2015]

> 薬物，中毒，気管挿管，気管切開，脊髄障害（四肢の麻痺），失語症，認知症，および眼球損傷を有する者には適用できない [Lancet Neurol 13：844-854, 2014]

（山本 周平）

2）不穏・鎮静状態・せん妄

（1）リッチモンド興奮/鎮静スケール（Richmond Agitation-Sedation Scale：RASS）

■評価手順

◆以下の手順で患者の反応を観察し，**表3**に従い評価する

1. 30秒間，患者の観察（0～＋4を判定）
2. 2-1．大声で患者の名前を呼ぶか，開眼するように声をかける
   2-2．10秒以上のアイコンタクトができなければ繰り返す（−1～−3を判定）
   2-3．動きがみられなければ，肩をゆするか胸骨を摩擦する（−4～−5を判定）

13

表3　Richmond Agitation-Sedation Scale：RASS

スコア	用語	説明	
+4	好戦的な	明らかに好戦的な，暴力的な，スタッフに対する差し迫った危険	
+3	非常に興奮した	チューブ類またはカテーテル類を自己抜去：攻撃的な	
+2	興奮した	頻繁な非意図的な運動，人工呼吸器ファイティング	
+1	落ち着きのない	不安で絶えずそわそわしている，しかし動きは攻撃的でも活発でもない	
+0	意識清明な落ち着いている		
−1	傾眠状態	完全に清明ではないが，呼びかけに10秒以上の開眼およびアイコンタクトで応答する	呼びかけ刺激
−2	軽い鎮静状態	呼びかけに10秒未満のアイコンタクトで応答	呼びかけ刺激
−3	中等度鎮静状態	呼びかけに動きまたは開眼で応答するがアイコンタクトなし	呼びかけ刺激
−4	深い鎮静状態	呼びかけに無反応，しかし，身体刺激で動きまたは開眼	身体刺激
−5	昏睡	呼びかけにも身体刺激にも無反応	身体刺激

［人工呼吸 24：146-167, 2007］［Am J Respir Crit Care Med 166：1338-1344, 2002］

■ **RASS に基づく鎮静のカテゴリー** ［Crit Care Med 41：263-306, 2013］
- 不穏：RASS＝＋1〜＋4
- 覚醒して落ち着いている：RASS＝0
- 浅い鎮静：RASS＝−1〜−2
- 深い鎮静：RASS＝−3〜−5
- 目標鎮静度：RASS＝−2〜0

エビデンスレビュー

- RASS と脳波や bispectal index（BIS）との間には，中等度〜高度の相関が認められている ［Crit Care Med 32：2403-2406, 2004］
- 人工呼吸器管理中は，一定の基準を満たせば「毎日鎮静を中止する」あるいは「浅い鎮静深度を目標とする」ことが推奨されている ［日集中医誌 21：539-579, 2014］
- RASS−2〜0 を目標とした鎮静管理は，人工呼吸管理期間や ICU 入室日数の短縮と関連する ［Lancet 371：126-134, 2008］
- 人工呼吸器管理下の重症患者において，ICU 入室後早期（48 時間以内）における RASS−3〜−5 の深い鎮静管理は，抜管の遅延ならびに死亡率の増加と関連する ［Am J Respir Crit Care Med 186：724-731, 2012］
- ICU における早期リハビリテーションの手段には，RASS−3〜−4 では他動運動を，RASS0〜−1（場合によっては＋1 および−2 も含む）では離床を含む自動（能動）運動を適用する ［日集中医誌 21：539-579, 2014］

(2) Confusion Assessment Method (CAM)

■評価方法

- ◆せん妄に特徴的な症状として，以下の項目を評価する
  - ① 急性発症と変動性の経過 (acute onset and fluctuating course)
  - ② 注意散漫 (inattention)
  - ③ 支離滅裂な思考 (disorganized thinking)
  - ④ 意識レベルの変化 (altered level of consciousness)
- ◆上記のうち，①と②をともに満たし，加えて③もしくは④のどちらかを満たすとせん妄と診断する
  - 日本語版 (図 1) [Jpn J Gen Hosp Psychiatry 25：165-170, 2013]
  - 英語版 [Ann Intern Med 113：941-948, 1990]
- ◆日本語版を含む CAM には著作権があり，使用する際は著作者の許可が必要である．原著者のサイト (http://www.hospitalelderlifeprogram. org/private/cam-disclaimer.php?pageid＝01.08.00) から入手可能である

図 1　CAM 日本語版

①急性発症と変動性の経過 (Acute onset and fluctuating course)
・患者さんの精神状態は，ベースライン時と比べて急激な変化が見られましたか？
・異常な行動が日内で変動しますか？
[例えば　・異常な行動が現れたり消える
　　　　　・あるいは程度が増減しがちである]
左記内容が当てはまる
(Yes，No)

(ご家族や看護師さんから情報を得てください)

②注意散漫 (Inattention)
・患者さんは集中することが困難ですか？
[例えば　・他の事に気を取られやすい
　　　　　・人の話を理解することが難しい]
左記内容が当てはまる
(Yes，No)

③支離滅裂な思考 (Disorganized thinking)
・患者さんの思考はまとまりのない，あるいは支離滅裂でしたか？
[例えば　・とりとめのない話や無関係な話をする
　　　　　・不明瞭，または筋の通らない考え方をする
　　　　　・意図が予測できず，変化についていけない]
左記内容が当てはまる
(Yes，No)

④意識レベルの変化 (Altered level of consciousness)
・全体的に見て，この患者さんの意識レベルをどう評価しますか？
　　意識清明　　　　　　　(正常)
　　過覚醒 (過度に敏感)
　　傾眠 (すぐに覚醒する)　} (異常)　　意識状態は (異常) である
　　昏迷 (覚醒困難)　　　　　　　　　　(Yes，No)
　　昏睡 (覚醒不能)

①②両方とも Yes ⇒ ③④どちらか Yes ⇒ せん妄と判断

[Jpn J Gen Hosp Psychiatry 25：165-170, 2013]

> 高齢入院患者において，老年病専門医による CAM 評価のせん妄判定に対する信頼性は，感度 0.94，特異度 0.89，陽性的中率 92.5％，陰性的中率 95.0％であった [Ann Intern Med 113：941-948, 1990]

> 急性期病院に入院した高齢患者において，病棟看護師による CAM 評価のせん妄判定に対する信頼性は，感度 0.67，特異度 0.91，陽性的中率 33.7％，陰性的中率 97.5％であり，急性発症や変動性，意識レベルの変化について評価が困難となりやすい [J Am Geriatr Soc 54：685-689, 2006]

> 日本人の大腿骨頸部骨折患者において，術後 3 日目のせん妄判定に対する CAM 日本語版の感度は 0.83，特異度 0.98，陽性的中率 90.9％，陰性的中率 95.2％，陽性尤度比 9.17，陰性尤度比 0.05 であった [Jpn J Gen Hosp Psychiatry 25：165-170, 2013]

> 高齢患者において，CAM 評価で診断されたせん妄の罹患率は 10～15％であり，せん妄の罹患は，施設への転院率あるいは死亡率，ならびに退院時および退院 3ヵ月後の ADL 低下に対する独立した予測因子であった [J Gen Intern Med 13：234-242, 1998]

(3) Confusion Assessment Method for the Intensive Care Unit (CAM-ICU)

- ◆ 集中治療室におけるせん妄の評価に用いられる
- ◆ 気管挿管・人工呼吸管理中の ICU 患者用に CAM を改良したせん妄評価ツールである

■ **評価方法** [http://www.mc.vanderbilt.edu/icudelirium/docs/CAM_ICU_training_Japanese.p]

1. RASS スコアが-3～+4 であれば所見 1 の評価へ
   RASS スコアが-4 または-5 の場合は昏睡のためせん妄評価を行わない
2. 所見 1　急性発症または変動性経過か否か，陽性：所見 2 の評価へ，陰性：せん妄 (-)
3. 所見 2　注意力の欠如について判定 (図 2 を参照)，陽性：所見 3 の評価へ，陰性：せん妄 (-)
4. 所見 3　意識レベルの変化を RASS で評価する
   RASS スコア 0 以外：せん妄 (+)，RASS スコア=0：所見 4 の評価へ
5. 所見 4　無秩序な思考について判定 (図 1 を参照)，陽性であればせん妄

図2 日本語版 CAM-ICU

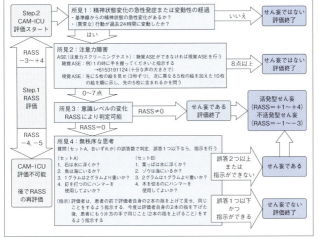

[山口医学 63：93-101, 2014] [JAMA 286：2703-2710, 2001]

■ CAM-ICU に基づくせん妄のカテゴリー
- 所見 3 において，RASS＝＋1〜＋4 の場合を活発型せん妄
- RASS＝−1〜−3 あるいは所見 4 で陽性の場合を不活発型せん妄と判定する
- ICU におけるせん妄型の割合：活発型せん妄 9％，不活発型せん妄 48％，混合型せん妄 43％ [Am J Respir Crit Care Med 184：340-344, 2011]

エビデンスレビュー

> 9 論文によるメタアナリシスでは，CAM-ICU のせん妄判定精度は，感度 0.80，特異度 0.96 であった [Critical Care 16：R115, 2012]
> 内科系 ICU の入院患者において，集中治療専門看護師による CAM-ICU のせん妄判定精度は，感度 0.97，特異度 0.99，陽性的中率 96％，陰性的中率 99％であった [JAMA 286：2703-2710, 2001]
> 外科系 ICU の患者において，CAM-ICU の手術翌日および術後 21 日目におけるせん妄判定精度は，手術翌日で感度 0.81，特異度 0.96，術後 21 日目で感度 0.79，特異度 0.97 であった [Crit Care Med 38：409-418, 2010]
> 人工呼吸管理中の患者において，せん妄の合併は人工呼吸管理の長期化，入院期間の長期化，6ヵ月後の死亡率増加および退院時の認知機能低下と独立して関連する [JAMA 291：1753-1762, 2004]
> ICU におけるせん妄の遷延は，退院 12ヵ月後の低い ADL と関連する [Crit Care Med 42：369-377, 2014]

(濱崎 伸明)

3)脱水

- ◆脱水症,体内水分(電解質含む)が相当量欠乏している状態のことである
- ◆症状および徴候として,渇き,嗜眠,粘膜の乾燥,尿排出量の減少,および,脱水の程度が進行するにつれて,頻脈,低血圧,ショックなどが現れる[メルクマニュアル第18版日本語版]
- ◆脱水は以下のカテゴリーに分けられる

■ 高張性脱水(水欠乏性脱水)
- ◆発汗,嘔吐,下痢などが誘因
- ◆自由な飲水ができる者で起こることは少なく,脳血管障害の患者や意識レベルの悪い患者で起きやすい
- ◆脱水症状に加えて高Na血症を有する

■ 等張性脱水(混合性脱水)
- ◆出血,下痢,熱傷などで急速に細胞外液が欠乏することが誘因
- ◆Naは正常範囲内で脱水症状のみ有する

■ 低張性脱水(Na欠乏性脱水)
- ◆利尿薬使用や副腎機能の低下などにより過剰なNa排泄が誘因
- ◆不適切な輸液でも引き起こされやすい.
- ◆脱水症状に加えて低Na血症を有する
- ◆上記診断の後に,適切な輸液や電解質調整が行われる
- ◆データをチェックする際には,水分と電解質(Na)に分けて情報収集する
- ◆また,身体所見では循環血液量が低下した脱水所見が共通して現れる

(1) 身体所見 [Cochrane Database Syst Rev 30:CD009647, 2015]
- ◆身体所見の見方として,皮膚ツルゴール,毛細血管再充満時間(capillary refill time:CRT),舌の乾燥を記載
- ◆皮膚ツルゴール

図3 皮膚ツルゴールの見方

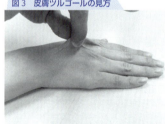

1. 手の甲を安定した場所に置く
2. 手で皮膚をつまみ*,元に戻るまでの時間を計測する
3. 3秒以上が脱水ありの目安

*前腕,大腿部,鎖骨下および前胸部でも可能

◆ CRT

図4 毛細血管再充満時間の見方

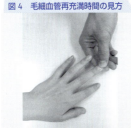

1. 患者の手を心臓と同じ高さに保つ
2. 中指の爪を5秒間圧迫する
3. 圧迫を解除してから元の色調に戻るまでの時間を計測する

◆ 舌の乾燥

図5 舌の乾燥の観察方法

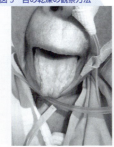

1. 舌のしわ(溝),縦じわの有無を評価する

(2) 血液・生化学・尿検査・エコー所見
- ◆ BUN/Cr：20以上 [Public Health Nutr 8：1275-1285, 2005]
- ◆ 尿中Na：10 mEq以下
- ◆ Na：145 mEq以上
- ◆ ヘモグロビン,赤血球,ヘマトクリット値：ベースライン(前値)より上昇
- ◆ 血漿浸透圧：>295 mOsm/kg [Cochrane Database Syst Rev 30：CD009647, 2015]
- ◆ 心エコー検査からのIVC径の比(最小/最大)が50％以上の場合は,CVP 8 cmHg以下を示唆(感度90.9％/特異度94.1％/LR(+)15.5/LR(−)0.1) [Ann Emerg Med 55：290-295, 2010]
- ◆ 尿比重：1.02以上(感度22％/特異度78％/LR(+)1.01/LR(−)1.00) [Cochrane Database Syst Rev 30：CD009647, 2015]
- ◆ 尿量減少：500 ml/日以下(感度2％/特異度92％/LR(+)0.21/LR(−)1.07),300 ml/日(感度2％/特異度99％/LR(+)1.79/LR(−)0.99) [Cochrane Database Syst Rev 30：CD009647, 2015]
- ◆ 濃縮尿

エビデンスレビュー

表4 脱水を判別するための身体所見[*]

	カットオフ	感度	特異度	陽性尤度比	陰性尤度比
心拍数	≧100bpm	9	87	0.75	1.04
起立性低血圧	有り[#]	16	83	0.96	1.01
体温	≧38.2℃	9	98	4.29	0.93
目のくぼみ	有り	62	82	3.4	0.5
腋窩の乾燥	有り	36	83	2.18	0.76
口の乾燥	有り	39	68	1.24	0.89
口渇	自覚有り	34	64	0.94	1.03
舌の乾燥	有り	25	93	3.75	0.8
舌の縦皺	有り	85	58	2	0.3
皮膚（手）ツルゴール	≧3秒	6	90	0.31	1.17
CRT	≧3秒	22	83	1.33	0.93

[*]脱水は血漿浸透圧＞295mOsm/kg で定義 [Cochrane Database Syst Rev 30：CD009647, 2015]

[#]起立性低血圧は SBP 20mmHg 以上，DBP 10mmHg 以上の低下で定義
[Cochrane Database Syst Rev 30：CD009647, 2015]

- 皮膚ツルゴールは高齢者では脱水の有意な指標とならない [JAMA 281： 1022-1029, 1999] [Cochrane Database Syst Rev 30：CD009647, 2015]
- 小児脱水の場合，ツルゴールは感度 58％，特異度 76％，LR（＋）2.5，LR（－）0.66 と有用な指標となる [JAMA 291：2746-2754, 2004]
- 本邦の高齢入院患者（n＝27）を対象とした観察研究では，脱水所見のない患者の院内死亡率は 17％であったのに対して，脱水所見のある患者の院内死亡率は 44％ [Intern Med 51：1207-1210, 2012]
- 脳卒中で入院した患者（n＝167）を対象とした場合，入院時の脱水（血漿浸透圧が高値）は死亡率上昇に独立して関与しており，血漿浸透圧 296mOsm/kg 以下の患者に対する 296mOsm/kg 以上の患者のオッズ比は 2.4（95％ CI 1.0-5.9）[Stroke 31：2043-2048, 2000]
- 脳卒中で入院した患者（n＝2,591）を対象とした多施設共同研究では，62％の患者が高度の脱水（BUN/Cr＞80 以上）を合併する
- また，脱水は予後不良因子であり，脱水を有する患者に対する脱水を有さない患者のオッズ比は 0.17（95％ CI 0.13-0.23）[Stroke 43： 857-859, 2012]
- 脱水指標の起立性低血圧と予後の調査（n＝33,346）によると，起立性低血圧は地域在住者の 6.2％に認められ，収縮期血圧が 30mmHg 以上低下する者は死亡リスク（ハザード比 1.6, 95％ CI 1.3-1.9）ならびに冠動脈疾患イベントリスク（ハザード比 1.6, 95％ CI 1.2-2.1）が高値
- また，拡張期血圧が 15mmHg 以上低下する者も同様に死亡リスク（ハザード比 1.4, 95％ CI 1.1-1.9）ならびに冠動脈疾患イベントリスク（ハザード比 1.7, 95％ CI 1.1-2.5）が高値 [Eur Heart J 31：85-91, 2010]

（山本 周平）

4) 栄養状態

(1) 身体所見
■ **成人低栄養の臨床的特徴(米国栄養士会/静脈経腸栄養学会)**
1) エネルギー摂取量減少
2) 体重減少(通常時からの減少率)
3) 体脂肪減少
4) 筋量減少
5) 水分貯留(末梢浮腫,腹水など)
6) 握力低下

いずれか2項目以上が該当すれば低栄養と判断する

[J Parenter Enter Nutr 36:275-283, 2012]

■ **低栄養診断のフローチャート(ヨーロッパ臨床栄養代謝学会)**

図6 低栄養診断のフローチャート(ヨーロッパ臨床栄養代謝学会)

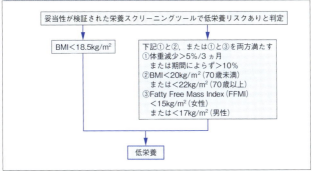

[Clin Nutr 34:335-340, 2015]

■ **体重**

```
%標準体重,%通常時体重,体重変化率
 1. 標準体重=身長(m)×身長(m)×22
 2. %標準体重=実測体重÷標準体重×100
 3. %通常時(平常時・健常時)体重=実測体重÷通常時体重×100
 4. 体重変化率=(通常時体重-実測体重)÷通常時体重×100
```

表5 体重による栄養状態の評価

%通常時体重	判定
85〜95%	軽度不良
75〜84%	中等度不良
<74%	高度不良

[一般社団法人日本静脈経腸栄養学会:静脈経腸栄養テキストブック,113,2011]

■ BMI
  ◆ 身長と実測体重から算出される体格指数
  ◆ 計算式：BMI＝体重（kg）÷身長（m）^{2}

表6 肥満度分類

BMI（kg/m^2）	判定	WHO 基準
＜18.5	低体重	underweight
18.5≦〜＜25	普通体重	normal range
25≦〜＜30	肥満（1度）	pre-obese
30≦〜＜35	肥満（2度）	obese class Ⅰ
35≦〜＜40	肥満（3度）	obese class Ⅱ
40≦	肥満（4度）	obese class Ⅲ

［日本肥満学会：“肥満の定義（診断基準）”．肥満症診断基準 2011．肥満研究臨時増刊．日本肥満学会，東京，1-7，2011］

エビデンスレビュー

› 痩せている COPD 患者では，死亡リスクは正常体重 COPD 患者と比べて 1.34 と高まるが，過体重と肥満の COPD 患者では低くなる [PLoS One 7：e43892, 2012]

› 肺がん患者において，正常体重と比べて過体重・肥満は死亡率が低い [Lung Cancer 102：49-59, 2016]

› 低体重 BMI は，心房細動患者で脳卒中・塞栓症の発症リスク，心血管死・全死亡のリスク増加と関連する [J Am Heart Assoc 5：pii：e004006, 2016]

› 結腸直腸がん患者において，肥満と低体重は再発，がん死亡，全死亡でリスクが高い [Tech Coloproctol 20：517-535, 2016]

› 乳がん患者において，診断後の 10％以上の体重増加は死亡率が高い [J Natl Cancer Inst 107：djv275, 2015]

› 冠動脈疾患患者の死亡率において，低体重は高リスク，過体重は低リスクと関連 [Heart 101：1631-1638, 2015]

› 高齢者では，BMI よりも筋肉量が生命予後を予測 [Am J Med 127：547-553, 2014]

› 70〜88 歳までの高齢者では，BMI が高くなるほど死亡リスクは低い [J Am Geriatr Soc 57：2232-2238, 2009]

› 心不全患者において，BMI の増加は心不全発症リスク増加と関連 [N Engl J Med 347：305-313, 2002]

(2) MNA-SF

図7 簡易栄養状態評価表

簡易栄養状態評価表
Mini Nutritional Assessment-Short Form
MNA®

Nestlé
NutritionInstitute

氏名:

| 性別: | 年齢: | 体重: | kg | 身長: | cm | 調査日: |

下の□欄に適切な数値を記入し、それらを加算してスクリーニング値を算出する。

スクリーニング

A 過去3ヶ月間で食欲不振、消化器系の問題、そしゃく・嚥下困難などで食事量が減少しましたか?

0 = 著しい食事量の減少
1 = 中等度の食事量の減少
2 = 食事量の減少なし

B 過去3ヶ月間で体重の減少がありましたか?

0 = 3 kg 以上の減少
1 = わからない
2 = 1~3 kg の減少
3 = 体重減少なし

C 自力で歩けますか?

0 = 寝たきりまたは車椅子を常時使用
1 = ベッドや車椅子を離れられるが、歩いて外出はできない
2 = 自由に歩いて外出できる

D 過去3ヶ月間で精神的ストレスや急性疾患を経験しましたか?

0 = はい   2 = いいえ

E 神経・精神的問題の有無

0 = 強度認知症またはうつ状態
1 = 中程度の認知症
2 = 精神的問題なし

F1 BMI   体重(kg)÷[身長(m)]²

0 = BMI が19 未満
1 = BMI が19 以上、21 未満
2 = BMI が21 以上、23 未満
3 = BMI が23 以上

BMI が測定できない方は、F1 の代わりに F2 に回答してください。
BMI が測定できる方は、F1 のみに回答し、F2 には記入しないでください。

F2 ふくらはぎの周囲長(cm):CC

0 = 31cm未満
3 = 31cm以上

スクリーニング値
(最大:14ポイント)

12-14 ポイント: □ 栄養状態良好
8-11 ポイント: □ 低栄養のおそれあり (At risk)
0-7 ポイント: □ 低栄養

Ref. Vellas B, Villars H, Abellan G, et al. Overview of the MNA® - Its History and Challenges. J Nutr Health Aging 2006;10:456-465.
Rubenstein LZ, Harker JO, Salva A, Guigoz Y, Vellas B. Screening for Undernutrition in Geriatric Practice: Developing the Short-Form Mini Nutritional Assessment (MNA-SF). J. Geront 2001;56A: M366-377.
Guigoz Y. The Mini-Nutritional Assessment (MNA®) Review of the Literature - What does it tell us? J Nutr Health Aging 2006; 10:466-487.
Kaiser MJ, Bauer JM, Ramsch C, et al. Validation of the Mini Nutritional Assessment Short-Form (MNA®-SF): A practical tool for identification of nutritional status. J Nutr Health Aging 2009; 13 782-788.
® Societe des Produits Nestle, S.A., Vevey, Switzerland, Trademark Owners
© Nestle, 1994. Revision 2009, N67200 12/99 10M

さらに詳しい情報をお知りになりたい方は、**www.mna-elderly.com** にアクセスしてください。

[http://www.mna-elderly.com]

エビデンスレビュー

❯ 地域在住高齢者の低栄養判別能：感度 89〜100％，特異度 82〜94％ [J Gerontol A Biol Sci Med Sci 56：M366-M372, 2001] [Nutrition 23：533-542, 2007] [J Clin Nurs 17：1211-1218, 2008] [J Nutr Gerontol Geriatr 31：97-145, 2012]

❯ フレイル患者の低栄養の判別能：感度 81.0％，特異度 83.4％ [Nutrition 21：498-503, 2005]

❯ 平均年齢 74 歳の NYHA Ⅱ〜Ⅲ度の心不全患者において，生命予後と再入院を予測する因子 [J Nutr Health Aging 17：300-304, 2013]

❯ 左室補助人工心臓（LVAD）患者の死亡率の独立した予測因子 [Nutr Clin Pract 29：686-691, 2014]

❯ COPD 悪化を予測する [Respirology 19：1198-1203, 2014]

❯ 肺がん患者の術前栄養評価に有用 [J BUON 17：323-326, 2012]

（松本 卓也）

(3) Geriatric Nutritional Risk Index (GNRI)

◆ 体重と血清アルブミン値から，高齢者の低栄養リスクを簡便に推定できる
◆ 栄養障害の原因を探る評価ではない
◆ 他の身体所見や血液データと併せて包括的に栄養障害を評価する必要がある

■ 評価方法

Bouillanne らの論文 [Am J Clin Nutr 82：777-783, 2005] に準じて記載

◆ 計算式：{14.89×血清アルブミン値（g/dl）} + {41.7×（実測体重/理想体重）}
◆ 実測体重が理想体重よりも大きい場合，実測体重/理想体重の値は 1 とする
◆ 理想体重の計算式
　• 男性：理想体重（kg）＝身長（cm）－100－{（身長－150）/4}
　• 女性：理想体重（kg）＝身長（cm）－100－{（身長－100）/2.5}
◆ 寝たきりなどの理由で身長の測定が困難な場合は，膝高を測定し以下の計算式から身長を求める．
　• 男性：身長（cm）＝{2.02×膝高（cm）－（0.04×年齢）＋64.19}
　• 女性：身長（cm）＝{1.83×膝高（cm）－（0.24×年齢）＋84.88}
◆ 膝高の測定方法を図 8 に示した．測定は仰臥位にて膝関節は屈曲 90°，足関節は背屈 0°で行い，メジャーなどを用いて大腿前面と足底面の距離を計測する
◆ メジャーなどは大腿前面において膝蓋骨の近位端直上の位置から下腿軸と平行に当てる

図8 膝高の測定

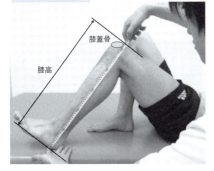

膝蓋骨
膝高

- 欧米での基準値は，GNRI 82未満を重度リスク，82～92未満を中等度リスク，92～98以下を軽度リスク，98より上をリスクなしとする
- 透析患者では，理想体重をdry weightに置き換えてGNRIを計算し，91未満を重度リスク，91以上を軽度リスクとする

エビデンスレビュー

> 施設入所の高齢者(346例)において，栄養障害の高リスク者(GNRI<92)は低リスク者(GNRI≧98)と比べて有意にBarthel Indexの得点が低く，4.7年間の追跡調査で死亡リスクは1.84倍であった [Br J Nutr 110：1903-1909, 2013]

> 左室収縮能低下のない(LVEF40%以上)心不全患者(152例)において，GNRIが92未満の患者は92以上の患者と比べて有意にBarthel Indexの得点が低く，4年間の追跡調査での死亡リスクは2.7倍であった [Circ J 77：705-711, 2013]

> 歩行が自立している入院または外来の慢性閉塞性肺疾患患者(64例)において，GNRIが92未満の患者は92以上の患者と比べて6分間歩行距離は有意に少なかった [Heart Lung 44：534-538, 2015]

> 入院中の脳梗塞患者(540例)において，GNRIが92未満の患者は92以上の患者と比べてリハビリテーション開始時のfunctional independent measure得点は低く，入院期間中の改善度も小さかった [J Stroke Cerebrovasc Dis 25：1335-1341, 2016]

> 食道切除術および胃管再建術を施行された食道がん患者(122例)において，GNRIが90未満の患者は90以上の患者と比べて術後における手術に伴う呼吸器合併症の発生リスクは3.41倍であった [Eur Surg Res 55：35-42, 2015]

(4) Controlling Nutritional Status（CONUT）

- ◆Gonzalez らの論文［Nutr Hosp 20：38-45, 2005］に準じて記載
- ◆血清アルブミン値，総リンパ球数，総コレステロール値をスコア化し，栄養状態を評価する（表7）

表7　CONUTによる血液検査所見のスコア化と低栄養リスク判定

	低栄養リスク			
	正常	軽症	中等症	重症
血清アルブミン値（g/d*l*） スコア	3.5～4.5 0	3.0～3.49 2	2.5～2.9 4	<2.5 6
総リンパ球数（μ*l*） スコア	>1,600 0	1,200～1,599 1	800～1,199 2	<800 3
総コレステロール値（mg/d*l*） スコア	>180 0	140～180 1	100～139 2	<100 3
スコア合計	0～1	2～4	5～8	9～12

［Nutr Hosp 20：38-45, 2005］

エビデンスレビュー

- ❯急性増悪により入院加療を要した慢性心不全患者（388例）において，心不全症状が軽快した時点で評価しても，約6割の者（238例）が低栄養リスク（CONUT≧2）を有していた［J Cardiol 62：307-313, 2013］
- ❯平均28.4ヵ月の退院後調査では，低栄養リスクなし（CONUT≦1）と比べたときの心血管イベント発生リスクは中等症リスク（CONUT 5～8）が5.8倍（95％CI：3.2-10.4），重症リスク（CONUT≧9）が9.4倍（95％CI：4.8-18.3）であった［J Cardiol 62：307-313, 2013］
- ❯根治手術を施行した大腸がん患者（204例）において，術前検査での低栄養リスクが高い群（CONUT≧3）はリスクが低い群（CONUT≦2）と比べて，5年後の再発なし生存率は有意に低かった［PLoSONE 10(7)：e0132488, 2015］

（米澤 隆介）

5）チアノーゼ

- ◆青色の血液が表在毛細血管や細静脈を流れることによって生じる，皮膚と粘膜の青色調の変化
- ◆チアノーゼ出現は，血中の還元ヘモグロビンの絶対量によって規定
- ◆毛細血管内血中の還元ヘモグロビン濃度が，5g/d*l*以上になると出現［Chest 97：182-185, 1990］
- ◆チアノーゼが出現する動脈血中の還元ヘモグロビン最小濃度は，2.38g/d*l*である［Clin Invest Med 5：39-43, 1982］
- ◆チアノーゼ出現に影響を与える要因（図9）
- ・出現しやすくなる要因：多血症（赤血球増多症）；酸素解離曲線の右方偏位（体温上昇，アシドーシス，赤血球内2,3-ジホスホグリセリン酸濃度の上昇）
- ・出現しにくくなる要因：貧血；酸素解離曲線の左方偏位（体温低下，アルカローシス，赤血球内2,3-ジホスホグリセリン酸濃度の低下）

図9 酸素解離曲線

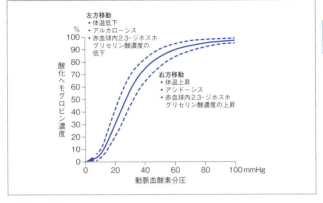

■ 分類と原因
◆ チアノーゼは以下のカテゴリーに分けられる

■ 中心性(中枢性)チアノーゼ
◆ 動脈血酸素飽和度が低下して全身に出現
◆ 観察しやすい部位：口唇，鼻，頬，耳，口腔粘膜，手足

〈原因〉
- 肺胞低換気
- 換気血流比の不均等
- 拡散障害
- シャント
- 肺胞内酸素分圧低下(高地環境)

■ 末梢性チアノーゼ
◆ 動脈血酸素飽和度の低下はなく，毛細血管内血流速度の低下によって，末梢組織の酸素需要量が増大するために出現
◆ 観察しやすい部位：手足

〈原因〉
- 心拍出量低下
- 末梢循環不全
- 動脈閉塞
- 静脈閉塞
- 寒冷曝露
- レイノー現象

■ 血液性チアノーゼ
◆ ヘモグロビン異常によって出現
◆ 酸素親和性の低いメトヘモグロビン血症の場合が多い

■ 偽チアノーゼ
◆ 本来のチアノーゼとは異なり，金属への曝露(銀皮症，金皮症)または薬物によって，皮膚に青色の色素が沈着したもの

（1）身体所見

- ◆ 皮膚および口腔粘膜の色を観察
- ◆ 口唇，鼻，頬，耳，口腔粘膜および手足の色が青色調に変化していれば，中心性チアノーゼまたは血液性チアノーゼである
- ◆ 中心性または血液性チアノーゼの鑑別として，100％酸素投与によってチアノーゼが改善されなければ，血液性チアノーゼを疑う
- ◆ 手足のみの青色調変化であれば，末梢性チアノーゼである

エビデンスレビュー

› 中心性チアノーゼが出現する動脈血酸素飽和度は，動脈血中ヘモグロビン濃度によって異なる（表8）

表8　動脈血中ヘモグロビン濃度と中心性チアノーゼ

動脈血中ヘモグロビン濃度（g/d*l*）	中心性チアノーゼ出現時の動脈血酸素飽和度（％）*
8	70
10	76
12	80
14	83
16	85
18	87
20	88

*動脈血中の還元ヘモグロビンが 2.38g/d*l* 以上になると中心性チアノーゼが出現することを前提としたときの数値
　　[McGee S：Evidence-Based Physical Diagnosis, 3rd ed, 2012 より引用改変]

› 中心性チアノーゼの出現が動脈血中還元ヘモグロビン濃度≧2.38g/d*l* を検出する感度81％，特異度96％，陽性的中率65％，陰性的中率98％ [Thorax 43：212-213, 1988] [Clin Invest Med 5：39-43, 1982]

› 肝硬変患者における中心性チアノーゼの出現が肝肺症候群を検出する感度90％，特異度80％，陽性尤度比4.5 [World J Gastroenterol 12：1954-1956, 2006]

› 慢性閉塞性肺疾患の増悪患者において，入院時所見でチアノーゼ，神経学的障害，下肢浮腫，はばたき振戦，吸気補助筋の活動または呼気時の腹筋群活動のうち，1項目以上該当で死亡リスク上昇（1～2項目：odds ratio；OR 5.1，3項目以上：OR 13.1）[Eur Respir J 32：953-961, 2008]

› 2歳未満の重症肺炎患者において，入院時にチアノーゼがあると予後不良（死亡または集中治療入室）リスク上昇（OR 2.09）[Int J Infect Dis 28：164-170, 2014]

› 成人先天性心疾患患者において，チアノーゼがあると死亡リスク上昇（OR 38.09）[Cardiol J 16：341-347, 2009]

（市川　毅）

6) 貧血

- ◆血液中のヘモグロビン濃度が減少している状態と定義され、WHO 基準では、成人男子は 13 g/dl 未満、成人女子や小児は 12 g/dl 未満、妊婦や幼児は 11 g/dl 未満と定められている
- ◆身体所見として、顔面、爪床 (爪の下にある皮下組織の一部)、手掌や手掌線、結膜や結膜環、舌などの色を観察し、蒼白の有無を確認する
- ◆一般に、蒼白かどうかの判断は検査者の主観に基づいて行われる

(1) 身体所見 [McGee S: Evidence-Based Physical Diagnosis, 3rd ed, 2012]

図10 手掌, 手掌線蒼白

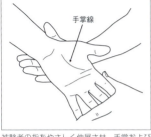

被験者の指をやさしく伸展させ、手掌および手掌線の色を観察する。通常、手掌よりも手掌線は赤いが、蒼白があると色の違いがなくなる

図11 結膜環蒼白

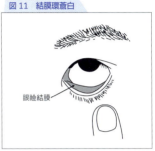

眼瞼結膜の手前の縁と奥の縁の色の差をみる。通常は奥より手前のほうが赤いが、蒼白があると色の差がなくなる

エビデンスレビュー

表9 身体所見による貧血の判別精度

		感度 (%)	特異度 (%)	陽性尤度比	陰性尤度比
複数部位*の蒼白 [1,3,5]		35〜38	90〜94	4.0	0.5
顔面蒼白 [1]		56	88	3.8	0.6
爪床蒼白 [1,4]		59〜60	66〜93	NS	0.5
手掌蒼白 [1,4]		58〜64	74〜96	5.6	0.4
手掌線蒼白 [1]		8	99	7.9	NS
結膜蒼白 [1,4]		31〜62	82〜97	4.7	0.6
舌蒼白 [2]		48	87	3.7	0.6
結膜環蒼白 [4]	蒼白あり	10	99	16.7	—
	境界	36	—	2.3	—
	蒼白なし	53	16	0.6	—

*複数部位: 皮膚、爪床、結膜の蒼白、または顔面、手掌、結膜の蒼白 (貧血の診断基準)
[1]: ヘマトクリット値<35%、[2]: Hb<9g/dl、[3]: Hb<10g/dl、[4]: Hb<11g/dl、[5]: Hb<13g/dl (男性)、<11g/dl (女性)
[McGee S: Evidence-Based Physical Diagnosis, 3rd ed, 2012 より引用改変]

▶ **表 9** に身体部位の蒼白による貧血の判別精度を示した．貧血を診断する身体所見として，結膜環蒼白（感度 10％，特異度 99％，陽性尤度比 16.7）や手掌線蒼白（感度 8％，特異度 99％，陽性尤度比 7.9）などが精度が高いが，貧血を強く否定する身体所見（陰性尤度比<0.2）はない

▶ 慢性心不全における貧血の保有率は 57％であり，貧血がある患者（Hb<10.1 g/d*l*）は貧血のない患者（Hb≧13.7 g/d*l*）と比べて総死亡または再入院のリスクは 2.61 倍であった．［Circ J 73：1901-1908, 2009］

▶ 急性増悪で入院加療を要した慢性心不全患者（102 例）において，貧血のある患者（男性 Hb<12 g/d*l*，女性 Hb<11 g/d*l*）では左室機能障害（左室駆出率<40％）の有無によらず退院時の運動機能（short physical performance battery）が低かった [Cardiorenal Med 4：73-81, 2014]

（米澤 隆介）

7）失神・起立性低血圧

［日本循環器学会：失神の診断・治療ガイドライン（2012 年改訂版）］[2017 ACC/AHA/HRS Guideline for the Evaluation and Management of Patients With Syncope. J Am Coll Cardiol 2017]

◆ 失神の定義は，一過性の意識消失の結果，姿勢が保持できなくなり，短時間でかつ自然に，また完全に意識の回復がみられること
◆ 前駆症状はある場合とない場合がある
◆ 回復後に逆行性健忘を認めることがある
◆ 失神の病態は，脳血流の減少ないし途絶による脳全体の一過性の低灌流である
◆ 失神は **表 10** のカテゴリーに分けられる
• 原因不明が一番多く，次に血管迷走神経性失神
• 心疾患がある症例に限ると，心原性失神が最も多く，外傷を負うような失神は，心原性が多い

表 10　失神の分類

1. 起立性低血圧による失神
   ① 原発性自律神経障害
      純型自律神経失調症，多系統萎縮，自律神経障害を伴う Parkinson 病，レビー小体型認知症
   ② 続発性自律神経障害
      糖尿病，アミロイドーシス，尿毒症，脊髄損傷
   ③ 薬剤性
      アルコール，血管拡張薬，利尿薬，フェノチアジン，抗うつ薬
   ④ 循環血液量減少
      出血，下痢，嘔吐など
2. 反射性（神経調節性）失神
   ① 血管迷走神経性失神
      (1) 感情ストレス（恐怖，疼痛，侵襲的器具の使用，採血など）
      (2) 起立負荷
   ② 状況失神
      (1) 咳嗽，くしゃみ
      (2) 消化器系（嚥下，排便，内臓痛）
      (3) 排尿（排尿後）
      (4) 運動後
      (5) 食後
      (6) その他（笑う，金管楽器吹奏，重量挙げ）
   ③ 頸動脈洞症候群
   ④ 非定型（明瞭な誘因がない/発症が非定型）
3. 心原性（心血管性）失神
   ① 不整脈（一次的要因として）
      (1) 徐脈性：洞機能不全（徐脈頻脈症候群を含む），房室伝導系障害，ペースメーカ機能不全
      (2) 頻脈性：上室性，心室性（特発性，器質的心疾患やチャネル病に続発）
      (3) 薬剤誘発性の徐脈，頻脈
   ② 器質的疾患
      (1) 心疾患：弁膜症，急性心筋梗塞/虚血，肥大型心筋症，心臓腫瘍（心房粘液腫，腫瘍等），心膜疾患（タンポナーデ），先天的冠動脈異常，人工弁機能不全
      (2) その他：肺塞栓症，急性大動脈解離，肺高血圧

[Eur Heart J 30：2631-2671, 2009]

■非心原性失神
■起立性低血圧による失神（表 11〜13）

◆ 起立性低血圧は，チルト試験または立位により 3 分以内に少なくとも収縮期血圧 20 mmHg または拡張期血圧 10 mmHg の持続的低下で定義される [Clin Auton Res 21：69-72, 2011]

◆ 仰臥位から立位になると約 500〜800 ml の血液が移動し，心臓への灌流血液量が約 30％減少し，心拍出量は減少し血圧は低下する．正常ではこの循環動態の変化に対し，圧受容体反射系が賦活し対処するが，圧受容体反射系の異常や循環血液量が異常に低下した状態では，起立時に高度の血圧低下をきたす

◆ 約 3 分の起立で起立性低血圧の約 90％が診断可能であるが，一般には能動的立位 5 分が推奨されている

◆ 朝起床時，食後，運動後にしばしば悪化する

◆ 体液量減少や血管拡張作用を有する薬剤に起因するものが最も多い

◆ 自律神経障害の重症のものに起立性低血圧が高頻度に合併する

◆ 加齢とともに起立性低血圧症例では死亡率が増加し，脳卒中や虚血性心疾患の発症率も増加する

表11 失神を惹起する可能性のある起立不耐症症候群

分類	診断試験	立位-症状発現時間	病態生理	最も頻度の高い症状	臨床像
初期起立性低血圧	立位試験時の心拍毎の収縮期血圧測定	0～30秒	心拍出量と末梢血管抵抗の不一致	立位直後の頭重感,めまい,視力障害(失神はまれ)	若年虚弱体質,老年,薬剤(血管拡張薬),頸動脈洞症候群
古典的起立性低血圧	立位試験またはチルト試験	30秒～3分	自律神経活動不全による末梢血管抵抗増加不全または代償反射不全	めまい,失神前駆症状,倦怠,動悸,視力・聴力障害(失神はまれ)	老年者,薬剤(血管作動性および利尿薬)
遅延性(進行性)起立性低血圧	立位試験またはチルト試験	3～10分	心拍出量低下,末梢血管抵抗増加不全に起因する進行性の下肢静脈還流・前負荷低下	遷延性の前駆症状(めまい,倦怠,動悸,視力・聴力障害,多汗,背部・頸部・胸部痛)後の突然の失神	老年者,自律神経不全,薬剤(血管作動性および利尿薬),他の合併症
遅延性(進行性)起立性低血圧と反射性失神の合併	チルト試験	3～45分	迷走神経活動に起因する進行性の下肢静脈貯留	遷延性の前駆症状(めまい,倦怠,動悸,視力・聴力障害,多汗,背部・頸部・胸部痛)後の突然の失神	老年者,自律神経不全,薬剤(血管作動性および利尿薬),他の合併症
立位誘発性反射性失神	チルト試験	3～45分	初期代償性反射に続く急激な静脈還流低下・迷走神経活動増加	反射性失神に典型的前駆症状・誘因後の失神	若年健常者,女性に多い
体位性起立頻脈症候群(POTS)	チルト試験	症例により異なる	静脈還流の不適切な不全状態および過剰な末梢静脈血液貯留	有症候性洞性頻脈および不安定血圧(失神はまれ)	若年女性

POTS；postural tachycardia syndrome，立位試験(Active standing)
[Eur Heart J 30：2631-2671, 2009]

表12　起立性低血圧の原因

(1) 特発性自律神経障害
　① 純粋自律神経失調（Bradbury-Eggleston 症候群）
　② 多系統萎縮（Shy-Drager 症候群）
　③ 自律神経障害を伴う Parkinson 病
(2) 二次性自律神経障害
　① 加齢
　② 自己免疫疾患
　　Guillain-Barré 症候群，混合性結合組織病，関節リウマチ，Eaton-Lambert 症候群，
　　全身性エリテマトーデス
　③ 腫瘍性自律神経ニューロパチー
　④ 中枢神経系疾患
　　多発性硬化症，Wernicke 脳症，視床下部や中脳の血管病変，腫瘍
　⑤ Dopamine beta-hydroxylase 欠乏症
　⑥ 家族性高ブラジキニン症
　⑦ 全身性疾患
　　糖尿病，アミロイドーシス，アルコール中毒，腎不全
　⑧ 遺伝性感覚性ニューロパチー
　⑨ 神経系感染症
　　HIV 感染症，Chagas 病，ボツリヌス中毒，梅毒
　⑩ 代謝性疾患
　　ビタミン B_{12} 欠乏症，ポルフィリン症，Fabry 病，Tangier 病
　⑪ 脊髄病変
(3) 薬剤性および脱水症性
　① 利尿薬
　② α 遮断薬
　③ 中枢性 α_2 受容体刺激薬
　④ ACE 阻害薬
　⑤ 抗うつ薬：三環系抗うつ薬，セロトニン阻害薬
　⑥ アルコール
　⑦ 節遮断薬
　⑧ 精神神経作用薬：ハロペリドール，レボメプロマジン，クロルプロマジン等
　⑨ 硝酸薬
　⑩ β 遮断薬
　⑪ Ca 拮抗薬
　⑫ その他（パパベリンなど）

[Eur Heart J 30：2631-2671, 2009] [Herz 18：164-174, 1993] [Arch Intern Med 150：2309-2312, 1990] [J Clin Epidemiol 50：313-320, 1997] [Braunwald's Heart Disease：A Textbook of Cardiovascular Medicine, Elsevier Saunders, 2005] より引用改変

表13　起立性低血圧の治療

1. 原因，誘因の除去
　① 活動時の降圧薬中止
　② 利尿薬中止
　③ α 遮断薬（前立腺肥大治療）中止
　④ 過食予防
2. 非薬物療法
　① 水分補給，塩分摂取増加
　② 腹帯・弾性ストッキング装着
　③ 上半身を高くしたセミファウラー位での睡眠
　④ 前駆症状出現時の回避法（足ぐみ，蹲踞姿勢など）
　⑤ 急な起立の回避
　⑥ 昼間の臥位を避ける
3. 体液量の増加
　① 貧血の治療（エリスロポエチン）
　② フルドロコルチゾン
4. 短時間作用型昇圧薬
　ミドドリン，エチレフリン
5. その他
　オクトレオチド

[Geriatrics 59：22-27, 2004] [Hypertension 43：809-813, 2004] [Lancet 339：897-898, 1992] [Clin Sci (Lond) 101：609-618, 2001] [Clin Auton Res 14：167-175, 2004] [Am J Med 95：38-48, 1993] [JAMA 277：1046-1051, 1997] [Neurology 51：120-124, 1998] [Clin Auton Res 10：35-42, 2000]

- ■ 反射性（神経調節性）失神
- ■ 血管迷走神経性失神
  - ◆ 交感神経抑制による血管拡張と迷走神経緊張による徐脈により失神に至る
  - ◆ 発作直前に前駆症状（頭重感，複視，嘔気，嘔吐，腹痛，眼前暗黒感など）を自覚している
  - ◆ 同一姿勢を維持している時，精神的・肉体的ストレスなどで生じやすい
  - ◆ 午前中に多く，持続時間は比較的短く，外傷以外には特に後遺症なく，生命予後は良好
  - ◆ 分類
    - 混合型（徐脈と血圧低下の両者を伴う）：日本で多い
    - 心抑制型（一過性徐脈による）：欧米で多い
    - 血管抑制型（徐脈を伴わず一過性の血圧低下のみによる）：日本で多い

表14　チルト試験で誘発される血管迷走神経性失神の病型

Type 1：混合型（mixed type）
- 心拍数は増加した後減少するが40/分以下にはならないか，40/分以下でも10秒未満あるいは心停止3秒未満
- 血圧は上昇した後，心拍数が減少する前に低下

Type 2：心抑制型（cardioinhibitory type）
- 心拍数は増加した後減少し，40/分以下が10秒以上あるいは心停止3秒以上
- 2A：血圧は上昇した後，心拍が低下する前に低下
- 2B：血圧は心停止時あるいは直後に80mmHg以下に低下

Type 3：血管抑制型（vasodepressor type）
- 心拍は増加した後不変のまま血圧低下
- 心拍は低下しても10％未満

[Eur J Cardiac Pacing Electrophysiol 2：180-183, 1992]

- ■ 頸動脈洞症候群
  - ◆ 中高年齢層の原因不明の失神患者においてしばしば認められる

表15　頸動脈洞症候群と血管迷走神経性失神の比較

	頸動脈洞症候群	血管迷走神経性失神
発症頻度	低い	高い
発症年齢	中高年（>50歳）	若年〜中高年
性差	男性に多い	女性にやや多い
前駆症状	ほとんどなし	高率
家族歴	ほとんどなし	しばしばあり
心疾患合併	しばしばあり	少ない
発作時活動状態	頸部廻旋に関係	立位，坐位，排尿
診断法	頸動脈洞マッサージ	チルト試験
病型分類	心抑制型が多い	血管抑制型，混合型が多い

[Lancet 357：348-353, 2001]

- ■ 状況失神
  - ◆ ある特定の状況，または日常動作で誘発される失神
  - ◆ 急激な迷走神経活動の亢進，交感神経活動の低下および心臓の前負荷減少により，徐脈・心停止もしくは血圧低下をきたし失神する
  - ◆ 排尿，排便，嚥下，咳嗽，息こらえ，嘔吐などに起因する

■ 入浴と失神
- ◆ 高温浴による体温上昇が，失神（熱失神），ショックや意識障害（熱射病）をもたらし，死亡事故の原因となる可能性が推測されている
- ◆ 入浴中の事故の危険因子には，高齢，循環器疾患（高血圧），高温入浴，長時間入浴，自宅入浴などがある

■ 採血と失神
- ◆ 失神発作は採血時の合併症で最も頻度が高く，血管迷走神経反応によって発生すると考えられている
- ◆ 採血開始 5 分以内に発生することが最も多いが，採血中または採血前にも発生する

■ 心原性失神
- ◆ 心原性失神の 1 年目の死亡率は 24％と高い [N Engl J Med 309：197-204, 1983]
- ◆ 急性冠症候群：無痛性の急性冠症候群において，約 20％の症例が失神発作やその前兆を訴えて受診した [Chest 126：461-469, 2004]
- ◆ 冠攣縮性狭心症：失神も一つの病態であり頻度は 4〜33％．原因不明の失神の中にはこの病態による失神発作が多く含まれている可能性がある [Am J Cardiol 65：713-717, 1990]
- ◆ 肥大型心筋症：死因の過半数は突然死であり，その危険因子として失神は重要．若年者，運動中，繰り返す失神は危険性が高く，過激な労作，競技スポーツなどの制限が必要である [J Am Coll Cardiol 42：1687-1713, 2003]
- ◆ 拡張型心筋症：失神は予後不良を示す症状であり [J Am Coll Cardiol 21：110-116, 1993] 日本人における頻度は 17.6％と報告されている [厚生省特定疾患特発性心筋症調査研究班　昭和 50 年度研究報告集，88-99, 1976]
- ◆ 不整脈原性右室心筋症：約 1／3 に失神が生じると報告されている．若年男性に多く，頻度は 1／5,000 人．右室の脂肪浸潤と右室起源の心室頻拍をきたす原因不明の疾患である
- ◆ 大動脈弁狭窄症：失神が出現した場合の予後は悪く，約 3 年で多数例が死亡する．主に，運動中に末梢血管抵抗が下がり，心拍出量を増やすことができず血圧が下がり失神を生じる [Angiology 40：143-148, 1989]．頸動脈洞や左室の圧受容器に機能障害を生じ，低血圧が引き起こされる場合もある
- ◆ 僧帽弁閉鎖不全症：重症逆流例で失神あるいは突然死が年間 1.0〜7.8％生じている [J Am Coll Cardiol 34：2078-2085, 1999]．病態生理は不明なところが多いが，原因は主に不整脈と考えられている．失神の出現は必ずしも逆流の重症度と相関しない
- ◆ 感染性心内膜炎：10％が疣腫による脳塞栓で脳虚血症状を起こす [J Thorac Cardiovasc Surg 110：117-131, 1995]
- ◆ 大動脈解離：失神の頻度は約 9〜13％と報告されており，失神があると死亡率が増加する．失神の約 92％が Stanford A 型である
- ◆ 肺塞栓症：失神の頻度は 14〜27％とされ，機序は，急性右心不全による心拍出量の急激な低下で生じる

（1）身体所見
■ 観察・問診のポイント
1. 持続時間：どのくらいの時間，意識消失していたか
2. 失神した状況：立位，座位，仰臥位，食後，排便・排尿後，緊張状

態など
3. 前兆：倒れる予兆があったか
4. 発作様式：意識消失の起こり方が一瞬であったか，徐々にか
5. 運動との関連
6. 局所症状（麻痺，失語など）
7. 胸痛の有無

■ 失神発作時の対応
1. 外傷，二次災害を防ぐ：周囲の安全確保
2. 臥位にする
3. 意識・呼吸・脈拍の確認→なし，もしくは不明であれば CPR を行う
4. バイタルサイン測定，モニター装着→記録を行う
5. 外傷があればその処置，モニター管理下であれば失神時の波形のチェック
6. 心原性失神が疑われる場合は，必ず専門医を受診させる．安易に帰宅させてはいけない
7. 非心原性失神が疑われる場合は，可能であれば受診させる（単発，軽症であれば帰宅可）

■ 失神発作の予防策・注意点（運動に関連したもの）
◆ 運動開始前に，基礎心疾患や病状を把握し，失神する可能性の度合いを評価する
◆ 運動開始前に食事，水分摂取，内服，睡眠状況の確認を行う
◆ 食事直後の運動は控える
◆ 失神の前駆症状を訴えた際には，速やかに運動を中止し臥位（座位）にさせる
◆ 運動中の顔色などに留意する
◆ （閉塞性）肥大型心筋症，大動脈弁狭窄症，肺高血圧症などの運動により失神を誘発する可能性のある疾患には過負荷にならないよう注意する
◆ ウォーミングアップやクールダウンをしっかり行う（特に運動後血圧低下の既往がある症例ではクールダウンを長めに行う）
◆ 失神既往患者のバイタルサインの評価：臥位と座位や立位直後，3 分間の直立姿勢後の血圧と心拍数の変化は起立性低血圧の判別に役立つ [Clin Auton Res 21：69-72, 2011]

■ リスク層別化

表 16　失神患者の高リスク基準

1. 重度の器質的心疾患あるいは冠動脈疾患：心不全，左室駆出分画低下，心筋梗塞歴
2. 臨床上あるいは心電図の特徴から不整脈性失神が示唆されるもの
   ① 労作中あるいは仰臥時の失神
   ② 失神時の動悸
   ③ 心臓突然死の家族歴
   ④ 非持続性心室頻拍
   ⑤ 二束ブロック（左脚ブロック，右脚ブロック＋左脚前枝 or 左脚後枝ブロック），QRS ≧120ms のその他の心室内伝導異常
   ⑥ 陰性変時性作用薬や身体トレーニングのない不適切な洞徐脈（<50/分），洞房ブロック
   ⑦ 早期興奮症候群
   ⑧ QT 延長 or 短縮
   ⑨ Brugada パターン
   ⑩ 不整脈原性右室心筋症を示唆する右前胸部誘導の陰性 T 波，イプシロン波，心室遅延電位
3. その他：重度の貧血，電解質異常など

[日本循環器学会．失神の診断・治療ガイドライン（2012 年改訂版）．http://www.j-circ.or.jp/guideline/pdf/JCS2012_inoue_h.pdf（2018 年 7 月閲覧）]

エビデンスレビュー

> ❯ 疫学：Framingham 研究：男性の 3.0％，女性の 3.5％が少なくとも 1 回の失神を経験 [Stroke 16：626-629, 1985]．発生率 6.2 / 1,000 人・年，積算発生率 6％/ 10 年 [N Engl J Med 347：878-885, 2002]
> ❯ 好発年齢：三峰性の分布を示し，若年（20 歳前後），中高年（60 歳前後），高齢（70〜80 歳）[Europace 14：1506-1514, 2012] [N Engl J Med 347：878-885, 2002]
> ❯ 再発率：22〜28％ [Stroke 16：626-629 1985] [N Engl J Med 347：878-885, 2002]
> ❯ 失神の再発自体は，必ずしも死亡や突然死との関連を認めていないが，生活の質を低下させ日常生活に深刻な影響を及ぼす [J Cardiovasc Electrophysiol 17：998-1003, 2006]
> ❯ 経験した失神回数が多いほど再発のリスクが高くなる [Europace 11：671-678, 2009]
> ❯ 救急搬送された失神患者の外傷合併率：日本：17％ [Keio J Med 43：185-191, 1994]，欧米：26〜31％ [日本循環器学会：失神の診断・治療ガイドライン（2012 年改訂版）]
> ❯ 失神の原因と外傷の合併率には明らかな関連性は認めなかった [Eur Heart J 29：618-624, 2008]
> ❯ 失神高齢者の転倒率 38％/年（非失神高齢者 18.3％）[Prog Cardiovasc Dis 55：357-363, 2013]

（前川 恵美）

8）形態

(1) 身長・体重・BMI
◆日本国民健康・栄養調査および一般定期健康診断検査方法の手引き（元国政福第四五号，平成元年十二月二一日）に準じて記載

■ 身長
◆評価手順
1. 裸足で 30～40°前方開角位で直立し，顎を引いた姿勢をとる
2. 膝を伸ばし，踵，殿部，背部の 3 点を尺柱につける
3. 頭は耳眼水平位を保つ（図 12）
4. 床面より頭頂点までの垂直距離を測定する
5. 単位は cm で小数点第 1 位まで記録する

1～2 cm の日内変動があるため，可能な限り同一時間帯で測定する

図 12 耳眼水平位

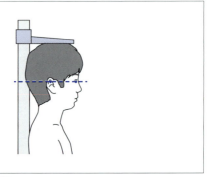

頭部の外耳孔上縁と眼窩下縁が水平

■ 体重
◆評価手順
1. 体重計上の中央部にて静止姿勢をとる
2. 指針が静止するのを待って値を測定する
3. 単位は kg で小数点第 1 位まで測定する
4. 基本的には裸で測定する
   困難な場合は，衣服の重さを測定値から引く

測定前 1 時間は飲食を制限し，排尿排便させることが望ましい

■ BMI (body mass index)
◆評価手順
◆下記の式で計算する
   BMI＝体重 (kg) / (身長 (m))^2

表17　日本人の平均値（地域在住者）身長・体重

	男性						女性					
	身長（cm）			体重（kg）			身長（cm）			体重（kg）		
	人数	平均値	標準偏差	人数	平均値	標準偏差	人数	平均値	標準偏差	人数	平均値	標準偏差
総数	3,310	162.2	17.6	3,305	60.9	16.9	3,788	151.0	13.6	3,761	50.4	12.4
1歳	25	80.2	4.5	25	10.7	1.4	24	77.4	2.9	25	9.9	0.9
2歳	23	87.5	4.0	23	12.3	1.1	28	85.8	4.9	29	11.9	1.5
3歳	23	96.2	3.0	23	14.3	1.5	22	96.2	5.3	22	14.2	2.2
4歳	23	102.0	3.6	23	16.2	1.8	26	103.7	3.3	26	16.2	1.9
5歳	33	110.1	6.1	33	18.6	2.7	18	107.8	5.4	18	17.6	2.4
6歳	31	117.4	6.0	31	21.0	2.9	27	114.4	4.3	27	19.8	2.5
7歳	41	122.0	6.0	41	23.7	5.1	22	119.3	5.4	23	21.8	2.6
8歳	34	126.3	5.2	34	25.7	4.7	33	125.7	6.0	33	24.7	4.4
9歳	20	134.6	6.4	21	28.7	5.7	33	133.7	6.2	33	30.3	6.9
10歳	38	139.2	7.2	39	34.4	6.5	37	139.3	7.1	37	32.7	5.8
11歳	21	145.1	7.3	20	36.7	8.8	35	146.8	5.9	36	36.3	5.4
12歳	34	152.6	7.2	34	43.8	8.8	28	150.8	6.1	28	43.0	8.4
13歳	39	158.1	8.4	39	49.5	12.2	33	155.2	4.8	33	44.1	5.8
14歳	42	164.1	6.0	42	53.1	7.8	36	156.4	4.4	35	48.6	6.2
15歳	29	165.6	7.6	29	55.3	13.5	31	155.8	5.0	31	49.0	6.0
16歳	23	169.4	5.1	23	56.4	8.0	28	158.7	4.5	28	52.6	5.9
17歳	22	170.9	5.2	22	59.4	8.8	29	156.1	4.3	29	50.6	6.1
18歳	28	172.1	6.4	26	64.3	11.7	29	157.3	4.4	29	49.5	6.4
19歳	30	172.4	6.8	30	66.9	14.1	23	155.9	4.5	23	49.5	5.7
20歳	18	171.8	7.8	18	61.8	9.3	27	158.3	5.2	27	51.7	7.3
21歳	18	171.4	6.0	18	65.5	15.6	18	158.5	5.0	18	50.5	8.4
22歳	21	172.6	5.2	21	64.3	14.5	28	156.1	5.4	28	48.9	6.1
23歳	18	170.9	6.6	18	65.0	9.4	15	157.4	5.0	15	53.2	9.2
24歳	18	172.9	6.3	18	69.4	16.5	26	157.9	6.1	25	51.5	7.4
25歳	18	173.7	4.4	18	71.3	20.3	19	159.6	5.4	19	54.8	8.0
26〜29歳	66	172.0	5.5	66	66.6	10.4	103	157.8	5.3	98	53.9	11.5
30〜39歳	325	171.5	5.8	323	69.2	12.0	367	158.3	5.1	353	54.6	9.9
40〜49歳	390	171.0	5.6	388	70.4	11.5	477	158.0	5.2	470	55.3	9.3
50〜59歳	425	169.4	5.7	425	68.8	10.3	515	156.2	5.2	514	55.2	9.0
60〜69歳	664	166.1	6.1	664	65.3	9.7	750	153.2	5.4	750	53.5	8.7
70歳以上	770	161.9	6.3	770	60.7	9.4	901	148.3	6.2	899	50.1	8.7
（再掲）												
20歳以上	2,751	167.2	7.1	2,747	65.8	11.1	3,246	153.9	6.8	3,216	53.2	9.3
20〜29歳	177	172.1	5.9	177	66.3	13.3	236	157.8	5.4	230	52.5	9.5
60〜64歳	295	166.8	5.8	295	65.8	9.6	368	153.8	5.4	368	53.7	9.0
65〜69歳	369	165.5	6.3	369	64.8	9.7	382	152.6	5.2	382	53.4	8.3
70〜74歳	295	163.6	5.6	296	62.3	9.4	351	150.6	5.4	351	51.0	8.3
75〜79歳	242	161.9	6.3	242	61.5	9.0	249	148.8	5.5	248	51.9	8.6
80歳以上	233	159.7	6.4	232	58.0	9.3	301	145.0	6.3	300	47.7	8.8

［厚生労働省：平成26年度国民健康・栄養報告］

表 18　日本人の平均値（地域在住者）BMI

	男性			女性		
	人数	平均値	標準偏差	人数	平均値	標準偏差
総数	2,876	23.38	3.41	3,356	22.37	3.62
15-19 歳	130	20.91	3.75	140	20.42	2.24
20-29 歳	177	22.36	4.11	230	21.09	3.61
30-39 歳	323	23.48	3.63	353	21.80	3.81
40-49 歳	388	24.02	3.64	470	22.16	3.62
50-59 歳	425	23.94	3.30	514	22.65	3.57
60-69 歳	664	23.62	3.00	750	22.82	3.57
70 歳以上	769	23.13	3.09	899	22.79	3.59
（再掲）						
20 歳以上	2,746	23.49	3.35	3,216	22.45	3.64
20-69 歳	1,977	23.63	3.44	2,317	22.32	3.66
40-69 歳	1,477	23.82	3.27	1,734	22.59	3.59
65-69 歳	369	23.62	2.97	382	22.95	3.54
70-74 歳	295	23.22	3.11	351	22.49	3.51
75-79 歳	242	23.45	3.07	248	23.37	3.37
80-84 歳	155	22.67	3.26	165	22.92	3.69
80 歳以上	232	22.68	3.06	300	22.67	3.81
85 歳以上	77	22.69	2.65	135	22.36	3.93

［厚生労働省：平成 26 年度国民健康・栄養報告］

表 19　BMI の肥満分類

BMI	肥満症診断基準（日本肥満学会）	BMI classification（WHO）
＜18.5	低体重	underweight
18.5≦〜＜25	普通体重	normal range
25≦〜		overweight
25≦〜＜30	肥満（1 度）	preobese
30≦〜		obese
30≦〜＜35	肥満（2 度）	obese class Ⅰ
35≦〜＜40	肥満（3 度）	obese class Ⅱ
40≦	肥満（4 度）	obese class Ⅲ

［日本肥満学会：肥満症診断基準，2011］

表20　性別・年齢別の BMI による肥満度の割合

I-2　形態

		総数		やせ 18.5未満		普通 18.5以上25未満		肥満 25以上		(再掲) 20以下		(再掲) 25以上30未満		(再掲) 30以上	
		人数	%	人数	%	人数	%	人数	%	人数	%	人数	%	人数	%
総数	総数	6,232	100.0	532	8.5	4,211	67.6	1,489	23.9	1,368	22.0	1,253	20.1	236	3.8
	15~19歳	270	100.0	61	22.6	192	71.1	17	6.3	122	45.2	11	4.1	6	2.2
	20~29歳	407	100.0	63	15.5	283	69.5	61	15.0	160	39.3	45	11.1	16	3.9
	30~39歳	676	100.0	71	10.5	461	68.2	144	21.3	177	26.2	109	16.1	35	5.2
	40~49歳	858	100.0	62	7.2	596	69.5	200	23.3	178	20.7	157	18.3	43	5.0
	50~59歳	939	100.0	52	5.5	619	65.9	268	28.5	176	18.7	225	24.0	43	4.6
	60~69歳	1,414	100.0	94	6.6	933	66.0	387	27.4	240	17.0	341	24.1	46	3.3
	70歳以上	1,668	100.0	129	7.7	1,127	67.6	412	24.7	315	18.9	365	21.9	47	2.8
	(再掲)														
	20歳以上	5,962	100.0	471	7.9	4,019	67.4	1,472	24.7	1,246	20.9	1,242	20.8	230	3.9
	20~69歳	4,294	100.0	342	8.0	2,892	67.3	1,060	24.7	931	21.7	877	20.4	183	4.3
	40~69歳	3,211	100.0	208	6.5	2,148	66.9	855	26.6	594	18.5	723	22.5	132	4.1
	65~69歳	751	100.0	47	6.3	502	66.8	202	26.9	115	15.3	173	23.0	29	3.9
	70~74歳	646	100.0	50	7.7	454	70.3	142	22.0	128	19.8	123	19.0	19	2.9
	75~79歳	490	100.0	27	5.5	325	66.3	138	28.2	70	14.3	122	24.9	16	3.3
	80~84歳	320	100.0	30	9.4	203	63.4	87	27.2	67	20.9	82	25.6	5	1.6
	80歳以上	532	100.0	52	9.8	348	65.4	132	24.8	117	22.0	120	22.6	12	2.3
	85歳以上	212	100.0	22	10.4	145	68.4	45	21.2	50	23.6	38	17.9	7	3.3
男性	総数	2,876	100.0	172	6.0	1,904	66.2	800	27.8	431	15.0	686	23.9	114	4.0
	15~19歳	130	100.0	34	26.2	84	64.6	12	9.2	62	47.7	7	5.4	5	3.8
	20~29歳	177	100.0	23	13.0	117	66.1	37	20.9	52	29.4	29	16.4	8	4.5
	30~39歳	323	100.0	16	5.0	219	67.8	88	27.2	44	13.6	70	21.7	18	5.6
	40~49歳	388	100.0	11	2.8	257	66.2	120	30.9	34	8.8	96	24.7	24	6.2
	50~59歳	425	100.0	13	3.1	266	62.6	146	34.4	49	11.5	121	28.5	25	5.9
	60~69歳	664	100.0	26	3.9	431	64.9	207	31.2	76	11.4	187	28.2	20	3.0
	70歳以上	769	100.0	49	6.4	530	68.9	190	24.7	114	14.8	176	22.9	14	1.8
	(再掲)														
	20歳以上	2,746	100.0	138	5.0	1,820	66.3	788	28.7	369	13.4	679	24.7	109	4.0
	20~69歳	1,977	100.0	89	4.5	1,290	65.3	598	30.2	255	12.9	503	25.4	95	4.8
	40~69歳	1,477	100.0	50	3.4	954	64.6	473	32.0	159	10.8	404	27.4	69	4.7
	65~69歳	369	100.0	16	4.3	241	65.3	112	30.4	42	11.4	99	26.8	13	3.5
	70~74歳	295	100.0	16	5.4	202	68.5	77	26.1	42	14.2	71	24.1	6	2.0
	75~79歳	242	100.0	11	4.5	170	70.2	61	25.2	32	13.2	54	22.3	7	2.9
	80~84歳	155	100.0	18	11.6	96	61.9	41	26.5	29	18.7	41	26.5	0	0.0
	80歳以上	232	100.0	22	9.5	158	68.1	52	22.4	40	17.2	51	22.0	1	0.4
	85歳以上	77	100.0	4	5.2	62	80.5	11	14.3	11	14.3	10	13.0	1	1.3
女性	総数	3,356	100.0	360	10.7	2,307	68.7	689	20.5	937	27.9	567	16.9	122	3.6
	15~19歳	140	100.0	27	19.3	108	77.1	5	3.6	60	42.9	4	2.9	1	0.7
	20~29歳	230	100.0	40	17.4	166	72.2	24	10.4	108	47.0	16	7.0	8	3.5
	30~39歳	353	100.0	55	15.6	242	68.6	56	15.9	133	37.7	39	11.0	17	4.8
	40~49歳	470	100.0	51	10.9	339	72.1	80	17.0	144	30.6	61	13.0	19	4.0
	50~59歳	514	100.0	39	7.6	353	68.7	122	23.7	127	24.7	104	20.2	18	3.5
	60~69歳	750	100.0	68	9.1	502	66.9	180	24.0	164	21.9	154	20.5	26	3.5
	70歳以上	899	100.0	80	8.9	597	66.4	222	24.7	201	22.4	189	21.0	33	3.7
	(再掲)														
	20歳以上	3,216	100.0	333	10.4	2,199	68.4	684	21.3	877	27.3	563	17.5	121	3.8
	20~69歳	2,317	100.0	253	10.9	1,602	69.1	462	19.9	676	29.2	374	16.1	88	3.8
	40~69歳	1,734	100.0	158	9.1	1,194	68.9	382	22.0	435	25.1	319	18.4	63	3.6
	65~69歳	382	100.0	31	8.1	261	68.3	90	23.6	73	19.1	74	19.4	16	4.2
	70~74歳	351	100.0	34	9.7	252	71.8	65	18.5	86	24.5	52	14.8	13	3.7
	75~79歳	248	100.0	16	6.5	155	62.5	77	31.0	38	15.3	68	27.4	9	3.6
	80~84歳	165	100.0	12	7.3	107	64.8	46	27.9	38	23.0	41	24.8	5	3.0
	80歳以上	300	100.0	30	10.0	190	63.3	80	26.7	77	25.7	69	23.0	11	3.7
	85歳以上	135	100.0	18	13.3	83	61.5	34	25.2	39	28.9	28	20.7	6	4.4

［厚生労働省：平成 26 年度国民健康・栄養報告］

エビデンスレビュー

> 身長と予後に関しては一定の見解は得られていない [Epidemiology 14：293-299, 2003] [Cardiol Res Pract 2011：242353, 2011]
> BMI は総死亡率との間に J または U 字型の関係がある [Epidemiology 14：293-299, 2003]
> 疾病の罹患率が最も少ないのは BMI 男性 22.2 kg/m^2，女性 21.9 kg/m^2 [Diabetes Res Clin Pract 10：S159-164, 1990]
> BMI 高値（BMI≧27 kg/m^2）で冠動脈疾患による死亡リスクが上昇し，BMI 低値（<18.5 kg/m^2）で脳出血による死亡リスクが上昇する [Stroke 36：1377-1382, 2005]
> BMI 高値で高血圧症，脂質異常症および糖尿病の発症リスクが上昇する [肥満研究 6：1, 2000]

（鎌田 裕実）

(2) 四肢周囲長

- 測定方法は日本人の新身体計測基準値（Japanese Anthropometric Reference Data：JARD 2001）[栄養評価と治療 19：suppl, 2002] および米国国民健康栄養調査（National Health and Nutrition Examination Survey：NHANES）[http://www.cdc.gov/nchs/nhanes/] に準じて記載

図 13 周囲長の測定

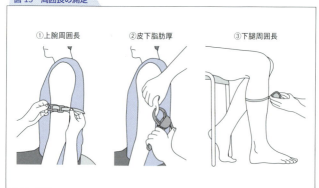

①上腕周囲長　　②皮下脂肪厚　　③下腿周囲長

■ 上腕周囲長 arm circumference (AC)

◆ 評価手順

1. 対象者は仰臥位，座位，または立位になる（JARD 2001 は仰臥位，NHANES は立位で測定）
2. 座位，肘屈曲位で肩峰と肘頭の長さをはかり，その中点を決定
3. 肘を伸展位にして，中点で周囲長を測定（図 13 ①）
4. メジャーをいったん軽く締め，皮膚が戻るのに合わせてテープを自然に緩めた位置で読み取る
5. 1 mm の単位まで正確に読み取り記録する
6. メジャーをいったん緩め，続けて同部位を再測定する
7. 2 つの計測値の差が 5 mm 以内であるとき，その平均値を採用する
8. 浮腫がある場合はその旨を記載する

■ 上腕三頭筋皮下脂肪厚 triceps skinfold thickness（TSF）

◆ 評価手順
1. 対象者は側臥位，座位，または立位になる（JARD 2001 は側臥位で測定）
2. 上腕周囲長を測定した部位で背側の皮膚をつまみ，つまんだ部分の 1 cm 上方の部分を測定する（図 13 ②）
3. キャリパーは圧力線が一直線になるまで挟み，3 秒後に計測値を読み取る
4. 脂肪層をつまみあげたままでキャリパーの口をいったん緩め，同位置で 2 回目の計測を行う
5. 2 つの計測値の差が 4 mm 以内の場合，その平均値を採用する
6. 浮腫がある場合はその旨を記載する

■ 上腕筋囲 arm muscle circumference（AMC）

◆ 右記の式で計算する　AC（cm）－0.314×TSF（mm）

■ 下腿周囲長 calf circumference（CC）

◆ 評価手順
1. 対象者は仰臥位，座位，または立位になる（JARD 2001 は仰臥位，NHANES は立位で測定）
2. 足底接地した状態で，膝関節 90°屈曲位をとる
3. 側方からみて最大膨隆部で測定する（図 13 ③）
4. メジャーをいったん軽く締め，皮膚が戻るのに合わせてテープを自然に緩めた位置で読み取る
5. 1 mm の単位まで正確に読み取り記録する
6. メジャーをいったん緩め，続けて同部位を再測定する
7. 2 つの計測値の差が 5 mm 以内であるとき，その平均値を採用する

■日本人の平均値

表21　日本人の基準値（日常生活に支障のない地域在住者）

		AC（cm）		CC（cm）		TSF（cm）		AMC（cm）	
		平均値	中央値	平均値	中央値	平均値	中央値	平均値	中央値
男性	18～24歳	26.96	27.00	35.83	35.85	10.98	10.00	23.51	23.23
	25～29歳	27.75	27.35	36.61	36.45	12.51	11.00	23.82	23.69
	30～34歳	28.65	28.60	37.70	38.00	13.83	13.00	24.36	24.41
	35～39歳	28.20	28.00	37.57	37.45	12.77	12.00	24.19	24.10
	40～44歳	27.98	27.98	37.15	37.67	11.74	11.00	24.30	24.36
	45～49歳	27.76	27.80	36.96	36.90	11.68	10.17	24.09	24.00
	50～54歳	27.59	27.60	36.67	36.92	12.04	10.00	23.78	23.82
	55～59歳	26.89	27.00	35.48	35.60	10.04	9.00	23.74	23.68
	60～64歳	26.38	26.75	34.46	34.80	10.06	9.00	23.22	23.35
	65～69歳	27.28	27.50	33.88	34.00	10.64	10.00	23.94	24.04
	70～74歳	26.70	26.80	33.10	33.40	10.75	10.00	23.34	23.57
	75～79歳	25.82	26.20	32.75	32.80	10.21	9.25	22.64	22.86
	80～84歳	24.96	25.00	31.88	31.90	10.31	10.00	21.72	21.80
	85歳～	23.90	24.00	30.18	30.00	9.44	8.00	20.93	21.43
女性	18～24歳	24.87	24.60	34.65	34.50	15.39	14.00	20.04	19.90
	25～29歳	24.46	24.25	34.11	33.90	14.75	14.00	19.82	19.47
	30～34歳	24.75	24.30	34.00	33.80	14.50	14.00	20.21	19.90
	35～39歳	25.30	25.00	34.66	34.60	16.14	15.00	20.27	20.23
	40～44歳	26.41	26.40	35.03	34.95	16.73	15.50	21.21	21.09
	45～49歳	26.02	26.00	34.38	34.30	16.59	16.00	20.77	20.60
	50～54歳	25.69	25.60	33.54	33.60	15.46	14.50	20.85	20.78
	55～59歳	25.99	26.20	32.82	33.10	16.76	16.00	20.83	20.52
	60～64歳	25.75	25.70	32.01	32.50	15.79	15.10	20.89	20.56
	65～69歳	26.40	26.20	32.43	32.20	19.70	20.00	20.14	20.08
	70～74歳	25.57	25.60	31.64	31.60	17.08	16.00	20.24	20.28
	75～79歳	24.61	24.78	30.61	30.60	14.43	14.00	20.09	20.16
	80～84歳	23.87	24.00	29.23	29.60	12.98	12.50	19.84	19.96
	85歳～	22.88	22.60	28.07	28.30	11.69	10.00	19.21	19.25

日本人の新身体計測基準値［Japanese Anthropometric Reference Data：JARD 2001］［栄養評価と治療 19：suppl, 2002］

エビデンスレビュー

➤ AC，CC，AMC は，全身および四肢の筋量，栄養状態，浮腫の程度などを反映する
➤ アジアサルコペニア基準における筋量低下のスクリーニング：CC 男性＜34 cm，女性＜33 cm［Geriatr Gerontol Int 15：969-976, 2015］
➤ 地域在住高齢者，心疾患，呼吸器疾患，腎疾患患者において AC，CC，AMC の低値で死亡リスク上昇（カットオフ：AC：男性＜23.5 cm，女性＜22 cm，CC：男性＜30 cm，女性＜27 cm または JARD2001 の同年代・性別の中央値未満など）［Clin J Am Soc Nephrol 5：2258-2268, 2010］［Br J Nutr 105：275-281, 2011］［Int J Chron Obstruct Pulmon Dis 11：2075-2080, 2016］［JACC HF 4：265-273, 2016］
➤ 地域在住高齢者，高齢心血管疾患患者において，AC の予後予測能は CC より良好［J Gerontol A Biol Sci Med Sci 65：1107-1114, 2010］［Am J Cardiol 2016］

（神谷健太郎）

(3) 腹囲・waist hip ratio

◆メタボリックシンドロームの定義と診断基準[日本内科学会雑誌 94:794-809, 2005], 日本国民健康・栄養調査に準じて記載

■ 腹囲（ウエスト周径）
◆腹囲は，メタボリックシンドロームの診断や肥満の判定に用いられる
・腹部肥満　男性≧85 cm, 女性≧90 cm

■ 測定部位（図14）
◆臍の高さ（A）
◆過剰な脂肪蓄積で腹部が膨隆下垂し，臍が通常の位置にない場合は，肋骨下縁と上前腸骨棘の中点（B）とする

■ 評価手順
1. 対象者は，両足を揃えた立位をとる
2. 腹壁の緊張をとり，軽く息を吐いた状態で測定する
3. メジャーをいったん軽く締め，皮膚が戻るのに合わせてテープを自然に緩めた位置で読み取る
4. 1 mmの単位まで正確に読み取り記録する
5. メジャーをいったんゆるめ，続けて同部位を再測定する
6. 3回測定を行い，その平均値を記録する

表22　腹囲の測定部位

	測定部位
日本肥満学会	臍の高さ（A）
国際糖尿病学会	肋骨弓下縁と上前腸骨棘の中点（B）
世界保健機関	
米国国民コレステロール教育プログラム成人の高コレステロール血症の診断治療に関する専門委員会第三次報告（NCEP-ATP Ⅲ）	上前腸骨棘の高さ（C）

一般的には，測定値は中点レベル（B）＜臍レベル（A）＜上前腸骨棘（C）となる．

図14　腹囲および殿囲の測定部位

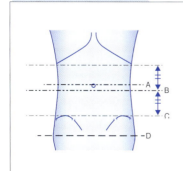

A：臍の高さ
B：肋骨下縁と上前腸骨棘の中点
C：上前腸骨棘の高さ
D：殿部の最大膨隆部

表23　年代・性別ごとの腹囲の分布

		総数		6〜8歳		9〜11歳		12〜14歳		15〜19歳		20〜29歳	
		人数	%	人数	%	人数	%	人数	%	人数	%	人数	%
総数	総数	6,373	100.0	165	100.0	169	100.0	194	100.0	235	100.0	367	100.0
	50cm未満	24	0.4	22	13.3	2	1.2	0	0.0	0	0.0	0	0.0
	50〜55cm未満	110	1.7	79	47.9	25	14.8	2	1.0	1	0.4	1	0.3
	55〜60	139	2.2	39	23.6	60	35.5	18	9.3	3	1.3	6	1.6
	60〜65	289	4.5	16	9.7	46	27.2	54	27.8	38	16.2	33	9.0
	65〜70	521	8.2	6	3.6	18	10.7	53	27.3	60	25.5	68	18.5
	70〜75	776	12.2	2	1.2	9	5.3	40	20.6	59	25.1	87	23.7
	75〜80	952	14.9	1	0.6	8	4.7	13	6.7	41	17.4	61	16.6
	80〜85	1,107	17.4	0	0.0	1	0.6	9	4.6	13	5.5	49	13.4
	85〜90	1,054	16.5	0	0.0	0	0.0	3	1.5	8	3.4	20	5.4
	90〜95	704	11.0	0	0.0	0	0.0	1	0.5	4	1.7	18	4.9
	95〜100	380	6.0	0	0.0	0	0.0	0	0.0	3	1.3	10	2.7
	100〜105	177	2.8	0	0.0	0	0.0	0	0.0	1	0.4	7	1.9
	105〜110	73	1.1	0	0.0	0	0.0	1	0.5	3	1.3	1	0.3
	110〜115	44	0.7	0	0.0	0	0.0	0	0.0	0	0.0	1	0.3
	115〜120	12	0.2	0	0.0	0	0.0	0	0.0	0	0.0	2	0.5
	120cm以上	11	0.2	0	0.0	0	0.0	0	0.0	1	0.4	3	0.8
男性	総数	2,955	100.0	88	100.0	72	100.0	105	100.0	113	100.0	160	100.0
	50cm未満	9	0.3	7	8.0	2	2.8	0	0.0	0	0.0	0	0.0
	50〜55cm未満	55	1.9	41	46.6	13	18.1	1	1.0	0	0.0	0	0.0
	55〜60	55	1.9	20	22.7	23	31.9	9	8.6	1	0.9	1	0.6
	60〜65	81	2.7	14	15.9	17	23.6	24	22.9	12	10.6	3	1.9
	65〜70	135	4.6	4	4.5	8	11.1	28	26.7	24	21.2	21	13.1
	70〜75	256	8.7	2	2.3	5	6.9	22	21.0	32	28.3	37	23.1
	75〜80	408	13.8	0	0.0	3	4.2	10	9.5	20	17.7	27	16.9
	80〜85	573	19.4	0	0.0	1	1.4	7	6.7	9	8.0	32	20.0
	85〜90	570	19.3	0	0.0	0	0.0	2	1.9	5	4.4	11	6.9
	90〜95	417	14.1	0	0.0	0	0.0	1	1.0	3	2.7	11	6.9
	95〜100	211	7.1	0	0.0	0	0.0	0	0.0	3	2.7	6	3.8
	100〜105	108	3.7	0	0.0	0	0.0	0	0.0	0	0.0	6	3.8
	105〜110	41	1.4	0	0.0	0	0.0	1	1.0	3	2.7	0	0.0
	110〜115	22	0.7	0	0.0	0	0.0	0	0.0	0	0.0	1	0.6
	115〜120	5	0.2	0	0.0	0	0.0	0	0.0	0	0.0	1	0.6
	120cm以上	9	0.3	0	0.0	0	0.0	0	0.0	1	0.9	3	1.9
女性	総数	3,418	100.0	77	100.0	97	100.0	89	100.0	122	100.0	207	100.0
	50cm未満	15	0.4	15	19.5	0	0.0	0	0.0	0	0.0	0	0.0
	50〜55cm未満	55	1.6	38	49.4	12	12.4	1	1.1	1	0.8	1	0.5
	55〜60	84	2.5	19	24.7	37	38.1	9	10.1	2	1.6	5	2.4
	60〜65	208	6.1	2	2.6	29	29.9	30	33.7	26	21.3	30	14.5
	65〜70	386	11.3	2	2.6	10	10.3	25	28.1	36	29.5	47	22.7
	70〜75	520	15.2	0	0.0	4	4.1	18	20.2	27	22.1	50	24.2
	75〜80	544	15.9	1	1.3	5	5.2	3	3.4	21	17.2	34	16.4
	80〜85	534	15.6	0	0.0	0	0.0	2	2.2	4	3.3	17	8.2
	85〜90	484	14.2	0	0.0	0	0.0	1	1.1	3	2.5	9	4.3
	90〜95	287	8.4	0	0.0	0	0.0	0	0.0	1	0.8	7	3.4
	95〜100	169	4.9	0	0.0	0	0.0	0	0.0	0	0.0	4	1.9
	100〜105	69	2.0	0	0.0	0	0.0	0	0.0	1	0.8	1	0.5
	105〜110	32	0.9	0	0.0	0	0.0	0	0.0	0	0.0	1	0.5
	110〜115	22	0.6	0	0.0	0	0.0	0	0.0	0	0.0	0	0.0
	115〜120	7	0.2	0	0.0	0	0.0	0	0.0	0	0.0	1	0.5
	120cm以上	2	0.1	0	0.0	0	0.0	0	0.0	0	0.0	0	0.0

注）腹囲の測定を行った 6 歳以上の者を集計対象とした．なお女性は妊婦 6 名（20〜29 歳の 3 名と 30〜39 歳の 3 名）を除外した．小数点第 2 位以下は四捨五入．

30~39歳		40~49歳		50~59歳		60~69歳		70歳以上		(再掲) 20歳以上		(再掲) 40~74歳	
人数	%	人数	%	人数	%	人数	%	人数	%	人数	%	人数	%
620	100.0	806	100.0	892	100.0	1,362	100.0	1,563	100.0	5,610	100.0	3,687	100.0
0	0.0	0	0.0	0	0.0	0	0.0	0	0.0	0	0.0	0	0.0
0	0.0	1	0.1	0	0.0	1	0.1	0	0.0	3	0.1	2	0.1
2	0.3	2	0.2	4	0.4	2	0.1	3	0.2	19	0.3	10	0.3
17	2.7	22	2.7	17	1.9	17	1.2	29	1.9	135	2.4	68	1.8
66	10.6	78	9.7	50	5.6	71	5.2	51	3.3	384	6.8	221	6.0
110	17.7	107	13.3	110	12.3	128	9.4	124	7.9	666	11.9	401	10.9
122	19.7	150	18.6	140	15.7	207	15.2	209	13.4	889	15.8	600	16.3
126	20.3	163	20.2	177	19.8	257	18.9	312	20.0	1,084	19.3	718	19.5
74	11.9	131	16.3	180	20.2	305	22.4	333	21.3	1,043	18.6	745	20.2
48	7.7	78	9.7	102	11.4	187	13.7	266	17.0	699	12.5	467	12.7
23	3.7	40	5.0	63	7.1	105	7.7	136	8.7	377	6.7	249	6.8
17	2.7	14	1.7	29	3.3	46	3.4	63	4.0	176	3.1	115	3.1
7	1.1	6	0.7	14	1.6	23	1.7	18	1.2	69	1.2	52	1.4
4	0.6	11	1.4	5	0.6	11	0.8	12	0.8	44	0.8	28	0.8
0	0.0	1	0.1	1	0.1	2	0.1	6	0.4	12	0.2	6	0.2
4	0.6	2	0.2	0	0.0	0	0.0	1	0.1	10	0.2	3	0.1
297	100.0	358	100.0	404	100.0	637	100.0	721	100.0	2,577	100.0	1,681	100.0
0	0.0	0	0.0	0	0.0	0	0.0	0	0.0	0	0.0	0	0.0
0	0.0	0	0.0	0	0.0	0	0.0	0	0.0	0	0.0	0	0.0
1	0.3	0	0.0	0	0.0	0	0.0	0	0.0	2	0.1	0	0.0
2	0.7	0	0.0	1	0.2	2	0.3	6	0.8	14	0.5	6	0.4
11	3.7	5	1.4	6	1.5	10	1.6	18	2.5	71	2.8	26	1.5
30	10.1	25	7.0	26	6.4	38	6.0	39	5.4	195	7.6	110	6.5
62	20.9	61	17.0	59	14.6	85	13.3	81	11.2	375	14.6	243	14.5
78	26.3	88	24.6	79	19.6	125	19.6	154	21.4	556	21.6	341	20.3
48	16.2	77	21.5	107	26.5	163	25.6	157	21.8	563	21.8	407	24.2
27	9.1	50	14.0	59	14.6	113	17.7	153	21.2	413	16.0	282	16.8
15	5.1	28	7.8	35	8.7	58	9.1	66	9.2	208	8.1	147	8.7
13	4.4	8	2.2	22	5.4	27	4.2	32	4.4	108	4.2	72	4.3
5	1.7	5	1.4	7	1.7	11	1.7	9	1.2	37	1.4	28	1.7
2	0.7	8	2.2	2	0.5	4	0.6	5	0.7	22	0.9	14	0.8
0	0.0	1	0.3	1	0.2	1	0.2	1	0.1	5	0.2	3	0.2
3	1.0	2	0.6	0	0.0	0	0.0	0	0.0	8	0.3	2	0.1
323	100.0	448	100.0	488	100.0	725	100.0	842	100.0	3,033	100.0	2,006	100.0
0	0.0	0	0.0	0	0.0	0	0.0	0	0.0	0	0.0	0	0.0
0	0.0	1	0.2	0	0.0	1	0.1	0	0.0	3	0.1	2	0.1
1	0.3	2	0.4	4	0.8	2	0.3	3	0.4	17	0.6	10	0.5
15	4.6	22	4.9	16	3.3	15	2.1	23	2.7	121	4.0	62	3.1
55	17.0	73	16.3	44	9.0	61	8.4	33	3.9	313	10.3	195	9.7
80	24.8	82	18.3	84	17.2	90	12.4	85	10.1	471	15.5	291	14.5
60	18.6	89	19.9	81	16.6	122	16.8	128	15.2	514	16.9	357	17.8
48	14.9	75	16.7	98	20.1	132	18.2	158	18.8	528	17.4	377	18.8
26	8.0	54	12.1	73	15.0	142	19.6	176	20.9	480	15.8	338	16.8
21	6.5	28	6.3	43	8.8	74	10.2	113	13.4	286	9.4	187	9.3
8	2.5	12	2.7	28	5.7	47	6.5	70	8.3	169	5.6	102	5.1
4	1.2	6	1.3	7	1.4	19	2.6	31	3.7	68	2.2	43	2.1
2	0.6	1	0.2	7	1.4	12	1.7	9	1.1	32	1.1	24	1.2
2	0.6	3	0.7	3	0.6	7	1.0	7	0.8	22	0.7	14	0.7
0	0.0	0	0.0	0	0.0	1	0.1	5	0.6	7	0.2	3	0.1
1	0.3	0	0.0	0	0.0	0	0.0	1	0.1	2	0.1	1	0.0

[厚生労働省：平成 26 年度国民健康・栄養報告]

■waist hip ratio（ウエストヒップ比）

- ◆waist hip ratio は，体脂肪の分布部位の違いによる肥満の判定に用いられる［日本肥満学会：肥満・肥満症診断のてびき］
- ・上半身肥満：waist hip ratio 男性≧1.0，女性≧0.9
- ・下半身肥満：waist hip ratio 男性＜1.0，女性＜0.9
- ◆下記の式で計算する
- ◆waist hip ratio ＝ 腹囲（ウエスト周径）（cm）/殿囲（ヒップ周径）（cm）
  ※殿囲（ヒップ周径）の測定部位：殿部の最大膨隆部（D）（図14）
- ◆評価手順は腹囲を参照

図15　男女別の waist hip ratio の分布

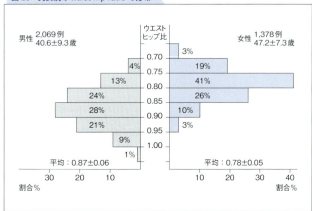

［健康医学 1：31-36，1994 より引用］

図16　waist hip ratio の年齢別変化

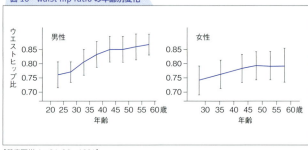

［健康医学 1：31-36，1994］

エビデンスレビュー

> 腹囲は，内臓脂肪量や体幹皮下脂肪量を反映する［BMC Orol 15：17, 2015］

> 腹囲の高値で心血管イベントの危険因子の重積数が増加する（カット オフ：腹囲 男性≧85cm，女性≧90cm（感度60％，特異度52％，AUCROC 0.53±0.06）[Diabetes Care 29 : 1123-1124, 2006]）
> 地域在住者において，腹囲の高値は糖尿病，脂質異常症，高血圧症および動脈硬化などの肥満に関連した障害のリスクが上昇する（カットオフ：腹囲 男性≧85cm，女性≧90cm [Circ J 66 : 987-992, 2002]）
> 地域在住者において，心不全発症リスクが腹囲10cm増大するごとに1.29倍，waist hip ratioは0.1増大するごとに1.28倍上昇する [Circulation 133 : 639-649, 2016]
> 地域在住者において高血圧症，脂質異常症および糖尿病の発症予測能は，腹囲がwaist hip ratioよりも良好である [Circ J 66 : 987-992, 2002]

（鎌田 裕実）

9) 認知

(1) Mini-Mental State Examination (MMSE)
■ 評価方法
■ 検査の準備
- ◆ 検査の前に検査用紙（図17），筆記用具，時計または鍵，大文字で「目を閉じてください。」と書かれた紙，および白紙を用意する．検査は静かな部屋や場所で実施する

■ 評価の項目
- ◆ MMSEは7つの認知項目に関する11個の質問で構成されており，最高得点は30点である
- ◆ 各項目は，時間の見当識，場所の見当識，即時想起，計算能力，遅延再生（短期記憶），言語的能力（物品呼称，文の復唱，口頭指示，書字指示），図形模写である

■ 測定手順
1. 被験者は検査者の対面に座る
2. 検査を始める前に簡単な会話を理解する能力を評価する
3. 例えば，「あなたの名前は何ですか？」などである
4. 検査者の自己紹介をする
- ◆ 患者が聴覚または視覚補助を使用する場合は，始める前に補助機器を準備する
5. 検査を開始する前に，「あなたの記憶に関するいくつかの質問をするのは大丈夫でしょうか？」など，被験者に質問をする
6. これは質問に対する壊滅的な反応を避けるのに役立つ
7. 下記に示す質問紙の太字で表示された質問文章を書かれているとおりにそれぞれ正確に読んでいく
8. 各質問は最大3回まで実施する．患者が質問に応答しない場合は，説明をしたり会話をしたりしないで，最大3回まで同じ指示を繰り返す
9. 原則として検査は質問1から開始する
10. 途中休憩を入れることができるが，質問3～5までは続けて実施する

図17 Mini-Mental State Examination 検査用紙

Mini-Mental State Examination (MMSE)

得点：30点満点

検査日： 年 月 日 曜日 施設名： ＿＿＿＿＿＿＿＿＿＿

被験者： 男・女 生年月日：明・大・昭・平 年 月 日 歳

プロフィールは事前または事後に記入します. 検査者： ＿＿＿＿＿＿＿＿＿

質問と注意点		回答	得点
1 (5点) 時間の 見当識	「今日は何日ですか」 ＊最初の質問で，被験者の回答に複数の 「今年は何年ですか」 項目が含まれていてもよい．その場合， 「今の季節は何ですか」 該当する項目の質問は省く． 「今日は何曜日ですか」 「今月は何月ですか」	日	0 1
		年	0 1
			0 1
		曜日	0 1
		月	0 1
2 (5点) 場所の 見当識	「ここは都道府県でいうと何ですか」 「ここは何市（＊町・村・区など）ですか」 （＊回答が地名の場合，この施設の名前は何ですか，と質問をかえる．正答は建物名のみ） 「ここは何階ですか」 「ここは何地方ですか」		0 1
			0 1
			0 1
		階	0 1
			0 1
3 (3点) 即時想起	「今から私がいう言葉を覚えてくり返し言ってください． 「さくら，ねこ，電車」はい，どうぞ」 ＊テスターは3つの言葉を1秒に1つずつ言う．その後，被験者にくり返させ，この時点でいくつ言えたかで得点を与える． ＊正答1つにつき1点．合計3点満点． 「今の言葉は，後で聞くので覚えておいてください」 ＊この3つの言葉は，質問5で再び復唱させるので3つ全部答えられなかった被験者については，全部答えられるようになるまでくり返す（ただし6回まで）．		1 2 3
4 (5点) 計算	「100から順番に7をくり返しひいてください」 ＊5回くり返し7を引かせ，正答1つにつき1点．合計5点満点． ＊正答例：93 86 79 72 65 ＊答えが止まってしまった場合は「それから」と促す．		0 1 2 3 4 5
5 (3点) 遅延再生	「さっき私が言った3つの言葉は何でしたか」 ＊質問3で提示した言葉を再度復唱させる．		0 1 2 3
6 (2点) 物品呼称	時計（又は鍵）を見せながら「これは何ですか？」 鉛筆を見せながら「これは何ですか？」 ＊正答1つにつき1点．合計2点満点．		0 1 2
7 (1点) 文の復唱	「今から私がいう文を覚えてくり返し言ってください． 「みんなで力を合わせて綱を引きます」」 ＊口頭でゆっくり，はっきりと言い，くり返させる．1回で正確に答えられた場合1点を与える．		0 1
8 (3点) 口頭指示	＊紙を机に置いた状態で教示を始める． 「今から私がいう通りにしてください．右手にこの紙を持ってください．それを半分に折りたたんでください．そして私にください」 ＊各段階毎に正しく作業した場合に1点ずつ与える．合計3点満点．		0 1 2 3
9 (1点) 書字指示	「この文を読んで，この通りにしてください」 ＊被験者は音読でも黙読でもかまわない．実際に目を閉じれば1点を与える．	裏面に 質問有	
10 (1点) 自発書字	「この部分に何か文章を書いてください．どんな文章でもかまいません」 ＊テスターが例文を与えてはならない．意味のある文章ならば正答とする．（＊名詞のみは誤答，状態などを示す四字熟語は正答）	裏面に 質問有	
11 (1点) 図形模写	「この図形を正確にそのまま書き写してください」 ＊模写は角が10個あり，2つの五角形が交差していることが正答の条件．手指のふるえなどはかまわない．	裏面に 質問有	0 1

図17 つづき

Mini-Mental State Examination (MMSE)

9.「この文を読んで，この通りにしてください」

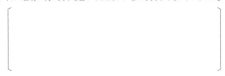

「目を閉じてください」

10.「この部分に何か文章を書いてください．どんな文章でもかまいません」

11.「この図形を正確にそのまま書き写してください」

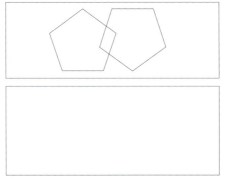

[森 悦朗ほか：神経疾患患者における日本版 Mini-mental state テストの有用性．臨床心理学 1：1-10, 1985]

エビデンスレビュー

> 認知症のスクリーニング検査として国際的に最も広く使用されてきたものであるが，視覚動作性検査や介護者からの情報収集を行い，それらを組み合わせて診断を導くことが推奨されている [日本神経学会：認知症疾患治療ガイドライン 2010] [JAMA 297：2391-2404, 2007]
> 正常値は合計点 24～30 点，18～23 点で軽度の認知障害，0～17 点で重度の認知機能障害と判定される [J Am Geriatr Soc 40：922-935, 1992]
> 認知症の診断に用いられている最も一般的なカットオフ値は 23 もしくは 24 点である [JAMA Intern Med 175：1450-1458, 2015]
> 65 歳以上の地域在住高齢者において，認知症診断に MMSE を用いる際，カットオフポイント 24 点は感度 0.85（95％信頼区間（CI）0.74-0.92），特異度 0.90（95％ CI 0.82-0.95），カットオフポイ

- ント25点は感度0.87 (95% CI 0.78-0.93), 特異度0.82 (95% CI 0.65-0.92) である [Cochrane Database Syst Rev 1 : CD011145, 2016]
- MMSEを用いて認知症のサブタイプを診断するための十分なデータはない [Cochrane Database Syst Rev 1 : CD011145, 2016]
- 高齢心臓血管術後患者において, MMSEは術後せん妄の予測因子である [J Psychosom Res 69 : 179-185, 2010]
- 慢性閉塞性肺疾患患者は低酸素血症や慢性炎症によって認知機能低下を招くとされているが, 十分なエビデンスはなく, MMSEの得点に反映されるかは十分検討はなされていない
- また, MMSEの生命予後への影響についても十分な検討がなされていない [Eur Respir J 35 : 913-922, 2010]
- 心血管疾患と糖尿病を有する患者の56ヵ月の追跡調査において, 観察開始時のMMSEの得点が低いほど, 心血管事故または死亡率が増加する
- 合計点30点と比べ, 27〜29点, 24〜26点, <24点のハザード比 (HR) はそれぞれ HR : 1.08, 95%信頼区間 (CI) 1.01-1.16, HR : 1.15, 95% CI 1.05-1.26, HR : 1.35, 95% CI 1.21-1.50
- 特に, 見当識 (HR : 1.15, 95% CI 1.25-1.85), 計算能力 (HR : 1.10, 95% CI 1.02-1.18), 遅延再生 (HR : 1.10, 95% CI 1.04-1.16), 図形描写 (HR : 1.15, 95% CI 1.06-1.24) の低下は最も心疾患事故と死亡率を予測する因子である [Eur Heart J 33 : 1777-1786, 2012]

(小林 主献)

(2) 時計描写テスト (Clock Drawing Test : CDT)
■ 評価方法
- 検査者は対象者にテスト用紙 (図18) を提示して, 以下の指示を行う
「時計の輪郭の中にすべての数字を書き入れてください. そして, 時計の針は11時10分を指すようにしてください」 [Intern J Geriatr Psychiatr 8 : 487-496, 1993]
- 時計の輪郭から対象者に書かせる方法もある [Int Psychogeriatr 22 : 56-63, 2010]

図18 時計描写テスト用紙

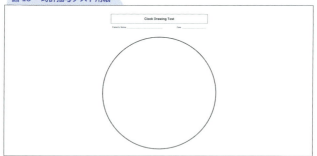

■採点方法

- ◆採点方法はこれまでに 10 種類以上存在する [Dement Geriatr Cogn Disord 27：201-213, 2009]
- ◆最も古くから用いられている代表的な採点方法としては，Shulman らのものがあげられる（表 24）[Intern J Geriatr Psychiatr 8：487-496, 1993]
- ◆近年の代表的な採点方法としては，Freund scoring system がある（図 19）[J Geriatr Oncol 4：174-182, 2013] [J Gen Intern Med 20：240-244, 2005]

表 24　時計描写テストの Shulman らの採点方法とカットオフ値

点数	評価結果	例
1	"認知機能に問題なし"	失敗なく描くことができる
2	わずかな視空間能力の低下	a) 数字の間隔 b) 円の外に数字がある c) 描いている最中にページをめくる d) 車輪状に対角線を引いている
3	軽度の認知機能障害あり	a) 長い針は "10" を指している b) "11：10" と書く c) 正しく時刻を指すことができない
4	中等度の認知機能障害あり	a) 中等度に間隔がおかしい b) 数字の省略 c) 数字の保続，固執 d) 左右逆 e) 書字障害：正確に数字を描くことができない
5	重度の認知機能障害あり	点数 4 の例を参考
6	全く時計の提示ができない	a) 何も試みない b) 全く時計の形をしていない c) 単語や名前を書いている

3 点以上は認知機能障害またはその疑いあり.
[Intern J Geriatr Psychiatr 8：487-496, 1993 より引用改変]

図 19　時計描写テストの Freund らの採点方法とカットオフ値

時刻（0～3 点）	－ 一方の針が「2」を指している － 2 つの針がある － 煩わしい特徴がないこと（例えば，正しくない時刻の提示，時刻の記載など）
数字（0～2 点）	－ 数字が円の中にある － 1 から 12 のすべての数字が（重複および省略なく）ある
スペース（0～2 点）	－ 数字と隣の数字との間隔が一定あるいはほぼ一定である － 数字と円との間隔が一定あるいはほぼ一定である

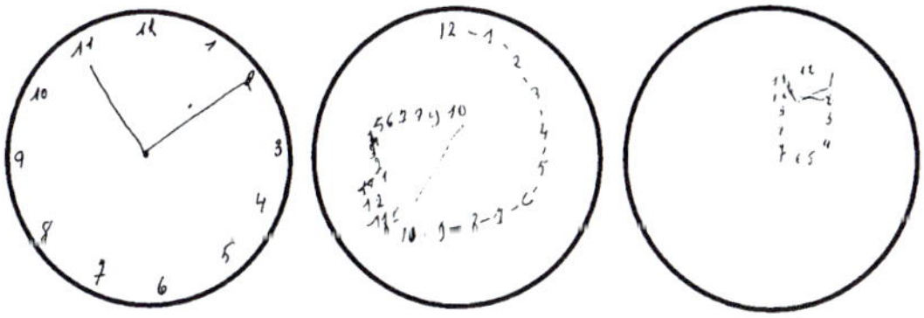

4 点以下は認知機能障害またはその疑いあり.
[Psychooncology 23：1172-1177, 2014]

エビデンスレビュー

> ❯時計描写テストは簡便に認知機能を評価することができる
> ❯時計描写テストは軽度認知機能障害（mild cognitive impairment：MCI）の検出に用いられているものの [Dement Geriatr Cogn Disord 27：201-213, 2009]，その検出能はそれほど高くはない [Int Psychogeriatr 22：56-63, 2010]
> ❯時計描写テストは軽度認知機能障害よりもアルツハイマー型認知機能障害の検出に向いている [Neurol Sci 37：867-873, 2016]
> ❯Freund の時計描写テストで 4 点以下は Mini Mental State Examination（MMSE）23 点以下と強く関連する [Psychooncology 23：1172-1177, 2014]
> ❯ROC 解析の結果，曲線下面積は 0.95±0.2 であった [Psychooncology 23：1172-1177, 2014]

（3）Mini-Cog テスト

■評価方法

◆3 語の即時再生と遅延再生と時計描写から構成されている

■評価手順 [J Am Geriatr Soc 51：1451-1454, 2003] [Int J Geriatr Psychiatry 21：349-355, 2006]

1. 検査者は対象者に次のオリエンテーションを行う
2. 「よく聞いてください．これから 3 つの言葉[*1]を言いますので，繰り返してください．そして，後で聞きますので覚えていてください」
   [*1]検査者はあらかじめ，version 1〜6 のいずれかを選択しておく（表25）
3. 次に，以下のオリエンテーションで時計描写テストを行う
4. 時計の輪郭が記載されているテスト用紙を提示し，次のように説明する．「時計の輪郭の中にすべての数字を書き入れてください．そして，時計の針は 11 時 10 分を指すようにしてください．制限時間は 3 分です」[*2]
   [*2]記憶力のテストではないため，繰り返し説明してよい
5. 時計描写テスト終了後，次のオリエンテーションを行う
6. 「先ほど，覚えていただいた 3 つの言葉を教えてください」

表25 Mini-cog の 3 つの言葉(version1〜6)

Version 1	Version 2	Version 3	Version 4	Version 5	Version 6
バナナ 日の出 椅子	リーダー 季節 テーブル	村 台所 赤ちゃん	川 国 指	キャプテン 庭 写真	娘 天国 山

[http://www.alz.org/documents_custom/minicog.pdf]

■採点方法（表 26）

◆3 語の遅延再生（0〜3 点）：3 語を思い出せたら，それぞれの 1 語につき 1 点
◆時計描写（0 もしくは 2 点）：時計描写[*1]が正しくなければ 0 点，正しければ 2 点
   [*1]以下の①と②を満たすこと．① 正しい位置に数字が並んでいること．②針が 11：10 を指していること．ただし，針の長さは問わない
◆合計得点（0〜5 点）：3 語の遅延再生の得点＋時計描写の得点

表26　採点方法	
語想起 　　：0〜3 点	自発的に語想起できれば，1 語に対して 1 点
時計描写 　　：0 点 もしくは 2 点	標準的な時計＝2 点 標準的な時計とは，すべての数字が正しい順序で概ね正確な場所に描かれていること（特に 12，3，6 および 9） 針が 11：10 を指していること（針の長さは採点に反映しなくてよい） 時計描写ができない＝0 点
合計点 　　：0〜5 点	合計点＝語想起得点＋時計描写得点 3 点未満は，認知症のスクリーニングのカットオフ値として妥当性が検証されている．加えて，4 点未満を認知機能低下の疑いのカットオフ値として用いられている

[http://www.alz.org/documents_custom/minicog.pdf]

エビデンスレビュー

> 認知症予測する際の Mini-cog テストにおける認知症予測の感度は 0.76〜0.99，特異度 0.83〜0.93 [Cochrane Database Syst Rev 2015] [JAMA Intern Med 175：1450-1458, 2015]
> 3 点未満は認知機能低下の疑いあり [J Am Geriatr Soc 51：1451-1454, 2003]
> Mini-cog テストは軽度認知機能障害（mild cognitive impairment：MCI）の検出には向いていない [JAMA Intern Med 175：1450-1458, 2015]

(4) Six-Item Screener

■ **評価手順** [Med Care 40：771-781, 2002]
　　1. 検査者は対象者に次のオリエンテーションを行う
　　2. 「これから 3 つの言葉を言いますので，繰り返してください．そして，数分後に聞きますので覚えていてください」
　　3. 「それでは，私の後に続いてください」
　　4. 「りんご―机―ペニー*1」
　　　　*1 代わりに「草―紙―靴」を用いてもよい [Ann Emerg Med 57：653-661, 2011]
　　5. 次に「今年は何年ですか？」，「何月ですか？」，「何曜日ですか？」と聞く
　　6. 最後に 3 語の遅延再生を行う
　　7. 「先ほど，覚えていただいた 3 つの言葉を教えてください」

■ **採点方法**
　◆ 0〜6 点で採点する（**表 27**）

表27　Six-item screener の採点表		
	誤答	正答
1. 今年は何年？	0	1
2. 何月？	0	1
3. 何曜日？	0	1
4. りんご (or 草)	0	1
5. 机 (or 紙)	0	1
6. ペニー (or 靴)	0	1

> **エビデンスレビュー**

> Six-item screener は，筆記が必要なく，短時間で実施可能な簡便かつ信頼できる認知機能障害のスクリーニングツールであり，その予測能は MMSE に匹敵する [Med Care 40：771-781, 2002]

表28　MMSE と Six-item screener における認知機能低下の判別能の比較

	ゴールドスタンダード（MMSE）	Six-item screener	MMSE
地域在住者	認知機能低下	0.86	0.84
	認知症	0.95	0.96
患者	認知機能低下	0.91	0.93
	認知症	0.92	0.95

> 3 点以下をカットオフとして認知症の有無を予測した場合の感度，特異度はそれぞれ，88.7％，88.0％と高値を示した [Med Care 40：771-781, 2002]

> Six-item screener は救急科の患者にベッドサイドで使用することができ，その場合は 4 点以下を認知機能障害のカットオフとして用いることができる [Ann Emerg Med 57：653-661, 2011] [Acad Emerg Med 15：613-616, 2008]

> Six-item screener はアルツハイマー型認知症を有する外来患者に用いることができるものの，軽度認知症の判別については限定的である [Neurosci Bull 26：317-321, 2010]

> 2 点未満を "illiterate"，3 点未満を "elementary"，および 4 点未満を "junior high school or above" と評価することも可能である [Neurosci Bull 26：317-321, 2010]

（松沢 良太）

10）疼痛

（1）視覚アナログスケール（Visual Analogue Scale：VAS）[Pain Oct 27：117-126, 1986]

■ **評価手順**

1. 100 mm の水平な直線が書かれた用紙を患者に見せる（図 20）
2. 左端を「痛みがない」，右端を「これ以上の強い痛みは考えられない痛み」，または「今までに感じたことのある中で最悪の痛み」とし，患者に現状の疼痛の程度を線上でしるしをつけてもらう
3. 直線の左端からしるしまでの距離（mm）を計測し，0〜100 の間でスコア化し記録する

図20　Visual analogue scale(VAS)

全く痛みがない　　　　　　　　　　これ以上の強い痛みは考えられない，
　　　　　　　　　　　　　　　　　または最悪の痛み

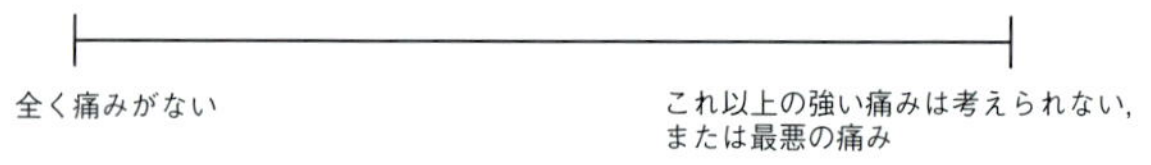

(2) 数値評価スケール (Numerical Rating Scale：NRS) [Arthritis Care Res(Hoboken) 63：S240-252, 2011]

■ 評価手順
1. 0 から 10 を等間隔に記載した用紙 (図 21) を患者に見せるか, 口頭で 0 から 10 の数字を提示する
2. 0 を「痛みなし」, 10 を「今まで経験したことのある最高の痛み」または「初診時または治療前の最大の痛み」としたうえで, 現在の疼痛がどの程度に匹敵するかを患者に数値で示してもらう
3. 患者の示した 0〜10 の範囲の数値を記録する

図 21　Numerical rating scale(NRS)

```
0   1   2   3   4   5   6   7   8   9   10
```

(3) フェイススケール (Face Scale)
◆ フェイススケールの中でも最も患者に好まれると報告される Wong-Baker faces pain rating scale(WBFPRS)について述べる [Pediatr Nurs 14：9-17, 1988] [Pediatrics 126：e1168-1198, 2010]

■ 評価手順
1. 痛みのない顔から, 非常に痛みの強い顔まで 6 段階で表した用紙を患者に提示する (図 22)
2. 患者に現状の疼痛の大きさに匹敵する表情を選択させる
3. 痛みのない顔を 0 点, 非常に痛みの強い顔を 5 点としてスコア化し記録する, またはそれぞれの顔の点数を 2 倍して 10 点満点でスコア化してもよい

図 22　Wong-Baker faces pain rating scale(WBFPRS)

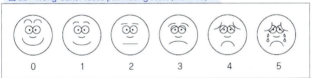

[Nursing Care of Infants and Children, 3rd ed, Mosby, St.Louis, 1987]

(4) Behavioral Pain Scale (BPS) [Crit Care Med 29：2258-2263, 2001]
■ 評価手順
1. 患者の表情, 上肢の屈曲状態, 人工呼吸器との同調性を観察し, スコア化する (表 29)
2. 各項目のスコアを合計し記録する, 点数は 3〜12 の範囲で疼痛刺激が大きいほど点数が大きくなる

表29 Behavioral pain scale(BPS)

項　目	説　明	スコア
表　情	穏やかな 一部硬い(例えば，まゆが下がっている) 全く硬い(例えば，まぶたを閉じている) しかめ面	1 2 3 4
上　肢	全く動かない 一部曲げている 指を曲げて完全に曲げている ずっと引っ込めている	1 2 3 4
呼吸器との同調性	同調している 時に咳嗽，大部分は呼吸器に同調している 呼吸器とファイティング 呼吸器の調節が効かない	1 2 3 4

[Crit Care Med 29：2258-2263, 2001]

エビデンスレビュー

❯ どの患者にどの指標を用いることが適切か？

- 高齢者において，VAS，NRS，WBFPRS の誤答率はそれぞれ 19.1％，2.2％，0.0％であり，高齢者の疼痛評価には NRS と WBFPRS が推奨される [Clin J Pain 20：207-219, 2004]

- 慢性疼痛患者において，VAS と NRS の誤答率はそれぞれ 11％と 2％である。また慢性疼痛患者は NRS を好むことも報告されており，慢性疼痛患者の疼痛評価には NRS が推奨される [Pain 10：241-248, 1981] [Pain 85：457-463, 2000]

- MMSE 10～17 点の中等度の認知機能障害を有する患者における VAS と NRS の正答率はそれぞれ 55％と 87％であり，認知障害を有する患者には NRS が有用である [J Pain Symptom Manage 27：196-205, 2004]

- WBFPRS は 3 歳から妥当性と信頼性が報告されており，小児患者への使用が推奨される [Pediatr Nurs 14：9-17, 1988]

- BPS は 15 歳以上の人工呼吸中の患者に対して妥当性と信頼性が検証されており，日本呼吸療法医学会が作成した人工呼吸中の鎮静のためのガイドラインで推奨されている

- BPS はコミュニケーションのとれない人工呼吸中の成人患者に有用である [Crit Care Med 29：2258-2263, 2001] [日本呼吸療法医学会：人工呼吸中の鎮静のためのガイドライン 2007]

❯ 疼痛指標で得られた値をどのようにとらえるか？

- 慢性疼痛患者の VAS において，34 mm 以下は軽度の疼痛，35～47 mm は中等度の疼痛，48 mm 以上は重度の疼痛と同等である [Pain 155：2545-2550, 2014]

- National Comprehensive Cancer Network(NCCN)と日本緩和医療学会のガイドラインでは，がん患者の NRS において，1～3 を軽度の疼痛，4～6 を中等度の疼痛，7～10 を重度の疼痛と定義している [NCCN Clinical Practice Guidelines in Oncology, Adult cancer pain 2016] [がん疼痛の薬物療法に関するガイドライン(2014 年版)]

- ICU 患者において，疼痛事象の基準として NRS＞3，BPS＞5 が提唱されている [Anesthesiology 106：687-695, 2007] [日本版・集中治療室における成人重症患者に対する痛み・不穏・せん妄管理のための臨床ガイドライン 2015]

- ICU 患者において，NRS>3 および BPS>5 を疼痛事象として系統的な疼痛評価を行うと，痛みの出現頻度を減少させ，人工呼吸器管理期間を短縮する [Crit Care Med 34：1726-1731, 2006]
◆ 臨床的に有意と判断される疼痛指標の変化量は？
- VAS>12 mm，NRS>1.74 が臨床的に有意な変化量と報告されている [Emerg Med J 18：205-207, 2001] [Pain 94：149-158, 2001]

(南里 佑太)

11) 柔軟性

(1) Sit and Reach (図 23)

■ **評価手順**：[文部科学省スポーツ・青年局：運動能力調査報告書. 文部科学省スポーツ・青年局, 東京, 231-241, 2001]
1. 両脚を両箱の間に入れ，壁に背と尻をつける
2. 両足をそろえ，膝関節を伸展した座位姿勢をとる
3. 両肘を伸ばしたまま両手を厚紙にのせて背筋を伸ばす
4. 対象者はゆっくりと前屈し，箱をまっすぐ前方に移動させる
5. 最大屈曲時までの箱の移動距離を測定する

◆ 測定は 2 回実施し，良い方の結果を採用する（**表 30**）
◆ 前屈姿勢の際，膝が曲がらないように注意する
- 測定用具：高さ約 24 cm の箱 2 個，厚紙
- 測定準備：高さ約 24 cm の箱 2 個を左右に約 40 cm 離して平行に置き，その上に段ボール厚紙をのせて固定する

図 23 sit and reach

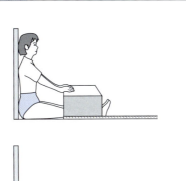

[http://www.taishukan.co.jp/sports/test/howto/]

表30 年齢別の sit and reach 結果

年齢（歳）	男性	女性
20～24	45.70 (9.92)	45.69 (9.28)
25～29	43.74 (10.62)	44.39 (9.29)
30～34	42.81 (10.18)	43.60 (9.62)
35～39	42.25 (10.51)	43.50 (9.08)
40～44	41.20 (10.17)	43.30 (9.17)
45～49	40.57 (10.28)	42.92 (8.48)
50～54	39.81 (9.84)	42.77 (8.70)
55～59	38.67 (10.03)	41.78 (8.99)
60～64	37.90 (10.15)	41.68 (9.03)
65～69	37.68 (10.12)	40.67 (9.28)
70～74	36.03 (10.81)	39.77 (9.94)
75～79	34.81 (10.71)	37.93 (9.46)

平均値（標準偏差），単位：cm　　　　［文部科学省，平成26年度体力・運動能力結果より引用］

(2) Chair Sit and Reach（図24）

■ **評価手順：**［Br J Sports Med 37：59-61, 2003］
1. 椅子は安定した平らな床に置き，対象者は椅子の前方へ座る
2. 片方の脚を伸ばし，股関節屈曲位，膝関節伸展位，足関節背屈位にして，踵は床に着ける
3. もう一方の脚は，身体の中心線から15～30cm側方に位置させ，股関節屈曲位，膝関節屈曲位で足底部を床に着ける
4. 可能な限り伸ばした脚と同側の手のひらを脚の上に置く
5. 検査者は対象者に「背筋をまっすぐ伸ばし，頭部を背筋と通常の位置にした状態で，股関節をゆっくりと前方へ曲げてください」と伝える
6. 対象者は伸ばした脚のつま先に触れるよう手を伸ばす
7. 検査者が到達点を記録している間，対象者は静止位置を2秒間保持する
8. 伸ばした脚のつま先の中央部を「0」として，手がつま先に届かなければマイナススコア，手をつま先より前に伸ばすことができればプラススコアとし，その長さを記録する（伸ばした脚と平行に40cmの定規を置いておく）

• 測定用具：高さ40cmの椅子，40cmの定規
• 測定準備：平らな床の上に椅子を置き，検査者は定規を伸ばした脚と平行に持つ

図 24 chair sit and reach

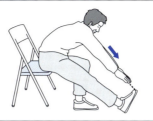

[http://sites.google.com/site/umbresp/test-adecuados-a-la-tercera-edad/senior-fitness-test-sft]

エビデンスレビュー

> sit and reach は，ハムストリングスと腰椎の柔軟性の評価として広く用いられている [J Athl Train 34：43-47, 1999] [Br J Sports Med 44：934-943, 2009]
> 高齢者を対象に，3種類の長座体前屈（①椅子座位で測定側膝関節伸展位・対側膝関節屈曲位測定，②長座位で両膝関節伸展位，③長座位で片膝関節伸展位・片膝関節屈曲位）の距離と下肢伸展挙上角度の関係を調査し，3種類とも有意な相関関係を認めている [Res Q Exerc Sport 69：338-343, 1998]
> chair sit and reach は，ハムストリングスの柔軟性の評価として広く用いられる [Res Q Exerc Sport 69：338-343, 1998]

(阿部 義史)

（12）筋力

（1）握力

■評価手順
■ **立位** [測定方法は新体力テスト実施要項（文部科学省）に準じて記載]
1. 対象者は立位になる
2. 握力計の指針が外側になるように持つ
3. この場合，人差し指の第2関節が，ほぼ直角になるように握りの幅を調節する
4. 直立の姿勢で両足を左右に自然に開き腕を自然に下げ，握力計を身体や衣服に触れないようにして，3秒間力いっぱい握りしめる
5. この際，握力計を振り回さないようにする
6. 右左交互に2回ずつ実施する
7. 左右おのおののよい方の記録を平均する

■ **座位** [Clinical Assessment Recommendations：American Society of Hand Therapists (ASHT) に準じて記載]
1. 対象者は座位になる
2. 握力計の指針が外側になるように持つ
3. この場合，人差し指の第2関節が，ほぼ直角になるように握りの幅を調節する

4. 肘関節を屈曲 90°とし，検査者が対象者の手を保持して支え，3 秒間力いっぱい握りしめる
5. この際，握力計を振り回さないようにする
6. 右左交互に 2 回ずつ実施する
7. 左右おのおののよい方の記録を平均する

表 31　日本人の握力の平均値

年齢（歳）	男		女	
	平均値	標準偏差	平均値	標準偏差
20～24	46.33	7.03	27.79	4.97
25～29	46.89	7.34	28.27	4.78
30～34	47.03	6.92	28.77	4.76
35～39	47.16	7.06	29.34	4.61
40～44	46.95	6.75	29.35	4.60
45～49	46.51	6.45	29.31	4.66
50～54	45.68	6.42	28.17	4.52
55～59	44.69	6.26	27.41	4.15
60～64	42.85	5.98	26.31	4.12
65～69	39.98	6.13	25.20	4.10
70～74	37.36	5.86	23.82	4.02
75～79	35.07	5.51	22.49	4.07

［スポーツ庁：平成 27 年度体力・運動能力調査報告書より作成］

エビデンスレビュー

> 握力は，全身および下肢の筋力，筋量などを反映する［理学療法科学 26：255-258，2011］［理学療法科学 32：429-433，2017］［Eur J Pediatr 169：281-287，2010］
> サルコペニア診断基準の一つである筋力評価の指標として使用され，筋力低下のスクリーニング値は欧州では男性＜30 kg，女性＜20 kg，アジアでは男性＜26 kg，女性＜18 kg［Age Ageing 39：412-423，2010］［J Am Med Dir Assoc 15：95-101，2014］
> 地域在住高齢者において移動能力制限（階段昇降，歩行，立ち上がりに困難さを感じること）のカットオフ値は男性＜31.0 kg，女性＜19.6 kg［体力科学 60：259-268，2011］
> 地域在住高齢者において「数百メートル以上歩くこと」に困難を感じるカットオフ値は男性＜25 kg［日本老年医学会雑誌 49：95-98，2012］
> 地域在住高齢者において，女性－5.8 kg で入院・死亡リスクはハザード比 1.10，95%信頼区間 1.06-1.14［Age Ageing 44：954-959，2015］
> 地域在住高齢者において低値で IADL（手段的 ADL）低下のリスクが上昇する［Arch Gerontol Geriatr 57：319-324，2013］
> 高齢男性入院患者において，退院時の身体機能低下のカットオフ値は20.65 kg［PLoS ONE 8：e69849，2013］
> 地域在住高齢者において，認知機能，移動能力，および身体機能低下ならびに死亡率の予測に有用［Geriatr Gerontol Int 16：5-20，2016］

> 地域在住高齢者において，+1kg で 4 年以内の要介護(要支援 1 以上)移行リスクはハザード比 0.94，95％信頼区間 0.91-0.97 [Osteopor Jpn 22：663-667, 2014]

(2) 等尺性膝伸展筋力

- ◆ 評価方法は健常者の等尺性膝伸展筋力に準じて記載 [PT ジャーナル 38：330-333, 2004]

図 25　等尺性膝伸展筋力の測定肢位

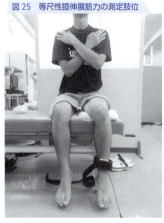
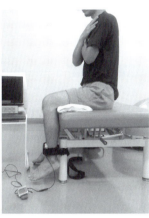

■ 評価手順

1. 対象者は検査台の端で端座位になり，膝の下にタオルを設置する
2. ハンドヘルドダイナモメーターの電源を入れ，ゼロ補正を行う
3. センサーを下腿遠位前面の外果の 2 横指近位に固定用ベルトの下端が位置するように固定する
4. ベルトの長さは力を入れたときに，膝関節屈曲 90°になるように調節し，後方の検査台支柱に締結する
5. 対象者は体幹を垂直に保ち検査台の端を把持した状態で，約 3 秒間で最大となりその後 5 秒まで定常状態となるように最大努力で等尺性膝伸展運動を実施する
6. 検者は，測定中，パッドの位置が変わらないよう，パッドを軽く保持する
7. 1 回の練習後，30 秒以上の間隔をあけ 2 回測定し，大きい方を採用する
8. 体重の影響を除くために，この値を体重で除した等尺性膝伸展筋力体重比 (％ BW または kgf/kg) を算出する

■ **日本人の平均値**

表32　年代別の等尺性膝伸展筋力値

	年代	20歳代	30歳代	40歳代	50歳代	60歳代	70歳代	80歳代
男性	等尺性膝伸展筋力値 (kgf)	60.4 ± 8.1	56.1 ± 12.7	49.4 ± 10.0	50.8 ± 8.7	40.0 ± 8.5	31.3 ± 6.0	24.7 ± 4.7
	等尺性膝伸展筋力体重比 (%)	95.7 ± 12.9	84.0 ± 14.2	77.9 ± 11.9	76.3 ± 15.8	63.6 ± 11.6	56.3 ± 9.4	48.5 ± 6.6
	年代	20歳代	30歳代	40歳代	50歳代	60歳代	70歳代	80歳代
女性	等尺性膝伸展筋力値 (kgf)	37.1 ± 8.9	33.4 ± 6.8	33.3 ± 5.7	30.2 ± 5.6	26.2 ± 5.6	23.2 ± 6.1	18.8 ± 3.2
	等尺性膝伸展筋力体重比 (%)	73.5 ± 13.8	65.3 ± 12.1	63.0 ± 12.4	59.0 ± 12.1	50.2 ± 9.6	45.9 ± 10.1	38.6 ± 4.9

[PT ジャーナル 38：330-333, 2004]

エビデンスレビュー

> 運動器疾患のない 65 歳以上の高齢患者において，歩行自立と関連する（全対象者が歩行自立する筋力 40% BW 以上，9 割の対象者が自立する筋力 35% BW 以上，歩行自立した者の筋力下限値 25～29% BW）[総合リハ 30：747-752, 2002]
> 立ち上がり動作が可能な高さと関連する（40cm：35% BW，30cm：45% BW，20cm：55% BW）[理学療法学 31：106-112，2004]
> 地域在住高齢者において低値で入院・死亡リスクが上昇，要介護リスクが上昇する [Age Ageing 44：790-795, 2015] [Osteoporosis Japan 22：663-667, 2014]
> 地域在住高齢者において変化量が+1kg/年で機能障害の発生リスクはハザード比 0.97，ADL 障害の発生リスクが 0.96，歩行障害の発生リスクが 0.79 [J Am Geriatr Soc 50：1947-1954, 2002]
> 地域在住高齢者において，筋力の低値と社会参加は関連しない [Prevent Med Reports 4：142-147, 2016]
> 地域在住高齢者において，+1kg で 4 年以内の要介護リスクはハザード比 0.97，95% 信頼区間 0.96-0.99 [Osteopor Jpn 22：663-667, 2014]
> 虚血性心疾患，透析患者における低下は生命予後不良を予測 [Phys Ther 94：947-956, 2014] [Am J Med 128：1212-1219, 2015]
> 虚血性心疾患においては運動耐容能の予測に有用（5 METs：45% BW，7 METs：50% BW，10 METs：60% BW）[Eur J Prev Cardiol 21：1285-1291, 2014]

（澁谷 真香）

(3) Medical Research Council Scale (MRC)
■ **評価方法** [Muscle Nerve 14：1103-1109, 1991]
- 各筋の評価方法は，徒手筋力検査（manual muscle test：MMT）と同様である
- 評価にあたり，筋力測定に影響する薬物（神経筋接合部遮断薬，高容量の鎮静薬，オピオイド，神経遮断薬など）が投与されていないか，意識状態やせん妄の有無を Richmond Agitation-Sedation Score (RASS)，Glasgow Coma Scale (GCS)，Confusion Assessment Method for ICU (CAM-ICU) などで評価し筋力測定が行える状態であるかを確認す

る [Anesthesiology 124：207-234, 2016]
- RAAS−1〜+1，CAM-ICU 陰性の状態で施行することが望ましい
- 覚醒度や理解力を確認するために，6時間空けて2回行った以下の5項目の指示のうち，3つ以上の指示に従うことができた場合にMRCを測定する「眼を開けてください（閉じてください）」「私を見てください」「口を開けて舌を出してください」「頷いてください」「私が数を5まで数えたら，眉を上げてください」[JAMA 288：2859-2867, 2002]

- 以下の6筋群の筋力を左右で評価し，合計点（0〜60）を算出する
- 肩関節 外転
- 肘関節 屈曲
- 手関節 伸展
- 股関節 屈曲
- 膝関節 伸展
- 足関節 背屈

採点方法
- 5：異常なし
- 4：重力に抗して全可動域を動かすことができ，多少の抵抗に対抗することができる
- 3：重力に抗して全可動域を動かすことができる
- 2：関節運動は起こるが，重力下では全可動域を動かすことができない
- 1：関節運動は起こらないが，筋収縮を認める
- 0：筋収縮を認めない

図26 MRCの測定肢位の例

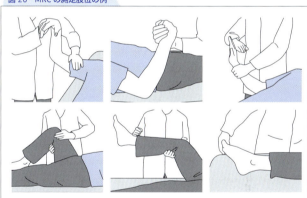

エビデンスレビュー

> MRC合計点は高い検者間信頼性が示されている [Crit Care Med 42：701-711, 2014]
> MRC合計点<48 もしくは検査可能な筋群に対して24時間以上時間を空けて行った筋力の平均<4 が ICU-acquired weakness (ICU-AW) の診断基準の一つとされている（ICU-AWの項参照）[Crit Care Med 37：S299-308, 2009] [N Engl J Med 370：1626-1635, 2014] [Am J Respir Crit Care Med 190：1437-1446, 2014]
> MRC合計点<48 の ICU 患者では，人工呼吸管理が必要な期間や入院日数が長い [Am J Respir Crit Care Med 195：57-66, 2017]

- 術後のICU患者では，握力ではなくMRCスコアが院内死亡率，ICU在室日数長期化，入院日数長期化，機械的換気長期化との関連を認めた [Phys Ther 92：1546-1555, 2012]
- MRC合計点＜48のICU患者では，プロペンシティマッチによって患者背景を調整したうえでも，ICU入室後1年間の死亡率が高い [Am J Respir Crit Care Med 190：410-420, 2014]
- MRC合計点＜48のICU患者では，院内死亡率・ICU内死亡率が高く，MRC合計点が低値であるほど院内死亡率が高い [Crit Care Med 37：3047-3053, 2009]
- MRCは，患者の意識レベルが清明である必要があること，患者が検査に対して協力的でなければならないこと，検査の再現性に関する見解が割れていること，点数に天井効果があること，各筋の4点か5点かを判別する際に検査者の主観が入ること，といった検査方法の限界が指摘されている [Crit Care 19：274, 2015] [Am J Respir Crit Care Med 178：261-268, 2008] [Crit Care 17：R229, 2013] [Muscle Nerve 45：18-25, 2012]

(野崎 康平)

13) バランス

(1) 片脚立位時間
◆ 評価方法は日本整形外科学会で提唱されている方法に準じて記載 [日本整形外科学会誌 83：1-2, 2009]

図27　片脚立位時間の測定法

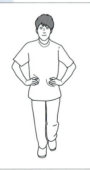

■ 評価手順
1. 靴または素足で滑らない条件下にて，ある程度の固さのあるしっかりとした床で実施する
   また，転びそうになったら即座につかまれる物のそばで実施する
2. 両手を腰に当て，どちらか一方の脚を床から5cm程度挙げた状態で，最大60秒間保持できるかを確認する．なお，1～2回程度練習させてから検査を実施する
3. 挙上した足は支持脚につけない
4. 大きく身体が揺れて倒れそうになる，挙げた脚が床に接地する，軸足の接地面がずれる，までの時間を測定する

5. 検者は患者の前方および後方に立ち，転倒（特に側方，後方）に十分注意し，バランスを崩したらすぐに介助できるようにする

■ 日本人の平均値

表33　年代別片脚立位保持時間（開眼・閉眼）の平均値と標準偏差値

	幼児期	学童期	青年期	20歳代	30歳代	40歳代	50歳代	60歳代	70歳代	80歳代	90歳代
開眼平均	12.2	79.8	118.4	119.5	118.6	110.1	101.6	62.6	35.5	9.0	4.8
標準偏差	14.9	42.6	6.4	5.4	7.2	19.2	19.3	30.4	14.9	6.0	4.6
閉眼平均	2.5	20.7	92.9	79.0	61.4	55.4	36.6	27.3	15.7	3.0	1.1
標準偏差	2.2	21.8	31.8	34.4	33.8	31.4	21.8	14.5	9.5	2.9	4.1

幼児期：2～6歳，学童期：7～12歳，青年期：13～19歳

[理学療法ジャーナル 39：919-926, 2005]

エビデンスレビュー

> 日本整形外科学会では，開眼片脚立位時間が15秒未満で運動器不安定症と定義 [日老医誌 48：630-632, 2011]
> 60歳以上の地域在住者を対象とした場合（n=316），開眼片脚立位時間が5秒未満の者はそれ以上の者と比較して3年以内の重篤（医療処置が必要）な転倒のリスクが2.13倍高い [J Am Geriatr Soc 45：735-738, 1997]
> 本邦の65歳以上の地域在住高齢者を対象とした場合（n=940），片脚立位時間が短いほど6年後の基本的ADLや手段的ADLが低い [Age Ageing 29：441-446, 2000]
> 近年，開眼片脚立位時間のカットオフ20秒とした簡易フレイル指標としても使用されている [Int J Cardiol 216：25-31, 2016]

(2) Functional Reach Test

◆ 評価方法は考案者の Dancan PW らの方法に準じて記載 [J Gerontol 45：M192-197, 1990]

図28　functional reach test の測定方法

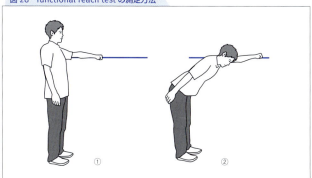

① ベースラインを決定．② 移動した点を決定．

■ 評価手順
1. 利き手が壁側にくるように立つ
2. 両足は肩幅程度に広げる
3. 両側の手指を屈曲した状態で(グーの状態),上肢を前方に挙上(肩関節90°屈曲)する
4. 利き手の第3中手骨頭の位置に合わせて,壁に付箋を貼る(その際,体幹が後屈していないかを確認する)
5. 非利き手を下垂する
6. 利き手を,手の高さを保ったまま前方にリーチする
7. 検者は,患者の前側方に立ち転倒に配慮しつつ,最大リーチの状態で付箋を貼る
8. 一度,体幹を直立位に戻す
9. 再度,最大リーチの状態をとり,付箋を貼る
10. 距離を計測する(計測する位置は付箋の近位端から近位端,もしくは遠位端から遠位端とする)

■ 日本人の平均値

図29 年代別の functional reach の平均値

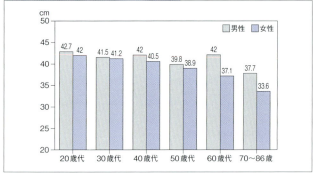

[弘前大保健紀 5:165-172, 2006]

エビデンスレビュー

> 重心動揺計と functional reach 妥当性の検証では,足圧中心移動距離で functional reach の移動距離を説明できるのは約15%であり,残りは筋力や可動域などの複合的な要素が関与 [J Rehabil Med 35:26-30, 2003]

> 70歳以上の高齢者(n=217)を対象として6ヵ月以内の転倒リスクを検討した場合,functional reach が15.2cm未満の者は,25.4cm以上の者と比較して,転倒リスクが約4倍高い [J Gerontol 47:93-98, 1992]

> 75歳以上の高齢者(n=300)を対象として13.5年間の死亡率を検討した場合,年齢や疾患などで調整しても functional reach が1cm増加するごとに死亡率は3%改善 [Scand J Public Health 41:102-108, 2013]

❯支持棒を使用した functional reach test の変法の場合，歩行自立の
　カットオフは 26.0 cm（感度 94.5%，特異度 12.9%，正診率
　92.5%），過去 1 年間に 2 回以上転倒するか否かのカットオフは
　26.3 cm（感度 63.6%，特異度 24.5%，正診率 74.3%）[総合リハ
　35：487-493，2007]

❯支持棒を使用した functional reach の方が若年者で約 5 cm，高齢者
　で約 2 cm 数値が大きくなる [Tohoku J Exp Med 213：105-111, 2007]

(山本 周平)

(3) Berg Balance Scale（BBS）/Functional Balance Scale（FBS）

◆0～4 点の 5 段階（合計 56 点満点）で評価する
◆静的および動的バランスの評価指標である
◆バランス能力を評価する 14 項目の課題の遂行状況によって評価する
◆検査項目が座位保持から，階段昇降まで幅広い状態把握を目指したパ
　フォーマンス検査であり，細かな段階付けによって，経時的な変化をと
　らえることが可能である
◆運動障害が軽度な場合には「天井効果」が認められるために，適切な評
　価指標とならない場合がある
◆評価方法は原典 [Physiother Can 41：304-311, 1989] より
◆評価用具：ストップウォッチ，メジャー，ベッド，椅子，約 20 cm 高
　の台
◆遂行課題の中には，難易度が高いものもあるため，転倒などに注意する
◆検査には約 15 分程度を必要とするため，疲労などへの配慮を行う

表34 Functional Balance Scale

評価：以下の各検査項目で当てはまるもっとも低い得点に印を付ける

```
1. 椅子から立位になる
  指示：手を使わずに立ってください
    4：立ち上がり可能，手を使用せず安定して可能
    3：手を使用して一人で立ち上がり可能
    2：数回の試行後，手を使用して立ち上がり可能
    1：立ち上がり，または安定のために最小の介助が必要
    0：立ち上がりに中等度，ないし高度の介助が必要

2. 2分間支持なしで立位を保持する
  指示：つかまらずに 2 分間立ってください
    4：安全に 2 分間立位保持可能
    3：監視下で 2 分間保持可能
    2：30 秒間立位保持可能
    1：数回の試行にて 30 秒間立位保持可能
    0：介助なしには 30 秒間立位保持不能
  ※ 2 分間安全に立位保持できれば座位保持の項目は満点，着座の項目に進む

3. 2分間支持なしで座位を保持する
  指示：腕を組んで 2 分間座っていてください
    4：安全に 2 分間座位保持が可能
    3：監視下で 2 分間の座位保持が可能
    2：30 秒間の座位保持可能
    1：10 秒間の座位保持可能
    0：介助なしには 10 秒間座位保持不能

4. 立位から座位になる
  指示：座ってください
    4：ほとんど手を用いずに安全に座れる
    3：手を用いてしゃがみ込みを制御する
    2：下腿後面を椅子に押しつけてしゃがみ込みを制御する
    1：一人で座れるがしゃがみ込みを制御できない
    0：座るのに介助が必要
```

表34 つづき

5. 移乗動作
指示：車いすからベッドへ移り，また車いすへ戻ってください
　4：ほとんど手を用いずに安全に移乗が可能
　3：手を用いれば安全に移乗が可能
　2：言語指示，あるいは監視下にて移乗が可能
　1：移乗に介助者1名が必要
　0：安全確保のために2名の介助者が必要

6. 閉眼で10秒間立位を保持する
指示：目を閉じて10秒間立っていてください
　4：安全に10秒間，閉眼立位保持可能
　3：監視下にて10秒間，閉眼立位保持可能
　2：3秒間の閉眼立位保持可能
　1：3秒間の閉眼立位保持ができないが安定して立っていられる
　0：転倒を防ぐための介助が必要

7. 1分間足をそろえて立位を保持する
指示：足を閉じてつかまらずに立っていてください
　4：自分で閉脚立位ができ，1分間安全に立位保持可能
　3：自分で閉脚立位ができ，監視下にて1分間立位保持可能
　2：自分で閉脚立位できるが，30秒間立位保持可能
　1：閉脚立位をとるのに介助が必要だが，閉脚で15秒間保持可能
　0：閉脚立位をとるのに介助が必要で，15秒間保持不能

8. 腕を前方に伸ばす
指示：上肢を90°屈曲し，指を伸ばして前方へできる限り手を伸ばしてください
　　　（検者は被験者が手を90°屈曲させたときに指の先端を定規に当てる．手を伸ばし
　　　ている間は定規を触れないようにする．被験者が最も前方に傾いた位置で指先が届
　　　いた距離を記録する）
　4：25cm以上前方到達可能
　3：12.5cm以上前方到達可能
　2：5cm以上前方到達可能
　1：手を伸ばせるが，監視が必要
　0：転倒を防ぐための介助が必要

9. 床から物を拾う
指示：足の前にある靴（あるいはスリッパ）を拾ってください
　4：安全かつ簡単に靴を拾うことが可能
　3：監視下にて靴を拾うことが可能
　2：拾えないが靴まで2.5〜5cmくらいの所まで手を伸ばすことができ，自分で安定を
　　　保持できる
　1：手を伸ばせるが，監視が必要
　0：転倒を防ぐための介助が必要

10. 後方へ肩越しに振り返る
指示：左肩越しに後ろを振り向き，次に右を振り向いてください
　4：両側から後ろを振り向くことができ，体重移動が良好である
　3：片側のみ振り向くことができ，他方は体重移動が少ない
　2：側方までしか振り向けないが安定している
　1：振り向くときに監視が必要
　0：転倒を防ぐための介助が必要

11. 360°左右方向へ回る
指示：安全に1周回転し，止まって，反対側に回転してください
　4：それぞれの方向に4秒以内で安全に360°回転が可能
　3：一側のみ4秒以内で安全に360°回転が可能
　2：360°回転可能だが，両側とも4秒以上かかる
　1：近位監視，または言語指示が必要
　0：回転中，介助が必要

12. 踏み台（約20cm）に足を交互に乗せる
指示：台上に交互に足を乗せ，各足を4回ずつ台に乗せてください
　4：指示なしで安全かつ20秒以内に8回踏み換えが可能
　3：指示なしで8回踏み換えが可能だが，20秒以上かかる
　2：監視下で補助具を使用せず4回の踏み換えが可能
　1：最小限の介助で2回以上の踏み換えが可能
　0：転倒を防ぐための介助が必要，または試行困難

表34　つづき

13. 足を前後に交差させ30秒間立位を保持する
指示：片足を他方の足のすぐ前にまっすぐ出してください．困難であれば前の足を後ろの
　　　足から十分離してください
　　4：自分で継ぎ足位をとり，30秒間保持可能
　　3：自分で足を他方の足の前に置くことができ，30秒間保持可能
　　2：自分で足をわずかにずらし，30秒間保持可能
　　1：足を出すのに介助を要するが，15秒間保持可能
　　0：足を出すとき，または立位時にバランスを崩す

14. 10秒間片足で立つ
指示：つかまらずにできるかぎり長く片足で立ってください
　　4：自分で片足を挙げ，10秒以上保持可能
　　3：自分で片足を挙げ，5〜10秒間保持可能
　　2：自分で片足を挙げ，3秒以上保持可能
　　1：片足を挙げ，3秒間保持不能であるが，自分で立位を保てる
　　0：検査試行困難，または転倒を防ぐための介助が必要

[Physiother Can 41：304-311, 1989をもとに「臨床評価指標入門─適応と解釈のポイント」を参照して作成]

エビデンスレビュー

> 高齢者に対する転倒のスクリーニングとして有用である [Phys Ther 77：812-819, 1997] [Disabi Rehabil 25：45-50, 2003]
> 45点以下で複数回の転倒発生率が平均2.7倍となる [Physiother Can 41：304-311, 1989] [Phys Ther 76：576-583, 1996] [Phys Ther 79：939-948, 1999] [Arch Phys Med Rehabil 85：1128-1135, 2004]
> 45点以下で杖の使用を検討する [Physiother Can 41：304-311, 1989]
> リハビリ施設から自宅退院した脳卒中患者では，44点以下で転倒頻度が上昇する [PLoS One 6：e19431, 2011]
> 急性期から回復期における脳血管障害患者の転倒の危険性を把握するために利用できる [Arch Phys Med Rehabil 83：329-333, 2002]
> 健康な地域在住高齢者は，特定な疾患を有さない高齢者であっても，70歳以上になるとBBSの値が低下し，1歳年をとるごとに0.7点ずつ減少していく [J Physiother 60：85-89, 2014]

(4) Timed Up and Go Test (TUG)

- TUGは，動的バランスおよび移動能力を評価する
- 移動の際に必要な立ち上がり動作，歩行動作，方向転換など，個々の動作を個別に評価するのではなく，実際の生活場面を想定して移動に求められる各動作を一連の動作と捉えて評価する指標である
- 原法では「楽な速さ」で歩行するが，最大努力を課す場合もある
- 歩行能力が低い対象者を評価する場合には，転倒に注意する
- 対象者が完全に遂行できる最大の速さで実施してもらう
- 変形性関節症や腰痛症などが重度の場合には，疼痛などによって検査が遂行できない場合があるので，疼痛の程度を確認しておく
- 日常，杖などの歩行補助具や装具などを使用している場合は，それらを用いて検査を実施する
- 評価方法は [J Am Geriatr Soc 39：142-148, 1991] に準じて記載

図30 TUGの測定方法

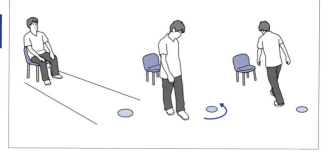

■ 評価手順
1. 対象者は椅子に座る
2. 合図とともに立ち上がり，3m前方の目標物のまわりをできるだけ早く回る
3. 再び椅子に座るまでの時間を測定する
4. 同時に，その間の歩行を評価する

エビデンスレビュー

> TUGは転倒予測に有用 [Age Ageing 36：78-83, 2007]
> 地域在住者において，最大速度で13.5秒が転倒の危険性を判断するためのカットオフ値 [Phys Ther 80：896-903, 2000]
> 日本人における，日常生活が自立している高齢地域在住者の平均値は最大速度で6.60秒，快適速度で8.86秒である [Geriatr Gerontol Int 11：445-451, 2011]
> TUGは地域在住高齢者の転倒を予測する能力が限られているため，単独で使用すべきでないとの意見もある [BMC Geriatrics 14：14, 2014] [J Am Geriatr Soc 61：202-208, 2013]
> TUGの値が10秒より大きいか否かはfrailty (フレイル) の有無を判定する評価方法の一つになりうる [Age Ageing 43：744-747, 2014]
> TUGは，高い身体機能を有した高齢者の転倒のスクリーニングとしては有用ではなかったが，低い身体機能を有した高齢者では有用であった [Arch Phys Med Rehabil 93：237-244, 2012]

(阿部 義史)

14) 包括的下肢機能

(1) Short Physical Performance Battery (SPPB)

◆ 評価方法はGuralnikらの論文 [J Geront 49：M85-M94, 1994] に準じて記載
◆ 原典では歩行速度は8フィート (2.4m) での測定とされているが，現在は4mに改められている

図31 SPPB

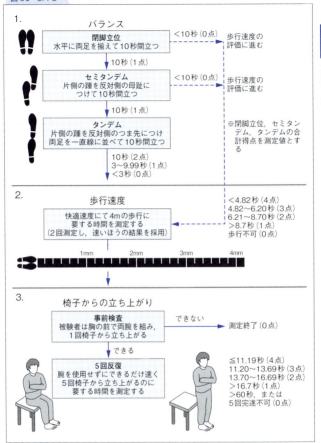

[Assessing Physical Performance in the Older Patient, 2013 https://www.irp.nia.nih.gov/branches/leps/sppb/より引用改変]

- SPPB の評価手順
- バランス
    1. 測定は十分に広い場所で行い，被験者が転倒しないように安全を確保する
    2. まず初めに，検者は課題をやってみせる
    3. 検者が片手を支えながら被験者は足の位置を整える．被験者に準備ができたか尋ねてから，検者は支えを放し時間を計測する
    4. 測定時間は最大10秒とするが，検者がバランスを崩して足の位置が動く，あるいは被験者につかまるなど姿勢を保持できなくなった場合，そこで時計を止める

5. 上記 3〜4 の手順で閉脚立位，セミタンデム，タンデムの順に測定を行う．閉脚立位，セミタンデムが 10 秒完遂できなかった場合は測定終了とする
6. セミタンデムでは前に出した足の踵は，後ろの足の前足部に当てる．左右どちらを前に出すかは被験者が自由に決めてよい
7. タンデムでは前に出した足の踵は，後ろの足のつま先に当てる

■ 歩行速度
1. 4 m の快適歩行の時間を測定する
2. 自助具の使用は問わない
3. 2 回測定し，速いほうの結果を採用する

■ 椅子からの立ち上がり
1. 真っすぐな背もたれのある椅子を壁の横に置く
2. 被験者は胸の前で両腕を組み，1 回椅子から立ち上がる
3. 2 ができた場合，被験者はできるだけ速く椅子の立ち座りを 5 回繰り返す
4. 検者は被験者が 1 回目の座った状態から，5 回目に立ち上がった状態までの時間を測定する

エビデンスレビュー

> 年代別の地域在住高齢者の SPPB と歩行および ADL 障害の割合を表 35 に示す

表 35　SPPB 合計得点の性別，年代別分布

合計得点	男性				
	70 歳	75 歳	80 歳	85 歳	90 歳
0	1.8 (0.0)	2.9 (0.0)	4.5 (0.0)	7.1 (0.0)	11.0 (0.0)
1	0.8 (0.0)	1.6 (0.0)	3.1 (0.0)	5.5 (0.0)	9.2 (0.0)
2	0.8 (0.0)	1.6 (0.0)	3.0 (0.0)	5.4 (0.0)	8.6 (0.0)
3	1.2 (28.7)	2.3 (25.4)	4.1 (22.4)	6.6 (19.6)	9.3 (17.1)
4	1.3 (42.8)	2.7 (38.7)	5.0 (34.9)	8.0 (31.2)	10.7 (27.7)
5	2.2 (58.1)	3.8 (54.0)	6.0 (49.8)	8.0 (45.7)	8.7 (41.6)
6	3.6 (72.0)	6.1 (68.5)	9.0 (64.8)	10.8 (60.9)	10.4 (56.9)
7	7.2 (82.7)	9.7 (80.2)	10.9 (77.4)	9.9 (74.3)	7.1 (71.0)
8	9.3 (89.9)	12.1 (88.2)	13.0 (86.4)	11.6 (84.3)	8.6 (82.0)
9	14.3 (94.3)	15.8 (93.3)	14.2 (92.2)	10.8 (90.9)	7.1 (89.4)
10	16.8 (96.8)	16.1 (96.3)	12.6 (95.6)	8.6 (94.9)	5.3 (94.0)
11	23.7 (98.3)	15.6 (98.0)	9.0 (97.6)	4.6 (97.2)	2.4 (96.7)
12	16.9 (99.1)	9.8 (98.9)	5.5 (98.7)	3.0 (98.5)	1.7 (98.2)

合計得点	女性				
	70歳	75歳	80歳	85歳	90歳
0	2.4 (0.0)	3.7 (0.0)	5.9 (0.0)	9.2 (0.0)	14.0 (0.0)
1	1.4 (0.0)	2.6 (0.0)	4.7 (0.0)	8.1 (0.0)	12.7 (0.0)
2	1.7 (0.0)	3.3 (0.0)	5.8 (0.0)	9.4 (0.0)	13.4 (0.0)
3	2.3 (21.7)	4.1 (19.0)	6.7 (16.5)	9.6 (14.4)	11.7 (12.4)
4	2.7 (33.9)	4.9 (30.3)	8.0 (26.9)	10.8 (23.7)	11.9 (20.8)
5	4.1 (48.8)	6.5 (44.6)	8.8 (40.5)	9.7 (36.6)	8.5 (32.8)
6	6.4 (63.8)	9.4 (59.9)	11.3 (55.8)	10.9 (51.7)	8.5 (47.5)
7	10.8 (76.6)	12.3 (73.5)	11.2 (70.1)	8.2 (66.5)	4.9 (62.7)
8	11.5 (85.9)	12.3 (83.7)	10.8 (81.3)	8.0 (78.6)	5.2 (75.7)
9	15.7 (91.9)	14.1 (90.5)	10.6 (89.0)	7.0 (87.2)	4.2 (85.3)
10	15.1 (95.4)	11.9 (94.7)	8.1 (93.7)	5.0 (92.7)	2.9 (91.5)
11	16.6 (97.5)	9.6 (97.0)	5.1 (96.5)	2.6 (95.9)	1.3 (95.2)
12	9.3 (98.6)	5.2 (98.4)	2.9 (98.1)	1.6 (97.8)	0.8 (97.4)

括弧内の数字は歩行や ADL に障害のない人の割合（%）を示す.
[J Gerontol A Biol Sci Med Sci 55 : M221-231, 2000 より引用]

❯ ベースラインにおいて SPPB 10～12 点と比較した場合の，歩行障害の相対リスクは SPPB 4～6 点で 4.9 倍（CI 3.1-7.8），SPPB 7～9 点で 1.8 倍（CI 1.3-2.5）であり，ADL 障害の相対リスクは SPPB 4～6 点で 4.2 倍（CI 2.3-7.7），SPPB 7～9 点で 1.6 倍（CI 1.0-2.6）であった [N Engl J Med 332 : 556-561, 1995]

❯ 65 歳以上の地域在住高齢者 542 名を対象とした研究では，84 名（15.5%）が 3 年以内に 400 m の歩行が困難となり，それを予測するカットオフ値は SPPB 9 点未満であった（感度 0.54，特異度 0.92，陽性的中率 0.56，陰性的中率 0.92，陽性尤度比 7.01，陰性尤度比 0.50）[J Gerontol A Biol Sci Med Sci 64 A : 223-229, 2009]

❯ 地域在住高齢者や入院中の高齢者において SPPB 10 点未満は生命予後不良を予測 [BMC Med 14 : 215, 2016]

（米澤 隆介）

15）歩行速度

（1）快適歩行・最大歩行速度

◆評価方法は厚生労働省の介護予防マニュアル（体力測定マニュアル）に則して記載（厚生労働省．介護予防マニュアル [http://www.mhlw.go.jp/topics/2009/05/tp0501-1.html]）

◆本邦では 10 m の歩行速度を採用することが多いが，国外の大規模調査では 4 m，5 m および 6 m の歩行路を使用することもある

◆歩行路前後に 2〜3 m の予備路を設けることが多い

■ **評価手順**

1. 予備路でオリエンテーションを行う
2. 「スタート」の合図で検査を開始する
3. ストップウォッチを押すタイミングは，歩行路のラインを少しでも踏むか，またいだ時点とする
4. 歩数は，歩行路のラインを少しでも踏むか，またいだ時点から「ゼロ」とカウントし，測定終了ラインを踏むか，または，またいだ時点までの歩数を計測する

■ **日本人の平均値**

表36　年代別の快適歩行の歩幅，歩行率，速度

年齢（歳）	男性			
	n	歩幅（cm）	歩行率（steps/min）	速度（m/min）
40〜49	288	71.0 ± 6.6	115.4 ± 9.9	81.9 ± 10.5
50〜59	284	69.9 ± 7.9	115.4 ± 10.3	80.6 ± 11.2
60〜69	282	67.8 ± 7.8	115.7 ± 10.1	78.5 ± 11.2
70〜79	285	64.2 ± 8.5	115.2 ± 11.5	74.1 ± 11.5
Total	1,139	68.3 ± 8.1	115.4 ± 10.4	78.8 ± 11.4

平均値±標準偏差

年齢（歳）	女性			
	n	歩幅（cm）	歩行率（steps/min）	速度（m/min）
40〜49	279	66.7 ± 6.5	122.8 ± 12.9	81.9 ± 11.1
50〜59	285	66.2 ± 7.1	123.0 ± 11.9	81.3 ± 10.2
60〜69	282	63.2 ± 6.6	121.6 ± 12.4	76.9 ± 10.1
70〜79	282	58.0 ± 7.5	117.6 ± 11.2	68.2 ± 10.8
Total	1,128	63.6 ± 7.7	121.3 ± 12.3	77.2 ± 11.9

平均値±標準偏差

[バイオメカニクス研究 5：162-167, 2001]

表37 年代別の最大歩行の歩幅，歩行率，速度

年齢 (歳)	男性			
	n	歩幅 (cm)	歩行率 (steps/min)	速度 (m/min)
40〜49	288	82.4 ± 8.1	137.8 ± 16.9	113.1 ± 14.2
50〜59	284	81.2 ± 8.0	134.8 ± 13.5	109.4 ± 13.7
60〜69	282	78.6 ± 8.5	132.1 ± 14.8	103.7 ± 14.5
70〜79	285	73.7 ± 8.7	132.0 ± 14.0	97.0 ± 13.3
Total	1,139	79.1 ± 9.0	134.2 ± 15.0	106.0 ± 15.2

平均値±標準偏差

年齢 (歳)	女性			
	n	歩幅 (cm)	歩行率 (steps/min)	速度 (m/min)
40〜49	279	74.3 ± 6.9	144.0 ± 15.9	106.6 ± 12.3
50〜59	285	73.1 ± 7.9	142.5 ± 16.7	104.3 ± 12.4
60〜69	282	68.9 ± 7.8	141.5 ± 16.5	97.2 ± 11.7
70〜79	282	64.3 ± 9.4	133.1 ± 13.7	84.9 ± 12.3
Total	1.128	70.2 ± 8.9	140.3 ± 16.3	98.5 ± 14.8

平均値±標準偏差　　　　　　　　　　　　　　　　　[バイオメカニクス研究 5：162-167, 2001]

エビデンスレビュー

■ 快適歩行速度
> 65歳以上の高齢者を対象に9つの大規模コホートのメタアナリシス
の結果(n=34,485)，歩行速度が0.1m/sec増加ごとに10年生存
率は12％上昇する [JAMA 305：50-58, 2011]

表38　65歳以上の高齢者を対象とした快適歩行のカットオフまとめ

カットオフ	意義	references
>1.3m/sec	健常者	J Am Geriatr Soc 51：314-322, 2003
>1.0m/sec	健康に有害なイベント発生リスクが低い 生存率が良好	J Am Geriatr Soc 51：1675-1680, 2005 J Am Geriatr Soc 57：251-259, 2009 Age Ageing 26：15-19, 1997
<1.05m/sec	5年以内の認知機能低下リスクが高い	Neuroepidemiology 29：156-162, 2007
<1.0m/sec	1年以内の死亡や入院リスクが高い	J Am Geriatr Soc 51：314-322, 2003
<0.8m/sec	2年以内のADL低下や死亡リスクが高い	Am J Epidemiol 166：599-605, 2007
<0.7m/sec	2年以内の死亡，入院，施設入所，転倒のリスクが高い	J Gerontol Med Sci 60：1304-1309, 2005
<0.6m/sec	身体機能低下，認知機能低下，施設入所および死亡率増加	J Am Geriatr Soc 51：314-322, 2003 Am J Epidemiol 166：599-605, 2007
<0.42m/sec	ADL要介助，重度な歩行障害 (短距離しか歩行できない)	J Am Geriatr Soc 53：1197-1202, 2005 J Am Geriatr Soc 49：21-27, 2001
<0.15m/sec	重度の機能障害(長期の入院が必要となるレベル)	Age Ageing 17：227-235, 1988

[J Nutr Health Aging 13：881-889, 2009 一部改変]

> 本邦では，横断歩道を渡れるか否かで1m/secがカットオフとして
用いられている [理学療法学 16：261-266, 1989]

- アジア人のサルコペニアの診断基準として，0.8 m/sec が採用 [J Am Med Dir Assoc 15：95-101, 2014]
- 60歳以上の高齢者を対象（n=5,000）とした場合，100 steps/min 以上の者は100 steps/min 未満の者と比較して10年後の全死亡率ならびに心血管死亡率は，ともに21％低い [J Gen Intern Med 29：1263-1269, 2014]

■ 最大歩行速度
- 心疾患患者の歩行速度は，年齢にかかわらず同年代の健常者の約75％に低下 [Int Heart J 53：347-352, 2012]
- 65歳以上の高齢者を対象（n=3,208）とした場合，遅い歩行速度（男性1.5 m/sec 以下，女性1.35 m/sec 以下）の者は速い者と比較して5年後の心血管死亡リスクが2.92倍高い [BMJ 339：b4460, 2009]
- 高齢な心疾患患者を対象（n=92）とした場合，男性90 m/min（1.5 m/sec）と女性81 m/min（1.35 m/sec）以上の患者は，以下の患者と比較して3年以内の心血管イベント発生リスクが有意に低い [Int Heart J 55：397-403, 2014]

（山本 周平）

16）間欠性跛行

（1）自覚症状，身体所見
- 何らかの原因が歩行の継続を不可能にするも，一定時間の休息によって再び歩行可能となる状態 [日本循環器学会：末梢閉塞性動脈疾患の治療ガイドライン（2015年改訂版）]
 （表39～42，図32）
- 間欠性跛行は，末梢動脈疾患（peripheral arterial disease：PAD）に代表される血管性疾患，腰部脊柱管狭窄症（lumbar spinal canal stenosis：LSS）に代表される神経性疾患と，その他の原因疾患に大別される。

(2) Walking Impairment Questionnaire（WIQ）

◆ PAD に伴う間欠性跛行患者に対して歩行時における不快感の原因と程度，患者の歩行距離，歩行速度，階段を上がる能力を評価する疾患特異的な質問票として，Walking Impairment Questionnaire（WIQ）が用いられる［日本脈管学会にて使用申請が可能 http://j-ca.org/wp/］

表 39　間欠性跛行の鑑別診断

疾　患	症状発現部位	好発年齢	歩行による症状	痛みを生じる歩行距離	休憩の効果	体位の影響	その他の特徴
PAD 血管性	患者ごとに特定の部位	ASO は中高年以降 若年者に好発する場合もある	疼痛，だるさ，こむらがえり，しびれを伴うことがある	一定の距離で発現	数分で軽減	なし	限局性の腸骨動脈病変では足部動脈の触知が正常なことがある 内腸骨動脈病変では勃起障害を伴うことがある
腰部脊柱管狭窄症（神経根型） 神経性	臀部から下肢後面が多い 片側性が多い	中高年以降	疼痛，しびれ，だるさ（単根性）	日によって距離に変動がみられる自転車や前屈（押し車）状態では症状が出にくい	数分で軽減するだけ，座り続けても痛む	前屈姿勢や座位で休むと改善しやすい 腰を反らせると悪化	腰痛，変形性脊椎症，変性すべり症の既往
腰部脊柱管狭窄症（馬尾型） 神経性	臀部から下肢後面が多い 両側性が多い	中高年以降	同上および神経根型よりも症状が重く広範囲（多根性）	同上	同上	同上	同上 直腸膀胱障害や会陰部の感覚障害を伴うことがある
慢性コンパートメント症候群	下肢部（とくに前脛骨筋部）が多い 50〜70％が両側性	若年で筋肉量の多い人（スポーツ選手など）	疼痛，圧迫感，緊満感，だるさ	運動再開後に徐々に再現	軽減に時間がかかる（10分以上）	なし	しばしば腫脹や圧痛，感覚・運動麻痺（drop foot）を伴う
慢性静脈不全症	下肢全体，とくに下腿が多い	若年では少ない	疼痛，圧迫感，緊満感，だるさ		ゆっくりと軽減 立っているだけ，座り続けても痛む	下肢挙上で改善	深部静脈血栓症の既往 静脈うっ滞，浮腫
変形性股関節疾患	股関節，臀部，大腿部，膝関節	中高年以降の女性に多い	疼痛，だるさ，鈍痛	立ち上がるときや歩行開始時にも痛むことがある	すぐには軽減しない	体重をかけない姿勢で改善 安静時でも痛むことがある	先天性股関節脱臼，大腿骨骨折，関節リウマチの既往 関節可動域の制限
足部・足関節疾患	足関節，足部，足底アーチ	さまざま	疼痛，だるさ，鈍痛，しびれ	立ち上がるときや歩行開始時にも痛むことがある	すぐには軽減しない	体重をかけない姿勢でも改善しないことが多い	しばしば足部の変形を伴う

ASO：閉塞性動脈硬化症
［日本循環器学会．末梢閉塞性動脈疾患の治療のガイドライン（2015 年改訂版）．http://www.j-circ.or.jp/guideline/pdf/JCS2015_miyata_h.pdf（2018 年 7 月閲覧）］

（3）腰部脊柱管狭窄症診断サポートツール

表40　腰部脊柱管狭窄症診断サポートツール

当てはまる項目をチェックし，チェックした（　）内の数字の合計点を求めてください．ただし，アンダーラインの項目の数字は点数がマイナスですので注意してください．

病歴

年齢		☐ 60 歳未満（0）	
		☐ 60〜70 歳（1）	
		☐ 71 歳以上（2）	
糖尿病の既往		☐ あり（0）	☐ なし（1）

問診

間欠跛行		☐ あり（3）	☐ なし（0）
立位で下肢症状悪化		☐ あり（2）	☐ なし（0）
前屈で下肢症状が軽快		☐ あり（3）	☐ なし（0）

身体所見

前屈による下肢症状出現		☐ あり（−1）	☐ なし（0）
後屈による下肢症状出現		☐ あり（1）	☐ なし（0）
ABI * 0.9		☐ 以上（3）	☐ 未満（0）
ATR ** 低下・消失		☐ あり（1）	☐ 正常（0）
SLR *** テスト		☐ 陽性（−2）	☐ 陰性（0）

合計点　　　　点

* ABI (Ankle brachial pressure index)
** ATR (Achilles tendon reflex) アキレス腱反射
*** SLR (Straight leg raising)

7 点以上の場合は，腰部脊柱管狭窄症である可能性が高いといえます．専門医へ紹介し，診断を確定してください．

カットオフ値 7 点．感度 92.8%，特異度 72.0%．

［日本腰痛学会雑誌 15：32-38，2009］

（4）腰部脊柱管狭窄症診断用質問票

表41　腰部脊柱管狭窄症診断用質問票

以下の項目は，腰部脊柱管狭窄症を診断するための項目です．項目を読みながら，あなたの症状を考えてみてください．あなたの症状に当てはまる場合には『はい』に，当てはまらない場合には『いいえ』に〇をつけてください．

1. 太ももからふくらはぎやすねにかけて，しびれや痛みがある．	はい	いいえ
2. しびれや痛みはしばらく歩くとつよくなり，休むと楽になる．	はい	いいえ
3. しばらく立っているだけで太ももからふくらはぎやすねにかけてしびれたり痛くなる．		
	はい	いいえ
4. 前かがみになると，しびれや痛みは楽になる．	はい	いいえ
5. しびれはあるが痛みはない．	はい	いいえ
6. しびれや痛みは足の両側にある．	はい	いいえ
7. 両足の裏側にしびれがある．	はい	いいえ
8. おしりのまわりにしびれがでる．	はい	いいえ
9. おしりのまわりにほてりがでる．	はい	いいえ
10. 歩くと尿が出そうになる．	はい	いいえ

［日本腰痛学会雑誌 15：32-38，2009］

図32 腰部脊柱管狭窄症診断用質問票(表3)による原因鑑別のフローチャート

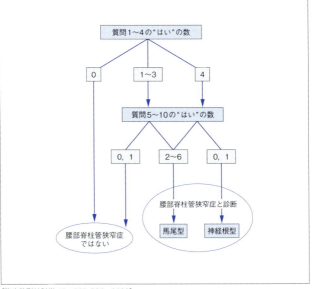

[臨床整形外科学 43:789-796, 2008]

(5) 腰部脊柱管狭窄症自記式診断サポートツール

表42 腰部脊柱管狭窄症自記式診断サポートツール

因子	重み付け
1. しびれや痛みはしばらく歩くと強くなり,休むと楽になる	5
2. しばらく立っているだけで,太ももからふくらはぎやすねにかけてしびれたり痛くなる	5
3. 年齢(60歳以上)	4
4. 両あしの裏側にしびれがある	3
5. おしりのまわりにしびれがでる	3
6. しびれや痛みはあしの両側(左右)にある	2
7. 前かがみになると,しびれや痛みは楽になる	1
8. しびれはあるが痛みはない	1
9. しびれや痛みで,腰を前に曲げるのがつらい	−1
10. しびれや痛みで,靴下をはくのがつらい	−1

カットオフ値13点.感度92.7%,特異度84.7%,陽性尤度比6.074,陰性尤度比0.087.
[日本腰痛学会雑誌 15:32-38, 2009]

> LSS 患者の 57％に間欠性跛行を認める [Neurology 85：1250-1256, 2015]

> LSS 患者における PAD 罹患率は 25.9％，下肢動脈触診による PAD 診断能は高くない（後脛骨動脈 感度 60％，特異度 64％，足背動脈 感度 68％，特異度 70％）[Spine (Phila Pa 1976) 36：1204-1210, 2011]

> PAD 患者における，症候性と無症候性の比は，年齢に関係なく，1：3～1：4 である [J Vasc Surg 61：2S-41S, 2015]

> 症候性 PAD のうち，70～80％が間欠性跛行を認め，その他は非典型的な症状を認める [日本循環器学会：末梢閉塞性動脈疾患の治療ガイドライン（2015年改訂版）] [Circulation 117：2484-2491, 2008] [J Am Heart Assoc 2：e000257, 2013] [Arch Intern Med：159：387-392, 1999]

> WIQ は，non-PAD 患者と比較して，PAD 患者で有意に低値を示す [Vasc Med 11：147-154, 2006]

> PAD 患者において，Walking Impairment Questionnaire（WIQ）は歩行能力を反映する [J Vasc Surg 28：1072-1081, 1998]

> PAD 患者において，WIQ の変化は歩行能力の変化を反映する [J Vasc Surg 50：89-94, 2009]

> PAD 患者において，ABI を含む予後規定因子で調整しても WIQ の低値で死亡リスクは上昇し，ABI を含むリスクモデルに WIQ を加えると生命予後の予測能が上昇 [J Vasc Surg 55：1662-1673, 2012] [Circ Cardiovasc Qual Outcomes 6：255-261, 2013]

> PAD 患者において，WIQ の変化を縦断的に観察した場合，2 年間における WIQ の低下が大きいと死亡リスク上昇（カットオフ：20 点）[J Am Coll Cardiol；61：1820-1829, 2013]

> 地域在住高齢者，心血管疾患患者において，間欠性跛行があると死亡リスク上昇 [Atherosclerosis 198：214-222, 2008] [Can J Cardiol 26：17-21, 2010]

> 日本人における間欠性跛行の割合

表 43　性・年齢階級別，間欠性跛行を認める者

[問 4：「歩き始めは異常はないが，しばらく歩くと足が痺れたり，痛んで歩けなくなるが，しばらく休むと回復する」という症状（「閒けつ性はこう」という病気の症状です）が過去 1 年間にありましたか]

		30～39 歳		40～49 歳		50～59 歳		60～69 歳		70 歳～		%	
		実数	%	実数	%	実数	%	実数	%	実数	%	実数	%
性別	問 4 回答												
男性	1. はい	4	0.6	11	1.4	31	3.4	46	5.7	75	12.1	167	4.4
	2. いいえ	670	99.4	753	98.6	873	96.6	766	94.3	544	87.9	3,606	95.6
	計	674	100.0	764	100.0	904	100.0	812	100.0	619	100.0	3,773	100.0
女性	1. はい	10	1.3	19	2.2	30	2.9	47	5.5	113	12.9	219	5.0
	2. いいえ	779	98.7	854	97.8	1,007	97.1	800	94.5	762	87.1	4,202	95.0
	計	789	100.0	873	100.0	1,037	100.0	847	100.0	875	100.0	4,421	100.0
男女計	1. はい	14	1.0	30	1.8	61	3.1	93	5.6	188	12.6	386	4.7
	2. いいえ	1,449	99.0	1,607	98.2	1,880	96.9	1,566	94.4	1,306	87.4	7,808	95.3
	計	1,463	100.0	1,637	100.0	1,941	100.0	1,659	100.0	1,494	100.0	8,194	100.0

[平成 12 年　厚生労働省 第 5 次循環器基礎調査]

図33 間欠性跛行の保有割合

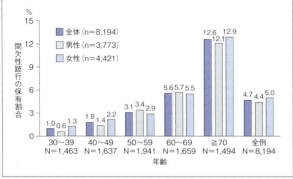

[平成12年 厚生労働省 第5次循環器基礎調査]

図34 60歳以上の日本人における間欠性跛行の原因疾患割合

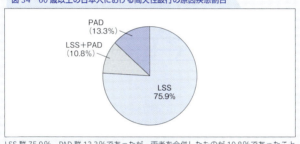

LSS群75.9%，PAD群13.3%であったが，両者を合併したものが10.8%であったことに注目したい．
LSS：lumber spinal stenosis，PAD：peripheral arterial disease
[診断と治療 100：542-548, 2012]

(田中 伸弥)

17) 運動耐容能

(1) 6分間歩行試験

- ◆米国胸部学会の6分間歩行試験のガイドライン(ATS Statement: Guidelines for the Six-Minute Walk Test) [Am J Respir Crit Care Med 166：111-117, 2002] に準じく記載
- ◆6分間歩行距離を低下させる要因：低身長，高齢，高体重，女性，認知機能低下，短い歩行路，呼吸器疾患，心疾患，筋骨格系疾患の存在など [Am J Respir Crit Care Med 166：111-117, 2002]
- ◆6分間歩行試験を直ちに中止する理由：1)胸痛，2)耐えられない呼吸困難，3)脚痙攣，4)よろめき，5)発汗，6)蒼白または灰白色の外見

■ 準備・注意事項
- ◆ 屋内の，長く，平坦で，壁で囲まれ，ほとんど人の往来がない固い地面の，まっすぐな通路で行う
- ◆ 通路は3mごとに印をつける．スタートラインは，床に明るい色のテープで印をつける
- ◆ 方向転換ポイントには，カラーコーンを置く（図35）
- ◆ 歩行コースは，30 m の通路が推奨されている
- ◆ 15〜50 m の範囲のまっすぐなコースでは，歩行距離に影響を与えなかったと報告されている
- ◆ 試験時には，通常使用している歩行補助具（杖など）を使用する
- ◆ 複数回測定する場合は，日内変動を最小化するために，できるだけ同じ時刻に実施する
- ◆ 試験の前に「ウォームアップ」時間を設けない
- ◆ 衣類と靴が適切であることを確認する
- ◆ 禁忌に該当しないかをチェックする

図35 方向転換ポイントにはカラーコーンを置く

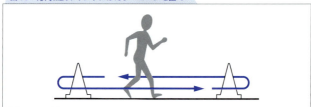

■ 評価手順
1. 試験開始の少なくとも10分前から安静を取る
2. 脈拍と血圧を測定し，必要であれば心拍数と酸素飽和度（SpO_2）を測定する
3. 患者を立たせ，ベースライン時の呼吸困難と全体的な疲労を Borg 指数にて評価する
4. 患者に以下のように指示する
「この試験の目的は，6分間にできるだけ長い距離を歩くことです．この廊下を行ったり来たりして歩いていただきます．6分間は歩くには長い時間なので，努力して歩くことが必要になります．息切れしたり，疲れきってしまうことになると思いますが，必要であれば，歩くペースを落としたり，立ち止まったり，休憩したりしても問題ありません．休憩中に壁にもたれかかっても問題ありませんが，歩けるようになったらすぐに歩き始めてください．カラーコーンの周りをまわって，行ったり来たりして歩いてください．カラーコーンの周りをすばやく旋回し，躊躇せずすぐに反対方向に進んでください．では，私がやってみせます．すばやく向きを変えるところをみていてください」
5. 1往復歩いて見せる（歩き，カラーコーンの周りをすばやく回る）
6. 「準備はいいですか？ このカウンターを使って，あなたが何往復したかを記録します．あなたがこのスタートラインで向きを変えるたびに，これをクリックします．目的は6分間にできるだけ長い距離を歩くことであることを忘れないでください．しかし，走ったり，

ジョギングはしないでください．では，始めてください．準備ができたらいつでも結構です」

7. 患者が歩き始めたら，すぐにタイマーをスタートさせる（患者と一緒に歩かない）
8. 歩行中は会話させない
9. 励ましは試験結果に影響するため，声掛けは下記の通りに統一する
10. 試験中は，患者に以下の言葉をかける（落ち着いた口調で）
    • 1 分後：「うまく歩けています．残り時間はあと 5 分です」
    • 2 分後：「その調子を維持してください．残り時間はあと 4 分です」
    • 3 分後：「うまく歩けていますよ．半分が終了しました」
    • 4 分後：「その調子を維持してください．残り時間はもうあと 2 分です」
    • 5 分後：「うまく歩けていますよ．残り時間はもうあと 1 分です」
11. タイマーが残り 15 秒になったとき，次のように言う
    「もうすぐ，『止まってください』と言います．私がそう言ったら，すぐに立ち止まってください．私があなたのところへ行きます」
12. タイマーが鳴ったら，次のように言う「止まってください」
13. 患者のところへ歩いていく（患者が疲れきったように見える場合は椅子を持っていくことも検討する）
14. 床にテープを置いて，患者が歩行を止めた場所に印をつける
15. 歩行後，Borg 呼吸困難レベルと疲労レベルおよびバイタルサインを記録し，次のように尋ねる「これ以外にもっと長く歩けなかった理由がありますか？」
16. 歩行距離をメートルで記録する
17. 患者に試験協力の感謝を伝え，水を 1 杯提供する

■平均値

表 44　日本人の平均値

年齢 （歳）	6 分間歩行（m）					
	男　子			女　子		
	標本数	平均値	標準偏差	標本数	平均値	標準偏差
65〜69	829	620.19	91.73	833	590.32	72.00
70〜74	846	605.11	86.74	818	565.59	75.21
75〜79	840	579.19	86.06	807	530.97	81.83

［スポーツ庁：平成 27 年度体力・運動能力調査結果］

表 45　海外の地域在住者の平均値

年齢（歳）	人数	全体	男性	女性
30〜39	85	621.5 ± 96.7	641.8 ± 64.3	597.7 ± 108.5
40〜49	100	622.4 ± 100.3	646.5 ± 92.8	601.1 ± 102.8
50〜59	104	598.7 ± 100.7	615.5 ± 104.2	502.2 ± 95.2
60〜69	194	579.7 ± 106.8	610.2 ± 101.4	549.6 ± 103.8
70〜79	198	507.4 ± 101.1	532.0 ± 97.4	482.3 ± 99.1
80〜90+	91	430.6 ± 120.4	464.9 ± 127.8	413.1 ± 113.7

平均値±標準偏差．単位はヤードからメートルに変換して記載．

［J Gerontol A Biol Sci Med Sci 2016：PMID：27356977］

表46　6分間歩行試験の基準値を求める計算式

Enright らの基準値
　男性：歩行距離 (m) ＝7.57×身長 (cm) −5.02×年齢−1.76×体重 (kg) −309
　女性：歩行距離 (m) ＝2.11×身長 (cm) −5.78×年齢−2.29×体重 (kg) ＋667
Troostwers らの基準値
　歩行距離 (m) ＝218＋5.14×身長 (cm) −5.32×年齢−1.80×体重 (kg) ＋51.31×性別*
　(*：性別は男＝1，女＝0 とする)
Enright らの基準値 2
　女性：歩行距離 (m) ＝493＋[2.2×身長 (m)] −[0.93×体重 (kg)]
　男性：歩行距離 (m) ＝上記式＋17 (m)

上記式は，欧米人のデータに基づいて作成された.
[Enright PL et al：Am J Respir Crit Care Med 158, 1998] [Troostwears T et al：Eur Respir J 14, 1999] [Enright PL et al：Chest 123, 2003]

エビデンスレビュー

> 6分間歩行距離は，日常生活の移動能力および全身持久力を反映する
> 歩行速度がセルフペースであり，途中休憩もできるため，重症あるいは運動機能が低下した症例においても実施可能である
> 1，2回目の測定間に 26.3 m の誤差が生じるため，学習効果の影響を排除するためには 2 回目以降の記録を採用することが推奨されている [Eur Respir J 44：1447−1478, 2014]
> 移動能力低下のスクリーニング：6分間歩行距離＜400 m [J Am Med Dir Assoc 12：403−409, 2011]
> 地域在住高齢者，心疾患，呼吸器疾患，腎疾患患者において 6 分間歩行距離の低値で死亡リスク上昇 (カットオフ：200 m，300 m，350 m，400 m，450 m など) [PLoS One 2013：8：e81098] [Eur J Heart Fail 6：687−691, 2004] [Am J Respir Crit Care Med 2016：PMID：27332504] [Intern Med J 39：495−501, 2009] [J Am Soc Nephrol 24：822−830, 2013]
> 臨床的に有意な変化量は 20〜50 m [J Am Geriatr Soc 54：743−749, 2006] [J Am Med Dir Assoc 12：403−409, 2011] [Eur Respir J 44：1447−1478, 2014]
> ベースラインの 6 分間歩行距離が 450 m 以上であると，改善効果を捉えにくい [Intern Med J 39：495−501, 2009]
> 心不全患者において 6 分間歩行距離は，心肺運動負荷試験により得られた最高酸素摂取量と有意な正の相関を認め，生命予後の予測能は同程度である [J Am Coll Cardiol 60：2653−2661, 2012]

(田中　伸弥)

(2) 漸増負荷 SWT (Incremental SWT：ISWT)

◆ 呼吸リハビリテーションマニュアル─運動療法─第 2 版 (2012) および An official European Respiratory Society/American Thoracic Society technical standard：field walking tests in chronic respiratory disease [Eur Respir J 44：1428−1446, 2014] に準じて記載
◆ 10 m のコースを 1 分ごとに速度を増加させる漸増負荷試験
◆ SWT 用 CD からの発信音に歩行速度を合わせて，9 m 間隔の標識の間を一定時間で往復させる
◆ ISWT プロトコールはレベル 1 から 12 まであり，歩行速度が 1 分ごとに漸増 (表47)
◆ 初回の ISWT では学習効果を考慮して 2 回測定し，距離が長い方を結果として用いるよう推奨されている [Eur Respir J 47：429−460, 2016]

表47　ISWT プロトコール

レベル	歩行速度 （km/h）	1 シャトル 所要時間（s）	各レベルの シャトル数	合計歩行距離 （m）
1	1.80	20.00	3	30
2	2.41	15.00	4	70
3	3.03	12.00	5	120
4	3.63	10.00	6	180
5	4.25	8.57	7	250
6	4.86	7.50	8	330
7	5.47	6.67	9	420
8	6.08	6.00	10	520
9	6.69	5.46	11	630
10	7.31	5.00	12	750
11	7.92	4.62	13	880
12	8.53	4.29	14	1,020

[呼吸リハビリテーションマニュアル―運動療法―，第 2 版，2012 より引用改変]

◆ 呼吸困難および下肢疲労（修正ボルグスケール），脈拍数，経皮的酸素飽和度（SpO_2），呼吸数の変化を記録
◆ 脈拍数，SpO_2 および呼吸困難のベースラインへの回復時間を測定

■終了基準
◆ 歩行速度の維持が困難になった時点（標識から 50 cm 以上離れている）
◆ 過度な呼吸困難，下肢疲労，疼痛などによって歩行維持が困難になった時点
◆ SpO_2≦85％，年齢別予測心拍数≧85％などの歩行継続危険因子の出現

■禁忌事項（表 48）

表48　絶対および相対的禁忌

【絶対的禁忌】	【相対的禁忌】
• 急性心筋梗塞（3〜5 日間） • 不安定狭心症 • 症状または血行動態の悪化を引き起こすコントロール不良の不整脈 • 失神 • 活動性心内膜炎 • 急性心筋炎または心膜炎 • 重篤な症候性大動脈弁狭窄症 • コントロール不良の心不全 • 急性肺塞栓症 • 下肢血栓 • 解離性動脈瘤疑い • コントロール不良の喘息 • 肺水腫 • 室内空気呼吸下の安静時 SpO_2≦85％ • 急性呼吸不全 • 運動パフォーマンスに影響を及ぼす，または運動によって増悪する可能性がある急性の非心肺障害（例：感染症，腎不全，甲状腺機能亢進症） • 協力が得られない精神障害	• 左主冠動脈狭窄 • 中程度の心臓弁膜狭窄症 • 未治療の重篤な安静時動脈性高血圧症（収縮期血圧 200mmHg，拡張期血圧 120mmHg） • 頻脈または徐脈 • 高度房室性ブロック • 肥大型心筋症 • 明らかな肺高血圧症 • 妊娠後期または合併症を伴う妊娠 • 電解質異常 • 歩行を妨げる整形外科的疾患

[Eur Respir J 44：1428-1446, 2014 より引用改変]

◆歩行距離（歩行シャトル数×10m）をISWTの距離として記録

■基準値

◆健常者：予測ISWT＝1,449.701－（11.735×年齢）＋（241.897×性別*）－（5.686×BMI）（R^2＝0.71）　*性別：男性＝1，女性＝0 [Respir Med 106：243-248, 2012]

エビデンスレビュー

❯ 慢性閉塞性肺疾患（COPD）患者において，ISWTの距離が低値で増悪による入院リスク（カットオフ：<270m）および死亡リスク（カットオフ：<170m）上昇 [Eur Respir J 44：1447-1478, 2014]

❯ COPD患者において，i-BODE index（ISWT距離，予測一秒率，Medical Research Council息切れスケール，BMIからスコア化される指標）が高値であるほど，入院リスクおよび死亡リスク上昇 [COPD 11：381-387, 2014] [Respir Med 106：390-396, 2012]

❯ COPD患者において，ISWTの臨床的に有意な最小変化量は47m [Eur Respir J 47：429-460, 2016]

❯ COPD患者において，ISWTの距離は心肺運動負荷試験で測定した最高酸素摂取量（$\dot{V}O_2$ peak）と強い正の相関があり，予測$\dot{V}O_2$ peakの算出が可能（予測$\dot{V}O_2$ peak＝4.19＋0.025×ISWT距離）[Eur Respir J 44：1447-1478, 2014] [Eur Respir J 7：2016-2020, 1994]

❯ COPD患者において，呼吸リハビリテーションの効果に対するISWTの反応性（SRM）は良好（0.72～1.55）[Eur Respir J 44：1447-1478, 2014]

❯ 心疾患者において，ISWTの臨床的に有意な最小変化量は70m [Eur J Prev Cardiol 22：972-978, 2015]

❯ 慢性心不全患者において，ISWTの距離が450m未満で1年以内の無症候性生存率が低下 [Int J Cardiol 76：101-105, 2000]

❯ 慢性心不全患者において，ISWTの距離380m未満が最高酸素摂取量14mℓ/kg/min未満を検出する感度90％，特異度87％ [Can J Cardiol 24：131-135, 2008]

❯ 肺切除が可能な肺癌手術予定の患者において，ISWTの距離が400m未満で術後1年生存率が低下 [Thorax 61：57-60, 2006]

❯ 直腸結腸手術予定の患者において，ISWTの距離が250m未満で術後合併症の発生リスク上昇 [Anaesthesia 67：839-849, 2012]

（3）一定負荷SWT（Endurance SWT：ESWT）

◆呼吸リハビリテーションマニュアル―運動療法―第2版（2012）およびAn official European Respiratory Society/American Thoracic Society technical standard：field walking tests in chronic respiratory disease [Eur Respir J 44：1428-1446, 2014] に準じて記載

◆一定の速度でどれだけ長く歩けるかを評価する一定負荷での試験

◆ISWTと同様のコースで，SWT用CDの発信音に合わせて，ある一定の速度で歩行可能な距離を測定

◆必ずしも2回行う必要なし [Eur Respir J 47：429-460, 2016]

◆歩行速度レベルは16段階から構成されており，ISWTから得られた予測$\dot{V}O_2$ peak（予測$\dot{V}O_2$ peak＝4.19＋0.025×ISWT距離）の85％に相当するレベルで最大20分間実施する（図36）

図36 歩行速度レベルと予測 $\dot{V}O_2$peak

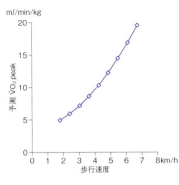

レベル	歩行速度 (km/h)	1シャトル 所要時間(s)
1	1.78	20.3
2	2.09	17.3
3	2.44	14.8
4	2.72	13.3
5	3.00	12.0
6	3.27	11.0
7	3.60	10.0
8	3.79	9.5
9	4.11	8.8
10	4.36	8.3
11	4.65	7.8
12	4.97	7.3
13	5.14	7.0
14	5.54	6.5
15	5.76	6.3
16	6.00	6.0

[Thorax 54：213-222, 1999 より引用改変]

- ◆終了基準および記録内容は，ISWT と同様
- ◆歩行距離（歩行シャトル数×10 m）を ESWT の距離として記録する

エビデンスレビュー

> COPD 患者において，ESWT の臨床的に有意な最小変化量は時間 56〜71 秒，距離 72〜81 m [Eur Respir J 47：429-460, 2016]
> COPD 患者において，呼吸リハビリテーションの効果に対する ESWT の反応性は比較的良好（SRM 0.52〜1.27）[Eur Respir J 44：1447-1478, 2014]

（市川　毅）

(4) 運動負荷試験

表49　運動負荷試験の目的

診断	1. 潜在的心疾患（狭心症，虚血性心疾患）や運動に伴う不整脈の診断 2. 各疾患の重症度判定 3. その他，運動誘発性アナフィラキシーなどの診断
病態の評価	1. 運動能力の評価（最大運動能力，AT など） 2. 心機能の評価 3. 運動制限要因の解析 4. 薬物の運動能に及ぼす効果の判定 5. リハビリテーションの適応の判定 6. 手術適応の判定 7. 予後の評価
治療	1. 運動処方の作成（運動療法，リハビリテーションのための運動プロトコールの設定） 2. 運動療法，リハビリテーションの実施，効果判定

[心肺運動負荷テストと運動療法，南江堂，2004 より引用改変]

表50　運動負荷試験の禁忌となる疾患および状態

1. 急性心筋梗塞発症早期および不安定狭心症
2. 急性または重症心不全状態にある場合
3. 安静時から重篤な不整脈を有する場合や，運動により重篤な不整脈誘発が予想される場合
4. 重症の大動脈弁狭窄症など運動により重篤な血行動態的障害の発生が予想される場合
5. 急性心筋炎などの急性疾患および管理不十分な慢性活動性疾患
6. 解離性大動脈瘤など運動により重篤な血管病変の発生が予想される場合
7. 精神障害または運動器系障害による本法実施が困難と考えられる場合

[日本循環器学会：運動療法に関する診療委員会 1989 年度報告]

表51　運動負荷試験の中止基準

絶対的中止基準	1. 他の虚血の証拠が伴っており，仕事量の増大に反して収縮期血圧の 10mmHg 以上の低下（常にベースライン値から） 2. 中等度～高度の狭心症 3. 中枢神経症状の増大（運動失調，めまい，near syncope など） 4. 灌流不良所見（チアノーゼ，蒼白など） 5. 心電図または収縮期血圧のモニタリングが技術的に困難 6. 被験者が中止を要請 7. 持続性心室頻拍 8. 異常 Q 波を伴わない ST 上昇（1.0mmHg 以上）（V_1 あるいは aVR を除く）
相対的中止基準	1. 他の虚血の証拠がなく，仕事量の増大に反して収縮期血圧の 10mmHg 以上の低下（常にベースライン値から） 2. 過度の ST 低下（2mm 以上の水平または下降型）や著明な軸の偏位など，ST または QRS の変化 3. 多源性，三連発，上室性頻拍症，心ブロック，徐脈を含む，持続性心室頻拍を除く不整脈 4. 疲労，息切れ，喘鳴，足のこむらがえり，跛行 5. 心室頻拍，鑑別できない脚ブロックや心室内電導障害 6. 増強する胸痛 7. 血圧の過度の上昇（収縮期血圧 250mmHg 以上，および，または拡張期血圧 115mmHg 以上

Gibbons RJ, et al : ACC/AHA Guidelines for Exercise Testing : A report of the American College of Cardiology/American Heart Association Task Force on Practice Guidelines (Committee on Exercise Testing)　　　　　　　[JACC 30 : 260-311, 1997 より引用改変]

表52　運動負荷試験による心電図，呼吸循環器系，血行動態反応とその臨床的意義	
各種反応	臨床上の特徴
ST低下	• J点より80msecの点で1.0mm低下した水平ないし下行型のST低下は心筋虚血を示唆
ST上昇	• 過去のQ波心筋梗塞部位のST上昇は，心室瘤か壁運動異常を示す • 有意なQ波がない運動誘発性ST上昇は，しばしば高度の器質的冠動脈狭窄を反映
上室性不整脈	• 散発する心房性期外収縮ないし上室性頻脈のショートランは，通常，運動負荷中に生じ，冠動脈疾患の診断的・予後的意義を持たない
心室性不整脈	• 安静時に現れた心室性不整脈が運動中に抑制されることは，冠動脈疾患の存在を否定できない • 頻発性や多源性あるいはその両方に関与する心室性期外収縮は，虚血性心疾患の有無に関して重要な意味を持たない • 2連発や多源性の心室性期外収縮，あるいは3連発以上の心室性頻脈を含む心室性期外収縮は，もし，家族歴として，突然の心臓死や心筋症，あるいは心臓弁膜症のある患者で，心筋虚血の徴候や症状があるならば，重篤な冠動脈疾患の可能性があり，その予後はよくないかもしれない • 運動後の回復期に頻発する心室性期外収縮は，運動中にのみ起こる心室性期外収縮よりも死亡率との関連が高い
心拍数 (HR)	• 強度が漸進的である運動に対する正常のHR反応は，比較的直線的に増加し，活動的でない人では，10±2拍/METに相当 • 次の例は，変時性不全といわれる 　1. 倦怠感のため制限されている例や，β遮断薬を使用していない例において，最大運動時HRが年齢予測最大HRよりも，2SD以下（20拍/分以下）である 　2. 代謝の予備量に対する割合が，%HR reserveとして計算されるときに，どのようなテストでもそれが0.8未満である
収縮期血圧 (SBP)	• 運動時の正常なSBP反応は，運動強度の増加に伴いSBPが増加し，一般的には10±2mmHg/METで，最大運動時にプラトー状態になる • SBP 250mmHg以上は運動負荷試験の中止点 • 運動誘発性低血圧（SBPが上昇しないか（10mmHg以上）低下する）は，心筋虚血か左室機能不全を示す • 最大運動時で，SBPが140未満であれば，予後不良である
拡張期血圧 (DBP)	• 運動時の正常なDBPの反応は，変化しないか減少する • DBP 115mmHg以上は運動負荷試験の中止点
狭心症の症状	• 自覚的な程度は，軽度，中等度，やや重度，重度の4段階に分類 • 一般的に3以上（やや重度以上）が運動負荷試験の中止点
有酸素能	• 健常な運動習慣のない男性と女性でのMETsで示される$\dot{V}O_2\,max$の平均値は次の回帰式で求められる 　男性＝(57.8−0.445×年齢)/3.5 　女性＝(41.2−0.343×年齢)/3.5

[ACSM's Guidelines for Exercise Testing and Prescription, 8th ed, 119, 2010]

図 37 運動時の ST 低下の変化の定義

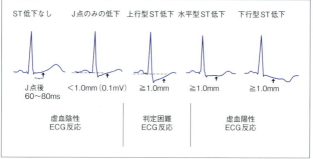

標準試験の陽性反応は，1.0 mm（0.1 mV）以上の水平型または下行型 ST 低下であるが，1.0 mm 以上の上行型 ST 低下の意味は明らかでない（正常と異常の鑑別に有用でない）．ベースラインからの変化が 1.0 mm 未満の ST 低下は，すべて陰性と定義する．
[Circulation 128 : 873-934, 2013]

■ 自転車エルゴメータを用いる方法
- 目的により，1 段階負荷法，間欠的漸増負荷法，段階的漸増負荷法，連続的漸増負荷法（ramp 負荷法）の 4 種があるが，ramp 負荷が一般的である
- ペダルに抵抗の加えられる自転車で，負荷量は抵抗とスピードの積である watt（W）の単位で表される
- 運動時間が 8〜12 分で終了となる程度が望ましい
- 負荷の漸増率は心疾患患者では 10 W/分，運動経験者では 20〜30 W/分程度が目安で［安達 仁：心肺運動負荷試験―方法と解釈．理学療法 MOOK 12 循環器のリハビリテーション，206-218，三輪書店，2005］，重症心不全などの低運動耐容能患者では 5 W/分で行うこともある
- ペダル駆動時の姿勢によってアップライト型やリカンベント型とさまざまな姿勢で実施できるタイプの機器がある
- アップライト型はサドルをまたぐ必要があるため高齢者にとっては乗り降りが難しいが，リカンベント型はその必要がなく移乗しやすい
- 主として大腿四頭筋を中心とした下肢の運動であり，全身運動ではない欠点がある
- 下肢の筋肉を多く使用するため，筋力が弱いと心臓に十分な負荷がかかる前に，下肢疲労のために運動負荷を中止せざるをえないこともある

■ トレッドミルを用いる方法
- 速度と傾斜により負荷量を設定する（表 53）
- 歩行速度と傾斜の設定により運動負荷量を METs や cal/分で表すことができ，漸増することも簡単である
- 設定した速度に対象者が合わせる必要があるため，本人の意思で速度を調整できない欠点がある
- 高齢者や歩行能力が低下した者では適応が難しく転倒の危険性も考えられることから，十分な配慮が必要

表53　トレッドミルによる段階的漸増負荷法

	ステージ	I	II	III	IV	V	VI	VII	VIII
Bruce 法	自覚的最大	1.7 10	3.4 12	3.4 14	4.2 16	5.0 18	5.5 20	6.0 22	
Ellestad 法	亜最大	1.7 10	3.0 ** 10	4.0 ** 10	5.0 10	6.0 15	7.0 15	8.0 15	
Kattus 法*	亜最大	1.0 10	1.5 10	2.0 10	2.5 10	3.0 10	3.5 10	4.0 10	4.5 10
McHenry 法	自覚的最大	2.0 3	3.3 6	3.3 9	3.6 12	3.3 15	3.3 18	3.3 21	
Sheffield 法*	亜最大	1.7 0	1.7 5	1.7 10	2.5 12	3.4 14	4.2 16	5.0 18	5.5 20
修正***Bruce法（名大方式）	自覚的最大	1.0 0	1.0 10	1.7 10	2.5 12	3.4 14	3.8 14	4.2 16	

*患者の運動能力に合わせて，ステージI，IIまたはIIIより開始する
**Ellestad 法のステージII，IIIの2分間を除き，他はすべて各ステージとも3分間
***患者の能力に合わせて，ステージI～IIIのいずれかから開始．通常はステージIIIから開始
上段は速度(mph)，下段は傾斜(%)で示す．各ステージとも3分間の運動．Bruce 原法のステージI～IVは，それぞれ，修正法のIII．IV．V．VIIに相当．

表54　トレッドミルとエルゴメータを用いた運動負荷時の酸素摂取量（ml・kg^{-1}・min^{-1}）の推定式

運動様式	成分			許容（適用）範囲
	安静	水平	垂直（抵抗運動）	
トレッドミル（歩行）	3.5	0.1×速度	1.8×速度×傾斜	速度=分速50～100m
トレッドミル（走行）	3.5	0.2×速度	0.9×速度×傾斜	速度>分速134m
上肢エルゴメータ	3.5	3.5	1.8×仕事率（ワット）÷体重	仕事率～20=25～125ワット
下肢エルゴメータ	3.5		3×仕事率（ワット）÷体重	仕事率=50～200ワット

速度：分速(m・min^{-1})，傾斜(%)：水平距離に対する垂直距離の割合とし，小数点を使用．
体重：kg.
計算例1：体重65kgの者が80m・m^{-1}の速度，3%の傾斜で歩行した時の酸素摂取量は，
3.5+0.1×80+1.8×80×0.03=3.5+8+4.32=15.82ml・kg^{-1}・min^{-1}，計算例2：体重70kgの者が60ワットの運動をしたときの酸素摂取量は，3.5+3.5+1.8×60÷70=7+1.54=8.54ml・kg^{-1}・min^{-1}．

[ACSM's Guideline for Exercise Prescription 8th ed, 152-182, 2010]

図 38　一般的な運動負荷プロトコルと酸素摂取量

心機能分類	臨床状態	酸素利用量 (ml/kg/分)	METs	自転車エルゴメータ	修正 Bruce 3分間のステージ mph %GR		Bruce 3分間のステージ mph %GR		Naughton		METs
				1ワット=6.1kpm/分　体重70kgにおけるkpm/分	6.0	22	6.0	22			
					5.5	20	5.5	20			
					5.0	18	5.0	18			
正常/I度		56.0	16								16
		52.5	15								15
		49.0	14								14
		45.5	13	1,500	4.2	16	4.2	16			13
		42.0	12	1,350					2分間のステージ MPH %GR		12
		38.5	11	1,200	3.4	14	3.4	14			11
		35.0	10	1,050							10
		31.5	9	900							9
		28.0	8	750					2	17.5	8
		24.5	7		2.5	12	2.5	12	2	14.0	7
II度		21.0	6	600					2	10.5	6
		17.5	5	450	1.7	10	1.7	10	2	7.0	5
III度		14.0	4	300			1.7	5	2	3.5	4
		10.5	3	150	1.7	5			2	0	3
IV度		7.0	2		1.7	0			1	0	2
		3.5	1								

Bruce プロトコルのステージ 4（16％勾配で 4.2mph）の完了は，自転車エルゴメータでは約 1,500kpm/分に近似する．心機能分類はニューヨーク心臓協会（New York Heart Association：NYHA）心機能分類である．[Circulation 104：1694-1740, 2001]

エビデンスレビュー

虚血性心疾患の診断能
➤0.1mV の ST 下降を指標とした冠動脈疾患の診断能は，メタ解析で感度 68％（範囲：23～100％），特異度 77％（17～100％）[Circulation 80：87-98, 1989]

➤負荷心電図が陰性の高危険因子例や，陽性の低危険因子例では，その他の情報を加味した判断が必要である[日本循環器学会：慢性虚血性心疾患の診断と病態把握のための検査法の選択基準に関するガイドライン（2010年改訂版）]

➤運動負荷試験により誘発された狭心症状は，冠動脈疾患の予兆であり，ST 低下を伴う場合は予測精度がさらに高まる[Am Heart J 96：458-462, 1978]

予後予測能
➤運動耐容能は，地域在住者を対象としたメタアナリシス（33 論文，10 万人以上の対象者を含む）において，運動負荷試験から推定した運動耐容能が 1METs 増加するごとに，全死亡のリスクは 0.87 倍（95％信頼区間：0.84～0.90），心血管イベントの発症リスクは 0.85 倍（95％信頼区間：0.82～0.88）となる[JAMA 301：2024-2035, 2009]

➤有酸素運動能（METs）は，健常成人，CVD のリスクが高い患者，およびほぼすべての患者集団において，将来の有害事象リスクの最良の単独予測因子の 1 つであり[Circulation 112：771-776, 2005][JAMA 301：2024-2035, 2009][Int J Cardiol 151：278-283, 2011][Circulation 108：1554-1559, 2003]，他の従来の危険因子から独立したものである[Circulation 123：1377-1383, 2011]

> METs は，AACVPR（5 METs 未満は中等度リスク）・AHA（6 METs 未満はクラスC（運動中の合併症リスクが中等度から高度））ガイドラインの心疾患患者に対するリスクの層別化基準の指標 [Cardiol Clin 19：415-431, 2001] [Circulation 128：873-934, 2013]

> Heart rate recovery の遅延（一般的には運動停止 1 分後に 12 拍/分以下）は健常成人および患者集団において死亡率の独立した予測因子 [Lancet 359：1536-1537, 2002] [JAMA 284：1392-1398, 2000] [Am J Cardiol 93：445-449, 2004] [Lancet 360：1176-1177, 2002] [Circulation 112：771-776, 2005] [Diabetes Care 26：2052-2057, 2003] [N Engl J Med 352：1951-1958, 2005] であり，全死亡率と突然死を予測する [J Am Coll Cardiol 24：1529-1535, 1994] [N Engl J Med 341：1351-1357, 1999]

> 呼吸困難により運動負荷試験が制約される場合は，狭心症や下肢の疲労と比較して，予後不良を予測する [N Engl J Med 353：1889-1898, 2005] [Am J Cardiol 102：879-882, 2008]

> Chronotropic index の低下は，住民をベースとしたコホートにおける調査の結果，心イベントと全死亡を予測する [JAMA 281：524-529, 1999] [Circulation 93：1520-1526, 1996]

> 2 重積（rate pressure product, double product）は心血管予後，心血管死，突然死，全死亡を予測する [Eur J Cardiovasc Prev Rehabil 15：541-547, 2008] [J Hum Hypertens 22：537-543, 2008] [Am Heart J 137：443-452, 1999]

> 運動に対する過度の収縮期血圧上昇は，将来の高血圧，左室肥大，および心血管イベントのリスク増加を示す [Prog Cardiovasc Dis 51：135-160, 2008]

> 最大運動値に比較して，収縮期血圧が短時間で回復期に上昇することは死亡のリスク増加を予測する [Am J Cardiol 102：518-523, 2008]

> 運動時あるいは回復期における心室性期外収縮（の増加）は，死亡リスク増加を予測する [Arch Intern Med 168：225-234, 2008] [N Engl J Med 348：781-790, 2003] [Ann Intern Med 149：451-460, 2008]

> 最大運動時の ST 低下は，心筋梗塞後の生存者におけるその後の心血管イベントを予測する [Eur Heart J 6：769-772, 1985]

（5）ガードナー負荷試験

◆ Progressive vs single-stage treadmill tests for evaluation of claudication [Med Sci Sports Exerc 23：402-408, 1991] に準じて記載

◆ 末梢動脈疾患の間欠性跛行を検査する歩行テスト

◆ Gardner らによってトレッドミルを用いた漸増負荷テストとして信頼性が高いことが報告され，以降この方法が標準 [Med Sci Sports Exerc 1991：PMID：2056896]

◆ 2.0 mph（3.2 km/h）の歩行速度で 2 分ごとに 2％ずつ傾斜をあげる

◆ 最初に痛みが出始めた距離を跛行出現距離（ICD（initial claudication distance）または PWD（pain-free walking distance））と呼ぶ

◆ さらに痛みをこらえて歩行を続けてついに歩けなく時点の歩行距離を最大跛行距離・最大歩行距離（ACD（absolute claudication distance）または MWD（maximal walking distance））と呼ぶ

エビデンスレビュー

❯女性および高齢者，肥満ならびに心血管系の併存症を多く有している者はそうでない者に比べて，監視型運動療法（トレッドミル歩行トレーニング）による跛行出現距離（initial claudication distance）の増加（効果）が小さい [PLoS ONE DOI：10.1371/journal.pone.0146828, 2016]

❯跛行出現距離（pain-free walking distance）は侵襲的治療の可否の判断に役立つが，患者の身体機能に関する健康観等の QOL 変化を加味することが重要である（跛行出現距離の変化だけで判断しないほうが良い）[J Vasc Surg 41：436-442, 2005]

❯メタボリックシンドロームの診断基準項目のうち，腹部肥満ならびに空腹時血糖は，跛行出現距離（initial claudication distance）および最大歩行距離の悪化（低下）を予測する因子である [J Vasc Surg 47：1251-1258, 2008]

（松本 卓也）

(6) 心肺運動負荷試験（Cardiopulmonary Exercise Testing：CPX）

■ **目的** [Eur J Cardiovasc Prev Rehabil 16：249-267]
- ◆運動耐容能ならびに呼吸循環機能の評価
- ◆重症度の評価
- ◆運動処方
- ◆治療の効果判定

■ **評価方法**
- ◆測定者：医師の監視下で行い，循環器専門医や心臓リハビリテーション指導士などが望ましい [日本循環器学会：心血管疾患におけるリハビリテーションに関するガイドライン（2012年改訂版）]
- ◆運動機器の選定（**表 55**）

表 55　CPX における自転車エルゴメータとトレッドミルの比較

	自転車エルゴメータ	トレッドミル
最高酸素摂取量	低い	高い
仕事率の測定	可能	不可能
血ガスの測定	容易	困難
心電図のノイズやアーチファクト	少ない	多い
安全性	いくらか安全	安全性が低い？
肥満患者における荷重量	少ない	多い

[Am J Respir Crit Care Med 167：211-277, 2003]

- ◆自転車エルゴメータによる CPX では，運動習慣のない対象者の場合，試験の終了理由が大腿の疲労であることが多く，トレッドミルと比較して最高酸素摂取量（peak $\dot{V}O_2$）が 10～20％低下する [Circulation 122：191-225, 2010]
- ◆歩行や立位バランスの不安定な対象者の場合，自転車エルゴメータが好まれる [Circulation：122：191-225, 2010]
- ◆欧州では自転車エルゴメータ，米国ではトレッドミルが多く用いられ，機械種目の違いは peak $\dot{V}O_2$ および $\dot{V}E/\dot{V}CO_2$ slope の予後予測能に影

響を与えない [Eur J Cardiovasc Prev Rehabil 12：562-567, 2005]

■ 禁忌（表 56）と中止基準（表 57）[Circulation 104：1694-1740, 2001]

表 56　運動負荷試験の禁忌	
絶対禁忌	1. 2 日以内の急性心筋梗塞 2. 内科治療により安定していない不安定狭心症 3. 自覚症状または血行動態異常の原因となるコントロール不良の不整脈 4. 症候性の高度大動脈弁狭窄症 5. コントロール不良の症候性心不全 6. 急性の肺塞栓または肺梗塞 7. 急性の心筋炎または心膜炎 8. 急性大動脈解離 9. 意思疎通の行えない精神疾患
相対禁忌	1. 左冠動脈主幹部の狭窄 2. 中等度の狭窄性弁膜症 3. 電解質異常 4. 重症高血圧* 5. 頻脈性不整脈または徐脈性不整脈 6. 肥大型心筋症またはその他の流出路狭窄 7. 運動負荷が十分行えないような精神的または身体的障害 8. 高度房室ブロック

*原則として収縮期血圧＞200mmHg，または拡張期血圧＞110mmHg，あるいはその両方とすることが推奨されている

表 57　運動負荷の中止基準	
1. 症　状	狭心痛，呼吸困難，失神，めまい，ふらつき，下肢疼痛（跛行）
2. 徴　候	チアノーゼ，顔面蒼白，冷汗，運動失調
3. 血　圧	収縮期血圧の上昇不良ないし進行性低下，異常な血圧上昇（225mmHg 以上）
4. 心電図	明らかな虚血性 ST-T 変化，調律異常（著明な頻脈ないし徐脈，心室性頻拍，頻発する不整脈，心房細動，R on T，心室期外収縮など），Ⅱ～Ⅲ度の房室ブロック

■ 手順 [Am J Respir Crit Care Med 167：211-277, 2003]

1　安静時指標の測定を行う
   - 12 誘導心電図，血圧計，呼気ガス分析装置のマスクを装着し，少なくとも 2 分間の安静をとる
   - 安静時の心電図，心拍数，血圧を測定する
   - 安静時呼気ガス指標を連続記録する
   - 安静時に呼気ガス指標が下記の通りでない場合，ガス校正やマスク装着の確認が必要 [Circulation 122：191-225, 2010]
   - $\dot{V}O_2$：2.5～4.5ml/kg/min
   - ガス交換比（RER）：0.8～1.0（安静時に呼吸様式の異常がある場合，RER＞1.0 を許容してもよい）

2　ウォームアップ運動を 3 分行う
   ◆ ウォームアップは下記の負荷が一般的に用いられるが，きわめて低運動耐容能の患者では，より低負荷に設定する
   - トレッドミル：1～2 km/h
   - 自転車エルゴメータ：10～20 W

3　ウォームアップ後ランプ負荷開始
   ◆ 症候限界による運動時間が 8～12 分となるように個々に合わせた負荷増加率を設定する [Circulation 122：191-225, 2010]
   ◆ 一般的には以下の負荷増加率が用いられるが，きわめて低運動耐容能の患者では，より低い増加率に設定する

- トレッドミル：1分あたり $\dot{V}O_2$ 1〜4 ml/kg/min の増加
- 自転車エルゴメータ：1分あたり 10〜30 W の増加（5 W ランプ負荷も低運動耐容患者では使用される）
- 自転車エルゴメータは 40〜60 rpm で行う
  - ◆ 6分以内で試験が終了となった場合では $\dot{V}O_2$ と仕事量の関係が直線的にならない [Circulation 122：191‐225, 2010]
  - ◆ 運動時間が 12 分より長くなると下肢や臀部の疲労によって試験が終了となることが多く，peak $\dot{V}O_2$ が低くなる [Circulation 122：191‐225, 2010]
  - ◆ ランプ負荷法は，多段階漸増負荷法と比較して呼吸循環代謝の変曲点を認識しやすく安全性も高い [J Am Coll Cardiol 17：1334‐1342, 1991]
4 目的に応じた基準で運動終了
  - ◆ 嫌気性代謝閾値（AT）の決定が主目的であれば，AT の出現を確認したら終了
  - ◆ 症候限界性であれば以下の基準を目安に終了 [Circulation 122：191‐225, 2010, Circulation 126：2465‐2472, 2012]
    - RER≧1.1 であることが望ましい
    - Borg 指数≧17（表 58）
    - 自転車エルゴメータの場合，40 bpm 以上を保てなくなった時
    - 最大酸素摂取量（maximal $\dot{V}O_2$）に到達した場合：運動負荷の上昇にもかかわらず，$\dot{V}O_2$ がプラトーに達した時
    - 運動負荷中止基準（表 57）に合致した事象が起こった時
5 クールダウンを 3 分行った後，6〜8 分の安静をとり心電図と血圧を測定する

表 58　Borg 指数

指数 (Scale)	自覚的運動強度 RPE（Ratings of Perceived Exertion）	運動強度 (%)
20	もう限界	100
19	非常につらい（very very hard）	95
18		
17	かなりつらい（very hard）	85
16		
15	つらい（hard）	70
14		
13	ややつらい（somewhat hard）	55（AT に相当）
12		
11	楽である（fairly light）	40
10		
9	かなり楽である（very light）	20
8		
7	非常に楽である（very very light）	5
6		

■ **CPX の安全性** [Circulation 119：3144-3161, 2009]
  ◆ CPX 中の死亡事故：約 0.005％
  ◆ 入院を要する重症不整脈：≦0.2％
  ◆ 急性心筋梗塞：0.04％
  ◆ 心臓死：0.01％
  ◆ 有害事象は約 1 / 10,000 件

表 59　CPX で起こり得る合併症	
循環器系	徐脈性不整脈 頻脈性不整脈 急性冠症候群 心不全 低血圧，失神，ショック 死亡（非常にまれ，推定頻度は 1 / 10,000 試験中かそれ以下）
循環器系以外	筋骨格外傷 軟部組織損傷
その他	数日間持続する激しい疲労（気分不快） めまい 身体の疼痛

[Circulation 128：873-934, 2013]

■ **CPX 中の呼吸循環応答の変曲点と決定方法**
  ◆ 嫌気性代謝閾値（anaerobic threshold：AT, ventilatory threshold：VT）
  • peak $\dot{V}O_2$ もしくは maximal $\dot{V}O_2$ の 45～65％で起こることが多い
  • 決定方法（図 39）
    ① V-slope 法：$\dot{V}O_2$ の増加に対して $\dot{V}CO_2$ の増加が急峻となる点（横軸に $\dot{V}O_2$，縦軸に $\dot{V}CO_2$ を取った時に現れる変曲点）
    ② RER が最低値から上昇する点
    ③ $\dot{V}E/\dot{V}CO_2$ の上昇がなく $\dot{V}E/\dot{V}O_2$ が上昇し始める点
    ④ $P_{ET}CO_2$ の減少がなく，$P_{ET}O_2$ が上昇する点
  • 上記の AT 決定方法を単独で用いる場合，約 5～10％のばらつきが生じるため，いくつかの決定方法を組み合わせるのがよい [Eur J Appl Physiol 72：387-393, 1996]
  • トークテスト：簡便な AT 推定方法．運動中に短い文章を読ませて，息が切れながらも読み切れるレベルが AT に相当する [Med Sci Sports Exerc 36：1632-1636, 2004]
  ◆ 呼吸性代償開始（respiratory compensation point：RC point）
  • 意義：運動終了近くに出現し，$\dot{V}CO_2$ の上昇に対して換気量がさらに上昇するレベル
  • 決定方法：$\dot{V}E/\dot{V}CO_2$ が上昇し，$P_{ET}CO_2$ が低下するポイント（図 39）

図39 V-slope法(左)と他の決定法(右)によるATおよびRC point

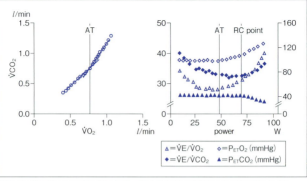

VAT: ventilatory anaerobic threshold, RC point: respiratory compensation point
[Eur J Cardiovasc Prev Rehabil 16: 249-267, 2009]

表60 米国人の参考値

	項目	20〜29歳	30〜39歳	40〜49歳	50〜59歳	60〜69歳	70〜79歳	全患者
男	$\dot{V}O_2$ max (ml/kg/min)	47.6 ± 11.3	43.0 ± 9.9	38.8 ± 9.6	33.8 ± 9.1	29.4 ± 7.9	25.8 ± 7.1	37.9 ± 11.1
	HR max (/min)	190 ± 11	185 ± 11	176 ± 14	168 ± 14	158 ± 17	147 ± 20	174 ± 17
	Peak RER	1.20 ± 0.10	1.18 ± 0.10	1.18 ± 0.10	1.16 ± 0.09	1.15 ± 0.09	1.16 ± 0.10	1.17 ± 0.10
女	$\dot{V}O_2$ max (ml/kg/min)	37.6 ± 10.2	30.9 ± 8.0	27.9 ± 7.7	24.2 ± 6.1	20.7 ± 5.0	18.3 ± 3.6	27.6 ± 9.1
	HR max (/min)	189 ± 12	184 ± 11	176 ± 14	167 ± 15	157 ± 17	147 ± 21	172 ± 18
	Peak RER	1.17 ± 0.10	1.18 ± 1.10	1.17 ± 0.10	1.16 ± 0.10	1.13 ± 0.09	1.13 ± 0.08	1.16 ± 0.10

対象集団:米国の健常成人 "Fitness Registry and the Importance of Exercise: A National Data Base (FRIEND)" から得られた結果 [Mayo Clin Proc 90: 1515-1523, 2015]

表61 年齢・性別の日本人の運動耐容能

			20歳	30歳	40歳	50歳	60歳	70歳	標準偏差	n
自転車エルゴメータ	男	AT	19.5	18.4	17.3	16.4	15.4	14.4	3.41	285
		peak $\dot{V}O_2$	36.8	34.1	31.4	28.7	25.9	23.2	6.35	272
	女	AT	18.0	17.3	16.6	15.9	15.2	14.5	3.09	260
		peak $\dot{V}O_2$	31.5	29.5	27.5	25.6	23.6	21.7	5.42	251
トレッドミル	男	AT	26.4	24.7	22.9	21.2	19.5	17.8	4.49	102
		peak $\dot{V}O_2$	50.9	45.8	40.7	35.6	30.5	25.4	9.78	97
	女	AT	20.8	20.1	19.4	18.7	18.0	17.3	3.11	102
		peak $\dot{V}O_2$	36.5	34.4	32.3	30.2	28.2	26.1	5.20	93

表:負荷装置と年齢別の日本人の運動耐容能。[J Cardiol 61: 71-78, 2013]に示された年齢に対する回帰直線から計算した各年齢における推定値を体重あたりの酸素摂取量(mL/min/kg)で示す
[日本循環器学会. 心血管疾患におけるリハビリテーションに関するガイドライン(2012年改訂版). http://www.j-circ.or.jp/guideline/pdf/JCS2012_nohara_h.pdf(2018年7月閲覧)]

表 62	日本人における CPX 中の血圧および酸素摂取量の予測式			

自転車 エルゴメータ	血圧 (mmHg)	AT	138.7＋0.356×年齢－34.0×性別*＋0.586×年齢×性別*
		Peak	176.0＋0.583×年齢－34.6×性別*＋0.310×年齢×性別*
	酸素摂取量 (m*l*/kg/min)	AT	21.41－0.0994×年齢－2.17×性別*＋0.0312×年齢×性別*
		Peak	42.05－0.268×年齢－7.22×性別*＋0.0811×年齢×性別*
トレッドミル	血圧 (mmHg)	AT	132.7＋0.512×年齢－28.9×性別*
		Peak	188.9＋0.254×年齢－56.3×性別*＋0.584×年齢×性別*
	酸素摂取量 (m*l*/kg/min)	AT	29.82－0.172×年齢－7.61×性別*＋0.102×年齢×性別*
		Peak	61.07－0.510×年齢－20.4×性別*＋0.301×年齢×性別*

*性別：男＝0，女＝1

[J Cardiol 2013：61：71-78]

表 63	CPX 指標による代表的な重症度分類				

重症度/分類・指標	Weber Class [Circulation 76：VI40-45, 1987]			Ventilatory Class [Circulation 115：2410-2417, 2007]	
		peak $\dot{V}O_2$ (m*l*/kg/min)	AT (m*l*/kg/min)		$\dot{V}E/\dot{V}CO_2$ slope
軽度	A	＞20	＞14	I	≦29.9
軽度から中等度	B	16～20	11～14	II	30.0～35.9
中等度から重度	C	10～15	8～11	III	36.0～44.9
重度	D	＜10	＜8	IV	≧45.0

表 64	心疾患と呼吸器疾患における CPX の各指標の特徴	

	心疾患	呼吸器疾患
peak $\dot{V}O_2$	低下	低下
嫌気性代謝閾値	低下	正常か低下
$\Delta\dot{V}O_2/\Delta WR$	低下	正常
peak HR	低下するかもしれない	低下するかもしれない
酸素脈 (peak $\dot{V}O_2$/HR)	しばしば低下	低下するかもしれない
換気予備能 (1－peak $\dot{V}E$/MVV)×100	＞20%	＜15%
運動後 FEV_1	安静時から不変	安静時と比較し低下するかもしれない
PaO_2 あるいは SaO_2	正常	しばしば低下
VD/VT あるいは $\dot{V}E/\dot{V}CO_2$	上昇するかもしれない	しばしば上昇

$\dot{V}O_2$：酸素摂取量，WR：仕事率，HR：心拍数，$\dot{V}E$：分時換気量，MVV：最大換気量，FEV_1：一秒量，PaO_2：動脈血酸素分圧，SaO_2：動脈血酸素飽和度，VD/VT：死腔換気率，VCO_2：二酸化炭素排出量

[Circulation 122：191-225, 2010]

表 65 各指標の意義

指標	意義	正常値もしくは反応
最高酸素摂取量 peak oxygen uptake (peak $\dot{V}O_2$) (ml/kg/min)	• CPX 中の $\dot{V}O_2$ 最高値 • 運動プロトコールに合わせて，CPX 最後の 10～60 秒の平均値で示す • 中枢（心血管および肺）と末梢（骨格筋）の機能によって影響を受ける • 心不全，肺高血圧症，COPD，間質性肺疾患を含む多くの患者で，疾患の重症度を反映する	予測値の≧100％
換気性閾値 ventilatory threshold $\dot{V}O_2$ (VT $\dot{V}O_2$) (ml/kg/min)	• 亜最大 $\dot{V}O_2$ • 嫌気性代謝閾値と関連する • 持続的なに長い時間行える運動負荷量の上限である • 運動処方の強度として広く用いられる値	peak $\dot{V}O_2$ の 50～65％ 遺伝的素因や有酸素運動の継続が影響する
ガス交換比 respiratory exchange ratio (RER)	• RER＝$\dot{V}CO_2/\dot{V}O_2$ • 運動プロトコールに合わせて，CPX 最後の 10～60 秒の平均値で示す • 運動の強度が増大すると，$\dot{V}CO_2$ が $\dot{V}O_2$ を上回り，RER が上昇する • 運動に対する努力度の非侵襲的指標	peak RER≧1.1 が望ましい
$\dot{V}E/\dot{V}CO_2$ slope	• Y 軸にとった VE と X 軸にとった $\dot{V}CO_2$ との関係（傾き） • 通常，CPX 中のすべてのデータを用いて計算する • 肺機能における換気血流均衡性を示す • 心不全，肺高血圧症，COPD，間質性肺疾患を含む多くの患者で，疾患の重症度や診断を反映する	正常値＜30 加齢に伴いわずかに上昇
運動時周期性呼吸変動 exertional oscillatory ventilation(EOV)	• 今のところ国際的な判定基準がない • 安静時 VE の 15％以上の変動幅を有する $\dot{V}E$ の周期的変化が，ランプ負荷試験全体の 60％以上で認められる場合とすることが多い	EOV は，運動に対する異常な換気応答である
呼気終末二酸化炭素分圧 end-tidal PCO_2 PETCO_2 (mmHg)	• 肺機能と心機能との間における換気血流均衡性を示す • 心不全，肺高血圧症，COPD，間質性肺疾患を含む多くの患者で，疾患の重症度を反映する	安静時：36～42mmHg VT まで 3～8mmHg 上昇 VT に続く増加した換気応答の後に低下する
最大運動時の VE/VO_2	• 酸素摂取量に対する換気対価を反映する • ミトコンドリア筋障害を疑う患者で診断有用性がある	≦40 正常反応上限：50
換気予備能 $\dot{V}E$/MVV	• 最大換気量（maximal voluntary ventilation：MVV）は安静時に，12 秒間で最大限の呼吸を繰り返して得られる換気量の合計である • 安静時の 1 秒量（FEV_1）を用いて，MVV＝FEV_1×40 で算出しても良い • 運動を制限する息切れが，呼吸器系の要因であるか否かを判定するのに用いる	peak $\dot{V}E$/MVV ≦0.80
酸素脈 O_2 pulse $\dot{V}O_2$/HR (ml/beat)	• $\dot{V}O_2$ を HR で除した値 • 運動中の一回拍出量を非侵襲的に評価する • 心筋虚血が疑われる患者で運動による左室機能障害を診断するのに有用	運動を通して上昇し続ける 最大運動においてプラトーな場合，異常を疑う
$\Delta\dot{V}O_2$/ΔW (ml/min/W)	• Y 軸にとった $\dot{V}O_2$（ml/min）と X 軸にとった W（Watts）との関係 • 自転車エルゴメータを用いた時に評価できる • 心筋虚血が疑われる患者で運動による左室機能障害を診断するのに有用	運動を通して上昇し続ける 全データを用いた平均値が 10ml/min/W

表65 つづき

心拍数 heart rate (HR) (/min)	• 運動に対する変時不全 (chronotropic in-competence) や心拍応答の評価に用いる • peak HR は変動が大きいため，運動に対する努力の評価として用いているべきではない	1MET 上昇≒10 拍/min 上昇 年齢の予測最大心拍数の 85 %に到達
heart rate recovery (HRR) (/min)	• 最大運動時の心拍数と運動終了 1 分後の心拍数の差 • 副交感神経活動の再賦活化を反映	>12/min
血圧 (mmHg)	• 運動に対する心拍出量と左室後負荷を示す	1MET 上昇≒10mmHg 上昇 最大収縮期血圧上限： 男性 210mmHg 女性 190mmHg 拡張期血圧は不変かわずかに低下する
SpO_2 (%)	• 非侵襲的な動脈血ヘモグロビン飽和度推定 • 肺疾患による運動時呼吸困難の同定に有用 • COPD，間質性肺疾患および肺高血圧症において，SpO_2 低下は疾患重症度を反映する	安静時～運動中≧95 % かつ運動によって>5 %の低下がないこと
心電図	• 調律の安定性を観察し，安静時の異常と運動による虚血を評価する	最小限の波形変化 正常洞調律からの著しい逸脱がないこと
症状の主訴	• 運動を制限する症状を同定する • Borg 指数 (表58) といった定量的指標を用いる • 心不全や心筋梗塞患者では，運動中止理由が異常な呼吸困難の場合，有害事象のリスクが高い	著しい呼吸困難や狭心症状がなく，筋の疲労が制限因子であること

[Circulation 126：2261-2274, 2012]

エビデンスレビュー

> 酸素摂取量 (oxygen uptake：$\dot{V}O_2$)
- 最大酸素摂取量 (maximal $\dot{V}O_2$) は，いわゆる個体の持つ最大の酸素摂取量であるが，心疾患患者などでは最大運動強度まで CPX を続けることが困難であるため，peak $\dot{V}O_2$ を運動耐容能の指標として採用することが多い [Circulation 126：2261-2274, 2012]
- 心不全患者において peak $\dot{V}O_2$≦14 ml/kg/min は，心移植後患者と同等であることから心移植の適応基準の一つとして用いられている [Circulation 83：778-786, 1991]
- Weber の心不全分類 (表63)：$\dot{V}O_2$ による心不全の重症度分類が有名

> 心拍数 (heart rate：HR)
- 運動中の心拍数 (HR) 上昇は，peak $\dot{V}O_2$ の規定因子である [Circulation 123：1010-1020, 2011]
- 運動中の HR 上昇不良は，変時性不全 (chronotropic incompetence) と呼ばれる [Circulation 123：1010-1020, 2011]
- chrnotropic incompetence は，予測最大 HR の 85 %以下あるいは chronotropic index (CI) <0.8 で定義される [JAMA 281：524-529, 1999]
- CI＝(peak HR-rest HR) / (220-age-rest HR) [JAMA 281：524-529, 1999]
- 心不全患者において，CI<0.6 は全死亡の独立した予測因子であり，0.1 低下するごとに死亡リスクが約 1.2 倍上昇する [Eur Heart J 34：2271-2280, 2013]

- peak HR から運動終了 1〜2 分後の HR を引いた値（heart rate recovery, HRR）は，副交感神経活動の指標となり，1 分後および 2 分後の低下値がそれぞれ≦12 bpm および≦22 bpm で予後不良 [N Engl J Med 341：1351-1357，1999]［J Am Coll Cardiol 38：1980-1987，2001］
- 健常成人の全死亡に対する HRR≦12 bpm の予後予測能は，感度 0.56，特異度 0.77，陽性的中率 19%，陰性的中率 95%であった [N Engl J Med 341：1351-1357，1999]

❯ 酸素脈（O_2 pulse, $\dot{V}O_2$/HR）
- 運動負荷試験中の最高酸素脈の予後予測能は，有用であるとするものとそうでないとするものがある [Eur J Heart Fail 16：929-941，2014]
- 最高酸素脈が，年齢予測値の<85%の心不全患者は，peak $\dot{V}O_2$≦ 10 ml/kg/min の患者より予後が不良 [Am J Cardiol 104：554-558，2009]

❯ 分時換気量（minute ventilation：VE）
- 心不全患者や拘束性換気障害患者では，運動開始直後から高 RR および低 TV の rapid shallow breathing pattern を示す [Heart 77：138-146，1997]

❯ 換気当量（$\dot{V}E/\dot{V}CO_2$）
- 心不全患者における $\dot{V}E/\dot{V}CO_2$ は，運動中のガス交換能や換気応答を示しており，病態の重症度を反映し，$\dot{V}E/\dot{V}CO_2$ の上昇は，$P\text{ET}CO_2$（後述）の低下ならびに VD/VT（後述）の上昇に起因する [Eur Heart J 28：673-678，2007]

❯ 換気当量勾配（$\dot{V}E/\dot{V}CO_2$ slope）
- 運動中における $\dot{V}E$ と $\dot{V}CO_2$ の勾配を示したもの
- 心不全，肺高血圧症，閉塞性肺疾患などにおける運動中の過剰換気や換気血流不均衡によって $\dot{V}E/\dot{V}CO_2$ slope は上昇し，高い $\dot{V}E/\dot{V}CO_2$ slope は予後不良の強力な予測因子となる [Heart Fail Rev 18：79-94，2013]
- 慢性心不全患者における，$\dot{V}E/\dot{V}CO_2$ slope の予後予測能は peak $\dot{V}O_2$ と同等か，それ以上である [Am Heart J 160：1004-1014，2010]
- $\dot{V}E/\dot{V}CO_2$ slope は，運動開始時から AT レベル，あるいは最高運動時までの勾配を用いるが，最高運動時までの勾配の方が高値であり，心不全患者においては予後予測能も高い [J Cardiac Fail 6：462-469，2007]
- $\dot{V}E/\dot{V}CO_2$ と同様に，$P\text{ET}CO_2$ の低下ならびに VD/VT の増加によって上昇する [Eur Heart J 28：673-678，2007]
- カットオフ値：さまざまなカットオフ値が提唱されているが，正常上限値 $\dot{V}E/\dot{V}CO_2$ slope<30，$\dot{V}E/\dot{V}CO_2$ slope≧34 または≧36 で心不全患者の予後不良（表 63 の ventilatory class も参照）
- 心不全患者における peak $\dot{V}O_2$ と $\dot{V}E/\dot{V}CO_2$ slope の予後予測能に関する 12 論文のメタアナリシス（表 66）[Am Heart J 160：1004-1014，2010]

表 66　心不全患者における peak $\dot{V}O_2$ と $\dot{V}E/\dot{V}CO_2$ slope の予後予測能

	カットオフの中央値	感度	特異度	曲線下面積（95% CI）
$\dot{V}E/\dot{V}CO_2$ slope	35（32〜45）	0.66	0.73	0.76（0.74〜0.78）
peak $\dot{V}O_2$	14（13〜16）	0.67	0.65	0.72（0.69〜0.75）

> oxygen-uptake efficiency slope (OUES)
- $\dot{V}E$ の $\log_{10}$ 値を X 軸に, $\dot{V}O_2$ を Y 軸にとり, その勾配を表したもの(図40)
- 運動中の換気効率の指標の一つであり, OUES の低下は死亡率増加と関連する [J Cardiac Fail 13:462-469, 2007]
- 亜最大運動負荷までの測定値で算出できるため, 臨床的に有用な指標と考えられている [Circulation 126:2261-2274, 2012]
- カットオフ値:OUES<1.4 の心血管イベントに対する予測精度は, 感度 0.75, 特異度 0.66 であった [J Cardiac Fail 13:462-469, 2007]

図40 健常者と心不全患者における OUES の違い

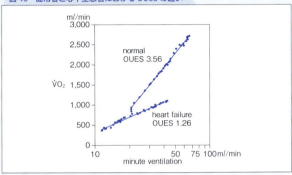

[Curr Respir Med Rev 3:179-187, 2007]

> 運動時周期性呼吸変動 (exertional oscillatory ventilation:EOV)
- $\dot{V}E$ が周期的に変動するパターン
- EOV 有無の決定方法はいくつか提唱されているが, 安静時 $\dot{V}E$ の 15%以上の変動幅を有する $\dot{V}E$ の周期的変化が, ランプ負荷試験全体の 60%以上で認められる場合とすることが多い(図41) [Circulation 126:2261-2274, 2012]
- 睡眠時無呼吸と関連し, 化学受容体の反射異常が交感神経活動を亢進することに起因する [Circulation 113:44-50, 2006]
- 慢性心不全患者では, 重症度と関連し, EOV を有する心不全患者の予後は不良, EOV ありで, 不良アウトカム(死亡, 心移植, LVAD 挿入)のオッズ比 5.48 倍, 予後予測能を示す ROC 曲線の AUC は 0.7435 [Heart Fail Rev 18:79-94, 2013]

図 41 運動中の分時換気量（$\dot{V}E$）

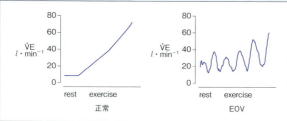

[Circulation 126：2261-2274, 2012]

› 死腔換気率（dead-space ventilation ratio：VD/VT）
- 生理学的死腔をあらわしており，肺胞低換気と肺血流低下の両方の影響を受ける [Curr Heart Fail Rep 11：80-87, 2014]
- VD/VT の上昇は運動耐容能の低下と関連する [Heart 77：138-146, 1997]

› 呼気終末二酸化炭素分圧（end tidal CO_2：$P_{ET}CO_2$）
- 生理学的死腔が増加することで $P_{ET}CO_2$ は低下するため，低心機能や肺高血圧に伴う肺血流量の低下を示している [Chest 119：811-817, 2001]
- 心不全患者における $P_{ET}CO_2$ の低下は，予後予測因子の一つである [Eur Heart J 26：472-480, 2005]
- 心不全患者における心血管イベントを予測するカットオフ値（表 67）[Int J Cardiol 117：103-108, 2007]

表 67 心不全患者における心血管イベントを予測するための $P_{ET}CO_2$ のカットオフ値

	カットオフ値	AUC	感度	特異度
AT	36mmHg	0.82	0.77	0.69
peak	33mmHg	0.80	0.73	0.69

AT：嫌気性代謝閾値，AUC：ROC 曲線の曲線下面積

表 68 CPX 指標の心不全患者における予後予測能比較

	死亡	死亡 or 心移植 or LVAD	死亡 or 心移植 or LVAD or 心不全入院
指標	C index	C index	C index
下記指標の複合スコア	0.77	0.77	0.75
$\dot{V}E/\dot{V}CO_2$ slope≧34	0.71	0.71	0.71
peak $\dot{V}O_2$≦14ml/kg/min	0.64	0.65	0.64
$P_{ET}CO_2$≦33mmHg	0.65	0.63	0.64
OUES＞1.4	0.61	0.61	0.61
HRR≦6bpm	0.57	0.58	0.56

[Am Heart J 156：1177-1183, 2008]

（濱崎 伸明）

18) 疲労・自覚的運動強度（Rating of Perceived Exertion：RPE）

(1) Borg 指数（表 69）

◆主観的な運動強度を定量化するうえで代表的かつ有用な指標であり，運動処方や生活指導などに利用可能

◆息切れ，胸痛，全身疲労および下肢疲労などさまざまな症状の指標として使用可能

◆Borg 指数（オリジナル RPE スケール，Borg RPE scale，カテゴリースケール）：スケールを 6～20 の 15 段階で表示 [Scand J Rehabil Med 2：92-98, 1970]

◆修正 Borg 指数（修正 RPE スケール，Borg CR10 scale，カテゴリー比スケール）：スケールを 0，0.5，1～10 の 12 段階で表示 [Med Sci Sports Exerc 14：377-381, 1982]

■評価手順

1. スケールの数字と言語表記を列記した一覧表を用意
2. 使用前に，スケールを用いてどのような自覚症状（息切れ，胸痛，全身疲労，および下肢疲労など）を評価するか対象者へ説明
3. 対象者へ一覧表を提示し，6 から 20（Borg 指数）まで，もしくは 0 から 10 まで（修正 Borg 指数）のスケールであることを説明
4. 必要に応じて，最小スケール（Borg 指数で 7，修正 Borg 指数で 0）と最大スケール（Borg 指数で 19，修正 Borg 指数で 10）のときの身体状況を補足説明
5. 安静時ならびに運動強度増加時や一定時間経過時に，言葉や指差しで聴取

表 69　Borg 指数と修正 Borg 指数

Borg 指数			修正 Borg 指数		
6			0	何とも感じない	(Nothing at all)
7	非常に楽である	(Very, very light)	0.5	非常に弱い	(Very, very weak)
8			1	やや弱い	(Very weak)
9	かなり楽である	(Very light)	2	弱い	(Weak)
10			3	中程度	(Moderate)
11	楽である	(Fairly light)	4	多少強い	(Somewhat strong)
12			5	強い	(Strong)
13	ややきつい	(Somewhat hard)	6		
14			7	とても強い	(Very strong)
15	きつい	(Hard)	8		
16			9		
17	かなりきつい	(Very hard)	10	非常に強い	(Very, very strong)
18			●	最大，耐えられない	(Maximal)
19	非常にきつい	(Very, very hard)			
20					

日本語訳は，「運動処方の指針（原書第 8 版），p82，2011」「呼吸リハビリテーションマニュアルー運動療法－（第 2 版），p27，2012」「心肺運動負荷テストと運動療法，p268，2004」を参照。

エビデンスレビュー

› Borg 指数は運動強度や心拍数とよく相関し，その点数に 10 を乗ずることで心拍数に近似する [Med Sci Sports Exerc 14：377-381, 1982]

› 修正 Borg 指数は，自覚的運動強度を比率尺度として表すために開発された [Med Sci Sports Exerc 14：377-381, 1982]

› Borg 指数の妥当性に関するメタアナリシスにおいて，重み付けされた平均妥当性係数は，Borg 指数と心拍数が 0.62，血中乳酸が 0.57，％最大酸素摂取量が 0.64，酸素摂取量が 0.63，換気が 0.61，および呼吸数が 0.72 であった [J Sports Sci 20：873-899, 2002]

› Borg 指数では 13.6±1.8，修正 Borg 指数では約 5 が嫌気性代謝閾値（無酸素性作業閾値）相当 [Eur J Appl Physiol 113：147-155, 2013] [J Sports Sci Med 10：130-136, 2011]

› Borg 指数＞18 で最大運動，Borg 指数＞15〜16 で換気閾値を超えたことを示唆 [Circulation 128：873-934, 2013]

› 測定値にはさまざまな要因が影響し，かつ個人差が大きいため，運動強度を決定する際には心拍数や他の身体所見と併用すべき [Exerc Sport Sci Rev 25：407-452, 1997] [J Cardiopulm Rehabil 17：261-267, 1997]

› β遮断薬を内服している者では，運動中の心拍数や修正 Borg 指数の反応が正常反応とは異なり，通常推奨されている運動強度をそのまま処方すると過負荷になることがあるため要注意 [Eur J Prev Cardiol 19：205-212, 2012]

› 運動処方の目安（推奨）

• 一般向け：Borg 指数 12〜16 [Circulation 128：873-934, 2013]

• 健常高齢者：修正 Borg 指数 5〜6（もしくは 7〜8）[Circulation 116：1094-1105, 2007]

• 心血管疾患患者：Borg 指数 11〜13 [日本循環器学会：心血管疾患におけるリハビリテーションに関するガイドライン（2012 年改訂版）]

• 末梢動脈疾患患者：修正 Borg 指数 6〜8 での歩行 [日本循環器学会：心血管疾患におけるリハビリテーションに関するガイドライン（2012 年改訂版）]

• 呼吸器疾患患者：修正 Borg 指数 3〜4 [呼吸リハビリテーションマニュアル−運動療法−（第 2 版），2012]

• 腎疾患患者：Borg 指数 11〜13 [運動処方の指針（原書第 8 版），2011]

（忽那 俊樹）

19) 身体活動量

◆主な身体活動量の評価方法とその特徴を**表70**に示した［科学技術動向 139：23-29, 2013］

◆身体活動量測定のゴールドスタンダードはヒューマンカロリーメータや二重標識水法であるが，日常臨床では手軽に測定できないため，加速度計法，歩数計法，およびアンケート法が頻用される．

表70 身体活動量の測定方法とその特徴

No.	方式	特徴など	測定結果の正確さ	長期間の測定	測定の簡便さ	費用
1	ヒューマンカロリーメータ（エネルギー代謝測定室）	気密構造の部屋の中で24時間過ごし，外部から送り込んだ空気の酸素と二酸化炭素濃度が，滞在者の呼吸により変化することを利用して，1日の総エネルギー消費を測定．人間のエネルギー代謝を最も正確に測ることができる．チャンバーという広さが制限された環境の中でのみ測定可能	◎	△	×	×
2	二重標識水法	活動前に二重標識水（それぞれ水素および酸素の安定同位体である ^2H および ^{18}O を豊富に含む水）を投与し，エネルギー消費量を評価．身体活動量の多い人は酸素を多く使うため，体の水分中の ^{18}O の濃度が速く薄くなることを利用．定期的に尿をとるだけであり，普段通りの生活が可能	◎	△	×	×
3	ダグラスバッグ法	呼気採集用の袋（ダグラスバッグ）を背負って，それと接続した呼吸マスクを付けて活動し，呼気を蓄積し，酸素と二酸化炭素の量から消費エネルギー量を計算	◎	×	×	△
4	ブレスバイブレス法	マスクを付けて，呼吸ごとに酸素と二酸化炭素の濃度，換気量を測定	◎	×	△	△
5	加速度計法	加速度センサを用いて，加速度のパターンから運動の種類・強度を推定して，身体活動量（強度とその持続時間）を推定．比較的精度は良いが，階段の上り下りや荷物運びなどの強度を正しく評価できない場合あり	○	◎	◎	◎
6	歩数計法	身に着けた歩数計に記録された日々の歩数の実績から，身体活動量を推定．歩行速度が極端に遅くなると歩数の誤差が大きくなり，歩行よりも強度の大きい活動は身体活動を過小評価	△	◎	◎	◎
7	アンケート法	記録用紙に生活活動結果を記述し，それを基に身体活動量を推定．記憶違いや運動強度の誤差などで精度の高い推定値を得ることが困難	△	○	○	◎
8	心拍数法	強度が大きい身体活動を行うと，心拍数が亢進することを利用して身体活動強度を推定．心拍数は一人ひとり異なり，身体活動の状況で変化するため適宜キャリブレーションが必要	○	○	○	○
9	熱量計法	体内から発する熱量を上腕などに付けたセンサで測定し，エネルギー代謝量を推定．個人差が大きいため，事前のキャリブレーションが必要	○	○	△	○

［科学技術動向 139：23-29, 2013 より引用改変］

(1) アンケート法

◆身体活動量を評価するアンケートは，世界中に数多く存在する．

◆求めるデータの種類，使用方法（面接，電話，メールなど），調査期間（24時間，週，月，年など），対象者（疾患）への特異性，および十分な妥当性・信頼性といった点を考慮したうえでアンケートを選択する．

◆主要な研究で用いられているアンケートを**表71**に示した．［Circulation 128：2259-2279, 2013］

表 71 主観的な身体活動量の評価方法

名称	項目数	実施方法	合計得点の単位	評価要素	評価領域	設定	対象集団
包括的							
Exercise Vital Sign	2	自己	min/wk	5	2	クリニック	成人
EPIC PAQ	4	自己	min/wk, MET・h^{-1}・wk^{-1}	1, 3, 4	2, 3, 4	コミュニティ	成人
Godin Leisure Time Exercise	4	自己	Total leisure activity score	1, 2, 3	3	職場, コミュニティ	成人, 男性, 女性, 白人, 黒人, アジア人, ラテンアメリカ人, 多発性硬化症患者
Lipid Research Clinics	4	自己, 面接	Activity score	5	3, 4	コミュニティ	成人, 高齢者, 男性, 女性, 白人
Minnesota Heart Health	4	自己	5-Point score	4	3	コミュニティ	成人, 男性, 女性, 白人
Physical Activity Vital Sign	2	自己, 面接	min/wk	5	2	クリニック	成人
Rapid Assessment of Physical Activity	7 (9)	自己, 電話	Activity score	5	2	クリニック, コミュニティ	高齢者
Stanford Usual PAQ	11	面接	Activity score	2	3	コミュニティ	成人, 高齢者, 男性, 女性, 白人
想起							
ARIC-Baecke	16	自己	Work index, nonsport leisure, total score	2, 3	3, 4	コミュニティ	成人, 男性, 女性, 白人
Aerobic Center Longitudinal Study	15	自己	PA index from total energy expenditure in kcal/wk	1, 2, 3, 4	3, 6	コミュニティ	男性, 成人, 高齢者, 白人
BRFSS, 2001	不定	電話, 面接	Continuous or categorical score : min/wk	1, 2, 3, 5	1, 3, 5, 6	コミュニティ	男性, 女性, 成人, 白人, 黒人, ヒスパニック
CARDIA	60	自己	Weighted frequency	2, 3	3, 4	コミュニティ	成人, 男性, 女性, 白人
CHAMPS	33	自己	Activity scores, MET・min^{-1}・wk^{-1}, kcal/wk	1, 2, 3, 4	3	コミュニティ	高齢者, 白人, 男性, 女性
Global PAQ	16	面接	Continuous or categorical score : MET・min^{-1}・wk^{-1}	2, 3, 4, 5	1, 2, 3, 4, 5	コミュニティ	成人
International PAQ short	4	電話, 面接, 自己	Continuous or categorical score : MET・min^{-1}・wk^{-1}	1, 2, 3, 6	3, 4, 5, 6	コミュニティ	成人, 男性, 女性, 高齢者, 白人, 中国人, 日本人, ラテンアメリカ人, ヒスパニック, 黒人
International PAQ long	27	電話, 面接, 自己	Continuous or categorical score : MET・min^{-1}・wk^{-1}	1, 2, 3, 6	3, 4, 5, 6	コミュニティ	成人, 青年, 男性, 女性, 白人, 中国人, 日本人, ラテンアメリカ人, ヒスパニック, 黒人
Kaiser PAQ (KPAS)	75	面接, 自己	Activity index (1-5), total activity index	2, 3, 4	2, 3, 4, 6	コミュニティ	成人, 女性, 妊婦, 白人
LOPAR		面接	MET・h^{-1}・wk^{-1}	1, 2, 3	3, 4, 6	クリニック	成人

表71 つづき							
Pregnancy PAQ	32	自己	MET・h⁻¹・wk⁻¹	2, 3	3, 4, 5, 6	コミュニティ	妊婦, 白人, 黒人, ヒスパニック
Seven-day PA Recall	4-8	面接	MET・min⁻¹・wk⁻¹, MET・h⁻¹・wk⁻¹	1, 2, 3	3, 4	コミュニティ, クリニック	成人, 高齢者, 子ども, 青年, 男性, 女性, 黒人, アジア人, ヒスパニック
Yale PAQ (YPAS)	25	面接	Activity index (kcal/wk), total time index (h/wk), summary index	1, 2, 3, 6	1, 3, 6	クリニック	高齢者, 成人, 男性, 女性, 白人
定量的記録							
Friedenrich Lifetime Leisure	不定	面接	MET・h⁻¹・wk⁻¹, day, month, year	1, 2, 3	3, 4, 6	リカバリーグループ	成人, 高齢者, 女性, 白人, アジア人
Minnesota LTPA	63	面接	Total metabolic activity index	4	3, 6	コミュニティ, 軍	高齢者, 成人, 男性, 女性, 白人, スペイン人, 黒人
Modifiable Activity Questionnaire	不定	面接, 自己	h/wk, MET・h⁻¹・wk⁻¹	2, 3, 4	3, 4	コミュニティ	成人, 男性, 女性, ネイティブアメリカン, 白人, イラン人
Tecumseh Self-Administered Occupational PAQ	29	自己	Work activity units, transportation activity units, walking, bicycling, stair activity units	6	4	コミュニティ	成人, 男性, 女性, 白人, 黒人

ARIC：Atherosclerosis Risk in Communities, BRFSS：Behavioral Risk Factor Surveillance Survey, CARDIA：Cardiovascular Risk Development in Young Adults, CHAMPS：Community Healthy Activities Model Program for Seniors, EPIC：European Prospective Investigation Into Cancer and Nutrition, KPAS：Kaiser Physical Activity Survey, LOPAR：Low-level physical activity recall, LTPA：leisure-time physical activity, MET：metabolic equivalent, PA：physical activity, PAQ：physical activity questionnaire, and YPAS：Yale Physical Activity Survey

評価要素：1＝強度, 2＝頻度, 3＝持続時間, 4＝総身体活動量, 5＝身体活動ガイドライン対応, 6＝エネルギー消費量

評価領域：1＝ウォーキング, 2＝生活様式, 3＝余暇時間, 4＝職業, 5＝移動, 6＝家事

[Circulation 128：2259-2279, 2013 より引用改変]

■ 汎用されるアンケート
■ Exercise Vital Sign (表72) [Med Sci Sports Exerc 44：2071-2076, 2012]
◆ 質問は2項目から構成され, 平均して1分未満で回答可能
◆ 2017年2月の時点では, 妥当性と信頼性が確保された日本語版は作成されていない.

表72　Exercise Vital Sign (著者が翻訳)
質問1)　平均すると, 中等度から激しい運動 (きびきびとした歩行のような) を行う日は, 週に何日ありますか？   質問2)　平均すると, そのような強さの運動を1日あたり何分間行いますか？   ◎ Exercise Vital Sign のスコアリングとカテゴリー化の方法   質問1は, 0日, 1日, 2日, 3日, 4日, 5日, 6日, 7日の中から選択.   質問2は, 0分, 10分, 20分, 30分, 40分, 50分, 60分, 90分, 120分, 150分以上の中から選択.   スコア (分/週) ＝質問1 (日/週) ×質問2 (分/日)   ・inactive：スコア＝0分/週   ・insufficiently active：0分/週＜スコア＜149分/週   ・sufficiently active：スコア≧150分/週

■ Physical Activity Vital Sign（表 73）[J Phys Act Health 7：571-576, 2010]

- ◆ 質問は 2 項目から構成され，30 秒未満で回答可能
- ◆ 2017 年 2 月の時点では，妥当性と信頼性が確保された日本語版は作成されていない

表 73　Physical Activity Vital Sign（著者が翻訳）

質問 1)　この 1 週間では，普段よりもあなたの心臓が速く鼓動したり，呼吸が激しくなったりするような身体活動を 30 分以上行った日は何日ありましたか？
質問 2)　典型的な 1 週間では，そのような活動を行う日は何日ありますか？
◎ Physical Activity Vital Sign のスコアリング
質問 1，質問 2 ともに，0 日，1 日，2 日，3 日，4 日，5 日，6 日，7 日の中から選択

■ 国際標準化身体活動質問票（International Physical Activity Questionnaire：IPAQ）[Med Sci Sports Exerc 35：1381-1395, 2003]［厚生の指標 49：1-9, 2002]（表 74）

- ◆ 全世界において統一された基準で身体活動量を評価するために WHO が開発した質問紙
- ◆ 近年の研究では，最も広く用いられている質問紙の一つ [Sports Med 40：565-600, 2010]
- ◆ 質問数（long version，short version），調査方法（電話インタビュー，自己記入），および身体活動の期間（最近 7 日間，平均的な 1 週間）それぞれの組み合わせにより，合計 8 種類の質問表が存在する
- ◆ 日本語に翻訳され，その妥当性と信頼性が保証されている［厚生の指標 49：1-9, 2002]
- ◆ IPAQ と客観的な身体活動量や身体機能との相関は許容される基準よりも弱く，IPAQ は加速度計よりも身体活動量を過大評価するため [Int J Behav Nutr Phys Act 8：115, 2011]，質問紙から身体活動量を推定する限界を知ったうえで使用すべきである

表 74　IPAQ 日本語版（short version）

回答にあたっては以下の点にご注意下さい
　◆ **強い身体活動**とは，身体的にきついと感じるような，かなり呼吸が乱れるような活動を意味します．
　◆ **中等度の身体活動**とは，身体的にやや負荷がかかり，少し息がはずむような活動を意味します．
　以下の質問では，1 回につき少なくとも 10 分間以上続けて 行う身体活動についてのみ考えて，お答え下さい．

質問 1a　この 1 週間では，**強い**身体活動（重い荷物の運搬，自転車で坂道を上ること，ジョギング，テニスのシングルスなど）を行った日は何日ありましたか？
　　　　　□ 週＿＿日
　　　　　□ ない（→質問 2a へ）

質問 1b　強い身体活動を行った日は，平均で，1 日合計してどのくらいの時間そのような活動を行いましたか？
　　　　　1 日＿＿時間＿＿分

質問 2a　この 1 週間では，**中等度の**身体活動（軽い荷物の運搬，子供との鬼ごっこ，ゆっくり泳ぐこと，テニスのダブルス，カートを使わないゴルフなど）を行った日は何日ありましたか？　**歩行やウォーキングは含めないで**お答え下さい．
　　　　　□ 週＿＿日
　　　　　□ ない（→質問 3a へ）

質問 2b　中等度の身体活動を行った日には，平均で，1 日合計してどのくらいの時間そのような活動を行いましたか？
　　　　　＿＿時間＿＿分

表74	つづき

質問 3a	この 1 週間では，10 分間以上続けて**歩く**ことは何日ありましたか？　ここで，歩くとは仕事や日常生活で歩くこと，ある場所から場所に移動すること，あるいは趣味や運動としてのウォーキング，散歩など，全てを含みます． □ 週____日 □ ない（→質問 4 へ）
質問 3b	そのような日には，平均で，1 日合計してどのくらいの時間歩きましたか？ ____時間____分
質問 4	最後の質問は，毎日座ったり寝転んだりして過ごしている時間（仕事中，自宅で，勉強中，余暇時間など）についてです．すなわち，机に向かったり，友人とおしゃべりをしたり，読書をしたり，座ったり，寝転んでテレビを見たり，といった全ての時間を含みます．なお，睡眠時間は**含めない**で下さい． 平日には，平均で，1 日合計してどのくらいの時間**座ったり寝転んだりして**過ごしましたか？ 1 日____時間____分

◎ IPAQ 日本語版（Short version）のスコアリング
• MET−分/週の算出
  <u>1 週間あたりの合計身体活動量（MET−分/週）</u>
  = {8×質問 1a（日）×質問 1b（分）} + {4×質問 2a（日）×質問 2b（分）}
  　　　　　　　　　　　　　　　　　　　　　　　+ {3.3×質問 3a（日）×質問 3b（分）}
• 消費エネルギーの算出
  <u>1 週間あたりの合計消費エネルギー（kcal/週）</u>
  ＝身体活動量（MET−分/週）×3.5（ml/kg/分）×0.005（kcal/ml）×体重（kg）

（2）加速度計法

◆ 加速度計による身体活動量評価は，二重標識水法よりも導入コストが低く，ブレスバイブレス法よりも対象者の負担が小さい

◆ 歩数計法やアンケート法による評価と比べて，エネルギー消費量との相関が高い

◆ 身体活動量を算出するためのアルゴリズムは多様で，加速度計の機種ごとに独自性を有している

◆ 加速度計の機種ごとの特徴をよく理解し，目的に応じた機種を選定することは質の高い評価を行ううえで重要な要素である

◆ 加速度計は検出軸数によって 1 軸から 3 軸のセンサがあり，軸数が多くなれば測定精度が向上する

◆ 米国の代表的な研究である米国国民健康栄養調査（National Health and Nutrition Examination Survey：NHANES）では，2003 年から加速度計（ActiGraph 7164）による測定を開始し数多くの研究成果が出ているため，ActiGraph を用いた身体活動測定および解析手順が国際的標準になりつつある [Med Sci Sports Exerc 40：181–188, 2008]

◆ 国際的な研究で使用されている加速度計を**表75** に示した [Circulation 128：2259–2279, 2013]

表75 国際的な研究で頻用されている加速度計の例

	Actical	ActiGraph	ActivPAL	GENEActiv	Lifecorder Plus	RT3
サイズ	29×37×11mm	4.6×3.3×1.5cm	53×35×7mm	43×40×13mm	7.25×4.2×1.8cm	7.1×5.3×2.8cm
重量(g)	16	19	15	14	48	65
バッテリー	CR2025 lithium	Recharge able lithium	Recharge able lithium	Recharge able lithium	CR2032 lithium	AAA battery
メモリー	32 MB	16 MB	16 MB	500 MB	128 kB	N/A
記録時間	生データ:12日,歩数:194日	生データ:40日(30 Hz)	8日	45日(10 Hz),7日(100 Hz)	LCD表示:7日内部メモリー:60日	3時間〜21日
サンプリングモード	生データ+歩数,1・2・5・15・30・60秒(カウント)	生の加速度	生の加速度	生の加速度	歩数,強度1(低)〜9(高),生の加速度から独自のアルゴリズム	カウント
インターフェイス	USB	USB	USB	USB	USB	USB with docking unit
軸数	全方位	3軸	1軸	3軸	1軸	3軸
装着部位	腰部,手首,足首	腰部,手首,足首	大腿部	手首,足首,腰部,大腿部	腰部	腰部
評価項目	身体活動量,エネルギー消費量,歩数	エネルギー消費量,歩数,身体活動強度,体位	座位/臥位,立位時間,歩数,歩調,姿勢変換の回数,METs時,身体活動レベル	身体活動量,活動タイプ,姿勢	歩数,中等度〜高強度の身体活動,総エネルギー消費量	エネルギー消費量,METs,活動カウント
データ処理のためのソフトウェア	Respironics Actiware 5	Actilife 6	activPAL 5.8	GENEActivPC Software	Physical activity analysis software	RT3 Assist Software
費用	モニター$450,付属品$950	モニター$249,付属品$1249	モニター$616,付属品$1386	$270	$129.95	$300

LCD：liquid crystal display, MET：metabolic equivalent, N/A：information not readily available, USB：universal serial bus

[Circulation 128：2259-2279, 2013 より引用改変]

(3) 歩数計法

- ◆ 歩数計は，モーションセンサーを用いて規則的な歩行動作を測定するために設計された機器である
- ◆ シンプルな歩数計は歩数や推定距離を定量化するが，最近では内蔵時計やメモリー機能の搭載，異なる活動強度の識別が可能といった多機能な歩数計も発売されている
- ◆ 機種によって歩数が大きくばらつくため[Med Sci Sports Exer 36：331-335, 2004]，正確性の高い機種を選定することは質の高い評価を行ううえで重要な要素である
- ◆ 歩数計を用いて測定される歩数は低速歩行において過小評価され，歩行距離やエネルギー消費量の測定誤差が大きい[Med Sci Sports Exer 35：1455-1460, 2003]
- ◆ 歩数計の装着は使用者の身体活動に対するモチベーションを向上させることで，身体活動量を有意に増加させ，body mass index や血圧を低下させる[JAMA 298：2296-2304, 2007]
- ◆ 国際的な研究で使用されている歩数計を表76に示した[Circulation 128：2259-2279, 2003]

表76 国際的な研究で頻用されている歩数計の例

	StepWatch	Omron (HJ-720ITC)	New Lifestyles (NL-2000i)	Yamax (CW 700)
サイズ	75×50×20mm	53×15×74mm	5.7×1.9×4.4cm	5.1×1.9×3.8cm
重量(g)	38	32	14	36
バッテリー	Lithium	CR2032	CR-20	CR-2032
記録時間	2ヵ月	41日	7〜14日	7〜14日
センサー	加速度計	加速度計	加速度計	バネ/レバー
装着部位	足首	腰部, ポケット, 胸部	腰部	腰部
評価項目	歩数, 歩行指標	歩数, 有酸素の歩数, エネルギー消費量, 距離	歩数, 距離, エネルギー消費量	歩数, 活動時間, 距離, エネルギー消費量
接続	PC	PC/USB	なし	なし
費用	$2,000	$59	$70	$24

PC：personal computer, USB：universal serial bus

[Circulation 128：2259-2279, 2013 より引用改変]

■日本人の中央値

表77 IPAQ で評価した身体活動強度別の中央値

	65〜74 歳		75〜89 歳	
	男性	女性	男性	女性
高強度 (分/週)	0.0 (0.0, 156.2)	0.0 (0.0, 21.7)	0.0 (0.0, 90.0)	0.0 (0.0, 0.0)
中強度 (分/週)	65.0 (0.0, 250.0)	0.0 (0.0, 116.0)	0.0 (0.0, 208.0)	0.0 (0.0, 104.0)
歩行 (分/週)	360.0 (150.0, 630.0)	360.0 (120.0, 622.5)	360.0 (150.0, 720.0)	210.0 (112.5, 360.0)
座位 (時間/日)	3.0 (2.0, 5.0)	3.0 (2.0, 5.0)	4.0 (2.5, 6.0)	4.0 (2.3, 5.8)
IPAQ 合計 (MET-分/週)	2,160.9 (1,180.6, 4,108.7)	1,452.2 (724.5, 2,686.8)	2,194.5 (1,155.0, 3,714.2)	1,187.9 (643.7, 1,712.6)

*データは中央値 (25 パーセンタイル, 75 パーセンタイル) で表示.

[J Epidemiol 21：459-465, 2011 より引用改変]

表78　加速度計で評価した身体活動強度別の中央値

		歩数（歩/日）	身体活動強度（分/日）		
			座位行動	低強度	中強度〜高強度
男性	65〜69 歳	5,767 (4,179〜8,021)	458.5 (132.6)	297.2 (88.9)	53.3 (31.0〜69.8)
	70〜74 歳	4,550 (3,229〜6,538)	492.6 (137.0)	272.6 (90.6)	34.7 (21.3〜53.2)
	75〜79 歳	4,174 (2,655〜6,101)	493.8 (111.6)	278.2 (77.3)	25.9 (13.0〜44.0)
	80 歳以上	2,986 (1,694〜4,716)	516.7 (122.4)	253.2 (95.4)	14.2 (7.1〜32.1)
女性	65〜69 歳	5,583 (3,815〜7,527)	413.6 (111.6)	384.4 (85.1)	54.9 (35.6〜83.8)
	70〜74 歳	4,925 (3,374〜6,713)	424.8 (106.9)	375.4 (82.6)	40.8 (26.8〜66.0)
	75〜79 歳	3,778 (2,407〜5,565)	433.5 (110.4)	355.4 (85.6)	33.3 (15.9〜55.1)
	80 歳以上	2,436 (1,351〜3,729)	468.2 (119.2)	327.8 (92.6)	18.5 (7.7〜34.8)

[J Sports Sci Med 14：507-514, 2015 より引用改変]

表79　歩数計で評価した歩数の平均値と運動習慣

		歩数（歩/日）		運動習慣（%）	
		平均値	標準偏差	有	無
男性	20〜29 歳	8,015	5,212	18.9	81.1
	30〜39 歳	8,488	5,093	13.1	86.9
	40〜49 歳	7,773	4,564	21.6	78.4
	50〜59 歳	7,745	4,373	20.1	79.9
	60〜69 歳	7,037	4,311	36.1	63.9
	70 歳以上	5,276	4,011	42.6	57.4
女性	20〜29 歳	7,028	4,433	10.1	89.9
	30〜39 歳	6,467	3,322	10.4	89.6
	40〜49 歳	6,947	3,978	13.0	87.0
	50〜59 歳	6,936	3,615	18.6	81.4
	60〜69 歳	6,239	3,511	32.9	67.1
	70 歳以上	4,195	3,300	36.3	63.7

歩数が 100 歩未満，50,000 歩以上の者は除外.
「運動の習慣有」：1 回 30 分以上の運動を週 2 回以上実施し，1 年以上継続していると回答した者.
[国民健康・栄養調査（平成 26 年）より引用改変]

エビデンスレビュー

身体活動量全般にかかわるエビデンス

› Lancet 誌は 2012 年のロンドンオリンピック開催 2 週間前に，身体活動の不足に関する特集を組み，身体活動不足は世界的な大流行（パンデミック）の状態であること，その悪影響はタバコと同等であること，年間 530 万人が身体活動不足を原因として死亡していること，を報告し，2016 年の特集ではその改善が不十分であり，産業界を含めた対策のスケールアップが必要であることを述べている [Lancet 380：187-306, 2012] [Lancet 388：1249-1348, 2016]

表80　成人における身体活動の健康上の有益な効果

◎発症率減少に強いエビデンス
- 死亡率
- 冠動脈疾患
- 高血圧
- 脳卒中
- メタボリックシンドローム
- 2型糖尿病
- 乳癌
- 大腸癌
- うつ病
- 転倒

◎強いエビデンス
- 心肺および筋のフィットネスの増進
- 体重と体組成の健全化
- 骨の健康の改善
- 機能的健康の改善
- 認知機能の改善

[Lancet 380：219-229, 2012 より引用改変]

> 身体活動の推進に関する重要な声明文として，国際的には世界保健機関の Global recommendations on physical activity for health [WHO 2010]，アメリカスポーツ医学会およびアメリカ心臓協会の "Physical activity and public health" [Circulation 116：1081-1093, 2007] と "Physical activity and public health in older adults" [Circulation 116：1094-1105, 2007]，国内では厚生労働省の健康づくりのための身体活動基準 2013 [厚生労働省 2013] などがある.

表81　アメリカスポーツ医学会とアメリカ心臓協会による身体活動に関する勧告の要約

- 18～65歳のすべての健康な成人は，中等度強度の有酸素運動を1日30分以上，週5日，あるいは激しい活動を1日20分以上，週3日実施する必要がある．[Ⅰ(A)]
- この勧告を満たすために中等度と激しい強度の運動を組み合わせて実施してもよい．[Ⅱa(B)]
- 中等度強度の有酸素活動は1回10分以上で合計30分としてもよい．[Ⅰ(B)]
- 成人は筋力と筋持久力を維持または増進する運動を，週2日以上実施する．[Ⅱa(A)]
- 身体活動と健康との量-反応関係から，自身の体力をさらに向上させ，慢性疾患と能力障害に対するリスクを減少させ，あるいは不健康な体重増加を防ぎたいと希望する人は，勧告されている最低限の身体活動量を超えて実施するとよい．[Ⅰ(A)]

[Circulation 116：1081-1093, 2007 より引用改変]

表82　厚生労働省による健康づくりのための身体活動基準 2013 の要約

◎ 18～64歳の基準
- [身体活動（生活活動・運動）の基準] 強度が3メッツ以上の身体活動を23メッツ・時/週行う．具体的には，歩行またはそれと同等以上の強度の身体活動を毎日60分行う
- [運動の基準] 強度が3メッツ以上の運動を4メッツ・時/週行う．具体的には，息が弾み汗をかく程度の運動を毎週60分行う

◎ 65歳以上の基準
- [身体活動（生活活動・運動）の基準] 強度を問わず，身体活動を10メッツ・時/週行う．具体的には，横になったままや座ったままにならなければどんな動きでもいいので，身体活動を毎日40分行う

◎全年齢層における身体活動（生活活動・運動）の考え方
- 現在の身体活動量を，少しでも増やす．例えば，今より毎日10分ずつ長く歩くようにする

[厚生労働省 2013 より引用改変]

> 長時間座位および身体活動量と全死因死亡との関連を検討したメタアナリシス [Lancet 388：1302-1310, 2016]
- 2015年10月までに発表された14編と未発表の2試験を採用
- すべてのデータは，1日の座位時間で4分類（<4，4～6，6～8，>8時間/日），1日のテレビ視聴時間で4分類（<1，1～2，3～4，≧5時間/日），および身体活動量（MET時間/週）で四分位に分類された

- 座位時間と全死因死亡との関連を検討した13試験（1,005,791例，追跡期間2〜18.1年，死亡84,609例）では，参照群（座位時間＜4時間/日，身体活動量＞35.5 MET時間/週）と比較して，身体活動量の低い第2四分位群と第1四分位群において死亡率が12〜59％高かった
- 身体活動量が多ければ，座位時間と全死因死亡との関連は認めず，第4四分位群では最も座位時間の長い＞8時間/日群のハザード比が1.04（95％信頼区間0.99〜1.10）であった
- 身体活動量が低くなるほどその関連性は強まり，第1四分位群内では座位時間の最も短い＜4時間/日群と比較して最も長い＞8時間/日群においてハザード比が1.27（95％信頼区間1.22-1.31）と顕著なリスク増大を認めた
- テレビの視聴時間と全死因死亡との関連を検討した6試験（465,450例，死亡43,740例）では，座位時間と身体活動量の最高分位群を除けば，視聴時間が3時間以上で顕著な死亡リスク増大を認めた
- 身体活動の第4四分位群でも，視聴時間が5時間以上になると死亡リスクの増大を認め，ハザード比は1.16（95％信頼区間1.05-1.28）と顕著に高値であった
> 身体活動量と5疾病（乳癌，大腸癌，糖尿病，虚血性心疾患，虚血性脳卒中）の発症リスクについて用量依存の関連を定量化したメタアナリシス [BMJ : 354 : i3857, 2016]
- 1980〜2016年2月にかけて発表された174編（149,184,285 total person years of follow-up，乳癌35編，大腸癌19編，糖尿病55編，虚血性心疾患43編，虚血性脳卒中26編，重複あり）を採用
- 身体活動量が高値であるほど，すべてのアウトカムについてリスクが有意に低かった
- 例えば糖尿病リスクは，身体活動のない者と比較して600 MET分/週（WHOの最小推奨値）の者では2％低下，600MET分/週から3,600MET分/週へと増えるにつれて19％まで低下したが，それよりも多いと得られる利益は少なくなり，9,000MET分/週から12,000MET分/週へと増える間に低下したリスクはわずか0.6％であった
- 身体活動量を4群（＜600，600〜3,999，4,000〜7,999，≧8,000MET分/週）に分類したところ，身体活動量が不十分な者（＜600MET分/週）と比較して活動的な者（≧8,000MET分/週）では，疾患発症のリスクが乳癌で14％，大腸癌で21％，糖尿病で28％，虚血性心疾患で25％，および虚血性脳卒中で26％減少することが示された

アンケート法による身体活動量のエビデンス

> 急性冠症候群：IPAQを用いて調査した身体活動において活動的な患者は不活動な患者と比べて，院内死亡率と退院後30日以内の心血管イベントのリスクがそれぞれ0.56倍と0.80倍 [J Am Coll Cardiol 51 : 2034-2039, 2008]
> 心臓弁手術後：IPAQを用いて調査した身体活動レベルが中等度〜高い患者は低い患者と比べて，再入院のリスクは変わらないが，死亡リスクが81％減少 [Heart 102 : 1388-1395, 2016]
> 特発性肺線維症：IPAQを用いて調査した身体活動量が417 MET-分/週以下の患者は417 MET-分/週より多い患者と比べて，死亡リスクが9.7倍 [J Clin Med 5 : 73, 2016]

› 慢性閉塞性肺疾患：Exercise Vital Sign を用いて調査した中強度以上の身体活動量は 30 日以内のあらゆる原因による再入院を予測 [Ann Am Thorac Soc 5 : 695-705, 2014]

加速度計法および歩数計法による身体活動量のエビデンス

› 地域在住者：40 歳以上の地域在住者において，中強度および中強度～高強度の身体活動量が第 1 四分位数 (3.7 分/日および 3.8 分/日) よりも高値であるほど全死因死亡と心血管疾患による死亡のリスクが減少 [Am J Epidemiol 184 : 621-632, 2016]

› 冠動脈疾患：低強度～高強度の身体活動量が 60 分/日多いと全死因死亡のリスクが 16％減少 [Clin Cardiol 39 : 165-169, 2016]

› 心不全：歩数が 4,890 歩/日未満の患者は 4,890 歩/日以上の患者と比べて心疾患による死亡リスクが 2.28 倍 [Am J Cardiol 111 : 1767-1771, 2013]

› 末梢動脈疾患：身体活動量が低値である第 1 四分位群の患者は第 4 四分位群の患者と比べて，全死因死亡と心血管疾患による死亡 (もしくは心血管イベント) のリスクがそれぞれ 3.48 倍と 2.10 倍 [Circulation 114 : 242-248, 2006]

› 慢性閉塞性肺疾患：歩数が 1,845 歩/日多いと全死因死亡のリスクが 51％減少 [Chest 140 : 331-342, 2011]

› 慢性腎臓病：座位行動，低強度および中強度～高強度の身体活動量が 2 分/時間多いと死亡リスクがそれぞれ 16％増加，39％減少，85％減少 [Clin J Am Soc Nephrol 10 : 1145-1153, 2015]

› 血液透析：歩行動作以上の強度の身体活動量が 10 分/日多いと全死因死亡のリスクが 22％減少 [Clin J Am Soc Nephrol 7 : 2010-2016, 2012]

(忽那 俊樹)

20) サルコペニア

(1) 身体機能計測による評価

◆ サルコペニアは，進行性および全身性の骨格筋量および骨格筋力の低下を特徴とする症候群であり，身体的な障害や生活の質の低下，および死などの有害な転帰のリスクを伴うものと定義される [Age Ageing 39 : 412-423, 2010]

表 83　サルコペニアの診断基準

診断は基準 1 とその他 (基準 2 か 3) に基づく
1. 筋肉量の低下 2. 筋力の低下 3. 身体能力の低下

[Age Ageing 39 : 412-423, 2010]

■ 提唱されているサルコペニアの診断アルゴリズム

◆ EWGSOP：European Working Group on Sarcopenia in Older People (図 42) [Age Ageing 39 : 412-423, 2010]

◆ IWGS：International Working Group on Sarcopenia [J Am Med Dir Assoc 12 : 249-256, 2011]

◆ AWGS：Asian Working Group for Sarcopenia (図 43) [J Am Med Dir Assoc 15 : 95-101, 2014]

119

◆FNIH：Foundation for the National Institutes of Health [J Gerontol A Biol Sci Med Sci 69：547-558, 2014]

図42　EWGSOPの推奨する診断アルゴリズム

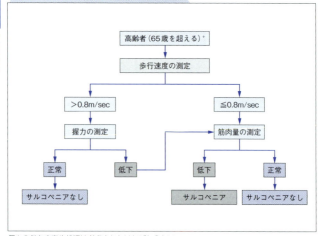

個々の併存疾患や状況は考慮されなければならない．
+このアルゴリズムはリスクを有する若年者にも適応してよい．
[Age Ageing 39：421-423, 2010]

図43　AWGSの提唱する診断アルゴリズム

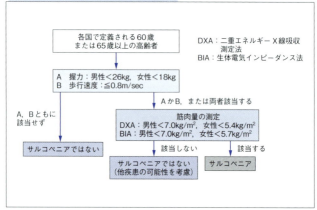

[J Am Med Dir Assoc 15：95-101, 2014]

表84 サルコペニア診断の基準値

基準	測定方法	EWGSOP	IWGS	AWGS	FNIH
筋肉量	DXA法	男性：7.26kg/m² 女性：5.5kg/m²	男性：7.23kg/m² 女性：5.67kg/m²	男性：7.0kg/m² 女性：5.4kg/m²	男性：<19.75kg(or 筋肉量/BMI<0.789) 女性：<15.02kg(or 筋肉量/BMI<0.512)
	BIA法	男性：8.87kg/m² 女性：6.42kg/m²		男性：7.0kg/m² 女性：5.7kg/m²	
筋力	握力	男性：<30kg 女性：<20kg		男性：<26kg 女性：<18kg	男性：<26kg(or 握力/BMI<1.0) 女性：<16kg(or 握力/BMI<0.56)
身体能力	歩行速度	≤0.8m/sec	≤1.0m/sec	≤0.8m/sec	

■ **筋肉量の評価** [サルコペニア診療マニュアル，MEDICAL VIEW]

◆ 四肢筋量指数 [skeletal muscle index：SMI(kg/m²)] ＝四肢の骨格筋重量 (kg) ÷身長 (m) の二乗

◆ 筋肉量の低下：健康な若年成人 (18歳以上40歳未満) の平均－2SD

◆ コンピュータ断層撮影 (computed tomography：CT)

• X線を利用して身体内部を画像化する

• 検査機器が高価．放射線被曝の問題がある

◆ 磁気共鳴画像 (magnetic resonance imaging：MRI)

• 強力な磁気の力を利用して身体内部を画像化する

• 検査機器が高価．撮像に30分以上要する

◆ 二重エネルギーX線吸収測定法 (dual-energy X-ray absorption：DXA)

• 放射線が物質内を通過する際の減衰率を利用して測定する

• 2種類の強さのX線を生体に照射し，それぞれの減衰率から骨塩量，脂肪量，除脂肪量を測定する

• 簡便性，安全性，妥当性のバランスが高く，サルコペニア判定のための標準法として推奨されている

• 被曝量も胸部X線の1/10程度であり，測定時間は5分程度である．

◆ 生体インピーダンス解析 (bioelectrical impedance analysis：BIA)

• 生体に微弱な交流電流を流すことで組織の電気抵抗を計測し，電気抵抗の違いから身体組成 (脂肪，筋肉，骨) を測定する．

• 体液量に左右されやすいため日内変動が大きく，推定のアルゴリズムが明らかにされておらず機種差が大きいなどの課題がある．

• 安全かつ廉価に四肢筋量を測定できることが大きな利点

◆ 下腿周囲長 Calf circumference (CC)

3．四肢周囲長 (p42) を参照

◆ CTとMRIは，画像の解像度が高く，部位別の筋肉量を定量化する最も正確な方法であり，筋肉量を算出するゴールドスタンダードであるが，臨床診療には不向き

◆ アジアにおけるSMI簡易推定式による方法 (SMI：DXA法による骨格筋指数)

表85 一般人および肥満者を対象としたサルコペニア簡易推定式

	Prediction equations（kg/m²）	R^2	F値	P値
男性	SMI＝0.326×BMI−0.047×腹囲−0.011×年齢＋5.135	0.68	128.31	<0.0001
女性	SMI＝0.156×BMI＋0.044×握力 −0.010×腹囲＋2.747	0.57	295.4	<0.0001
肥満（BMI＞25）	SMI＝0.034×握力＋0.162×下腿周囲長−1.190×性別＋1.973	0.82	62.6	<0.0001

［体力科学 59：291-302，2010］［肥満研究：21：167-176，2015］

◆ SMI＝（0.193×体重＋0.107×身長−4.157×性別−0.037×年齢−2.631）÷身長2乗 ［Asia Pac J Clin Nutr 20：551-556, 2011］
◆ 現在，DXA と BIA を用いて測定した筋肉量にてサルコペニアを診断することが一般的

■ 筋力
◆ 握力：12）筋力，（1）握力（p61）を参照

■ 身体能力
◆ 歩行速度：14）包括的下肢機能（p72），15）歩行速度（p76）を参照

■ 日本人の平均値
◆ BIA を用いた筋肉量の値（マルチ周波数体組成計 MC-190（タニタ社））

表86 性，年齢ごとの身長，体重および筋肉量の平均値

性・年齢群	n	身長（cm）	体重（kg）	筋肉量（kg）			
				上肢	下肢	体幹部	全身
男性	1,702	167.1 ± 7.2	64.6 ± 10.0	5.2 ± 0.8**	18.1 ± 3.2**	26.6 ± 2.8**	49.9 ± 6.1**
女性	2,301	154.2 ± 6.7	52.0 ± 7.8	3.2 ± 0.4	12.3 ± 1.8	19.5 ± 1.8	35.0 ± 3.3
男性							
18～24 歳	434	171.3 ± 5.6	64.2 ± 9.4	5.5 ± 0.7	20.7 ± 2.3	26.2 ± 2.4	52.5 ± 5.1
25～34 歳	125	170.7 ± 5.4	68.0 ± 11.8	5.5 ± 0.7	19.8 ± 2.5	27.3 ± 2.9	52.6 ± 5.7
35～44 歳	132	170.9 ± 7.0	70.4 ± 10.9	5.6 ± 0.7	19.8 ± 2.5	28.2 ± 3.0	53.6 ± 5.8
45～54 歳	135	169.6 ± 5.5	68.9 ± 9.3	5.5 ± 0.6	19.0 ± 2.3	28.2 ± 2.3	52.7 ± 4.7
55～64 歳	219	167.0 ± 6.3	67.1 ± 9.2	5.3 ± 0.7	17.7 ± 2.4	27.6 ± 2.7	50.6 ± 5.5
65～74 歳	443	163.6 ± 6.0	62.8 ± 8.8	4.9 ± 0.7	16.1 ± 2.3	26.5 ± 2.4	47.5 ± 4.9
75～84 歳	191	160.5 ± 6.0	58.2 ± 8.7	4.5 ± 0.6	14.6 ± 2.2	24.9 ± 2.5	43.9 ± 4.5
85 歳以上	23	156.3 ± 5.9	55.4 ± 6.2	4.1 ± 0.4	13.4 ± 1.2	22.7 ± 2.6	40.2 ± 3.3
				p<0.001	p<0.001	p<0.001	p<0.001
女性							
18～24 歳	309	159.2 ± 5.4	51.9 ± 6.6	3.3 ± 0.4	14.5 ± 1.1	18.7 ± 1.9	36.4 ± 3.2
25～34 歳	210	158.9 ± 5.4	52.9 ± 9.6	3.3 ± 0.5	13.7 ± 1.2	19.3 ± 1.8	36.4 ± 3.2
35～44 歳	275	158.6 ± 5.4	52.9 ± 7.2	3.3 ± 0.4	13.4 ± 1.1	19.9 ± 1.6	36.6 ± 2.8
45～54 歳	164	157.2 ± 4.9	53.5 ± 8.7	3.4 ± 0.4	12.8 ± 1.3	20.3 ± 1.7	36.4 ± 3.1
55～64 歳	402	153.7 ± 5.3	52.3 ± 7.6	3.2 ± 0.4	11.9 ± 1.3	20.0 ± 1.6	35.2 ± 2.9
65～74 歳	640	150.9 ± 5.1	52.0 ± 7.6	3.2 ± 0.4	11.2 ± 1.3	19.5 ± 1.6	33.9 ± 2.7
75～84 歳	267	148.2 ± 5.4	50.0 ± 7.9	3.0 ± 0.4	10.4 ± 1.2	19.1 ± 1.6	32.4 ± 2.6
85 歳以上	34	143.2 ± 5.9	44.5 ± 5.5	2.7 ± 0.3	9.4 ± 1.3	17.9 ± 1.7	30.0 ± 2.6
				p<0.001	p<0.001	p<0.001	p<0.001

値の表示は平均±標準偏差，＊＊ p<0.001　　　［日本老年医学会雑誌 47：52-57，2010］

表87	18歳以上40歳未満の日本人男女を対象とした四肢筋量指数(SMI)の平均値−2SDに関する記述的研究				
文献：著者(年)	測定方法	機器名	サンプル数	SMIの平均値−2SD	
Sanada ら(2010)	DXA	Hologic QDR-4500A	男：266人 女：263人	男：6.87kg/m² 女：5.46kg/m²	
Tanimoto ら(2012)	BIA	TANITA MC-190	男：838人 女：881人	男：7.0kg/m² 女：5.8kg/m²	
Yamada ら(2015)	BIA	TANITA MC-190	男：214人 女：153人	男：6.84kg/m² 女：5.66kg/m²	
		InBody 720	男：214人 女：153人	男：6.56kg/m² 女：4.99kg/m²	

[Eur J Appl Physiol 110：57-65, 2010] [Arch Gerontol Geriatr 54：e230-233, 2012]
[Geriatr Gerontol Int 16：1087-1088, 2016]

エビデンスレビュー

❯ サルコペニア保有者の移動能力低下と判定するためのカットオフ：6分間歩行距離＜400m あるいは快適歩行速度≦1.0m/s [J Am Med Dir Assoc 12：403-409, 2011]

❯ DXAによるSMIの低筋量と判定するためのCCカットオフ：男性＜34cm, 女性＜33cm [Geriatr Gerontl Int 15：969-976, 2015]

❯ サルコペニアスコア [Geriatr Gerontol Int 14：93-101, 2014]

- 男性：0.62×(年齢−64)−3.09×(握力−50)−4.64×(CC−42)
- 女性：0.80×(年齢−64)−5.09×(握力−34)−3.28×(CC−42)
- サルコペニアのカットオフ：サルコペニアスコア 男性≧105, 女性≧120

❯ 地域在住高齢者における, 複数の定義によるサルコペニアとアウトカムとの関係 [J Am Med Dir Assoc 16：247-252, 2015]

❯ 心疾患および呼吸器疾患患者におけるサルコペニアとアウトカムとの関係 [JCSM Clinical Reports 2：e00041, 2017] [Chest 151：1018-1027, 2017]

(2) 質問紙

■ SARC-F

◆ SARC-F は, サルコペニアをスクリーニングするための質問紙である [J Am Med Dir Assoc 14：531-532, 2013]

◆ サルコペニアのカットオフ値：SARC-F 4点以上 [J Am Med Dir Assoc 15：630-634, 2014]

表88　日本語版 SARC-F	
項目	**質問・点数（10 点満点）**
Strength	4.5kg くらいのものを持ち上げたり運んだりするのはどのくらいむずかしいですか？ まったくむずかしくない＝0 点 いくらかむずかしい＝1 点 とてもむずかしい，または，できない＝2 点
Assistance in walking	部屋の中を歩くことはどのくらいむずかしいですか？ まったくむずかしくない＝0 点 いくらかむずかしい＝1 点 とてもむずかしい，杖などが必要，または，できない＝2 点
Rise from a chair	ベッドや椅子から立ち上がることはどのくらいむずかしいですか？ まったくむずかしくない＝0 点 いくらかむずかしい＝1 点 とてもむずかしい，または，介助が必要＝2 点
Climb stairs	10 段くらいの階段をのぼることはどのくらいむずかしいですか？ まったくむずかしくない＝0 点 いくらかむずかしい＝1 点 とてもむずかしい，または，できない＝2 点
Falls	過去 1 年間に何回程度転びましたか？ まったくない＝0 点 1〜3 回＝1 点 4 回以上＝2 点

(J Am Med Dir Assoc 18：176-181, 2017)

■ SarQOL

◆ SarQOL は，サルコペニアの QOL を評価するための質問紙であるが，日本語版はない．[Age Ageing 44：960-966, 2015] [Age Ageing 46：271-276, 2016] [J Cachexia Sarcopenia Muscle 8：238-244, 2017]

エビデンスレビュー

> 地域在住高齢者において，SARC-F のサルコペニア診断能は，特異度が高い [J Am Med Dir Assoc 15：630-634, 2014]
> 地域在住高齢者，糖尿病患者において SARC-F 4 点以上で ADL 障害の発生，入院および死亡リスクの上昇 [J Am Med Dir Assoc 16：247-252, 2015] [J Cachexia Sarcopenia Muscle 7：28-36, 2016] [J Am Med Dir Assoc 17：1129-1135, 2016]
> 地域在住高齢者，高齢心疾患患者において SARC-F 4 点以上は，運動機能低下を判別する [J Nutr Health Aging 18：277-283, 2014] [J Cachexia Sarcopenia Muscle 7：28-36, 2016] [J Am Med Dir Assoc 18：176-181, 2017]
> 地域在住高齢者において，SARC-F と下腿周囲長（CC）を組み合わせるとサルコペニアの診断能が上昇する（カットオフ：合計 11 点以上でサルコペニア：SARC-F 10 点満点＋CC 低値で 10 点（男性＜34cm，女性＜33cm）[J Am Med Dir Assoc 17：1136-1141, 2016]

（田中 伸弥）

21) フレイル

◆ フレイルとは，加齢に伴って生理的予備能が低下し，種々のストレスに対する脆弱性が亢進した状態と定義される [日老医誌 51：497-501, 2014]
◆ フレイルの判定には，Fried らが Cardiovascular Health Study で用いた基準が汎用される
◆ その他のフレイルの評価指標は数多く用いられているが，代表的なものとして J-CHS 基準，FRAILTY SCORE，Frail Scale，Clinical Frailty Scale (表89) などがある

(1) Fried Scale [J Gerontol A Biol Sci Med Sci 56：M146-156, 2001]

■ **体重減少**
1年前と比較して 10 ポンド (約 4.5 kg) もしくは 5% の体重減少があるか

■ **筋力低下**
性別ごとに BMI で調整した以下に示す握力
男性
　BMI ≦24：≦29 kg
　BMI 24.1〜26：≦30 kg
　BMI 26.1〜28：≦30 kg
　BMI 28<：≦32 kg
女性
　BMI ≦23：≦17 kg
　BMI 23.1〜26：≦17.3 kg
　BMI 26.1〜29：≦18 kg
　BMI 29<：≦21 kg

■ **疲労感**
次の 2 つが 1 週間のうちどの程度あったかを聞く「何をするのも面倒だ」「物事が手につかない」
どちらか一方もしくは双方が，過去 1 週間に 1 回でもある

■ **歩行速度**
性別ごとに身長で調整した以下に示す歩行時間
男性
　身長 ≦173 cm：≧7 秒
　身長 >173 cm：≧6 秒
女性
　身長 ≦159 cm：≧7 秒
　身長 >159 cm：≧6 秒

■ **身体活動**
Minnesota Leisure Time Activity 質問紙を用いて 1 週間の消費カロリーを算出し，性別ごとに以下に示す消費カロリー
男性　<383 kcal/週
女性　<270 kcal/週
<該当項目数>
0 項目：健常
1〜2 項目：プレフレイル
3 項目以上：フレイル

(2) J-CHS 基準 [長寿医療研究開発費事業 25‐11 フレイルの進行に関わる要因に関する研究]

■ 体重減少
6ヵ月間で 2〜3 kg 以上の（意図しない）体重減少があったか

■ 筋力低下
利き手の握力：男性＜26 kg，女性＜18 kg

■ 疲労感
ここ 2 週間わけもなく疲れたような感じがするか

■ 歩行速度
通常歩行速度（測定区間の前後に 1 m の助走路を設け，測定区間 5 m の時間を測定する）＜1.0 m/秒

■ 身体活動
1. 軽い運動・体操（農作業も含む）を 1 週間に何日しているか
2. 定期的な運動・スポーツ（農作業も含む）を 1 週間に何日しているか
上記の 2 つのいずれも「していない」と回答
＜該当項目数＞
0 項目：健常
1〜2 項目：プレフレイル
3 項目以上：フレイル

(3) FRAILTY SCORE [J Am Med Dir Assoc 16：1002.e 7‐11, 2015]
◆以下の 5 つの質問で判定
1. 過去 6ヵ月で 2〜3 kg 以上の体重減少がありましたか？
   はい・いいえ（はいが 1 点）
2. 以前に比べて歩く速度が遅くなってきたと思いますか？
   はい・いいえ（はいが 1 点）
3. 健康のためにウォーキングなどの運動を週に 1 回以上していますか？
   はい・いいえ（いいえが 1 点）
4. 5 分前のことが思い出せますか？
   はい・いいえ（いいえが 1 点）
5. ここ 2 週間，わけもなく疲れたような感じがしますか？
   はい・いいえ（はいが 1 点）
0 点：健常
1〜2 点：プレフレイル
3 点以上：フレイル

(4) Frail Scale [J Nutr Health Aging 16：601‐608, 2012]
◆以下の 5 つの質問で判定
1. Fatigue：過去 4 週間，どれくらいの時間疲れていると感じましたか？
   1. 常に疲れていた　2. かなりの時間疲れていた　3. 時々疲れていた　4. 疲れていることはあまりなかった　5. 疲れていることは全くなかった
   1,2＝1　3〜5＝0
2. Resistance：自分一人で補助具を使わずに，10 段の階段を休まず上るのは大変ですか？
   1＝はい　0＝いいえ

3. Ambulation：自分一人で補助具を使わずに，数百メートル歩くのは大変ですか？
   1＝はい　0＝いいえ
4. Illness：これまでに医師に診断されたことがある病気に〇を付けてください
   高血圧　糖尿病　がん　慢性肺疾患　心臓発作　心不全　狭心症　喘息　関節炎　脳梗塞　腎臓病
   1＝5～11 個　0＝0～4 個
5. Loss of weight：1 年前の同じ月，服を着たまま，靴を脱いだときの体重はどれくらいでしたか？
   1＝1 年前と比べて現在の体重が 5％以上減少，0＝体重減少が 5％未満

0点：健常
1～2点：プレフレイル
3点以上：フレイル

(5) Clinical Frailty Scale

表89　Clinical Frailty Scale

1. Very Fit		健常で，活動的，精力的で活気にあふれている．定期的に運動をし，同年代の中では最も健康な部類である
2. Well		疾患による活動的な症状は有していないが，Very Fit に分類される者よりは健康状態が劣る．激しい運動をすることも少なくない
3. Managing Well		医学的な問題はよく管理されているが，日常的なウォーキング以上の運動習慣は有さない
4. Vulnerable		日常生活に支援は要らないが，たまに症状によって活動が制限される．歩くのが遅くなった，疲れやすくなった，と訴えることがある
5. Mildly Frail		より明らかに動作が緩慢となり，高次の IADL（金銭管理，交通機関利用，負担が強い家事，内服管理）に支援が必要となる．一般的に，買い物や屋外歩行を一人で行ったり，食事の用意や家事をしたりすることが次第に難しくなってくる
6. Moderately Frail		すべての屋外活動，家事において支援を要する．階段昇降が困難となり，入浴に支援を要するようになる．更衣動作は，最小限の支援（見守りなど）を要するようになる

表89　つづき		
7. Severe Frail		身体的，認知的に生活全般に支援が必要である．症状は安定しており，半年以内に死亡するリスクは高くない
8. Very Severely Frail		全介助状態で，死期が近い．一般的に，軽度の疾患であっても治癒しない
9. Terminally Ill		死期が近く，生命予後は半年以内であるが，明らかにフレイルな状態とは言えない

[CMAJ 30：173：489-495, 2005] [J Am Med Dir Assoc 14：392-397, 2013]

エビデンスレビュー

> Fried scale≧3 の地域在住女性高齢者では，死亡率，重度の ADL 障害を負うリスク，施設入所するリスク，心血管疾患発症リスクが高い [J Gerontol A Biol Sci Med Sci 61：262-266, 2006] [J Gerontol A Biol Sci Med Sci 60：729-735, 2005]

> J-CHS に基づいてプレフレイル，フレイルと診断された地域在住高齢者では，2 年以内の新たな要介護認定率が高い [BMJ Open 5：e008462, 2015]

> 日本の地域在住高齢者において，Frailty score でスクリーニングされたプレフレイルやフレイルな者は，死亡率や要介護状態になるリスクが高い [J Am Med Dir Assoc 16：1002.e7-11, 2015]

> Frail scale でプレフレイルやフレイルとスクリーニングされた壮年者（49〜65 歳）は，ADL 障害，IADL 障害，死亡率が高い [J Nutr Health Aging 16：601-608, 2012]

> Clinical Frailty Scale は，予後予測や施設入所を予測する [CMAJ 30：173：489-495, 2005]

> 経カテーテル大動脈弁留置術 (TAVI) 術前のフレイル評価の予後予測能に関するメタ解析では，術前にフレイルを有する患者は，術後早期死亡リスクが 2.35 倍，晩期死亡リスクが 1.63 倍 [Eur Heart J Qual Care Clin Outcomes qcw030, 2016]

> 70 歳以上の心不全入院患者において，Fried 基準で定義したフレイルを有する患者は，1 年以内の死亡リスクが 2.13 倍，再入院リスクが 1.96 倍 [Eur J Heart Fail 18：869-875, 2016]

> 慢性腎臓病患者において，腎機能が悪い（特に eGFR≦45 ml/min/1.73 m^2）患者ほど Fried 基準で定義したフレイルの有病者が多く，身体機能低下や透析導入，死亡リスクが高い [Am J Kidney Dis 60：912-921, 2012]

> 血液維持透析患者において，Fried 基準で定義したフレイルを有する患者は，死亡率が 2.16 倍 [Clin J Am Soc Nephrol 11：626-632, 2016]

- 2 型糖尿病患者において，フレイルの合併は身体機能低下や死亡率が高い [J Am Med Dir Assoc 17：949-955, 2016]
- COPD 患者において，非 COPD 患者と比べて，Fried 基準で定義したフレイルを合併する患者が多く，特に重症な患者ほどフレイルの合併率が高かった.
- フレイルを合併した COPD 患者は，フレイルを合併しない COPD 患者と比べて死亡リスクが 2.73 倍 [J Gerontol A Biol Sci Med Sci 71：689-695, 2016]
- 骨髄腫の患者における予後予測に関するメタ解析では，フレイルを有する患者は，死亡リスクが 3.57 倍 [Blood 125：2068-2074, 2015]
- 皮膚癌を除いた癌患者において，プレフレイルを有する患者は死亡リスクが 1.84 倍，フレイルを有する患者では 2.79 倍 [J Am Geriatr Soc 63：2538-2543, 2015]

(野崎 康平)

2　疾患特異的な所見

1）呼吸器疾患の身体所見

（1）自覚症状
- ◆呼吸器疾患患者の多くは労作時の呼吸困難と慢性の咳嗽，喀痰が主症状となる
- ◆COPD患者の初期症状として労作性呼吸困難があり，日常生活の制限となることが多くみられる
- ◆呼吸困難感は複合感覚であり，個人差が大きい
- ◆客観的に表す方法として，質問紙を用いる
- ◆下記に代表的な質問紙を示す

■ Fletcher-Hugh-Jones 分類
- ◆呼吸器疾患患者の運動機能と呼吸困難から見た重症度評価基準
- ◆慢性閉塞性肺疾患患者の呼吸困難について Fletcher CM が提唱した [Proc R Soc Med 45：577-584, 1952]
- ◆日本では使用されているが，国外ではあまり使われていない

表90　Fletcher-Hugh-Jones 分類(F-H-J)

1度	同年齢の健常者とほとんど同様の労作ができ，歩行，階段昇降も健常者並みにできる
2度	同年齢の健常者とほとんど同様の労作ができるが，坂，階段の昇降は健常者並みにはできない
3度	平地でさえ健常者並みには歩けないが，自分のペースでなら1マイル(1.6km)以上歩ける
4度	休みながらでなければ50ヤード(46m)も歩けない
5度	会話，着物の着脱にも息切れを感じる．息切れのため外出ができない

[Proc R Soc Med 45：577-584, 1952]

■ British Medical Research Council (MRC) 息切れスケール
■ 修正 MRC (mMRC) 息切れスケール
- ◆呼吸症状全般に関する質問紙として1960年に発表された
- ◆日本呼吸器学会および GOLD ガイドラインでは，0～4 の 5 段階分類である mMRC が，英国の NICE ガイドラインでは 1～5 の 5 段階分類の MRC が掲載されている [COPD 診断と治療のためのガイドライン 2018, Am J Respir Crit Care Med 195：557-582, 2017, NICE Clinical guideline CG101. 2010]
- ◆呼吸リハビリテーションの保険適用は，mMRC のグレード 1 以上（MRC のグレード 2 以上）

表91　MRC 息切れスケール(British Medical Research Council)

Grade 0	息切れを感じない
Grade 1	強い労作で息切れを感じる
Grade 2	平地を急ぎ足で移動する，または緩やかな坂を歩いて登るときに息切れを感じる
Grade 3	平地歩行でも同年齢の人より歩くのが遅い，または自分のペースで平地歩行していても息継ぎのため休む
Grade 4	約100ヤード(91.4m)歩行したあと息継ぎのため休む，または数分間，平地歩行したあと息継ぎのため休む
Grade 5	息切れがひどくて外出ができない，または衣服の着脱でも息切れがする

[Eur Respir J 23：932-946, 2004]

グレード分類	あてはまるものにチェックしてください（1 つだけ）	
0	激しい運動をした時だけ息切れがある	☐
1	平坦な道を早足で歩く，あるいは緩やかな上り坂を歩く時に息切れがある	☐
2	息切れがあるので，同年代の人よりも平坦な道を歩くのが遅い，あるいは平坦な道を自分のペースで歩いている時，息切れのために立ち止まることがある	☐
3	平坦な道を約 100 m，あるいは数分歩くと息切れのために立ち止まる	☐
4	息切れがひどく家から出られない，あるいは衣服の着替えをする時にも息切れがある	☐

表 92　mMRC 息切れスケール

■肺機能質問票

◆ 慢性咳嗽，喀痰に加え wheeze や息切れの自覚症状による総合評価である肺機能質問表（Lung Function Questionnaire：LFQ，図 44）は，COPD の有無を評価するスクリーニングに用いられる [Am Fam Physicians 86：173-180, 2012]

図 44　肺機能質問表（Lung Function Questionnaire：LFQ）

1. どのくらいの頻度で痰と咳が出ますか？

なし ⑤　まれに ④　ときどき ③　頻回に ②　非常に頻回に ①　スコア ☐

2. 息を吸ったときにどのくらいの頻度で胸に雑音を感じますか？
（ゼエゼエ，ヒューヒュー，ゴロゴロ）

なし ⑤　まれに ④　ときどき ③　頻回に ②　非常に頻回に ①　☐

3. 階段や坂を休みなく登ると，どのくらいの頻度で息切れを経験しますか？

なし ⑤　まれに ④　ときどき ③　頻回に ②　非常に頻回に ①　☐

4. 何年間タバコを吸っていますか？

なし ⑤　10 年以下 ④　11～20 年 ③　21～30 年 ②　31 年以上 ①　☐

5. 何歳ですか？

40 歳未満 ⑤　40～49 歳 ④　50～59 歳 ③　60～69 歳 ②　70 歳以上 ①　☐

合計 ☐

[Respir Med 104：1160-1170, 2010]

エビデンスレビュー

> MRC スケールは COPD 患者の急性増悪時の入院期間を予測する因子（オッズ比 7.67（95% CI 2.50-23.41））であり，MRC スケールと BMI は COPD 急性増悪後 3 年間の予後予測因子（オッズ比 8.28（95% CI 2.25-30.47），オッズ比 6.91（95% CI 1.74-27.48））である [J Gen Intern Med 24：1043-1048, 2009]

> LFQ（≦18点）のCOPD診断精度は，感度0.83，特異度0.48，陽性的中率26.5%，陰性的中率92.3%であった［Respir Med 104：1160-1170, 2010］

(2) ばち指（clubbing）

- ばち指は痛みを伴わない，手指末節骨の軟部組織の腫大である
- 発症のメカニズムはわかっていないが，呼吸器疾患を有する患者の多くにみられる身体所見である
- 呼吸器疾患以外でもばち指を認めることがある（心疾患，肝硬変，炎症性腸疾患など）
- ばち指の定義として以下のいずれかが用いられている
  1. 遠位指節関節（灰色矢印）の前後径に対する末節骨部（青矢印）の前後径の比（指節間の深さ）が1よりも大きい．
  2. 通常は遠位指節関節の前後径の方が大きい（図45A）
  3. 爪と軟部組織の角度が190°以上（図45B）
  4. Schamroth sign 陽性（手指の遠位指節関節より遠位を合わせた際に爪上皮部にダイヤモンド型の隙間が形成されるが，この隙間が消失した状態を示す）（図45C）

図45　ばち指の診断

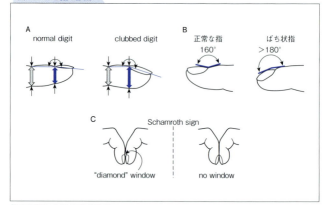

［JAMA 286：341-347, 2001］

エビデンスレビュー

> 特発性肺線維症の患者ではばち指の頻度が高い［Chest 105：339-342, 1994］
> 心内膜炎，チアノーゼを伴う先天性心疾患でばち指を認めた［Singapore Med J 31：480-485, 1990］

(3) ビア樽状胸郭 (barrel chest)

- 視診上，肺の過膨張を示す胸壁の異常であり，胸郭前後径の増大を認める
- 胸郭の矢状面と前額面の最大径の比で評価する
- 矢状面と前額面の最大径の比（胸郭比，または胸郭指数）：成人の平均値は約 0.70〜0.75 であり，高齢化するにつれて増加する（正常上限値は約 0.9）
- 慢性閉塞性肺疾患（慢性気管支炎や肺気腫）に認められる所見であり，ビア樽状胸郭を示す患者の大部分は脊柱の後彎症，肋間腔の拡張，鎖骨の上昇，および首の短縮を認める

図 46　胸郭の評価

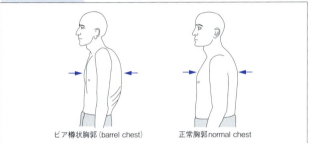

ビア樽状胸郭 (barrel chest)　　　正常胸郭 normal chest

[Am J Med 25：13-22, 1958]

エビデンスレビュー

> 閉塞性肺疾患患者において，胸郭変形は重度の気道閉塞と関係がある [Ann Intern Med 62：477-485, 1965]
> ビア樽状胸郭の COPD スクリーニングに関する診断能：感度 65％，特異度 58％，陽性尤度比 1.5，陰性尤度比 0.6 [J Bras Pneumol 35：404-408, 2009]
> 肺疾患のない高齢者においてもビア樽状胸郭を認めることがある [Am J Med 25：13-22, 1958]

(4) 肺音

- 聴診器を頸部や胸郭に当てて聴診を行う
- 一般的に，肺音の聴診には聴診器の膜型を使用する
- 当て方や押さえる圧力によって聞こえ方が異なり，また，指先で聴診器を押さえると，手指の動きや関節の軋む音（指音）が生じるため，手掌で押さえ込むようにして使用する
- 音のタイミング，音の大きさと強さ，副雑音を評価する
- 肺音は呼吸音と副雑音に分けられる
- 呼吸音は肺胞呼吸音と気管・気管支呼吸音に分けられ，副雑音はラ音とその他（胸膜摩擦音）に分けられる

■ 呼吸音
- 肺胞呼吸音は吸気時にのみ聴取される柔らかな音である
- 健常者では鎖骨の1～2横指下，背側部で肺胞呼吸音を聴取できる
- 気管・気管支呼吸音は主に呼気に聴取される粗い音である
- 健常者では頸部，胸骨上部周辺の気管上で聴取できる

図47 肺音の分類

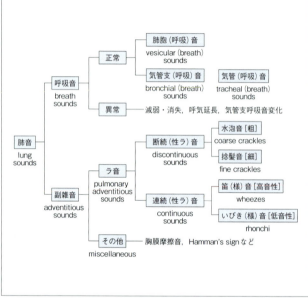

[Chest 92 : 342-345, 1987]

図48 聴診部位

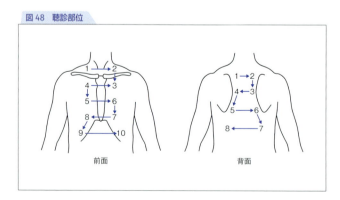

前面　　背面

■ 肺雑音

◆ 肺音中で呼吸音以外の聴診音の総称である．肺雑音は連続性ラ音と断続性ラ音に分けられる

◆ 連続性ラ音

• いびき音（rhonchus/rhonchi）：低音性連続性ラ音．吸気，呼気またはその両方で聴取される

• 笛音（wheeze/wheezes）：高音性連続ラ音．呼気の後半から終末にかけて聴取される

◆ 断続性ラ音

• 水泡音（coarse crackles/crackles）：低音の粗い断続性ラ音．吸気前半から聴取される

• 捻髪音（fine crackles/crackles）：高音の断続性ラ音．吸気で聴取される

■ 吸気性喘鳴（stridor）[Crit Care 13：233-241, 2009]

◆ 吸気初期から吸気終末にかけて認める高音性喘鳴であり，上気道の閉塞病変を疑う

エビデンスレビュー

> 呼吸音の減弱は閉塞性肺疾患が存在する強力な根拠である [Chest 70：341-344, 1976]

> 呼吸苦で入院した患者において呼吸音の減弱は胸水が存在する可能性を増加させる（尤度比 5.2，感度 88％，特異度 83％）[Respir Med 101：431-438, 2007]

> 人工呼吸を受けている急性呼吸窮迫症候群患者において特定の部位での呼吸音の消失は胸水が存在する可能性を増加させる（尤度比 4.3，感度 42％，特異度 90％）[Anesthesiology 10：9-15, 2004]

> 咳や熱のある患者において呼吸音の減弱は肺炎の可能性を増加させる（尤度比 2.3，感度 15〜49％，特異度 73〜95％）[Ann Intern Med 113：664-670, 1990] [Scand J Prim Health Care 6：111-117, 1988]

> crackles の発見は肺線維症（尤度比 5.9，感度 81％，特異度 86％）[Thorax 48：347-353, 1993]，咳と発熱を認める肺炎患者（尤度比 1.8，感度 19〜67％，特異度 36〜94％）[Ann Intern Med 113：664-670, 1990] [J Emerg Med 7：263-268, 1989] [Scand J Prim Health Care 10：226-233, 1992] [Ann Emerg Med 18：13-20, 1989] の可能性を増加させる

> 特発性間質性肺炎患者ではほぼ 100％の患者で crackles が認められる [Chest 100：96-101, 1991]

> wheeze の発見は慢性閉塞性肺疾患（尤度比 14.6，感度 13〜56％，特異度 86〜99％）の可能性を増加させる [Am J Respir Crit Care Med 150：1291-1297, 1994]

> 抜管後早期の stridor（post-extubation stridor：PES）は約 30％の患者に認められ，その主たる原因は声帯の浮腫による [Crit Care Med 34：1345-1350, 2006]

> PES を認める患者の約 10％で再挿管を必要とする [Lancet 369：1083-1089, 2007]

> 抜管前のカフリークテストで，リーク量 110 mℓ の PES に対する予測精度は，感度 67％，特異度 99％，陽性的中率 80％，陰性的中率 98％であった [Chest 110：1035-1040, 1996]

(5) 咳嗽と喀痰

- **咳嗽**
  - ◆咳嗽反応（反射）の発生機序：気道内に貯留した分泌物や吸い込まれた異物を気道外に排除するための生体防御反応
  - ◆咳嗽の分類
    - 持続期間による分類 [Chest 129：1S-23S, 2006]
      急性咳嗽：3週間未満
      亜急性咳嗽：3週間以上8週間以下
      慢性咳嗽：8週間より長期
    - 喀痰の有無による分類 [Chest 114：133S-181S, 1998]
      湿性咳嗽：咳嗽のたびに喀痰を伴い，喀痰を喀出するために生じる
      乾性咳嗽：喀痰を伴わないか，少量の粘液性喀痰のみを伴う

表93　咳嗽の各分類における特徴

	病態	症候
急性咳嗽	急性上気道炎，感染後咳嗽	湿性咳嗽が多い
慢性咳嗽	非感染症，間質性肺疾患	乾性咳嗽が多い

[咳嗽に関するガイドライン，第2版，2012]

図49　症状の持続期間と感染症による咳嗽の比率

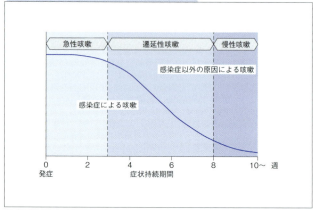

[咳嗽に関するガイドライン，第2版，2012]

- **喀痰** [Pharma Medica 24：83-87, 2006]
  - ◆気道分泌物：繊毛運動とともに働く，気道の物理的バリア機能
  - ◆健常者の気道粘液産生量：100～150 mℓ/日，嚥下によって喀出されない
  - ◆喀痰：気道や肺の病的変化により，気道粘液の量と特性が生理的状態を越え産生される
  - ◆喀痰の性状と特徴の評価（表94）

表94 喀痰の性状と特徴

性状	肉眼所見	発生メカニズムと特徴	主な疾患
粘液性痰	半透明 ネバネバ	粘液分泌の過形成 曳糸性があり咳嗽によって喀出しにくく重症化すると粘液栓となる 線毛輸送されやすい	慢性気管支炎 気管支喘息
膿性痰	黄緑色	細菌感染 色は好中球の成分によるものだが，緑色が濃いと緑膿菌の占める割合が高い 咳嗽により喀出されやすいが，線毛輸送されにくく気道粘膜を損傷する	肺炎 気管支炎 気管支拡張症
粘膿性痰	膿混じり ネバネバ	粘液分泌の過形成と細菌感染	気管支炎 気管支拡張症 肺結核など
漿液性痰	透明 サラサラ	肺・気管支の毛細血管の透過性亢進 比較的まれな症状	肺胞上皮癌 喘息
泡沫性痰	ピンク色 泡状	肺循環のうっ血や血管透過性亢進による肺水腫	心原性肺水腫 ARDS
血性痰	血液混じり	気道・肺からの出血 気管支拡張床や肺炎など気管支動脈の拡張による血流増加	肺胞出血 気管支拡張症 肺結核など

[THE LUNG perspectives 15 : 53-58, 2007]

表95 痰の膿性度 Miller & Jones の分類

M1	唾液，膿を含まない純粋な粘液痰
M2	少量の膿を含む粘液痰
P1	膿性度Ⅰ度，膿が 1/3 以下
P2	膿性度Ⅱ度，膿が 1/3〜2/3
P3	膿性度Ⅲ度，膿が 2/3 以上

[Respirology 14 : S10-S22, 2009]

エビデンスレビュー

> 地域在住成人における追跡調査では，慢性咳嗽の自覚がある成人において呼吸器疾患による入院のオッズ比は 3.3 倍，COPD による入院のオッズ比は 5.4 倍であった [Eur Respir J 2 : 710-715, 1989]
> 喀痰量増加の自覚がある成人における呼吸器疾患による入院のオッズ比は 2.6 倍，COPD による入院のオッズ比は 5.4 倍であった [Eur Respir J 2 : 710-715, 1989]
> COPD 急性増悪時における膿性痰の，細菌感染陽性に対する予測精度は感度 0.85　特異度 0.84 であった [Chest 117 : 1638-1645, 2000]
> 喀痰分泌量の増加を認める COPD 患者では，喀痰量増加のない患者と比較して，呼吸器感染による死亡の相対リスク比が 3.5 倍となる [Eur Respir J 8 : 1333-1338, 1995]

(6) 呼吸補助筋の活動

◆ 吸気時の胸鎖乳突筋をはじめとした呼吸補助筋の筋活動は，横隔膜の機能障害を示す（図50）

図50　胸鎖乳突筋の緊張

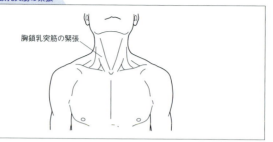

胸鎖乳突筋の緊張

◆ 呼吸筋力の低下は，呼気における腹部筋群の努力性収縮によって胸部と腹部の運動が異なる奇異呼吸を生じる（図51）

図51　正常呼吸と奇異呼吸における胸腹部の運動

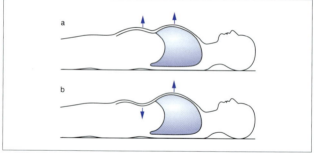

a　正常：吸気時に胸腹部が同様に拡張する
b　奇異呼吸：吸気時に腹部筋群の緊張が高まるため，吸気時には腹部筋群が弛緩し腹部が拡張せずに胸部が拡張する

エビデンスレビュー

> 65歳以上の高齢急性呼吸不全患者において，呼吸補助筋の活動を認めた患者では入院中の死亡に対するオッズ比は，呼吸補助筋の活動がない患者の1.98倍であった [Crit Care 10：R82, 2006]

> COPDの急性増悪のため救急外来を受診した患者において，受診時における呼吸補助筋の筋活動は入院中の死亡および退院1ヵ月の死亡に対する独立した危険因子であり，呼吸補助筋の筋活動のない患者と比較したオッズ比はそれぞれ4.4倍と3.5倍であった [BMC Med 12：66, 2014]

> 急性の喘息発作で救急受診した成人患者のうち，吸入療法とステロイド静注投与を行い来院1時間後における呼吸補助筋の活動は入院加療が必要となるか否かの独立した予測因子であった [Braz J Med Res 35：39-47, 2002]
> 入院加療が必要か否かの予測因子として，来院1時間後の最大呼気流速と呼吸補助筋の活動の有無を用いるとその予測精度は，感度74％，特異度69％，陽性的中率46％，陰性的中率88％であった [Braz J Med Res 35：39-47, 2002]

(7) 胸郭の拡張性
■ 触診
- 胸郭運動，主に胸郭の拡張の左右差を評価する
- 座位で背後から母指を脊柱に置き，手のひらを胸郭に沿って当て深呼吸させる（図52）
- 左右の胸郭運動の差を評価する [Clive Clin J Med 75：297-305, 2008]

図52 胸郭の触診

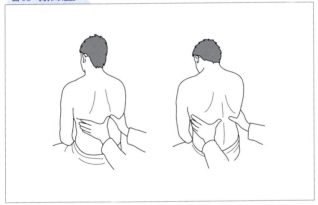

エビデンスレビュー

> 急性咳嗽を認める患者において，片側胸郭拡張低下の肺炎に対する診断精度は感度5％，特異度100％，陽性尤度比44.1であった [Arch Intern Med 159：1082-1087, 1999]
> 片側胸郭拡張低下の胸水貯留に対する診断精度は，感度74％，特異度91％，陽性的中率68％，陰性的中率93％であった [Respir Med 101：431-438, 2007]
> 左側胸郭拡張不良の気管挿管後右片肺挿管に対する診断精度は，感度30％，特異度98％であった [Chest 96：1043-1045, 1989]

(8) 胸郭の打診音
- ◆ 胸腔内の病変を評価するために行う
- ◆ 胸郭に片手を置き,示指または中指を胸郭に当てて反対の手の中指先でスタッカート様に打つ(図53)
- ◆ 打診音を評価する [Clive Clin J Med 75:297-305, 2008]

図53 胸郭の打診

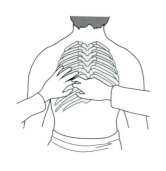

清音:肺など空気と水分が混ざった部位
鼓音:胃胞など含気の多い部位
濁音:肝臓など含気の少ない部位

エビデンスレビュー

> 発熱と咳嗽を認める患者において,片側の胸郭で濁音を認めた場合の肺炎に対する診断精度は,感度4〜26%,特異度82〜99%,陽性尤度比3.0であった [Arch Intern Med 159:1082-1087, 1999]
> 呼吸器症状を認める患者において,片側の胸郭で濁音を認めた場合の胸水貯留に対する診断精度は,感度89%,特異度81%,陽性尤度比4.8,陰性尤度比0.1であった [Ann Emerg Med 44:S112, 2004]
> 片側の胸郭で鼓音を認める場合,従来,気胸の評価として用いられているが良好な診断精度を示した報告はない [Curr Trauma Rep 1:251-256, 2015]

(濱崎 伸明・小林 主献)

2) 心疾患の身体所見

(1) 自覚症状

■ 労作時呼吸困難(dyspnea on exertion:DOE, exertional dyspnea)
- ◆ 身体活動時に息切れがする状態
- ◆ 本人の自覚症状に加え,労作時の会話の途切れ具合を評価する
- ◆ 症状が出現する身体活動強度を分類したものがNYHA心機能分類である

■ 起座呼吸(orthopnea)
- ◆ 平らになって寝ていると息切れが生じて寝られず,背中の下に枕を入れたり座ったりすることにより呼吸困難感が軽減する状態
- ◆ 労作時呼吸困難よりもさらに心不全が進行してみられる

■ 夜間発作性呼吸困難（paroxysmal nocturnal dyspnea：PND）
- ◆ 夜間に生じる重篤な呼吸困難や咳の発作
- ◆ 就寝1〜3時間後に突然高度の息切れと，咳，喘鳴などを呈する
- ◆ 起座位になっても症状が持続することが多い

■ 胸痛
- ◆ 心血管由来の胸痛
- ・労作性狭心症：持続は数分．労作で発生し安静で軽快する
- ・冠攣縮性狭心症：持続は数分．夜間〜明け方に多く労作と無関係
- ・急性心筋梗塞：冷汗を伴うほどの激烈な痛みが30分以上持続
- ・急性心膜炎：持続性で体位や呼吸で変動，感冒様症状の併発
- ・大動脈弁狭窄症，大動脈弁閉鎖不全症，肥大型心筋症：労作時に軽度の胸痛
- ・大動脈解離：胸部〜背部に持続性の激痛，ときに部位が移動
- ・胸部大動脈瘤：じわじわ鈍い痛みが持続することがある．無症状も多い
- ◆ 非心血管由来の胸痛
- ・肺塞栓症：呼吸困難，低酸素血症を伴う．長期臥床，周術期に関連
- ・気胸：持続性の鋭い痛み
- ・胸膜炎：呼吸や咳で変動し，原因によっては感染症を伴う
- ・胃食道逆流症：大量摂取後や夜間仰臥中に生じやすい
- ・肋間神経痛：鋭い疼痛が特定の場所に限局

図54　狭心症・心筋梗塞における胸痛の部位

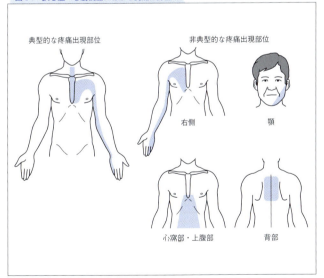

[Braunwald E：The history. Heart Disease, 6th ed, Braunwald E, et al eds, Saunders, Philadelphia, 33, 2001]

(2) 頸静脈の怒張

図 55　内頸静脈と外頸静脈

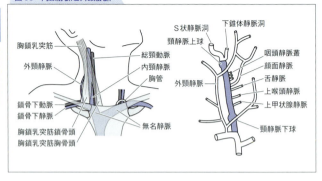

図 56　右房圧推定のための頸静脈拍動の観察

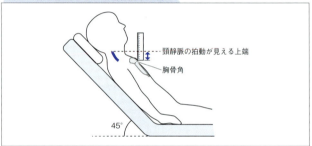

- ◆頸静脈の怒張や拍動が観察できる体位や高さにより右房圧を推定する
- ◆右房圧の推定には通常右の内頸静脈を観察する
- ◆半臥位（ベッドアップ45°）の状態で胸骨角から内頸静脈拍動の上縁までの高さに5cmを加えると右房圧（cmH$_2$O）が推定できる
- ◆右房圧は8cmH$_2$O以下が正常とされる
- ◆頸静脈の拍動がベッドアップ45°で耳下まで観察されるか，または，座位・立位にて鎖骨より上方まで観察可能であれば明らかに中心静脈圧の異常な上昇が存在

■頸静脈を特定するうえで役立つ特徴
- ◆体位による変動（体を起こすと拍動や怒張の位置が下がる）
- ◆呼吸性変動がある（吸気時にへこむ）
- ◆収縮期に陥凹する（頸静脈は収縮期に拍動する．重度の三尖弁逆流，Kussmaul徴候は例外）：内頸静脈は皮膚の揺れ，外頸静脈は血管の張りを探すことで特定できる
- ◆触診：拍動は触れないか弱い（頸動脈は収縮期に拍動がはっきり触れる．高度三尖弁逆流では柔らかい拍動を触れる）

(3) 胸部の触診
■ 心尖拍動
- 収縮期に心尖部が胸壁にあたり生ずる拍動
- 拍動部位：通常鎖骨中線より内側．外側への移動は心拡大を反映
- 拍動を触れる範囲：2肋間以内．広い範囲で触れる場合，左室拡大を反映
- 拍動の持続時間：通常短い．圧または容量負荷の増大で持続時間が長くなる．大動脈弁狭窄・閉鎖不全症，左室駆出率の低下した重症心不全，心室中隔欠損，心室瘤など

■ 右室拍動
- 胸骨左縁の下部で触診し，通常は触れることができない
- 右室の容量・圧負荷がかかる疾患において触知できる．心房中隔欠損，僧帽弁狭窄症やあらゆる原因による肺高血圧症など

(4) 脈
- 詳細な評価方法はバイタルサインの項（p4）を参照

図57 脈の性状

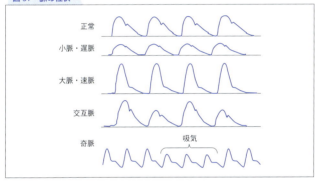

- 小脈・遅脈：立ち上がりが遅く弱い脈，重度の大動脈弁狭窄症や重症心不全，ショックなど
- 大脈：強い脈，脈圧の上昇を反映．大動脈弁閉鎖不全症，高齢者の高血圧，甲状腺機能亢進症など
- 速脈：立ち上がりが急峻で持続が短い脈，通常，大脈を伴う．大動脈弁閉鎖不全症など
- 交互脈：交互に強さが変化する脈，左室駆出率の低下した重症心不全患者など
- 奇脈：吸気時に弱くなる脈（吸気時に収縮期血圧が10〜12mmHg以上低下），心タンポナーデ，喘息など

(5) 末梢冷感
- 四肢の皮膚温が低下した状態
- 心拍出量低下や閉塞性動脈硬化症などに伴う末梢循環不全や，交感神経緊張亢進による血管収縮などにより生ずる

(6) 浮腫
- ◆組織間液が異常に増加した状態
- ◆全身性浮腫と局所性浮腫がある
- ◆全身性浮腫:心疾患,腎疾患,肝疾患,低栄養,妊娠,薬剤性,特発性などがある
- ◆局所性浮腫:静脈血栓症などの静脈疾患,リンパ性浮腫,局所の炎症に伴う浮腫などがある
- ◆心不全では全身性浮腫が出現する場合は,最低でも4lの細胞外液の貯留を示唆するとされ,多くの場合体重増加を伴う
- ◆低心拍出量症候群や心原性ショックを呈する場合は浮腫を認めないことも多い

(7) 肺音
- ◆Killip 分類(表 96)

表 96 Killip 分類:急性心筋梗塞における心機能障害の重症度分類

クラスⅠ	心不全の徴候なし
クラスⅡ	軽度~中等度心不全 ラ音聴取領域が全肺野の 50%未満
クラスⅢ	重症心不全 肺水腫,ラ音聴取領域が全肺野の 50%以上
クラスⅣ	心原性ショック 血圧 90mmHg 未満,尿量減少,チアノーゼ,冷たく湿った皮膚,意識障害を伴う

(8) 心音

図 58 心音聴取の部位と領域

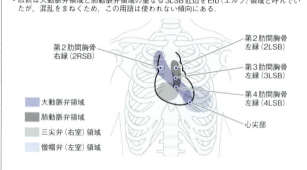

聴診の基本:聴診部位
- 図は,心拡大がない場合の聴診部位.
- 以前は大動脈弁領域と肺動脈弁領域の重なる 3LSB 近辺を Erb(エルブ)領域と呼んでいたが,混乱をまねくため,この用語は使われない傾向にある.

図 59 心音図と心電図

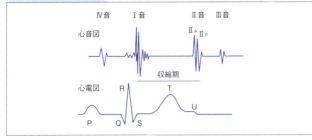

表 97 心音

- Ⅰ音：僧帽弁の閉鎖音と大動脈の開放音が主成分
  心電図の Q 波より 0.04〜0.06 秒遅れる
- Ⅱ音：大動脈弁と肺動脈の閉鎖音が主成分
  心電図の T 波の終末部にほぼ一致する
- Ⅲ音：心室拡張期で房室弁が開放され心室に血液が急速流入し，心筋が伸展して生じる．20歳代までは聴診できる
- Ⅳ音：心房の収縮により心室に送り込まれた血液により生じた心筋の振動．正常者では聴取できない．心電図の P 波より遅れて始まる
- Ⅰ音とⅡ音の間：心室収縮期
- Ⅱ音とⅠ音の間：心室拡張期

図 60 心雑音の種類と主要心疾患

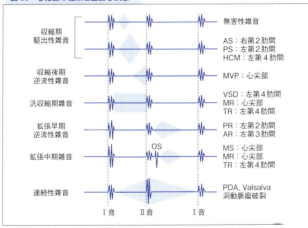

エビデンスレビュー

表98　肺動脈楔入圧>22mmHg を検出するうえでの身体所見の有用性

所見	感度	特異度	陽性的中率	陰性的中率	陽性尤度比	陰性尤度比
ラ音(肺野の 1/3 以上)	15	89	69	38	1.32	1.04
3音	62	32	61	33	0.92	0.85
腹水(中等度以上)	21	92	81	40	2.44	1.15
浮腫(≧2+)	41	66	67	40	1.20	1.11
起座呼吸(≧2 pillow)	86	25	66	51	1.15	1.80
肝腫大(>4 横指)	15	93	78	39	2.13	1.09
肝頸静脈逆流	83	27	65	49	1.13	1.54
頸静脈圧≧12mmHg	65	64	75	52	1.79	1.82
頸静脈圧<8mmHg	4.3	81	28	33	0.23	0.85

[Circ Heart Fail 1：170-177, 2008]

表99　Cardiac index<2.3l/(min・m²) を検出するうえでの身体所見の有用性

	感度	特異度	陽性的中率	陰性的中率
低い脈圧(脈圧/SBP<0.25)	10	96	88	28
SBP<100mmHg	42	66	77	29
SBP<90mmHg	12	84	68	26
疲労感(安静時 or 運動時)	94	8	74	33
末梢冷感	20	88	82	28
"Cold" profile	33	86	87	32

[Circ Heart Fail 1：170-177, 2008]

表100　Ⅲ音とⅣ音の臨床的意義

所見　　　予測内容	感度(%)	特異度(%)	陽性尤度比	陰性尤度比
3音				
LVEF<50%	11〜51	85〜98	3.4	0.7
LVEF<30%	68〜78	80〜88	4.1	0.3
左室充満圧上昇	12〜37	85〜96	3.9	0.8
BNP上昇	41〜65	93〜97	10.1	0.5
胸痛患者における AMI	16	95	3.2	NS
術後肺水腫の発生予測	17	99	14.6	NS
術後心筋梗塞 or 心血管死の予測	11	99	8.0	NS
4音				
心筋梗塞患者の 5 年死亡率の予測	29	91	3.2	NS
左室充満圧上昇	35〜71	50〜70	NS	NS
重症大動脈弁狭窄症	29〜50	57〜63	NS	NS

[McGee S：Evidence-Based Physical Diagnosis, 3rd ed, 2012]

(神谷健太郎)

3)末梢動脈疾患の身体所見

（1）自覚症状
■間歇性跛行
◆間歇性跛行の鑑別診断（表101）

表101　間歇性跛行の鑑別診断

疾患	症状発現部位	好発年齢	歩行による症状	痛みを生じる歩行距離	休態の効果	体位の影響	その他の特徴
PAD	患者ごとに特定の部位	ASOは中高年以降 若年者に好発する疾患もある	疼痛、だるさ、こむらがえり、しびれを伴うことがある	一定の距離で発現	数分で軽減	なし	限局性の腸骨動脈病変では足部動脈の触知が正常なことがある 内腸骨動脈病変では勃起障害を伴うことがある
腰部脊柱管狭窄症（神経根型）	臀部から下肢後面が多い 片側性が多い	中高年以降	疼痛、しびれ、だるさ（単根性）	日によって距離に変動がみられる 自転車や前屈（押し車）歩行では症状が出にくい	数分で軽減 立っているだけ、座り続けでも痛む	前屈姿勢や座位で休むと改善しやすい 腰を反らせると悪化	腰痛、変形性脊椎症、変性すべり症の既往
腰部脊柱管狭窄症（馬尾型）	臀部から下肢後面が多い 両側性が多い	中高年以降	同上および脱力 神経根型よりも症状が重く広範囲（多根性）	同上	同上	同上	同上 直腸膀胱障害や会陰部の感覚障害を伴うことがある
慢性コンパートメント症候群	下腿部（とくに前腔骨筋部）が多い 50～70％が両側性	若年で筋肉量の多い人（スポーツ選手など）	疼痛、圧迫感、緊満感、だるさ	運動開始後に徐々に発現	軽減に時間がかかかる（10分以上）	なし	しばしば腫脹や圧痛、感覚・運動麻痺（drop foot）を伴う
慢性静脈不全症	下肢全体、とくに下腿が多い	若年では少ない	疼痛、圧迫感、緊満感、だるさ		ゆっくりと軽減 立っているだけ、座り続けでも軽減	下肢挙上で改善	深部静脈血栓症の既往 静脈うっ滞、浮腫
変形性股関節症	股関節、臀部、大腿部、膝関節	中高年以降の女性に多い	疼痛、だるさ、鈍痛	立ち上がるときや歩行開始時にも痛むことがある	すぐには軽減しない	体重をかけない姿勢で改善 安静時でも痛むことがある	先天性股関節脱臼、大腿骨頸部骨折、関節リウマチの既往 関節可動域の制限
足部・足関節疾患	足関節、足部、足底アーチ	さまざま	疼痛、だるさ、鈍痛、しびれ	立ち上がるときや歩行開始時にも痛むことがある	すぐには軽減しない	体重をかけない姿勢で改善しないことがある	しばしば足部の変形を伴う

[日本循環器学会．末梢閉塞性動脈疾患の治療ガイドライン（2015年改訂版）．http://www.j-circ.or.jp/guideline/pdf/JCS2015_miyata_h.pdf（2018年7月閲覧）]

◆下肢症状の分類方法にはFontaine分類とRutherford分類が用いられる [J Vasc Surg 45 Suppl S：S5-67, 2007]

表102　classification of peripheral arterial disease：Fontaine's stages and Rutherford's categories

Fontaine		Rutherford		
Stage	Clinical	Grade	Category	Clinical
I	無症候	0	0	無症候
II a	軽度の跛行	I	1	軽度の跛行
II b	中等度から高度の跛行	I	2	中等度の跛行
		I	3	高度の跛行
III	安静時疼痛	II	4	安静時疼痛
IV	潰瘍もしくは壊疽	III	5	組織欠損（小）
		III	6	組織欠損（大）

[J Vasc Surg 45 Suppl S：S5-67, 2007]

(2) 脈
◆左右差，皮膚温度，脈触知の有無，脈の強弱を評価する（図61）

図61 触診

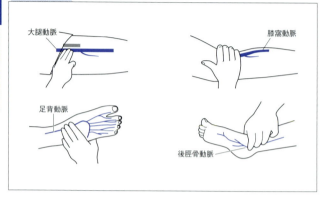

(3) 足関節—上腕血圧比 (ankle-brachial index：ABI)
◆超音波ドプラ法（図62）とオシロメトリック法があり，いずれも仰臥位で検査を行う
◆ABIは足関節収縮期血圧（ドプラ法では足背動脈・後脛骨動脈のうち高い方）/左右のうち高い方の上腕収縮期血圧で算出される

図62 超音波ドプラによる血圧測定(a)とABIの算出方法(b)

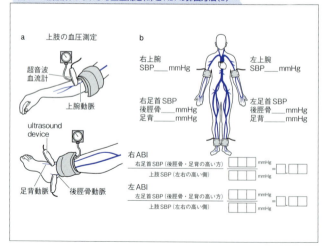

図63 オシロメトリック法

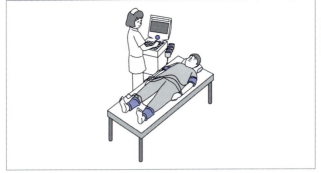

図64 末梢動脈疾患診断のアルゴリズム

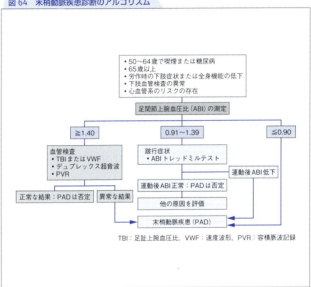

TBI：足趾上腕血圧比，VWF：速度波形，PVR：容積脈波記録

[TASC Ⅱ Working Group（日本脈管学会訳）：下肢閉塞性動脈硬化症の診断・治療指針Ⅱ，メディカルトリビューン，1-109, 2007]

> **エビデンスレビュー**

> ❯ ABI 値が 0.9 以下では主幹動脈の狭窄や閉塞，1.40 より高値では動脈の高度石灰化の存在が疑われる [日本循環器学会：末梢閉塞性動脈疾患の治療ガイドライン (2015 年改訂版)] [J Vasc Surg 45 Suppl S：S5-67, 2007]

> ❯ 末梢動脈疾患の診断において ABI 値 0.9 以下の感度は 95%，特異度は 100% [J Vasc Surg 45 Suppl S：S5-67, 2007]

> ❯ AHA/ACC ガイドライン 2016 では，ABI 値 0.91〜0.99 を "borderline" と定義している [Circulation 135：e726-e779, 2017]

> ❯ 運動負荷 ABI：トレッドミル歩行試験 (3.5km/時 (または 2.4km/時)・傾斜角 12% のトレッドミル歩行) 後に，ABI が 20% 以上の低下，もしくは足関節血圧が 20mmHg 以上低下した場合を異常とする [日本循環器学会：末梢閉塞性動脈疾患の治療ガイドライン (2015 年改訂版)]

> ❯ 足関節血圧が 30mmHg 以上の低下や回復遅延に 3 分以上要するといった場合を異常とする場合もある [J Vasc Surg 61 (3 Suppl)：2S-41S, 2015]

> ❯ 末梢動脈疾患診断のアルゴリズム [TASC II Working Group (日本脈管学会訳)：下肢閉塞性動脈硬化症の診断・治療指針 II，メディカルトリビューン，1-109, 2007]

> ❯ 症候の有無にかかわらず，ABI が低値であるほどその後の下肢病状の進行も速い [J Vasc Surg 35：38-47, 2002]

> ❯ ABI が低値であるほど将来の 6 分間歩行距離の低下は顕著 [J Am Coll Cardiol 53：1056-1062, 2009]

（4）歩行能力

■ 6 分間歩行試験：p83 参照

■ トレッドミル歩行試験

◆ 3.5km/時 (または，2.4km/時)・傾斜角 12% のトレッドミル歩行を行い，疼痛出現時間や最大歩行距離を測定する [日本循環器学会：末梢閉塞性動脈疾患の治療ガイドライン (2015 年改訂版)]

■ walking impairment questionnaire (WIQ) [日本脈管学会にて使用申請が可能 http://j-ca.org/wp/]

> **エビデンスレビュー**

> ❯ WIQ の低下は PAD 患者の死亡率上昇，心血管イベントの発生率上昇と関連 [J Am Coll Cardiol 61：1820-1829, 2013, Circ Cardiovasc Qual Outcomes 6：255-261, 2013]

> ❯ WIQ の低下は PAD 患者の 6 分間歩行距離の低下と関連 [J Vasc Surg 28：1072-1081, 1998]

（松沢 良太）

4) 腎疾患の身体所見

(1) 体液貯留
◆浮腫，胸水，腹水，心外膜液貯留，肺水腫 [透析会誌 46：1107-1155, 2013]

(2) 体液異常
◆高度の低ナトリウム血症，高カリウム血症，低カルシウム血症，高リン血症，代謝性アシドーシス [透析会誌 46：1107-1155, 2013]

(3) 消化器症状
◆食欲不振，悪心・嘔吐，下痢 [透析会誌 46：1107-1155, 2013]

(4) 循環器症状
◆心不全，不整脈 [透析会誌 46：1107-1155, 2013]

(5) 神経症状
◆中枢神経障害：意識障害，不随意運動，睡眠障害 [透析会誌 46：1107-1155, 2013]
◆末梢神経障害：かゆみ，しびれ [透析会誌 46：1107-1155, 2013]

(6) 血液異常
◆高度の腎性貧血，出血傾向 [透析会誌 46：1107-1155, 2013]

(7) 視力障害
◆視力低下，網膜出血症状，網膜剝離症状 [透析会誌 46：1107-1155, 2013]

エビデンスレビュー

表 103　慢性腎臓病の症候

症候	有病率と重症度	影響
尿毒症性掻痒症	・24 件の研究，対象は透析患者 19,226 例 ・有病率：40.6% ・重症度：24.5%が重度の掻痒症を経験	・健康関連 QOL の低下と関連 ・睡眠不足や抑うつといった症候に寄与
睡眠障害	・40 件の研究，対象は 7,391 例 ・有病率：60.1% ・重症度：定義が報告によって一定せず	・疲労，低い健康関連 QOL，および抑うつと関連
レストレスレッグ症候群	・有病率：長期透析患者の 10〜20% ・レストレスレッグ症候群の約 80%が周期性四肢運動障害による睡眠障害も経験	・睡眠や健康関連 QOL の障害，透析からの早期中断，および心血管疾患の罹患率と死亡率の増加と関連
食欲不振	・18 件の研究，対象は 3,122 例 ・有病率：56%（範囲 9〜82%）	・栄養不良，低い健康関連 QOL，抑うつ，高い入院率，および死亡率の増加と関連
悪心	・14 件の研究，対象は 1,774 例 ・有病率：46%（範囲 9〜90%）	・CKD において系統的な評価はなされていない
嘔吐	・12 件の研究，対象は 1,511 例 ・有病率：23%（範囲 11〜68%）	・CKD において系統的な評価はなされていない
便秘	・17 件の研究，対象は 2,001 例 ・有病率：40%（範囲 8〜65%）	・CKD において系統的な評価はなされていない
下痢	・10 件の研究，対象は 921 例 ・有病率：21%（範囲 3〜33%）	・CKD において系統的な評価はなされていない
抑うつ	・面接評価による有病率：stage 1〜4 の CKD 患者 21.5%（95% CI 11.1-37.2），透析患者 22.8%（95% CI 18.8-27.6），および腎移植患者 25.7%（95% CI 12.8-44.9） ・評価尺度による有病率：stage 1〜4 の CKD 患者 26.5%（95% CI 18.5-36.5），透析患者 39.3%（95% CI 36.8-42.0），および腎移植患者 26.6%（95% CI 20.9-33.1）	・罹患率，入院率，および死亡率の増加と関連 ・健康関連 QOL の評価に不可欠
疼痛	・50 件の研究（36 件の研究には血液透析患者を含む），対象は CKD 患者 7,500 例以上 ・有病率：58%が疼痛を経験 ・重症度：多くが中等度〜重度の疼痛 ・腹膜透析患者での有病率と重症度は血液透析患者と同等	・低い健康関連 QOL，高い心理社会的苦痛，不眠症，および抑うつ症状と強く関連

CI：confidence interval（信頼区間），CKD：chronic kidney disease（慢性腎臓病），QOL：quality of life（生活の質）

[Kidney Int 88：447-459, 2015 の表を基に作成]

（忽那　俊樹）

5）糖尿病の身体所見

（1）低血糖

◆一般に，血糖値 70 mg/dl 以下になると自律神経の反応による症状が出現する（図 65）

◆無自覚性低血糖：自覚症状がないまま，"血糖値を測ったら 60 mg/dl 程度まで低下していることに気づく" "血糖値が 50 mg/dl より低く，突然さらに重い中枢神経症状が出る" ことをいう

- 無自覚性低血糖は，頻繁に低血糖を起こす患者，高齢者などで生じやすい
- 低血糖が起こりやすい状況：① 薬：処方内容変更時や使用量過多，② 食事：摂取量不足，食事間隔が長い，アルコール摂取時（アルコール性低血糖），③ 運動過多など
- 低血糖が起きたときの対処（図66）

図65 血糖値と低血糖症状の目安

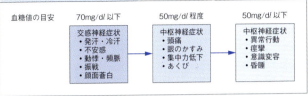

図66 低血糖発作時の対処

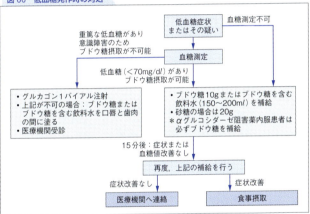

エビデンスレビュー

> 重症低血糖発作は心血管イベントや死亡リスク上昇に関与 [N Engl J Med 363：1410-1418, 2010, BMJ 347：f4533, 2013]
> 高齢者の低血糖は転倒（オッズ比 1.89）および骨折（オッズ比 1.92）のリスクを上昇させる [J Diabetes Complications 30：811-818, 2016]
> 高齢の2型糖尿病患者では，重症低血糖で認知症リスクが増大 [JAMA 301：1565-1572, 2009]

(2) 糖尿病網膜症
- 持続的な高血糖により網膜の最小血管が障害され，血流低下や出血などの血管異常を呈する
- 硝子体出血や網膜剥離により失明などの重度な視力障害を引き起こす

■ 分類・症状

◆ 大きく以下の3段階に分類される
(1) 単純糖尿病網膜症：自覚症状なし
(2) 前増殖糖尿病網膜症：かすみ目など，自覚症状がない場合もある
(3) 増殖糖尿病網膜症：飛蚊症（視野に黒い影やゴミのようなものが見える），視力低下，視野欠損，失明など

エビデンスレビュー

> 日本人の2型糖尿病患者の網膜症発生頻度は38.3/1,000人・年，すでに網膜症を有している患者における網膜症進展頻度は21.1/1,000人・年 [Diabetologia 54：2288-2294, 2011]
> 網膜症の重症度が高いほどQOL [Ophthalmology 118：649-655, 2011] やADL [Arch Ophthalmol 122：84-88, 2004] が低下する

(3) 糖尿病腎症

◆ 持続的な高血糖により腎糸球体の最小血管が障害され，腎臓の濾過機能が低下する
◆ 腎機能の評価は酵素法で測定した血清クレアチニンをもとにした eGFR を用いる

表104　CKDの重症度分類

原疾患	蛋白尿区分		A1	A2	A3
糖尿病	尿アルブミン定量 (mg/日) 尿アルブミン/Cr比 (mg/gCr)		正常	微量アルブミン尿	顕性アルブミン尿
			30 未満	30～299	300 以上
高血圧 腎炎 多発性囊胞腎 移植腎 不明 その他	尿蛋白定量 (g/日) 尿蛋白/Cr比 (g/gCr)		正常	軽度蛋白尿	高度蛋白尿
			0.15 未満	0.15～0.49	0.50 以上
GFR区分 (mL/分/ 1.73m²)	G1	正常または高値	>90		
	G2	正常または軽度低下	60～89		
	G3a	軽度～中等度低下	45～59		
	G3b	中等度～高度低下	30～44		
	G4	高度低下	15～29		
	G5	末期腎不全 (ESKD)	<15		

重症度のステージはGFR区分と蛋白尿区分を合わせて評価する
重症度は原疾患・GFR区分・蛋白尿区分を合わせたステージにより評価する．CKDの重症度は死亡，末期腎不全，心血管死亡発症のリスクを□のステージを基準に，，の順にステージが上昇するほどリスクは上昇する

[KDIGO CKD guideline 2012 を日本人用に改変]
[日本腎臓学会：CKD診療ガイド2012, 2012]

エビデンスレビュー

> 糖尿病腎症患者では，心血管疾患の合併率が高く，心血管疾患による死亡の頻度が高い[糖尿病診療ガイドライン 2016]
> その他は腎機能低下の身体所見を参照

（4）糖尿病神経障害
◆ 糖尿病性神経障害は多発性神経障害（広汎性左右対称性神経障害）と単発性神経障害に分類される

■ 評価方法
◆ 神経症状の聴取と，痛覚，振動覚（C-128 Hz 音叉），圧触覚（モノフィラメント）などの感覚検査やアキレス腱反射検査を実施し，総合的に評価をする

表 105　糖尿病神経障害の分類と主な症状

分類	症状
多発神経障害 　感覚運動神経障害 　自律神経障害 　急性有痛性神経障害	しびれ感，錯感覚，冷感，自発痛，アロディニア，感覚鈍麻 瞳孔機能異常，発汗異常，起立性低血圧，胃不全麻痺，便通異常（便秘，下痢），胆嚢無力症，膀胱障害，勃起障害，無自覚低血糖など （治療後神経障害など）
単神経障害 　脳神経障害 　体幹・四肢の神経障害 　糖尿病筋萎縮 　（腰仙部根神経叢神経障害）	外眼筋麻痺（動眼・滑車・外転神経麻痺），顔面神経麻痺など 手根管症候群，尺骨神経麻痺，腓骨神経麻痺，体幹部の単神経障害など 典型例は片側〜両側性臀部・大腿部筋萎縮・筋力低下を呈し疼痛を伴う

[日本糖尿病学会 編・著：糖尿病診療ガイドライン 2016，糖尿病神経障害，p223，南江堂，2016 より転載]

◆ 神経障害の診断には「糖尿病性神経障害を考える会の簡易診断基準」が広く用いられている（表 106）

表 106

a 糖尿病性神経障害を考える会の簡易診断基準案
必須項目（以下の2項目を満たす）
1. 糖尿病が存在する 2. 糖尿病性神経障害以外の末梢神経障害を否定しうる
条件項目（以下の3項目のうち2項目以上を満たす場合を"神経障害あり"とする）
1. 糖尿病多発神経障害に基づくと思われる自覚症状 2. 両側アキレス腱反射の低下あるいは消失 3. 両側内果の振動覚低下

b Tronto Diabetic Neuropathy Expert Group の診断基準	
Possible DPN：可能性あり	以下の自・他覚症状のうち1項目あり ① 両足指，足，下腿の陽性症状（ジンジンしたしびれ，刺す，切る，焼ける，うずくような痛み） ② 左右対称性の下肢遠位部の感覚鈍麻 ③ 両アキレス腱反射の低下・消失
Probable DPN：ほぼ間違いない	①〜③の自・他覚症状のうち2個以上が存在する
Confirmed DPN：確実な	1個の自・他覚症状＋神経伝導機能障害（または明らかな小径神経線維障害）

DPN：diabetic polyneuropathy（糖尿病多発神経障害）
[日本糖尿病学会 編・著：糖尿病診療ガイドライン 2016．糖尿病神経障害．p221．南江堂．2016 より転載]

◆ 糖尿病性神経障害を考える会の簡易診断基準は簡易に診断するものであるため，糖尿病神経障害を早期に診断するためには，自律神経検査や神経伝導速度を用いた方が客観的である
◆ アキレス腱反射：打鍵器を用い，反射が出やすい膝立ち位で評価する（**図67**）
◆ 振動覚：C-128 Hz 音叉を用い，足内果や第1趾先端で評価する．検査開始から振動が感じなくなるまでの時間を測定し，10 秒未満を異常とする（**図68**）
◆ 圧触覚：10 g の圧負荷がかかる Semmes-Weinstein monofilament（SWM）5.07 を用い，足背や足底に当てて評価する．胼胝や角化部位は避けて行う（**図69**）

図67 アキレス腱反射の評価

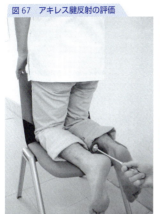

打診器(バビンスキー式,村中医療器株式会社,大阪)

図68 振動覚の評価

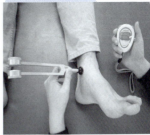

音叉(C-128Hzアルミ音叉,タカセ医療器株式会社,千葉)

図69 圧触覚の評価

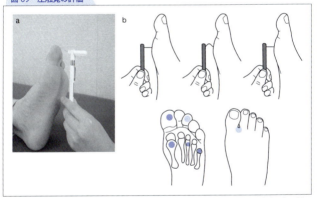

a 5.07(10g)Semmes-Weinstein monofilament(プリノバタッチテスト フットキット,アークレイ株式会社,京都) [Diabetes Care 31:1679-1685, 2008]

エビデンスレビュー

> 簡易診断基準による糖尿病神経障害の頻度は,本邦の報告では35.8%[糖尿病50:799-806, 2007],36.7%[日本臨床内科医会会誌16:353-381, 2001],海外の調査では30%前後と報告されている[Diabetologia 36:150-154, 1993]
> 糖尿病神経障害合併者はバランス機能低下のリスクを上昇させる[Diabetes Care 19:372-374, 1996, Gait Posture 14:238-247, 2001, PLoS One 11:e0154654, 2016]

> 1型および2型糖尿病では，四肢骨格筋のうち遠位で優位に低下しており，糖尿病神経障害の合併と進展に伴って筋力低下が進行する [Diabetes 53：1543-1548, 2004, Diabetes 45：440-445, 1996]
> 足部潰瘍の既往や神経障害を合併した糖尿病患者では，非合併者および健常者と比較して，足部内在筋，外在筋，腓骨神経支配筋筋力および脛骨神経支配筋筋力が有意に低下する [Diabetes Care 27：1668-1673, 2004]
> 糖尿病患者の神経伝導速度の低下は足部変形とも関連する [Diabetes Care 27：1668-1673, 2004]
> 糖尿病神経障害の発症・進展に関与するリスクファクターは，血糖コントロール不良の関与が最も大きく，他に糖尿病罹患期間，高血圧，脂質異常，喫煙，飲酒などがある [糖尿病診療ガイドライン 2016]

(5) 糖尿病足病変

- 運動神経障害による足部変形から足趾や骨隆起部，中足骨の骨頭部など局所的な圧力がかかりやすい部位（足底）に生じやすい
- 局所的な圧力が集中し，胼胝が形成され，反復される荷重ストレスにより皮膚が破綻し，そこから感染を併発して壊疽に進展する
- 虚血が生じやすい趾尖部や踵周囲部などの足の辺縁部に形成されやすい
- 潰瘍の色調は，灰色や黒色など壊死性のものであり，皮膚の冷感を伴う
- 壊疽の特徴は，黒色で硬くミイラ化する乾燥壊死である

■ 評価方法

- 足の状態の確認：発赤，乾燥，肥厚，角化，胼胝，鶏眼，白癬症，爪病変，水疱，潰瘍などの有無 [糖尿病診療ガイドライン 2016，糖尿病足病変，240, 2016]
- 神経障害の確認：痛覚，振動覚，圧触覚などの感覚検査，アキレス腱反射検査）（図67〜69）
- 血流障害の確認：間欠性跛行，動脈触知（足背動脈，後脛骨動脈），下腿-上腕血圧比（ankle-brachial index：ABI），血管造影法（angiography）
- 足の変形の確認：足趾変形（claw toe, hammer toe），外反母趾，凹凸足変形など

図70 足の変形

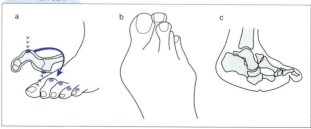

a claw toe, b bunion and overlaping toes, c rocker-bottom deformity
[Diabetes Care 31：1679-1685, 2008]

エビデンスレビュー

> 糖尿病患者では健常者と比べて，足関節他動運動時の硬直は有意に強い [Foot Ankle Int 25：561-567, 2004]

> 足関節背屈可動域や第一中足趾節関節伸展可動域の低下は，前足部の圧を上昇させ [J Am Podiatr Med Assoc 91：280-287, 2001]，足部潰瘍や変形発生のリスクを上昇させる

> 足病変は感染を伴うと重症化し下肢切断につながり，予後を悪化させる [糖尿病診療ガイドライン 2016]

> 糖尿病足潰瘍の治癒を遅延させる全身性因子は高齢，男性，末梢動脈疾患，神経障害，末期腎不全，心不全などがある [糖尿病診療ガイドライン 2016]

（阿部 義史）

II

内部障害系
主要検査

1 胸部単純X線写真（CXP）

- 胸部単純X線写真はX線を照射し身体を通過したX線の程度差によって組織のX線吸収度を画像化するものであり，胸部疾患をはじめとする各種疾患の診断や評価に用いられる一般検査である
- 代表的な撮影方法は正面像（前後像 A-P view および後前像 P-A view）ならびに側面像である
- 呼吸器疾患（COPDや無気肺および肺炎やARDS）の診断と重症度判定に用いられることに加えて，心血管疾患においても心や血管陰影の拡大といった縦隔部分の所見のみならず，肺うっ血の程度ならびに胸水の貯留の有無といった肺野の情報を病態評価に用いる
- 解剖学的および画像診断学的に重要なランドマークは図1～3である

図1　肺野の輪郭と解剖学的配置および気管支走行と縦隔ならびに大血管陰影

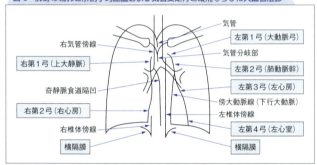

図2　肺区域の配置

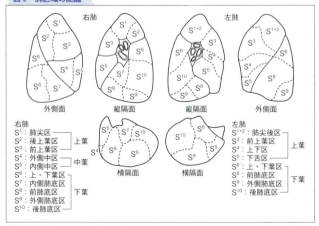

[日本呼吸ケアネットワーク編：メディカルスタッフのための呼吸アセスメント，2006]

図3 シルエットサイン確認部位と対応する肺区域

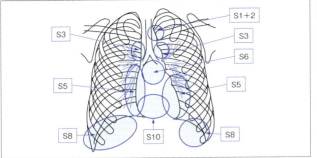

エビデンスレビュー

慢性閉塞性肺疾患（chronic obstructive pulmonary disease：COPD）
（図4）[日本呼吸器学会：COPD（慢性閉塞性肺疾患）診断と治療のためのガイドライン第4版, 2013に準じて記載]
> 画像のみではCOPDを診断することはできない
> 以下の所見のうち2つ以上を組み合わせることにより診断精度は向上する
> 正面像：① 肺野の透過性の亢進ならびに気道病変による空気とらえこみ現象（air trapping）による肺野の過膨張, ② 肺野末梢の血管陰影の細小化, ③ 横隔膜の低位平坦化, ④ 滴状心（teardrop heart）による心胸郭比（cardiothoracic ratio：CTR）の減少, ⑤ 肋間腔の開大
> 側面像：① 横隔膜の平坦化, ② 胸骨後腔（retrosternal clear space）の拡大, ③ 心臓後腔の拡大
> 最も信頼できる所見は横隔膜の低位平坦化である

図4 COPDにおける胸部単純X線写真

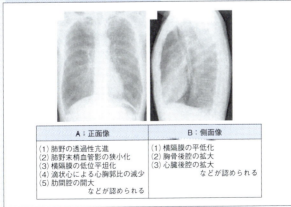

A：正面像	B：側面像
(1) 肺野の透過性亢進 (2) 肺野末梢血管影の狭小化 (3) 横隔膜の低位平坦化 (4) 滴状心による心胸郭比の減少 (5) 肋間腔の開大 　　　　　などが認められる	(1) 横隔膜の平坦化 (2) 胸骨後腔の拡大 (3) 心臓後腔の拡大 　　　　　などが認められる

[日本呼吸器学会：COPD（慢性閉塞性肺疾患）診断と治療のためのガイドライン．第4版, 2013]

肺炎 (pneumonia)

- 両側性ないし多肺葉（2 葉以上）に及ぶ陰影（OR=3.1；95% CI 1.9-5.1）[JAMA 275：134-141, 1996] [Eur Respir J 24：779-785, 2004]，両側性胸水の存在（RR=2.8；95% CI 1.4-5.8）[Arch Intern Med 156：2206-2212, 1996] [N Engl J Med 336：243-250, 1997]，陰影の急速な進行 [Clin Infect Dis 23：723-728, 1996] [Am Rev Respir Dis 144：312-318, 1991] の所見は市中肺炎の重症度判定の一つの因子（推奨グレード C1）[成人市中肺炎の画像診断ガイドライン 2007] である
- ICU 入院の重症肺炎症例では，陰影の急速な進行（RR=6.99；95% CI 1.54-31.70）が重要な予後因子である [成人市中肺炎の画像診断ガイドライン 2007]

急性呼吸窮迫症候群 (acute respiratory distress syndrome：ARDS)

- 胸部 X 線写真における両側性肺浸潤影（胸水，無気肺，結節などで説明がつかないもの）が ARDS の診断基準（ベルリン定義）のひとつであり，病変の進展や改善の評価，さらに合併症（気胸，人工呼吸器関連肺炎など）の検出にも有用である [3 学会合同 ARDS 診療ガイドライン 2016]
- 急性滲出期では，両側性のすりガラス状陰影や浸潤影を特徴とするが，陰影内部には気管支透亮像（エアブロンコグラム）を伴う
- 線維増殖性病変へ進行とともに，すりガラス状陰影内部に網状影が認められ，肺野の容積減少が進行し，気管支透亮像も拡張が目立つようになる [Eur Respir Rev 23：519-530, 2014]
- 陰影分布は必ずしもびまん性ではなく，左右非対称であることや，上下肺野で程度差がみられることもある [N Engl J Med 353：2788-2796, 2005]
- 無気肺，胸水，腫瘤などの除外が必要であり，肺損傷が起きてから陰影が出現するまで 12〜24 時間の時間のずれが存在する [JAMA 307：2526-2533, 2012] [Intensive Care Medicine 38：1573-1582, 2012]
- 心原性（cardiogenic）/高静水圧性（hydrostatic）肺水腫とは，以下のような左房圧上昇に伴う胸部画像上のリンパ管のうっ滞所見（間質性肺水腫）の有無で鑑別する [3 学会合同 ARDS 診療ガイドライン 2016]
- 気管支血管周囲間質：cuffing sign（正面像での左右 B3b の正切像の腫大不鮮明化）
- 小葉間間質：小葉間隔壁の肥厚によって上肺の胸壁に至る比較的長い Kerley A 線，両側下肺野外套部の Kerley B 線，これらの重畳による網状の Kerley C 線の出現
- 胸膜下間質：葉間胸水（右 minor fissure の肥厚）
- 右優位の胸水貯留所見も鑑別点となり得る

心不全 (heart failure) (図 5)

- 循環器診療（診断，疾患管理）における基本的な画像検査の代表であり，肺うっ血の程度や胸水の有無と程度，心陰影の大きさや形状を確認し，急性および慢性の心不全の重症度ならびに経過を評価するために用いられる [日本循環器学会：慢性心不全治療ガイドライン（2010 年改訂版）] [日本理学療法士学会：理学療法診療ガイドライン，心大血管疾患] [日本老年医学会誌 37：728-733, 2000]
- 急性心不全の診断および治療効果判定に肺うっ血像の読影は不可欠である [日本循環器学会：急性心不全治療ガイドライン（2011 年改訂版）]
- 心胸郭比（cardiothoracic ratio：CTR）が 50% を超える場合は代表的な心拡大の指標となる [日本理学療法士学会：理学療法診療ガイドライン，心大血管疾患]

- 胸部単純X線写真によって，呼吸器疾患を鑑別する
- 高齢者では骨粗鬆症からくる椎体の圧迫骨折による側彎症がⅡ型呼吸不全の誘因となることがある［日本心不全学会：高齢心不全患者の治療に関するステートメント，2016］
- 肺気腫やブラの破綻による自然気胸や被包化された胸水も多く，加齢性の4弁逆流では両房拡大による顕著な心拡大が認められる［日本心不全学会：高齢心不全患者の治療に関するステートメント，2016］

図5　心不全の胸部単純X線写真（シェーマ）

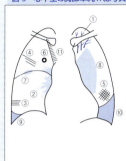

① cephalization（角出し像）
肺尖部への血流の再分布所見（肺静脈圧15～20mmHg）
② perivascular cuffing（肺血管周囲の浮腫）
③ Kerley's B line（カーリーB線）
④ Kerley's A line（カーリーA線）
⑤ Kerley's C line（カーリーC線）
⑥ peribronchial cuffing（気管支周囲の浮腫）
②-⑥：間質性肺水腫所見（肺静脈圧20～30mmHg）
⑦ vanishing tumor（一過性腫瘤状陰影）
胸水
⑧ butterfly shadow（蝶形像）
肺胞性肺水腫所見（肺静脈30 mmHg以上）
⑨⑩ costophrenic angle（肋骨横隔膜角）の鈍化
胸水
⑪ 上大静脈の突出

［日本循環器学会/日本心不全学会合同ガイドライン．急性・慢性心不全診療ガイドライン（2017年改訂版）．http://www.j-circ.or.jp/guideline/pdf/JCS2017_tsutsui_h.pdf（2018年7月閲覧）］

（木村 雅彦）

2 血液・生化学検査：基準値と異常値の目安一覧

検査項目	略称	基準範囲	単位	意義
ヘモグロビン(血色素)濃度	Hb	男：14〜18 女：12〜16	g/dl	血液単位体積中のヘモグロビン色素濃度. 酸素運搬能に直結する 低下：貧血(循環赤血球量の低下) Hb 1g/dlの低下は，循環血液量(5×体重〈kg〉)ml の喪失となる 2g/dl以上の低下で有意とする • 心肺疾患があると Hb 10〜11g/dlの軽い貧血でも有症状が多い • Hb 7g/dl以下になるとほとんどの患者が自覚症状を認め，輸血の適応基準でもある • 症状は，労作時息切れ，動悸，倦怠感，頭重感，めまいなど • 臥位から立位で脈拍と血圧が大きく変化するのは急性貧血を示唆することがある • 代償性に心拍出量が増加することによる心不全や循環不全を生じることがある
白血球数	WBC	4,000〜9,000	/μl	血液単位体積中の白血球の個数 生理的変動があり，運動後に高値を示す 喫煙者やステロイド内服患者で増加することもあるが，感染症や炎症により増加することが多い 重症感染症患者(敗血症)では，低下することもある WBC<2,000/μlは感染症の頻度が増加し，WBC<1,000/μlは感染症罹患のリスクが極めて高い
好中球	Neu	40〜71 (7,000/μl未満)	%	細菌感染症，炎症性疾患(急性心筋梗塞や多臓器の梗塞，急性虫垂炎，自己免疫疾患など)，悪性腫瘍，血液疾患，その他(副腎ステロイド投与，薬物中毒，ストレス)で増加する 1,000/μl以下で感染症罹患リスクが増加し，500/μl以下では，無菌室管理の適応となる
好酸球	Eo	0.2〜6.8 (500/μl未満)	%	アレルギー疾患(気管支喘息，アトピー性皮膚炎，花粉症など)，寄生虫感染，造血器腫瘍，好酸球増加症候群などで増加する
リンパ球	Lymp	26.2〜46.6 (4,000/μl未満)	%	ウイルス感染症や百日咳，血液疾患で増加する 免疫能の指標としても用いられ2,000/μl未満で低下が疑われる
血小板数	Plt	12万〜41万	/μl	止血機能の中心を担う血球成分 5万/μl以下で出血症状が出現，2万/μl以下で外力なく容易に出血し，輸血の適応基準 低下：DIC，肝硬変，脾機能亢進など(出血症状のない低下は，偽性血小板減少を疑う)

検査項目	略称	基準範囲	単位	意義
プロトロンビン時間	PT	10〜12	Sec	血液凝固能の指標であり，主に外因系凝固因子（第Ⅱ因子）の活動状態を測定
プロトロンビン時間国際基準比	PT-INR	0.9〜1.1		ワルファリンのコントロールに用いられる • 心房細動患者では，70歳未満：2.0〜3.0，70歳以上：1.6〜2.6 • 機械弁置換後患者では 2.0〜3.0 • 静脈血栓塞栓症では 2.0〜3.0（1.5〜2.5） • 人工心臓 では，体外式：2.5〜4.0，植え込み型：機種によるが 2.0〜3.0 が主 INR>4.0 は出血合併症が増加するため要注意[1] 低値では，血栓塞栓症のリスクが高まる
活性化部分トロンボプラスチン	APTT	30〜40	Sec	ヘパリンのコントロールに用いられ，目標値は施設基準上限値の 1.5〜2.5 倍 半減期は 6 時間である
フィブリン分解産物	FDP	5.0 以下	μg/ml	フィブリンやフィブリノゲンが溶解（線溶現象）された物質．血栓の存在，感染症，DIC などで上昇する
D-ダイマー	D ダイマー	1.0 以下	μg/ml	FDP と共に変動する 検査法，試薬により性能に差があるため，各施設で診断の基準値の検討が必要であるが，DVT 急性期の診断に有用である[2] 血栓の存在，感染症，DIC，静脈血栓塞栓症や大動脈解離などで上昇する

[1] N Engl J Med 307 : 1676-1681, 1982]
[2] Ann Intern Med 140 : 589-602, 2004]

検査項目	略称	基準範囲	単位	意義
総ビリルビン	T-Bil	0.2〜1.2	mg/dl	胆道系障害の指標 心不全の予後予測因子となり，高値で静注強心薬が必要性を検討[3]
直接ビリルビン	D-Bil	0.4 以下	mg/dl	高値で，胆管・胆道系における閉塞，肝細胞の異常（急性肝炎，慢性肝炎や肝硬変など）の疑いがある
間接ビリルビン		0.8 以下	mg/dl	高値で，溶血性貧血や肺梗塞，敗血症，甲状腺機能低下症などの疑いがある
トランスアミナーゼ	AST (GOT)	<35	IU/l	肝細胞や心筋，骨格筋の障害で放出される逸脱酵素である • AST/ALT<1（AST 値が小さい）：慢性・急性肝炎，脂肪肝，肝硬変初期，胆汁うっ滞など • AST/ALT>1（AST 値が大きい）：劇症肝炎，アルコール性脂肪肝，アルコール性肝炎，進行した肝硬変，溶血，うっ血性心不全，心筋梗塞など • AST/ALT>2（AST 値が 2 倍超）：原発性肝がん，筋ジストロフィー
	ALT (GPT)	<35	IU/l	

略称	基準範囲	単位	意義
ALP	100〜325	IU/l	肝臓や骨，小腸，胎盤などに多く含まれ，これらの臓器がダメージを受けると血液中に流れ出てくる酵素．以下の6分画がある ALP1：閉塞性黄疸，限局性肝障害 ALP2：各種肝疾患，胆道系疾患 ALP3：骨の病気（健常小児に多い），副甲状腺機能亢進症 ALP4：悪性腫瘍の一部，妊娠後期 ALP5：肝硬変，慢性肝炎，慢性腎不全 ALP6：潰瘍性大腸炎
γ-GTP	男<50 女<30	IU/l	胆道系障害の指標 幹細胞の破壊，胆管閉塞などで血液中に放出される逸脱酵素 高値：アルコールや薬剤などによる肝細胞破壊，胆管結石やがんなどを疑う

[3] Int Heart J 48：195-204, 2007]

検査項目	略称	基準範囲	単位	意義
総蛋白	TP	6.5〜8.5	g/dl	血液中に含まれる蛋白の総和 高値：脱水（濃縮），γグロブリンの増加 低値：主にアルブミンの低下
アルブミン	Alb	3.8〜5.3	g/dl	血清総蛋白の60〜70%を占め，肝細胞でのみ作られ，膠質浸透圧の維持やさまざまな物質の運搬に関与する 栄養状態の指標 低値：合成低下（肝障害，栄養不足，吸収不良），異化亢進（感染，炎症，甲状腺機能亢進症，悪性腫瘍など），漏出（ネフローゼ症候群，蛋白漏出性胃腸症，熱傷など） 半減期は約20日
プレアルブミン	PRAL	22〜40	mg/dl	栄養状態の評価に使用 トランスサイレチン（TTR）とも呼ばれる 半減期は約2日
レチノール結合蛋白	RBP	2.2〜7.4	mg/dl	栄養状態の評価，肝・腎疾患の病態把握に使用 過栄養性脂肪肝 高値：腎不全など 低値：閉塞性黄疸，甲状腺機能亢進症など 半減期は約0.5日
クレアチニンキナーゼ	CK (CPK)	男62〜287 女45〜163	IU/L	筋肉細胞のエネルギー代謝に重要な酵素の一種で，損傷を受けると血液中に流出するため，損傷の程度を推測できる CK-MM（95〜100%）：骨格筋 CK-MB（0〜3%）：心筋 CK-BB（0〜2%）：脳 筋肉を酷使するような運動は検査4日以内には控えることが望ましい
CK-MB活性	CK-MB	25以下	IU/L	心筋梗塞で速やかに上昇するため診断，梗塞範囲，重症度の推定に用いられる 一般に発症後4〜6時間で上昇し，18〜24時間でピークに達し，治療が奏効した場合，72時間後には正常レベルに復する 総CK値との比を考慮すれば心筋障害評価の意義が高い（10%以上） ショック，電気的除細動，骨格筋損傷などでも上昇するが，骨格筋損傷では両者の比は5%を超えない 非ST上昇型急性冠症候群の30日および6ヵ月後の死亡率と強い相関が認められている[4]

[4] JAMA 283：347-353, 2000]

検査項目	略称	基準範囲	単位	意義
心筋トロポニンT, I	TNT, TNI	0.014 以下 0.040 以下	ng/ml	モノクローナル抗体を用いた免疫測定法により心筋組織に特異的なトロポニンT/Iを微量レベルで測定でき，心筋特異性が高い心筋壊死の指標 TNTの迅速性ならびに定量測定キットは採血後10〜12分で測定結果を得ることができる TNIの心筋梗塞の診断は，極めて早期では感度12％，特異度100％であるが，8時間以上経過した場合は感度90％，特異度96％である[5] 心筋トロポニンT/Iは，死亡および心筋梗塞の予測因子，治療方針の決定にも有用であり[6]，予後と関連する[7]. 心不全で検出されるトロポニン値は，観察開始また経過観察時のわずかな数値の上昇が独立した予後予測指標である[8]. TNTはTNIよりも腎機能の影響を受ける[9]
尿素窒素	BUN	7〜19	mg/dl	血液中の尿素に含まれる窒素分を表す．肝臓において合成され，腎糸球体から濾過され一部尿細管で再吸収され尿中に排泄されるため，腎機能の指標となる 糸球体濾過量（GFR）が30％以下まで低下しないと高値を示さないので，早期の腎機能異常の検出には不向きである 高値：腎前性（蛋白異化亢進，摂取過剰，心不全などの腎血流減少，脱水などの再吸収亢進），腎性（腎炎など），腎後性（排泄障害）
クレアチニン	Cr	男 0.6〜1.0 女 0.5〜0.8	mg/dl	筋肉へのエネルギー供給源であるクレアチンリン酸の代謝産物．腎糸球体で濾過されほとんど再吸収されず尿中に排泄されるため，GFRの指標として用いられる．GFRが50％前後まで低下しないと高値を示さない
推算糸球体濾過率	eGFR	>90	ml/分/1.73m²	日本人の推定式：GFR=194×Cr$^{-1.094}$×年齢$^{-0.287}$（女性は×0.739） 早期の腎機能低下の検出，CKDの診断に用いられる

[5] Circulation 99 : 2073-2078, 1999] [6] J Am Coll Cardiol 29 : 43-48, 1997] [7] N Engl J Med 335 : 1342-1349, 1996] [8] Circulation 116 : 1242-1249, 2007] [9] Eur J Heart Fail 11 : 653-658, 2009]

検査項目	略称	基準範囲	単位	意義
ナトリウム	Na	136〜147	mEq/l	細胞外液量と浸透圧を規定する因子．上昇，低下いずれの場合も進行すると食思不振，脱力，意識障害などが出現する 高値：脱水，高血糖，Cushing症候群など 低値：ループ利尿薬，心不全，腎不全，肝硬変，摂取不足など
カリウム	K	3.6〜5.0	mEq/l	腎からの排泄と細胞内外の分布調節で維持されている．細胞の機能，特に心筋に大きく影響する．低値，高値いずれの場合も重篤な心室性不整脈が生じるリスクが高くなる 高値：腎不全，薬剤（ACE阻害薬，ARB，抗アルドステロン薬），アシドーシス，摂取過剰など 低値：下痢，嘔吐，薬剤（利尿薬，漢方薬，インスリン），アルドステロン症など

検査項目	略称	基準範囲	単位	意義
総コレステロール	T.Cho (TC)	130〜219	mg/dl	細胞膜，ホルモンの材料として重要．主に肝臓で生合成される 栄養状態の指標の一つ 高値：ネフローゼ症候群，甲状腺機能低下症など
中性脂肪	TG	50〜149	mg/dl	動脈硬化性疾患の危険因子となる 空腹時の値が脂質異常症の診断に用いられる • 高トリグリセライド血症≧150 • 低 HDL 血症＜40 • 高 LDL 血症≧140
善玉コレステロール	HDL-C		mg/dl	
悪玉コレステロール	LDL-C		mg/dl	TG≧500 は急性膵炎のリスク LDL≧180 は家族性高コレステロール血症を考慮する

検査項目	略称	基準範囲	単位	意義
血糖値	BS		mg/dl	各条件下での血液中のブドウ糖量を示す 正常型：FBS＜110 および 75gOGTT 2 時間値＜140 の場合 境界型：正常型でも糖尿病型でもない場合 糖尿病型：FBS≧126，75gOGTT 2 時間値≧200，随時血糖≧200，HbA1c≧6.5％のいずれかが確認された場合 糖尿病： • 別の日の検査も糖尿病型 • BS と HbA1c 同時測定でともに糖尿病型 • 糖尿病型でありかつ(1) 典型的症状（口渇，多飲，多尿，体重減少など），(2) 確実な糖尿病性網膜症の場合
空腹時血糖値	FBS			
随時血糖値				
75g ブドウ糖負荷試験	75gOGTT			
ヘモグロビンA1c	HbA1c	4.6〜6.2	%	高血糖の程度に応じて生成が増加する．赤血球の寿命が 120 日のため，過去 1〜2ヵ月間の血糖値を反映する 貧血で低値を示すので注意

検査項目	略称	基準範囲	単位	意義
C 反応性蛋白	CRP	0.3 以下	mg/dl	肝臓で合成される血清蛋白の一種 高値：感染症，炎症性疾患，悪性腫瘍，組織壊死，自己免疫性疾患など
脳性（B 型）ナトリウム利尿ペプチド	BNP	18.4 以下	pg/ml	主として心室にて壁応力（伸展ストレス）に応じて速やかに分泌されるホルモン 高値：心不全，腎不全，加齢，心房細動，肥満など
N 末端プロ脳性ナトリウム利尿ペプチド	NT-proBNP	125 以下	pg/ml	上昇しにくい心不全：収縮性心膜炎，心タンポナーデ，僧帽弁狭窄症，右心不全など

表1 BNP と NT-proBNP の特徴

	BNP	NT-proBNP
分子量	約 3,500	約 8,500
ホルモン活性	＋	－
交叉性	proBNP, BNP	proBNP, NT-proBNP
半減期	約 20 分	約 120 分
クリアランス	NPR-A, NPR-C, NEP, 腎臓	腎臓
採血法	EDTA 加血漿	血清/ヘパリン加/EDTA 加血漿
添付文書記載基準値	≦18.4pg/ml	≦55pg/ml

[日本循環器学会：慢性心不全治療ガイドライン（2010 年改訂版）]

図1 心不全診断における BNP と NT-proBNP のカットオフ値

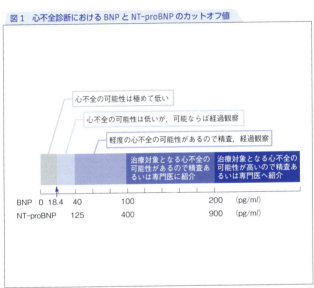

[日本心不全学会：血中 BNP や NT-proBNP 値を用いた心不全診療の留意点について]

（前川 恵美）

3 血液ガス

1) 動脈血ガス分圧分析値 (blood gas analysis：BGA)

- 動脈血における特に酸素と二酸化炭素の分圧から酸素化と肺胞換気量の状態ならびに重炭酸塩の排出や産生状況から酸塩基平衡とその調整因子についての情報を得る血液検査である [日本理学療法士学会：診療ガイドライン COPD, 2013]
- 動脈穿刺もしくは動脈中に留置したカテーテルから採血する
- 動脈血液ガス (PaO_2, $PaCO_2$) は最も標準的なガス交換能の指標であり，症例ごとに評価して解釈する必要がある [日本理学療法士学会：理学療法診療ガイドライン, COPD, 2013]
- 可能であれば酸素投与前に採血を行った後に速やかに酸素を投与する [日本循環器学会：急性心不全治療ガイドライン (2011年改訂版)]
- 酸素運搬動態に関してはパルスオキシメータによって非観血的かつ連続的に測定できる経皮的酸素飽和度 (SpO_2) が酸素解離曲線に従って動脈血酸素飽和度 (SaO_2) とほぼ一致する (パルスオキシメトリーを参照) [日本理学療法士学会：理学療法診療ガイドライン, COPD, 2013]
- 呼気終末二酸化炭素分圧 ($ETCO_2$) はカプノモニタによって非侵襲的かつ連続的に測定でき，肺胞気二酸化炭素分圧および動脈血二酸化炭素分圧と近似した値を得られる

■ 正常値と意義

表1 正常値と意義

測定項目	略号	正常値	単位	意義
酸塩基平衡	pH	7.35～7.45	なし	酵素が正常に働く環境
二酸化炭素分圧	$PaCO_2$	40	torr (mmHg)	肺胞換気量の指標
酸素分圧	PaO_2	80～100	torr (mmHg)	肺の血液酸素化能
重炭酸イオン濃度	HCO_3^-	24.5 ± 4	mEq/l	代謝性および呼吸性因子
塩基過剰	B.E.	0 ± 2.5	mEq/l	代謝性因子
酸素飽和度	SaO_2	95以上	%	ヘモグロビンによる結合酸素の運搬状況

図1 酸塩基平衡の調節因子

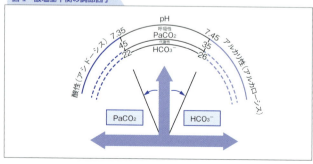

- ■ 診断基準
- ■ 呼吸不全
  - ◆呼吸不全：動脈血酸素分圧 PaO_2 が 60 mmHg 以下
  - ・Ⅰ型呼吸不全：呼吸不全のうち，$PaCO_2 \leqq 45$ mmHg
  - ・Ⅱ型呼吸不全：呼吸不全のうち，$PaCO_2 > 45$ mmHg で肺胞低換気を伴うもの
  - ◆慢性呼吸不全：呼吸不全の状態が少なくとも 1 ヵ月持続するもの
- ■ ARDS
  - ◆診断および重症度判定（**表 2**）の一つである酸素化能の評価において，PaO_2/FIO_2 比（P/F 比）は PEEP または $CPAP \geqq 5 cmH_2O$ のもとで判定し，200 mmHg $< PaO_2/FIO_2 \leqq 300$ mmHg を 軽 症，100 mmHg $< PaO_2/FIO_2 \leqq 200$ mmHg を中等症，$PaO_2/FIO_2 \leqq 100$ mHg の重症の 3 つに P/F 100 mmHg ずつで分割する（**表 2**）．

表 2　ARDS の診断基準と重症度分類

重症度分類	Mild　軽症	Moderate　中等症	Severe　重症
PaO_2/FIO_2 （酸素化能, mmHg）	$200 < PaO_2/FIO_2 \leqq$ 300（PEEP, CPAP $\geqq$ $5cmH_2O$）	$100 < PaO_2/FIO_2 \leqq$ 200（PEEP $\geqq$ $5cmH_2O$）	$PaO_2/FIO_2 < 100$ （PEEP $\geqq 5cmH_2O$）
発症時期	侵襲や呼吸器症状（急性/増悪）から 1 週間以内		
胸部画像	胸水，肺虚脱（肺葉/肺全体），結節ではすべてを説明できない両側性陰影		
肺水腫の原因 （心不全，溢水の除外）	心不全，輸液過剰ではすべてを説明できない呼吸不全：危険因子がない場合，静水圧性肺水腫除外のため心エコーなどによる客観的評価が必要		

[3 学会合同 ARDS 診療ガイドライン 2016 part 1, 2016 より引用]

  - ◆成因にかかわらず単純に PaO_2/FIO_2 比が 300 以下の低酸素血症状態を acute hypoxemic respiratory failure（AHRF）と呼ぶ．[3 学会（日本呼吸器学会・日本呼吸療法医学会・日本集中治療医学会）合同 ARDS 診療ガイドライン 2016 作成委員会：ARDS 診療ガイドライン 2016 part 1, 2016]

エビデンスレビュー

経皮的酸素飽和度 SpO_2 と PaO_2
▶SpO_2 が 97％以下の場合に $SpO_2/FIO_2 = 64 + 0.84 \times (PaO_2/FIO_2)$ の近似式が成立し，PaO_2/FIO_2 比の 300 と 200 は SpO_2/FIO_2 のそれぞれ 315 と 235 に相当する [Chest 132：410-417, 2007]

ARDS
▶入院 6 時間以内の SpO_2/FIO_2 比の低下度は，ARDS 進展の独立した予測因子である [J Intensive Care Med 30：209-216, 2015]

心不全
▶動脈血液ガス分析により呼吸不全やアシドーシスを診断する
可能であれば酸素投与前に採血を行った後に速やかに酸素を投与する
[日本循環器学会：急性心不全治療ガイドライン（2011 年改訂版）]

敗血症
▶動脈血ガス分析および血中乳酸値測定を行い，代謝性アシドーシスの改善と乳酸クリアランスを少なくとも 6 時間ごとに評価する [Sepsis Japan, 2013]

▶代謝性アシドーシスの改善と乳酸クリアランスを初期蘇生の評価に加えるとよい [Sepsis Japan, 2013]

（木村 雅彦）

4 心エコー図

■ 評価目的と内容
- ◆目的：診断をつけ，病態を把握することにより，適切な治療方針を導く
  1. 形態の評価：心筋や弁の形態や性状，異常構造物や先天奇形の有無，心膜液など
  2. 機能の評価：心筋の収縮能，拡張能，壁運動や弁の逆流，狭窄の重症度
  3. 血行動態指標の推定：右房圧，肺動脈圧，左房圧，心拍出量など

■ 測定部位と体位

図1　プローブの位置

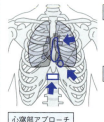
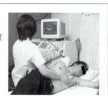

傍胸骨左縁アプローチ
左室長軸像（LAX）
左室短軸像（SAX）
90度回転

心尖部アプローチ
心尖部四腔像（A4C）
心尖部二腔像（A2C）
心尖部三腔（長軸）像（A3C）

心窩部アプローチ
下大静脈（IVC）など

※体位は左側臥位，左腕挙上

■ 評価方法
- ◆機械から超音波（高い周波数の音）を出し，その反射で臓器の形や質を見る検査方法

＜基本モード＞
- Bモード：反射してきた音の強さを明るさ（brightness）で表示した白黒画像
  リアルタイムに任意の断面で心臓の形態と動きを観察することができる
- Mモード：Bモード画像上に設定した1本の直線状の心臓の動き（Motion）を時間軸で表示
  距離，方位分解能に優れており計測に用いる．静止画にして，動きがわかる
- ドプラ法：心腔内および血管内の血流速度を測る方法
  カラードプラ：プローブ（画像の頂点の部位）に近づいてくる血流を赤，遠ざかる血流を青で表示．弁の逆流の評価に有用
  パルスドプラ：サンプルボリューム上の1点の血流を反映する
  連続波ドプラ：ドプラビーム上のすべての血流を反映する

1) Bモードの基本断面

図2 傍胸骨左縁左室長軸像

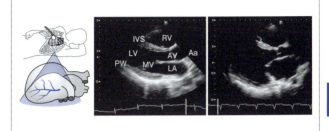

RV：右室，IVS：心室中隔，LV：左室，PW：後壁，Aa：上行大動脈，LA：左房，AV：大動脈弁，MV：僧帽弁

図3 傍胸骨左縁左室短軸像

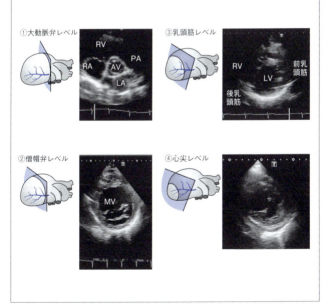

RV：右室，RA：右房，PA：肺動脈，LA：左房，AV：大動脈弁，TV：三尖弁，PV：肺動脈弁，LV：左室，MV：僧帽弁

図4 心尖部アプローチ

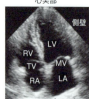
心尖部四腔像

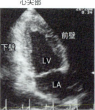
心尖部二腔像

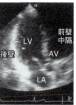
心尖部三腔像

RV：右室，TV：三尖弁，RA：右房，LV：左室，MV：僧帽弁，LA：左房，AV：大動脈弁

2) Mモードの基本断面

図5 傍胸骨左縁左室長軸像（Teichholz法）

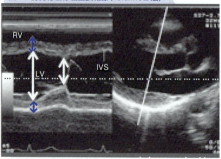

RV：右室，LV：左室，IVS：心室中隔

3) 壁運動評価

- ◆ 左室壁の16分画と冠動脈支配領域 [心エコー 14, 2013, 心エコー 11, 2010]
- • 責任血管の支配領域の壁運動が低下する
- ◆ 壁運動は，心内膜面の内方運動と壁厚増加率で表される

図6 壁運動の定義

壁厚の評価	正常	低収縮	無収縮	奇異性収縮
左室短軸像	正常：normokinesis	hypokinesis	akinesis	dyskinesis
収縮期壁厚増加率	40％以上	30％以下	10％以下	収縮期外方運動

図7 左室短軸像と冠動脈支配（部位）

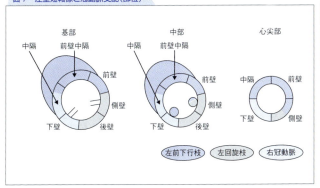

図8 心尖部四腔像と冠動脈支配

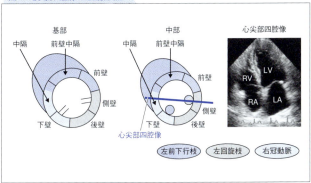

図9 心尖部二腔像と冠動脈支配

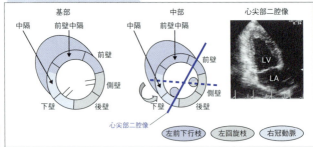

図10 心尖部三腔像と冠動脈支配

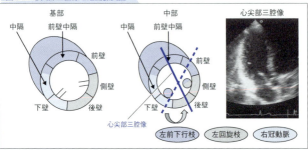

図11 左室拡張障害の重症度

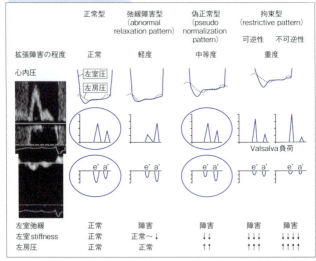

■ レポートを読む際の注意点

- ◆測定体位や時期：基本は左側臥位であるが，救急外来や心不全急性増悪例では，基本体位がとれないこともある
- ◆治療条件：強心薬投与中やペースメーカー植え込み後などを確認する
- ◆術後患者：術式を確認する
- ◆エコー入射の状態や角度：入射不良時（poor や fair など記載されている）や，入射が斜めになっている際は計測値が不正確となる
- ◆基本調律：心房細動や期外収縮が頻発していれば，計測値が不安定となる
- ◆B モード（断層像），M モード：超音波ビームが対象物に対して斜めに投入されると，画像が不鮮明になるだけでなく計測誤差が生じる（1mm の誤差でも立体になると 30％もの誤差になる）
- ◆Teichholz 法：左室径から楕円球状体と仮定して算出するが，一方向からの計測であり，局所的な壁運動異常や肥大を認める症例などでは正しい評価はできない
- ◆eyeball EF：目で見た主観的な感覚で駆出率を判断する．正しい計測が困難な例で用いられる．3D で算出した駆出率ともよく一致する [Cardiovasc Ultrasound 7：41, 2009]
- ◆E/e'：高値は PCWP や LVEDP が上昇していることを示唆する指標である．僧帽弁狭窄症や重症僧帽弁閉鎖不全症，僧帽弁置換術後，有症候性の肥大型心筋症，重症心不全，1 枝病変の労作性狭心症，心不全を有さない例や健常例などでは LVEDP の推定は困難である

エビデンスレビュー

心不全

- ❯安静時の左室径や LVEF は心不全症状や運動耐容能などとは相関しないが，予後予測因子として重要である [J Am Coll Cardiol 33：1948-1955, 1999]
- ❯日本循環器学会では心不全を，LVEF＜40％ を収縮能が低下した心不全（HFrEF），LVEF≧50％ を収縮能が保たれた心不全（HFpEF），40％≦LVEF＜50％ を収縮能が軽度低下した心不全（HFmrEF），LVEF≧40％ に改善した HFrEF 患者を収縮能が改善した心不全（HFpEF improved または HFrecEF）と定義している [日本循環器学会/日本心不全学会合同ガイドライン：急性・慢性心不全診療ガイドライン（2017 年改訂版）]
- ❯僧帽弁閉鎖不全症のある症例では，LVEF は左室収縮能を過大評価するので注意が必要である
- ❯うっ血の指標として，三尖弁逆流血流速と下大静脈の径および変動率に注目し，さらに HFrEF 症例では僧帽弁流入血流速波形（TMF）で左房圧を推測する（E/A が低ければ左房圧は低く，高ければ高い）
- ❯心エコーは低心拍出症候群の診断はできないが，一回拍出量を推察することができ，LVOT VTI が 15 cm 以下であれば一回拍出量は低下していると推測される [Eur Heart J 29：2308-2447, 2008]
- ❯LVEF の低下と心拍出量の低下は必ずしも一致しないことに注意する
- ❯TMF が心不全加療後も拘束型パターンで持続する症例は予後不良であり，慎重な経過観察が必要である [J Am Coll Cardiol 29：604-612, 1997]

- 早期僧帽弁輪移動速度（e'）が 8 cm/s 未満では弛緩障害があるとされ [J Am Soc Echocardiogr 22：107-133, 2009]，4ヵ所の平均値が 3 cm/s を下回ると心血管事故のリスクが高まると報告されている [J Am Coll Cardiol 45：272-277, 2005]
- E/e' が 15 を超えると心血管事故のリスクが高まるとされている [J Am Coll Cardiol 45：272-277, 2005]
- 左房容積係数が，心不全では 53 ml/m² （修正 Simpson 法） [J Card Fail 17：210-216, 2011]，拡張型心筋症では 68.5 ml/m² （area-length 法） [J Am Coll Cardiol 40：1425-1430, 2002] を超えると心血管事故が増加する
- 右室機能指標として，TAPSE＜14 mm [Am Heart J 154：172-179, 2007]，三尖弁輪移動速度＜9.5 cm/s [Eur J Heart Fail 11：818-824, 2009] は予後不良である
- 虚血性，拡張型心筋症などの成因にかかわらず，HFrEF 症例でみられる MR は心不全患者の予後悪化と強く関連している [J Am Coll Cardiol 31：1231-1248, 2015]
- 拡張障害（特に肥大心）では，運動負荷で急激に LVEDP が上昇し，肺うっ血を生じる．また，心房収縮への依存度が高いため，頻脈や心房細動で左室充満の低下を生じ，拡張障害が高度になると心拍出量の減少をきたしうる

拡張型心筋症
- 壁厚は正常なことが多く，壁運動低下は必ずしも均一ではなく，虚血性心疾患との鑑別が必要なことが多い
- 拡張型心筋症治療後に LVEF あるいは左室容積の改善など，左室リバースリモデリングを認めた群は，認めない群に比べて予後が良い [J Am Coll Cardiol 57：1468-1476, 2011]

肥大型心筋症
- 突然死のリスクファクター：① 最大左室壁厚 30 mm 以上，② 失神の既往，③ Holter 心電図での NSVT の多発，④ HCM による突然死の家族歴，⑤ 運動に対する異常な血圧変動 [Trends Cardiovasc Med 24：314-315, 2014]
- 心エコーでの評価項目：① 形態，② 左室収縮能，③ 狭窄（左室内あるいは右室内狭窄），④ 左室拡張能，⑤ 僧帽弁逆流などの合併症（それぞれのポイントは以下を参照）[日本循環器学会：肥大型心筋症の診療に関するガイドライン（2012 年改訂版）]
- 左室収縮能：EF が正常であっても心腔の狭小化，心筋固有の収縮能低下（ストレインの低下）により一回拍出量が低下していることがある
- 狭窄
  - 左室流出路─大動脈圧較差が 30 mmHg 以上の場合に有意な狭窄とし，心カテの圧較差と良好な相関を示す [J Am Coll Cardiol 11：752-756, 1988]（正常では左室流出路の駆出血流速は 2 m/s（16 mmHg）を超えることはない）
  - 波形は，立ち上がりが緩徐であり収縮中期から後期にピークを有する dagger-shape 様を呈する
  - SAM（僧帽弁収縮期前方運動）は流出路狭窄の重症度と密接な関係を示す

- 負荷条件（前負荷の低下，後負荷の低下，収縮性の増大）に依存し，狭窄が増大するため，Valsalva 負荷や運動負荷法を行い有意な狭窄が誘発されないか確認することが重要であり，HCM の 70％に狭窄を生じると報告されている [Circulation 114：2232–2239, 2006]（ニトログリセリン舌下，運動，食後，アルコール摂取後に増強しうる）
- 狭窄ないし閉塞を示す所見として，大動脈弁の収縮期半閉鎖・細動がある
- 流出路狭窄は S 状中隔や脱水，強心薬使用時などでも生じることがあり，呼吸困難，胸痛，血圧低下を生じ，血管拡張薬，利尿薬，ジギタリスによる治療でさらに悪化しうる
- 左室内狭窄は心室中部や心尖部にも生じる

> 合併症
- 高率に MR を合併する [J Am Soc Echoardiogr 8：503–510, 1995]

特殊型の肥大型心筋症

> 拡張相肥大型心筋症
- 肥大型心筋症と診断され，診断時あるいはその後の経過の中で LVEF ＜50％を認める．肥大型心筋症の 3～5％ [Circulation 114：216–225, 2006]
- 予後不良であり，心移植の適応を考慮する [Clin Cardiol 28：124–130, 2005]

> 心尖部肥大型心筋症
- HCM 全体の 3～10％とされるが，日本人では～18％と多く認める [Circulation 112：2805–2811, 2005]
- 心尖部瘤の合併を 10～20％に認め，合併例では心室頻拍，塞栓症を高率に合併することから予後不良であり，慎重な管理が必要である [Circulation 121：445–446, 2010]

> 心室中部閉塞性肥大型心筋症
- HCM 全体の 5～10％に認め，閉塞を伴わない患者に比べて突然死や致死性不整脈のリスクが有意に増加する [J Am Coll Cardiol 19：525–526, 1992]
- 心尖部壁運動異常や心室瘤を生じることがある

肺高血圧症

> 安静臥位の平均肺動脈圧（mPA）＞25 mmHg が肺高血圧症の定義である
> 肺動脈弁逆流速波形の拡張早期の流速 [J Am Soc Echocardiography 23：685–713, 2010] や右室駆出血流速波形 [The Echo Manual, 3rd ed, Lippincott Williams, 2007] [Circulation 68：302–309, 1983] から，平均肺動脈圧を推定することができる
> 肺動脈弁逆流速波形の拡張末期の流速から，拡張期肺動脈圧を推定することができる [J Am Soc Echocardiography 23：685–713, 2010]
> 肺血管抵抗の上昇がなければ，肺動脈楔入圧，左房圧，左室拡張末期圧にほぼ等しい
> 三尖弁逆流から得られた推定肺動脈圧が 35～40 mmHg 以上の時には肺高血圧を疑う
> 三尖弁輪の拡大により弁接合が離開しているような症例では，右房圧と右室圧が急速に平衡状態に達していると考えられるため，三尖弁逆流から得られた推定肺動脈圧は不正確である
> 三尖弁逆流の最大速度と右室流出路の駆出血流速波形から肺血管抵抗を推定することができる [J Am Coll Cadiol 41：1021–1027, 2003]

> 拡張早期の心室中隔の扁平度は右室圧上昇の程度を反映し，左室短軸像が楕円形であれば軽度，半円形であれば中等度，三日月形であれば高度の肺高血圧を疑う [心エコー12：146-152, 2011]

> 肺高血圧により右室後負荷が増大すると右室充満圧の上昇と収縮能の低下，心拍出量の低下をきたし右心不全となる

> このような低心拍出状態では収縮期肺動脈圧は低くなるため注意が必要であり，同時に右室機能を評価することが重要である [心エコー12：131-145, 2011]

表1　下大静脈による右房圧の推定（ASE 2015 GL）

下大静脈内径（呼気末）	呼吸性変動（sniffing にて）	推定右房圧（mmHg）
21mm 以下	>50%	3（0〜5）
	<50%	8（5〜10）
>21mm	>50%	
	<50%	15（10〜20）

上記で推定 8mmHg に該当する例は以下の指標を参考にする
① 右室の流入血流が restrictive pattern
② 右室の E/e'>6
③ 肝静脈血流 S<D 波
・ ①〜③に該当しない場合⇒ 3mmHg
・ 呼吸性変動<35%で①〜③に該当する場合⇒ 15mmHg
・ IVC<5mm で吸気時に虚脱する場合は循環血液量低下と考える

弁膜症

表2　重度の弁膜症のカットオフ値

MS	MVA<1.0cm², mPG>10mmHg PAPs>50mmHg, LVEF 50%以上
MR	逆流ジェット面積が左房面積の 40%以上，vena contracta width 0.7cm 以上 逆流量 60ml 以上，逆流率 50%以上，有効逆流弁口面積 0.4cm² 以上 左房，左室拡大
AS	AVA<1.0cm²（AVAI<0.6cm²/m²），平均圧較差 40mmHg 以上，最高血流速度 4m/s 以上
AR	逆流ジェット面積>65%（左室流出路に対して），vena contracta width> 0.6cm，逆流量 60ml 以上，逆流率 50%以上，有効逆流弁口面積 0.3cm² 以上
TR	逆流ジェット：右房内の三尖弁と反対側に 1/3 以上に到達

虚血性心疾患

> 心筋の壁厚が正常で，エコー輝度の増大が無ければ急性病変が疑われる

> 壁厚が菲薄化し心筋エコー輝度が増強していれば陳旧性の変化と考える

> 7 mm 未満に菲薄化した領域では心筋の viability（生存能）はほとんどない [Circulation 57：230-237, 1978]

> 広範囲梗塞は心原性ショックを呈することがあるが，ショックの診断は EF の数値のみではなく，バイタルサインなど総合的に判断する

> 右室梗塞は，① 頸静脈怒張や低血圧，② 心電図で V₄ᵣ の ST 上昇，③ 心エコー図にて右室壁運動の低下，④ 機械的合併症がない，などの所見で診断され，下壁梗塞患者の 10〜50%に合併する [Curr Probl Cardiol 29：6-47, 2004]

> 心不全や新たな心雑音の出現，経過中血行動態が悪化した時には必ず機械的合併症を疑う必要がある
> 血栓は心尖部に形成されることが多いため，左冠動脈の AMI の際に注意が必要である．脳梗塞などの塞栓症の原因となる可能性がある
> 心膜炎は心タンポナーデに至ることは比較的まれで，多くは自然軽快する
> 左室リモデリングは，急性期の血行再建が不成功，再灌流が不十分に終わった例では特に注意が必要である
> 心筋梗塞の合併症と診断に用いられる検査（主に心エコー）を**表 3** に示す

表 3 心筋梗塞の合併症

時期	合併症		診断	治療
急性期	不整脈	頻脈性	心電図	薬物，除細動
		徐脈性	心電図	一次的ペースメーカー
		Vf/心停止	心電図	IABP/PCPS
	ポンプ失調	広範囲梗塞	心エコー	IABP/PCPS
		右室梗塞	心エコー	大量輸液
	機械的合併症	乳頭筋断裂	心エコー	緊急手術
		心室中隔穿孔	心エコー	緊急手術
		自由壁破裂	心エコー	緊急手術
亜急性期	うっ血性心不全		心エコー	点滴，内服，NPPV
	血栓症		心エコー	点滴，内服，手術
	心膜炎		心エコー	保存的治療
慢性期	Dressler 症候群		心エコー	保存的治療
	リモデリング		心エコー	内服
	瘤		心エコー	内服，手術
	不整脈		心電図	内服，ICD

心タンポナーデ

> 心タンポナーデの診断には，右室虚脱が有用である（右房虚脱は感度は高いが特異度が低いので診断には用いられない）
> 左房虚脱の頻度は低いが右房や右室よりも特異度が高い

表 4 心タンポナーデの身体所見

身体所見	頻度 (%)
頸静脈怒張	100
頻脈 (>100/分)	81～100
奇脈 (>10mmIg)	98
BPs<100	58～100
心音微弱	36～84
浮腫	27

[マクギーの身体診断学―エビデンスに基づくグローバル・スタンダード―，原著第 2 版，診断と治療社，2009]

▶心膜液：25〜50 m*l* を超えると病的［心エコー9：706-714, 2008］

表5　心膜液量の推定

推定される貯留量	エコー所見
50m*l* 以下	左室後基部に限局，収縮期のみ（正常でもみられる）
100〜200m*l*	左室後壁から心尖部方向にかけて，全心周期にわたり認める
200〜400m*l*	左室後壁，心尖部，右室前面に，全周性にわたり認める
500m*l* 以上	心全周性に貯留し，振り子用運動を認める

［心臓超音波テキスト，第2版，日本超音波学会監修，医歯薬出版，2009］

（前川 恵美）

■略語集

略語	英語表記	日本語	定義・異常値の目安
構造物			
Ao	aorta	大動脈	
AoD	aortic diameter	大動脈径	≧40mm
AV	aortic valve	大動脈弁	
IVC	inferior vena cava	下大静脈	右房圧の推定に利用
IVS VS Sept	intraventricular septum ventricular septum septum (septal)	心室中隔	
IVSth, IVST	intraventricular septal thickness	心室中隔壁厚	≧13mm
LA	left atrium	左房	
LAD	left atrial diameter	左房径	≧40mm
LV	left ventricular	左室	
LVDd	left ventricular end-dia-stolic diameter	左室拡張末期径	≧55mm
LVDs	left ventricular end-sys-tolic diameter	左室収縮末期径	≧40mm
LVEF	left ventricular ejection fraction	左室駆出率（分画）	<50％
LVOT	LV outflow tract	左室流出路	18〜22mm（正常値）
MV	mitral valve	僧帽弁	
PV	pulmonary valve	肺動脈弁	
PWth, PWT	posterior (LV) wall thickness	左室後壁厚	≧13mm
RA	right atrium	右房	
RV	right ventricular	右室	左室と同等以上の大きさで拡大を示唆
RVOT	RV outflow tract	右室流出路	Qp/Qs の算出に利用
TV	tricuspid valve	三尖弁	
弁膜症			
AR	aortic valve regurgitation	大動脈弁逆流	
AS	aortic valve stenosis	大動脈弁狭窄	
MR	mitral valve regurgitation	僧帽弁逆流	
MS	mitral valve stenosis	僧帽弁狭窄	
PR	pulmonary valve regurgitation	肺動脈弁逆流	
PS	pulmonary valve stenosis	肺動脈弁狭窄	
TR	tricuspid valve regurgita-tion	三尖弁逆流	
TS	tricuspid valve stenosis	三尖弁狭窄	

ロ-4
略語集

略語	英語表記	日本語	定義・異常値の目安
左室壁部位			
Ant (e)	anterior wall	前壁	LAD 領域
Ant sept Anterosep AS	anteroseptal wall	前壁中隔	LAD 領域
Ant lat anterolate	anterolateral wall	前側壁	D1 領域
Inf	inferior wall	下壁	RCA 領域
Inf sep IS	inferoseptal wall	下壁中隔	RCA 領域
Lat	lateral wall	側壁	LCx 領域
Post	posterior wall	後壁	LCx もしくは RCA 領域
Post Lat	posterolateral wall	後側壁	LCx 領域
測定方法や指標			
AVA	aortic valve area	大動脈弁口面積	AS の評価に使用
MVA	mitral valve area	僧帽弁口面積	MS の評価に使用
MOD	modified Simpson 法	左室駆出率の計測法の一つ	四腔像，二腔像の心内膜をトレースし，断面を楕円のディスクを 20 枚積み重ね容積を算出
Teich Tei	Teichholz 法	左室駆出率の計測法の一つ	LVDd, Ds より収縮末期，拡張末期の容積を推定し算出
PG, ΔP	pressure gradient	圧較差	
TRPG	tricuspid valve regurgitation pressure gradient	三尖弁逆流圧較差	肺動脈収縮期圧を推定35〜40mmHg 以上で肺高血圧を疑う
PRPG	pulmonary valve regurgitation pressure gradient	肺動脈弁逆流圧較差	肺動脈拡張末期圧を推定
TMF	trans mitral flow	僧帽弁流入血流（速波形）	心不全や拡張障害の評価に使用
E 波		拡張早期ピーク血流速波形	僧帽弁疾患で高値を示すことがある
A 波		心房収縮期ピーク血流速波形	心房細動で消失
E/A			拡張障害の評価に使用収縮不全心では LVEDP や PCWP と相関あり
DcT, DT	deceleration time	減衰（速）時間	拡張障害の評価に使用収縮不全心では LVEDP や PCWP と相関あり
E/e'			左房圧の推定に使用15 以上で左房圧上昇の疑い

5 心臓カテーテル検査

◆ カテーテルと呼ばれる細い管を心臓まで挿入し，心臓の心機能測定や血管造影などを行う検査の総称．侵襲的な検査である

1) 血行動態の評価

■ 心内圧測定と心拍出量の測定

表1 心内圧と心拍出量の測定

Swan-Ganz カテーテル	右心カテーテル検査 (right heart catheterization：RHC)	正常値	要因
平均右房圧	mean right atrial pressure：mRA	1〜5mmHg	↑右心不全，心タンポナーデ ↓循環血液量減少
右室収縮期圧	right ventricular systolic pressure：RVSP	15〜32mmHg	↑肺高血圧症，肺動脈狭窄
右室拡張末期圧	right ventricular end-diastolic pressure：RVEDP	1〜7mmHg	↑右心不全，心タンポナーデ
肺動脈収縮期圧	pulmonary artery systolic pressure：PASP	17〜32mmHg	↑肺高血圧症
肺動脈拡張期圧	pulmonary artery diastolic pressure：PADP	4〜13mmHg	↑肺高血圧症
平均肺動脈圧	mean pulmonary artery pressure：mPA	9〜19mmHg	↑肺高血圧症（安静臥位時 ≧25mmHg）
肺動脈楔入圧	pulmonary capillary wedge pressure：PCWP	平均 4〜13mmHg	↑左心不全，僧帽弁異常，心室コンプライアンス低下
心拍出量	cardiac output：CO	4〜8 l/min	Fick 法や熱希釈法で求める
心係数	cardiac index：CI	2.5〜4.0 l/min/m^2	↓心拍出量低下
混合静脈血酸素飽和度	心拍出量，酸素の需要と供給バランスの指標：SvO$_2$	60〜80%	↑敗血症 ↓末梢循環不全
pig tail 型 カテーテル	**左心カテーテル法 (left heart catheterization：LHC)**	**正常値**	**要因**
大動脈収縮期圧	aortic systolic pressure：AoSP	100〜140mmHg	
大動脈拡張期圧	aortic diastolic pressure：AoDP	60〜90mmHg	
大動脈平均圧	mean aortic pressure：mAo	70〜105mmHg	
左室収縮期圧	left ventricular systolic pressure：LVSP	100〜140mmHg	
左室拡張末期圧	left ventricular end-diastolic pressure：LVEDP	3〜12mmHg	↑心不全（特に拡張障害）
	算出方法	**正常値**	**要因**
一回拍出量	stroke volume：SV	60〜100ml	↓心拍出量低下
一回拍出係数	SVI=CI/心拍数	33〜47ml/回/m^2	↓心拍出量低下
全肺血管抵抗	TPR=80×mPA/CO	*100〜300 dyne/sec/cm^5	↑右室後負荷増加
肺血管抵抗	PVR=80×(mPA−PCWP)/CO	*<250 dyne/sec/cm^5	↑肺高血圧症 （>3Wood 単位）
体血管抵抗	SVR=80×(mAo−mPA)/CO	*800〜1,200 dyne/sec/cm^5	↑左室後負荷増加 ↓敗血症

* 1Wood 単位=80 dyne/sec/cm^5

[図解心臓カテーテル法，改訂3版，堀　正二監修，中外医学社，東京，2005 より引用改変]

■ Swan-Ganz カテーテル（図1）

図1 Swan-Ganz カテーテル

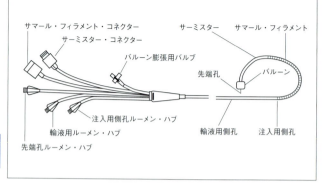

- ◆ 構造：先端にバルーンを有し，血流に流されて容易に肺動脈に進められるようにできている
- ◆ 先端部を肺動脈末梢に留置した際に先端孔（黄色）で PA 圧の測定，バルーンを膨らませる（赤色）と肺動脈楔入圧を計測できる
- ◆ 26cmの部位に開口した注入用ルーメン（青色）で RA 圧（≒ RVEDP）を計測し同部位から冷水を注入し先端部にあるサーミスターという温度センサー電極で温度変化を記録し CO を計測できる
- ◆ サーマル・フィラメントを有する場合は熱エネルギーを発信し連続的に CO を測定できる．30cmの部位に開口した輸液用ルーメン（白色）を有する場合は輸液を中断せずに CO を測定することができる
- ◆ Swan-Ganz カテーテルは，侵襲的なモニターであり，血行動態を把握するのに有用であるが，予後改善にはつながらないと報告されている[JAMA 294：1664-1670, 2005]．しかし，心原性ショックや難治性心不全患者，なかでも腎機能悪化患者では有用である

2）冠動脈の評価

■ 冠動脈造影（coronary arteriography：CAG）
- ◆ 適応：狭心症，心筋梗塞，冠動脈バイパス術後，冠攣縮性狭心症，たこつぼ型心筋症，心不全評価・原因精査，術前冠動脈評価，先天性心疾患など
- ◆ 評価項目
- ・血管径：血管系の評価にカテーテルのサイズが目安になる（1Fr＝1/3mm〈外径〉）．よく用いられるのは，検査時 4Fr（1.32mm），5Fr（1.65mm），治療時 7Fr（2.31mm）である
- ・部位：AHA 分類による冠動脈の segmentation

表2 冠動脈の名称

RCA	右冠動脈	定義
#1	近位部	入口部から鋭縁部までの間を2等分した近位側（RVまで）
CB	円錐枝	選択的に造影するとVfを生じることがある
SN	洞（房）結節枝	洞結節のほぼ100％，房室結節の90％をRCAから支配
RV	右室枝	右室枝が閉塞した際は右室梗塞に注意する
#2	中間部	入口部から鋭縁部までの間を2等分した遠位側（RV以降）
AM	鋭縁枝	acute marginal branch
#3	遠位部	鋭縁部（枝）から後下行枝と後側壁枝の分岐まで
#4PD	後下行枝	posterior descending branch
#4AV(PL)	後側壁枝	posterolateral branch

LCA	左冠動脈	定義
#5	主幹部(LMT)	左冠動脈入口部から左前下行枝と左回旋枝の分岐部まで

LAD	左前下行枝	定義
#6	近位部	左前下行枝入口部から第一中隔枝分岐部まで
#7	中間部	第一中隔分岐部から先端までを二等分した近位部（D2まで）
#8	心尖部	第一中隔分岐部から先端までを二等分した遠位部（D2以降）
#9	第一対角枝(D1)	first diagonal branch
#10	第二対角枝(D2)	second diagonal branch

LCX	左回旋枝	定義
#11	近位部	左回旋枝入口部から鈍縁枝（OM）分岐部まで
#12	鈍縁枝(OM)	左室の側壁を栄養する
SN	洞房結節枝	房室結節の10％をLCXから支配
#13	遠位部	鈍縁枝（OM）分岐部から末梢
#14	後側壁枝	posterolateral branch（#13から分岐し#12と同じ方向を向いており，側壁を栄養する）
#15	後下行枝	posterior descending branch（通常RCAから分岐することが多いため，存在しないことがある）
AC	心房回旋枝	atrial circumflex branch
HL	高位側壁枝	high lateral branch

[図解心臓カテーテル法，改訂3版，堀 正二監修，中外医学社，東京，2005より引用]

図2 AHA分類による冠動脈の segmentation

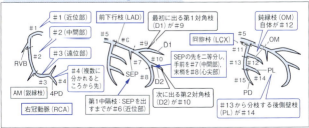

■冠動脈造影の撮像方向

- ◆撮像方向には,A-P(前後方向),RAO(右斜位〈患者の右側から〉),LAO(左斜位〈患者の左側から〉),Cranial(患者の頭側から),Caudal(患者の尾側から)があり,組み合わせて多方向から枝が重ならないように観察する
- ◆頭側方向は LAD 用,尾側方向は LCX 用である

表3 撮像方向と観察ポイント

	左右	上下	観察ポイント
①	LAO 45°	Cranial 30°	D1, 2 の評価に最適である.LAD と LCX の分岐部
②	A-P(前後)	Cranial 30°	LAD 本幹へワイヤーを通す場合に用いられる
③	RAO 45°	Cranial 30°	LAD の評価に適する
④	RAO 30°		LCA 全体像をみるのに適する
⑤	RAO 40°	Caudal 20°	LCX と鈍角枝の評価に適する
⑥	A-P(前後)	Caudal 20°	LCX の評価,定量的計測に最適,LMT の評価
⑦	LAO 50°	Caudal 20°	Spider view と呼ばれる.LMT〜近位部に最適
⑨	LAO 60°		RCA の標準的な角度.#4 の分離は不十分
⑩	A-P(前後)		#1, 2 がよく見える.RV との分離によい
⑪	LAO 45°	Cranial 20°	#4PD と #4AV の分離に適する

図3 撮像方向

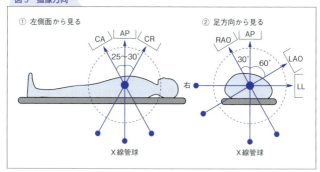

① 左側面から見る ② 足方向から見る

[図解心臓カテーテル法.改訂 3 版.堀 正二監修,中外医学社,東京,2005 より引用]

■正常冠動脈の冠動脈造影所見(図 4)

図4 正常冠動脈の名称

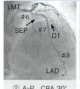
② A-P, CRA 30°

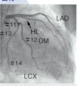
⑤ RAO 30°, CRA 30°

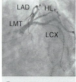
⑦ LAO 50°, CAU 20°

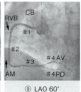
⑨ LAO 60°

■狭窄度・病変形態の評価
◆AHA 分類：多方向からの撮影で最も狭窄が強く見える造影像を利用し視覚的に 7 段階に評価する

表4 狭窄度の評価

表記	造影所見	冠血流
0%	狭窄なし	
25%	25%以下の狭窄	
50%	26～50%の狭窄	
75%	51～75%の狭窄	Flow reserve 低下
90%	76～90%の狭窄	Flow reserve 低下
99%	91～99%の狭窄	安静時の冠血流が低下し，壁運動低下出現
100%	完全閉塞	安静時も冠血流が途絶し，心筋壊死，壁運動低下出現

◆Rentrop 分類：側副血行（collateral）の評価
Grade 2 以上が有効な側副血行とされている

表5 Rentrop 分類

Grade 0	なし
Grade 1	かろうじてある程度．本幹が造影される
Grade 2	部分的に本幹が造影される
Grade 3	本幹が十分に造影される

[Circulation 74：469-476, 1986 より引用]

◆病変形態による冠動脈形成術成功率，合併症発生率の予測

表6 病変形態による比較

	Type A 病変	Type B 病変	Type C 病変
成功率，リスク	85%，軽度	50～85%，中等度	50%，高度
狭窄長	<10mm	10～20mm	>20mm
局在	同心性	偏心性	
到達	容易	近位部が中等度蛇行	近位部の高度蛇行
壁不整	なし	あり	
壁性状	石灰化なしか軽度	中等度屈曲	極端な屈曲
狭窄度	完全閉塞でない	完全閉塞<3ヵ月	完全閉塞>3ヵ月
病変部位	非入口部	入口部病変	分枝部病変
側枝	大きな側枝なし	ダブルワイヤーを要する分岐部病変	プロテクト不可能な大きな側枝あり
血栓	なし	あり	脆い病変を伴う変形した静脈グラフト

[J Am Coll Cardiol 22：2033, 1993, ACC/AHA ガイドラインより引用]

■心筋虚血評価
◆心筋血流予備量比（fractional flow reserve：FFR）
・方法：圧センサー付きガイドワイヤーを用いて冠動脈狭窄の遠位部圧を

計測し，ATP（アデノシン）を用いて最大充血状態にして病変部圧較差から重症度評価を行うものである
- 狭窄のない正常冠動脈では圧較差は存在せず，狭窄が存在すると狭窄遠位部圧（Pd）は低下する
- FFR＝狭窄存在下の最大心筋灌流量／正常最大心筋灌流量＝（Pd－Pv）／R／（Pa－Pv）／R．Pa：大動脈圧，Pd：狭窄遠位部圧，Pv：中心静脈圧 [N Engl J Med 334：1703-1708, 1996]
- ◆従来，臨床の現場において用いられていた血管造影，IVUS（血管内超音波）やOCT（光干渉断層法）は，狭窄度やプラークの評価が可能であるが，解剖学的狭窄度と冠動脈血流予備能との乖離が多く報告されている [J Am Coll Cardiol 62：1639-1653, 2013]
- ◆DEFER studyにおいて，FFRを用いてPCIの適応を決定することの妥当性が検討され，FFR≧0.75でステント治療を回避した症例の予後は良好であった [J Am Coll Cardiol 49：2105-2111, 2007]
- ◆FFRの結果に基づく冠動脈治療方針の決定が予後を改善することが報告されている [N Engl J Med 360：213-224, 2009]

図5 FFR測定の概念図

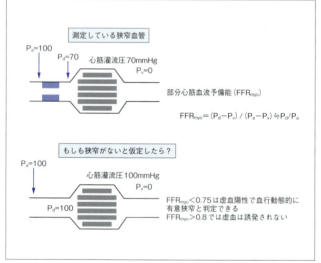

FFRは理想的正常導管血管の何％の血液供給能力を有するかを示す指標．
[日本心臓核医学会誌 18：21-22, 2016 より引用]

■ 冠動脈血行再建術の種類と特徴

表7 冠動脈疾患の治療方法の比較

	薬物治療	バルーン形成術（POBA）	ベアメタルステント（BMS）	薬剤溶出性ステント（DES）	冠動脈バイパス術（CABG）
侵襲	なし	軽度	軽度	軽度	大きい
アプローチ	経口	経皮的	経皮的	経皮的	開胸術
リスク	低い	中等度	中等度	中等度	高い
入院日数	不要	数日	数日	数日	2週間
再狭窄率		30〜40％	15〜30％	数％	低い
抗血小板薬	1剤	1剤	2剤→1剤	2剤	1剤
予後		改善なし	改善なし	改善なし	一部改善
心リハ施行時の注意点	内服コンプライアンス	再狭窄	飲み忘れ，再狭窄	飲み忘れ，再狭窄，出血合併症	創部，胸骨癒合，感染症，疼痛

◆安定狭心症患者に対して経皮的冠動脈形成術（PCI）と至適薬物療法（アスピリン，β遮断薬，スタチン）を比較したCOURAGE試験において，症状やQOLの改善はPCI群で優れていたが，死亡率に差は認めなかった [N Engl J Med 356：1503-1516, 2005]

◆重症病変を対象とした大規模臨床試験（SYNTAX trial）による術後5年の成績比較の結果では，心血管イベントの発生率についてはDESを用いたPCIよりもCABGが優れていたが，生存率には差がなかった [N Engl J Med 360：961-972, 2009]

■ 冠動脈血行再建術後の評価

表8 TIMI分類：Thrombolysis in Myocardial Infarction Trial

Grade 0	完全閉塞で順行性血流を認めない 全く病変部より末梢が造影されない
Grade 1	明らかな造影遅延があり，末梢まで造影されない わずかに冠動脈は造影される程度
Grade 2	造影遅延は認めるが，末梢まで造影される 造影剤が冠動脈内に貯留してしまう
Grade 3	末梢まで正常に造影される 全く正常の冠動脈血流

[N Engl J Med 312：932-936, 1985 より引用]

◆急性心筋梗塞例では梗塞責任血管の病変部治療の成功が予後に重要な影響を与える [N Engl J Med 309：1477-1482, 1983]

◆Primary PCI施行患者で，狭窄病変を解除してもTIMI Grade 2以下の造影遅延があるものは予後不良であり TIMI Grade 3だけが再灌流成功と評価される [N Engl J Med 312：932-936, 1985]

3）左室壁運動の評価

◆左室造影検査（left ventriculography：LVG）により評価する
◆RAO 30°とLAO 60°で行う
◆虚血性心疾患においては，冠動脈病変枝数と左心機能は長期予後にかか

わる重要な要因である．心臓カテーテル検査における左室造影では左室容積，駆出率（LVEF），左室局所壁運動などの情報を得ることができる．
◆左室壁の部位と名称：AHA 分類

表9　左室壁の部位と冠動脈支配

部位	名称	冠動脈支配
1	前壁基部	LAD 近位部，あるいは対角枝，または HL
2	前側壁	LAD 中部と対角枝．通常 seg 3 にも壁運動異常がみられる
3	心尖部	LAD 遠位部．大きな RCA の PD の際は下壁側にとどまる
4	下壁	通常は RCA の PD．LCX の PD の際は seg 7 にも異常あり
5	後壁基部	RCA の AV（PL）と LCX の遠位部のため低下しにくい
6	中隔	LAD の中隔枝と RCA の PD の中隔枝
7	後側壁	LCX．RCA が大きいときは AV（PL）から

◆左室壁を表9の7つに区分し，各区域の壁運動を視覚的に評価する．また，正常収縮（normokinesis），収縮低下（hypokinesis），無収縮（akinesis），収縮期膨隆（dyskinesis），心室瘤（aneurysm）とに分けて視覚的に左室壁運動を評価する．

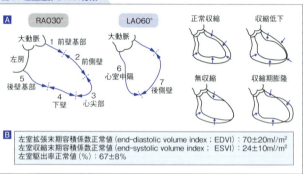

図6　左室造影の AHA 分類

[Heart 2：13, 2012]

4）心臓カテーテル検査の合併症

◆穿刺部：出血，血腫，疼痛，皮膚障害，仮性瘤，血管閉塞，神経障害，動静脈瘻，後腹膜出血（鼠径部），深部静脈血栓症（鼠径部）
◆冠動脈造影：アレルギー，抗凝固療法による出血（胃潰瘍などの出血性病変や脳出血），迷走神経反射，腎機能障害，腎不全，心不全，血栓塞栓症，コレステロール塞栓症，心筋梗塞，脳血管障害，心大血管の穿孔，重篤な不整脈，死亡（0.1～0.3％）
◆PCI：急性冠閉塞，冠動脈解離，冠血流遮断による虚血（RCA の際は徐脈や血圧低下が起こりやすい），冠動脈穿孔，心タンポナーデ，側枝閉塞，不整脈，脳血管障害，死亡（約1.0％）

（前川 恵美）

6 スパイロメトリー

- ◆日本呼吸器学会肺生理専門委員会で作成された臨床呼吸機能検査第8版に準じて記載
- ◆最大換気量や最大換気流量の測定を通した呼吸器系全体の換気能力に関わる大枠の評価を行う検査である（表1）
- ◆測定機器は American Thoracic Society の基準 [Am J Respir Crit Cate Med 152：1107-1136, 1995] を満たした機器を用いる
- ◆測定前には機器のチェック，マウスピース，被験者の状態，被験者の同意と理解力の確認を行う
- ◆検査者は被験者に適切な呼吸を導く合図の仕方を事前に練習しておく
- ◆基本的な測定肢位は座位または立位で，座位以外で測定した際は体位を記載する

表1　スパイロメトリーの主な測定指標と説明

指標	略語	測定方法・内容の説明
努力性肺活量	FVC	最大努力呼気で測定した，最大吸気位から最大呼気位までの肺気量
1回換気量	TV	通常時（安静時）の安静呼気位から吸気位までの換気量
%肺活量	% VC	予測肺活量（性別，年齢，身長から計算される標準的な肺活量）と実測肺活量の比率
1秒量	FEV_1	努力性肺活量における最初の1秒間に呼出される肺気量
1秒率	FEV_1%	1秒量/努力性肺活量
対標準1秒量	% FEV_1	予測1秒量（性別，年齢，身長から計算される標準的な1秒量）と実測1秒量の比率

1) 肺活量（vital capacity：VC）

■ 評価手順

1. 被験者は座位または立位になる
2. ノーズクリップを装着し，マウスピースを咥え，最低3回の安静呼吸を記録する
3. 安静呼吸から最大呼気，最大吸気，最大呼気を行う．最大呼気，最大吸気は安静呼吸と同じ速度で行わせる
4. 測定結果は1回の測定毎に結果の妥当性を判断し，妥当な2回以上の結果の再現性を確認し，VCが最大値を示すスパイログラムを採択する（図1）

図1 スパイログラム

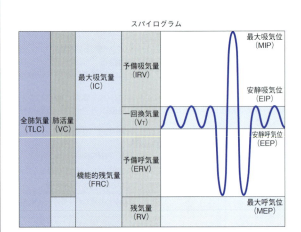

2) 努力性肺活量

■評価手順
1. 被験者は座位または立位になる
2. ノーズクリップを装着し、マウスピースを咥え、安静呼吸が安定した後、最大吸気位まで吸気を行わせ、最大限の力で一気に努力呼気をさせて最大呼気位まで呼出される
3. 最低6秒以上呼気努力を続け、最低2秒以上呼気量が変化しないことを確認する
4. 測定は1回の測定毎に結果の妥当性を判定し、妥当な再現性があるかどうかを判断し、呼気努力が最も良好な曲線の測定を採択する
5. 再現性の確認のため最低3回の試技を行う必要がある。1度の検査では最大8回までの試技にとどめ、最良の3回分の記録を保存する
6. 得られたフローボリューム曲線から換気障害のパターンを把握する（図2）

図2 フローボリューム曲線のパターン分類

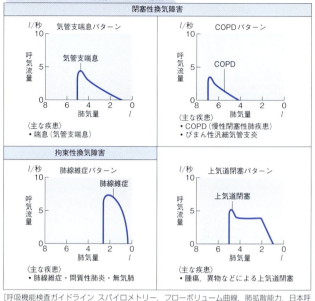

[呼吸機能検査ガイドライン スパイロメトリー，フローボリューム曲線，肺拡散能力．日本呼吸器学会肺生理専門委員会]

- ◆ 気管支喘息パターン
- 肺気量は保たれているが，気道平滑筋の収縮，粘膜の浮腫，分泌の亢進によって気管支の断面積が縮小するため，気流は肺気量全域にわたって直線的に低下する
- ◆ COPDパターン
- 肺胞弾性収縮圧の低下と末梢気道抵抗の増大によって，全肺気量位にわたって気流は著明に低下する
- 残気量が増加しているため，絶対肺気量位は上昇している
- ◆ 肺線維症パターン
- 気流障害を伴わない場合は気流の低下がなく，低肺気量位で気流が上昇する傾向にある
- 拘束性換気障害のため努力性肺活量は低下するので，上に尖った凸の形になる
- ◆ 上気道閉塞パターン
- 狭窄部位，程度，狭窄部位のつぶれやすさによって曲線の形はやや異なる
- 曲線のピークが消失し，高，中肺気量位で流量のプラトーを認める

表2 得られた結果の妥当性と再現性の基準

1. 妥当性に関する基準
- ◎アーチファクトがない
  - 呼気の最初の1秒間における咳または声門の閉鎖
  - 早期終了または中断
  - 努力に変動
  - 漏れ
  - マウスピースの閉塞
- ◎良好に開始した
  - extrapolated volume が FVC の5%または 0.15l のうちいずれか大きい値より少ない
    あるいは
  - PEF までの到着時間が 120msec 未満(さらに詳しい情報が得られるまでは任意条件)
- ◎十分な呼気ができた
  - 6秒以上の呼気,volume-time 曲線でプラトーに達した
    あるいは
  - volume-time 曲線の持続が妥当かプラトーに達した
    あるいは
  - 被験者が呼出を続けることができないか,続けるべきではない時

2. 再現性に関する基準
許容できるスパイログラムを3測定得た後で,下記の評価を実施
- ◎FVC の最も大きいものと2番目との差が 0.2l 以下
- ◎FEV₁ の最も大きいものと2番目との差が 0.2l 以下
  これらの基準が両方とも満たされているのならば,検査は終了
  これらの基準がいずれも満たされていないならば,次のいずれかの状態に至るまで検査を続ける
- ◎追加で実施した許容されるスパイログラムを分析した結果,双方の基準が満たされる
- ◎合計8回検査を実施する
- ◎患者/被験者が検査できない,または続けるべきではない時

最もよく実施できた,少なくとも3回以上の測定結果を記録する

extrapolated volume:FVC 測定時に呼吸開始から最大流速に達するまでの呼出量

[Am J Respir Crit Care Med 152:1107-1136, 1995]
[日本呼吸器学会肺生理専門委員会:臨床肺機能検査, 第8版]

エビデンスレビュー

> スパイロメトリーから得られた結果を用いて,換気機能診断を行う(図3)

図3 換気機能診断図

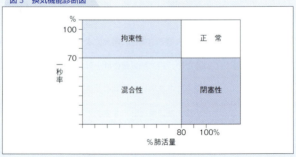

%VC<80%は閉塞性換気障害,一秒率<70%は拘束性換気障害,%VC<80%かつ一秒率<70%は混合性換気障害の診断基準である.

> 年齢・性別ごとの基準値は Respir Investig 52:242-250, 2014 を参照

> 気管支拡張薬投与後のスパイロメトリーで一秒率<70%は慢性閉塞性肺疾患 chronic obstructive pulmonary disease (COPD) の診断基準であり，COPD の病期分類には%一秒量 (% FEV_1) が用いられている
> FVC は高齢者の全死亡の予測因子である [Eur Respir J：36：1002-1006, 2010]
> 一秒量は高齢者および中年の全死亡および心血管死亡の予後予測因子である [Am J Epidemiol 158：1171-1181, 2003] [Eur Respir J 25：618-625, 2005]
> 最大呼気流速 (PEF) は高齢者の死亡および入院の予後予測因子である [Int J Epidemiol 42：803-815, 2013] [Am J Epidemiol 176：127-134, 2012]

（小林 主献）

7 末梢血管生理機能検査

1) PWV

- ◆動脈壁は本来伸展性に富み，脈波を緩衝する
- ◆動脈壁の硬化が進むと，脈波が緩衝されず，伝播速度が増す．したがって，baPWV は動脈壁の硬さ (stiffness) を臨床的に簡便に表す指標であり，動脈硬化で baPWV は高値を示す
- ◆baPWV は大動脈と下肢動脈の動脈硬化の総合的な評価指標である

■ 評価手順

- ◆脈波伝播速度 (pulse wave velocity：PWV) の測定法は，循環器病の診断と治療に関するガイドライン (2011-2012 年度合同研究班報告) 血管機能の非侵襲的評価法に関するガイドラインに準じて記述．以下は，日本で最も広く用いられている上腕・足首脈波伝播速度 (brachial-ankle PWV：baPWV) の測定法である
1. 測定前 3 時間は，食事，カフェイン，喫煙を避ける
2. 室温 22〜26℃の静かな部屋で測定前 10 分間は臥位で安静をとる
3. 四肢に baPWV 測定用のカフを，胸 (第 4 肋間胸骨左縁) に心音マイクを装着する
4. 四肢の脈波，心音の波形を 10 秒間記録する
5. 第 II 心音から脈波の立ち上がりまでの時間，および心臓から上腕，足首までの距離を自動計測する (オムロンコーリン社製 form PWV/ABI を用いた場合)
6. 距離は直接測定できないため，対象者の身長から下記の式を用いて推定される (上腕〜足首間の脈波伝播距離＝0.603×身長 (cm) ＋ 13.7 cm)
7. 距離を時間で除して，baPWV を算出する

図 1 PWV，ABI 検査

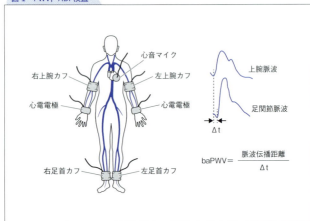

$$baPWV = \frac{脈波伝播距離}{\Delta t}$$

■ 基準値
- ◆加齢，性差は baPWV に影響し，加齢に伴い男女とも増加し，男性は女性より高値を示す
- ◆日本人の baPWV は下記の式で予測可能である．男性：baPWV＝5.19×年齢＋929，女性：8.08×年齢＋723

エビデンスレビュー

- ▶地域在住者 [Hypertens Res 33：678-682, 2010] [J Hypertens 31：477-483, 2013] において，baPWV の高値は心血管イベントあるいは死亡リスクと関連を認めた
- ▶baPWV が全死亡と心血管死を予測するカットオフ値は 19.63 m/sec であった [Hypertens Res 33：678-682, 2010]
- ▶高血圧症患者 [Hypertens Res 35：839-842, 2012]，冠動脈疾患患者 [Circ J 69：815-822, 2005]，心不全患者 [Circ J 73：673-680, 2009]，維持血液透析患者 [Am J Nephrol 30：55-63, 2009] において，baPWV の高値は心血管イベントあるいは死亡リスクと関連を認めた

2）ABI

- ◆ ABI は末梢動脈疾患（PAD）診断と心血管病変のリスク評価の二つの目的で用いられる
- ◆ ABI 0.90 以下で下肢閉塞性病変を認め PAD と判断する
- ◆ ABI 0.91～1.40 は正常あるいはボーダーラインとされるが，間歇性跛行を有する場合は運動負荷 ABI を測定し，負荷後の ABI 低下を認めれば PAD と判断する

■ 安静時 ABI
■ 評価手順
- ◆足関節上腕血圧比（ankle brachial index：ABI）の測定法 [日本循環器学会：血管機能の非侵襲的評価法に関するガイドライン]
- ◆以下，日本で最も広く用いられているオシロメトリック法による ABI 測定法である
  1. 測定前 3 時間は，食事，カフェイン，喫煙を避ける
  2. 室温 22～26℃の静かな部屋で測定前 10 分間は臥位で安静をとる
  3. 四肢に ABI 測定用のカフを装着する．通常，10～12 cm のカフが用いられる
  4. 四肢の血圧を測定する
  5. 上腕の血圧は左右の高い方を採用し，ABI は足の血圧を上腕の血圧で除した値として左右それぞれ算出する（式 1, 2）

$$右側\ ABI＝\frac{右足関節収縮期血圧}{左右の高い方の上腕収縮期血圧} \quad （式 1）$$

$$左側\ ABI＝\frac{左足関節収縮期血圧}{左右の高い方の上腕収縮期血圧} \quad （式 2）$$

■ 運動負荷 ABI
■ 評価手順
- ◆安静時の ABI が正常あるいはボーダーラインでも，間歇性跛行を有す

る患者，下肢虚血が疑われる場合は運動負荷 ABI を測定する
- ◆ 運動負荷 ABI を測定する場合は必ず事前に安静時の ABI を測定する
  1. 運動様式はトレッドミル歩行，2007 年の TASCII ガイドラインでは速度 3.2 km/時（2 mph），斜度 10〜12％とする [J Vasc Surg 45 Suppl S : S5-67, 2007]
  2. 運動時間は間歇性跛行が出現するまで，あるいは最大 5 分間歩行する
  3. 歩行後，即座にベッドに臥床し，再度四肢の血圧を測定し，左右の ABI を算出する．ABI の測定は 2 分ごとに 10 分間行う

■ **基準値**
- ◆ ACCF/AHA のガイドラインでは 1.00〜1.40 を正常，0.91〜0.99 をボーダーライン，0.9 以下を異常としている [J Am Coll Cardiol 61 : 1555-1570, 2013]
- ◆ 運動負荷 ABI が安静時 ABI と比べ 15〜20％以上低下，あるいは足関節血圧が 20 mmHg 以上低下した場合を異常とする [J Vasc Surg 45 Suppl S : S6-67, 2007]

エビデンスレビュー

- ❯ ABI 0.50 以下で血行再建術や大切断などの処置が必要になる [Br Med J (Clin Res Ed) 293 : 1137-1140, 1986]
- ❯ 足関節収縮期血圧が 70 mmHg 以上の症例では大切断に至った症例はいない [Br Med J 293 : 1137-1140, 1986]
- ❯ ABI と全死亡リスクの関連をみると，ABI が 1.00 を下回ると男女とも全死亡リスクが増加する [JAMA 300 : 197-208, 2008]
- ❯ 一方，ABI が 1.41 以上の群も全死亡リスクが高い [Circulation 109 : 733-739, 2004] [JAMA 300 : 197-208, 2008]
- ❯ 閉塞性病変のない場合には，運動負荷後の ABI の低下は認められないが，閉塞性病変を認める場合には運動負荷による ABI の低下が生じ，運動後に ABI が安静時の値まで回復するのに時間を要する [日本循環器学会：血管機能の非侵襲的評価法に関するガイドライン，2013]

3) FMD

■ **評価手順**
- ◆ 血流依存性血管拡張反応（flow-mediated dilatation：FMD）の測定法は，循環器病の診断と治療に関するガイドライン（2011-2012 年度合同研究班報告）血管機能の非侵襲的評価法に関するガイドラインに準じて記述
- ◆ 以下，超音波診断装置を用いた上腕動脈の FMD 測定法である
  1. 測定前 12 時間は，食事，カフェイン，喫煙，飲酒，ビタミンを避ける（閉経以前の女性の場合は，月経周期を考慮し，月経周期第 1〜7 日に測定することが望ましい）
  2. 室温 22〜26℃の静かな部屋で測定前 30 分間は安静をとる
  3. FMD 測定は非侵襲的検査であるが，5 分間の駆血は不快な刺激であるため，対象者には事前に検査にかかる時間（検査者の熟練度にもよるが準備含めて通常 30 分）と方法について説明する．
  4. また，正確な測定のために検査中は体動をできるだけ避けることが

重要である旨も説明する
5. 対象者は背臥位となり，血圧，脈拍数を測定し，記録する
6. 前腕部に駆血用カフを，胸部に心電図電極を装着する
7. 超音波診断装置を用いBモードで上腕肘窩より中枢側の上腕動脈を描出する(使用するプローブは10〜13 MHzの性能を有することが望ましい)
8. 描出された血管が動脈であることを確認する(静脈と動脈を見分ける方法は，静脈は動脈よりも血管径が大きい)
9. また，プローブで血管を描出しながら軽い圧迫を加え，外からの圧に対して容易に血管が狭窄する場合は静脈，狭窄しない場合は動脈である(ドップラーを同時計測可能な場合は，心拍と同期して拍動している血管を動脈と判断する)
10. 測定対象とする血管の長軸方向の長さは，3〜4 cm以上確保する
11. 安静時の血管画像を10心拍以上心電図と同期して記録する
12. 前腕のカフに事前に測定した収縮期血圧＋30 mmHgの圧を加え，カフの圧が目標の圧に到達した瞬間にストップウォッチを押す
13. 5分間駆血する(駆血中，検査者は圧が目標圧を下回らないよう注意し，カフの圧が低下してきた場合は加圧する)
14. 駆血開放10秒前から，血管画像の取得を再開する
15. ストップウォッチが5分になったらすぐさまカフの圧を解放する
16. 血管画像の取得は，血管径がピークアウトした後駆血解放後10分間継続し，検査を終了する
17. 検査終了後，駆血した前腕部に内出血や痛みが残っていないか確認する
18. 下記の式でFMDを算出する

$$FMD = \frac{最大拡張血管径 - 安静時血管径}{安静時血管径} \times 100 \quad (式1)$$

◆最大血管径は通常，駆血解放後60秒付近でみられるが，血管内皮障害を有する者では最大到達までの時間が遅れる

図2 FMD検査

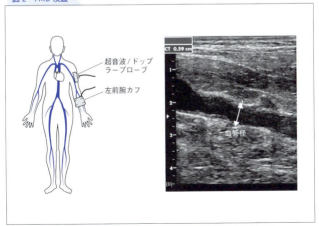

エビデンスレビュー

> 現在のところ，上腕動脈の FMD の基準値を示すデータはないが，8％以上の群と比べて，4.6〜8.0％の群，4.5％未満の群では心血管イベントがそれぞれ 1.3，4.42 倍と高かった [J Am Coll Cardiol 51：997-1002, 2008]

> FMD は加齢により低下し，閉経前であれば女性の FMD は男性より高値を示す [Am J Physiol Heart Circ Physiol 297：H1109-1116, 2009]

> 運動習慣の影響を受け，運動習慣を有する群の FMD はない群と比べ高値を示す [Am J Physiol Heart Circ Physiol 297：H1109-1116, 2009]

> 血管径は内皮細胞と平滑筋細胞および自律神経により調節されている．この三者はいずれも動脈硬化と密接に関連しているが，FMD は内皮細胞の機能を評価する指標である

> FMD は将来の頸動脈の動脈硬化進展を予測するため [Circulation 119：1005-1012, 2009]，血管内皮機能は早期の動脈硬化を捉える指標と考えられる

> FMD が 1％増えるごとに心血管リスクは 12％（95％ CI 9〜16％）減少する [J Am Heart Assoc 4, 2015, doi：10.1161/JAHA 115.002270]

> FMD は，地域在住者 [Atherosclerosis 192：197-203, 2007] [J Am Coll Cardiol 51：997-1002, 2008]，冠動脈疾患患者 [Am J Cardiol 98：1424-1428, 2006] [J Am Coll Cardiol 42：1037-1043, 2003] [Circulation 111：70-75, 2005] [Eur J Heart Fail 11：588-593, 2009]，末梢動脈疾患患者 [J Am Coll Cardiol 41：1769-1775, 2003] [Arterioscler Thromb Vasc Biol 27：2113-2119, 2007]，慢性心不全患者 [Eur Heart J 26：65-69, 2005] [Am Coll Cardiol 46：1011-1018, 2005]，生活習慣病患者 [Am Heart J 156：405-410, 2008] [J Hypertens 26：1612-1618, 2008] の心血管イベント発生リスクと関連を示した

4）RH-PAT

■ 評価手順

◆ Reactive hyperemia peripheral arterial tonometry（RH-PAT）の測定法は，循環器病の診断と治療に関するガイドライン（2011-2012 年度合同研究班報告）血管機能の非侵襲的評価法に関するガイドラインに準じて記述

◆ 以下に述べる測定法は，Itamar medical 社製 EndoPAT を用いた測定方法である

1. 測定前 12 時間は，食事，カフェイン，喫煙，飲酒，ビタミンを避ける

2. 閉経以前の女性の場合は，月経周期を考慮し，月経周期第 1〜7 日に測定することが望ましい

3. 室温 22〜26℃の静かな部屋で測定前 30 分間は安静をとる

4. RH-PAT 測定は非侵襲的検査であるが，5 分間の駆血は不快な刺激であるため，対象者には事前に検査にかかる時間（検査者の熟練度にもよるが準備含めて通常 20 分）と方法について説明する

5. また，正確な測定のために検査中は体動をできるだけ避けることが重要である旨も説明する

6. 対象者は背臥位となり，血圧，脈拍数を測定し，記録する

7. アームサポートを用いて，プローブの位置（高さ）を心臓の位置に合

わせる
8. 両側の第Ⅱ指の専用の指尖プローブを装着し、測定肢の上腕部に駆血用カフを装着する
9. 反対側は対照肢として用いる
10. 安静時の指尖容積脈波 (peripheral arterial tonometry) の波高を取得する
11. 上腕のカフに事前に測定した収縮期血圧+30 mmHgの圧を加え、5分間駆血する. 駆血中, 検査者は圧が目標圧を下回らないよう注意する
12. カフの圧が低下してきた場合は加圧する
13. 駆血解放後の指尖容積脈波の波高を6分間測定する
14. 反応性充血指数 (reactive hyperemia index: RHI) は下記の式1に基づき算出される

$$\text{RHI} = \frac{\text{駆血解放後測定肢波高}}{\text{駆血前測定肢波高}} \div \frac{\text{駆血解放後対照肢波高}}{\text{駆血前対照肢波高}} \quad (式1)$$

図3 RH-PAT 検査

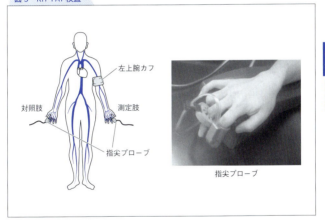

■ 基準値
- 現在のところ、RHIの基準値を示すデータはない
- 冠動脈内皮障害の存在を判定するためのカットオフ値はRHI<1.35である (感度80%, 特異度85% [J Am Coll Cardiol 44: 2137-2141, 2004])

エビデンスレビュー

> RHIの自然対数が0.1増えるごとに心血管リスクは21% (95% CI 13〜29%) 減少する [J Am Heart Assoc 4, 2015. doi: 10.1161/JAHA 115. 002270]
> RHIの低値は冠動脈疾患患者 [Atherosclerosis 234: 34-41, 2014] [Atherosclerosis 232: 186-190, 2014], 慢性心不全患者 [J Am Coll Cardiol 60: 1778-1786, 2012] において心血管イベント発生リスクと関連する

(堀田 一樹)

疾患別運動療法編

III

1 心血管疾患
A 心不全

1) 定義 [日本循環器学会/日本心不全学会合同ガイドライン，急性・慢性心不全診療ガイドライン（2017年改訂版）]

◆ なんらかの心臓機能障害，すなわち，心臓に器質的および/あるいは機能的異常が生じて心ポンプ機能の代償機転が破綻した結果，呼吸困難・倦怠感や浮腫が出現し，それに伴い運動耐容能が低下する臨床症候群

2) 原因

表1 心不全の原因疾患

心筋の異常による心不全	血行動態の異常による心不全
虚血性心疾患 虚血性心筋症，スタニング，ハイバネーション，微小循環障害	**高血圧**
	弁膜症，心臓の構造異常 • 先天性 　先天性弁膜症，心房中隔欠損，心室中隔欠損，その他の先天性心疾患 • 後天性 　大動脈弁・僧帽弁疾患など
心筋症（遺伝子異常を含む） 肥大型心筋症，拡張型心筋症，拘束型心筋症，不整脈原性右室心筋症，緻密化障害，たこつぼ心筋症	
心毒性物質など • 習慣性物質 　アルコール，コカイン，アンフェタミン，アナボリックステロイド • 重金属 　銅，鉄，鉛，コバルト，水銀 • 薬剤 　抗癌剤（アントラサイクリンなど），免疫抑制薬，抗うつ薬，抗不整脈薬，NSAIDs，麻酔薬 • 放射線障害	**心外膜などの異常** 収縮性心外膜炎，心タンポナーデ
	心内膜の異常 好酸球性心内膜炎，心内膜弾性線維症
	高心拍出心不全 重症貧血，甲状腺機能亢進症，パジェット病，動静脈シャント，妊娠，脚気心
感染性 • 心筋炎 　ウイルス性・細菌性・リケッチア感染など，シャーガス病など	**体液量増加** 腎不全，輸液量過多
	不整脈による心不全
免疫疾患 関節リウマチ，全身性エリテマトーデス，多発性筋炎，混合性結合組織病など	• 頻脈性 　心房細動，心房頻拍，心室頻拍など • 徐脈性 　洞不全症候群，房室ブロックなど
妊娠 • 周産期心筋症 　産褥心筋症を含む	[日本循環器学会/日本心不全学会合同ガイドライン，急性・慢性心不全診療ガイドライン（2017年改訂版）. http://www.j-circ.or.jp/guideline/pdf/JCS2017_tsutsui_h.pdf（2018年7月閲覧）]
浸潤性疾患 サルコイドーシス，アミロイドーシス，ヘモクロマトーシス，悪性腫瘍浸潤	
内分泌疾患 甲状腺機能亢進症，クッシング病，褐色細胞腫，副腎不全，成長ホルモン分泌異常など	
代謝性疾患 糖尿病	
先天性酵素異常 ファブリー病，ポンペ病，ハーラー症候群，ハンター症候群	
筋疾患 筋ジストロフィ，ラミノパチー	

3) 増悪因子

◆ 感染症，不整脈，心筋虚血，高血圧，塩分制限の不徹底，過労，治療薬服用の不徹底，精神的または身体的ストレスなど [日本循環器学会：慢性心不全治療ガイドライン（2010年改訂版）]

4) 疫学

- 罹患率：39 / 10 万人年 [Circ J 71：455-459, 2007]
- 年齢別罹患率(1,000 人年当たり)：65 歳以上　男性 3.05 人，女性 2.65 人，85 歳以上　男性 7.24 人，女性 6.76 人 [Circ J 71：455-459, 2007]
- 日本人の心不全患者数は 2035 年までに 130 万人に増加すると推計 [Circ J 72：489-491, 2008]

5) 予後 [Circ J 73：1893-1900, 2009]

- 1 年死亡率：全心不全患者 11％（HFrEF 8.9％，HFpEF 11.6％）
- 1 年心不全再入院率：26％（HFrEF 23.7％，HFpEF 25.7％）

6) 症候

- 心不全の症候は，① うっ血と ② 低灌流（low output syndrome：LOS）に大別される（図 1，2）

図 1　心不全の症候

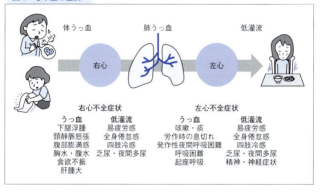

- Nohria-Stevenson 分類：急性心不全におけるうっ血と低灌流の有無による分類

図 2　Nohria-Stevenson 分類

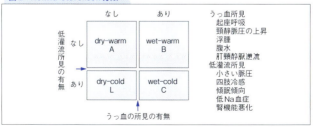

[J Am Coll Cardiol 41：1797-1804, 2003]

7）診断

■ フラミンガム基準

表2　フラミンガム基準

大症状2つか，大症状1つおよび小症状2つ以上を心不全と診断する
［大症状］
- 発作性夜間呼吸困難または起座呼吸
- 頸静脈怒張
- 肺ラ音
- 心拡大
- 急性肺水腫
- 拡張早期性ギャロップ（Ⅲ音）
- 静脈圧上昇（16cmH$_2$O以上）
- 循環時間延長（25秒以上）
- 肝頸静脈逆流
［小症状］
- 下腿浮腫
- 夜間咳嗽
- 労作性呼吸困難
- 肝腫大
- 胸水貯留
- 肺活量減少（最大量の1/3以下）
- 頻脈（120/分以上）
［大症状あるいは小症状］
- 5日間の治療に反応して4.5kg以上の体重減少があった場合，それが心不全治療による効果ならば大症状1つ，それ以外の治療ならば小症状1つとみなす

[N Engl J Med 285 : 1441-1446, 1971]

■ 左室駆出率による心不全の診断基準

表3　左室駆出率による心不全の診断基準

心不全類型		HFrEF	HFmrEF	HFpEF
クライテリア	1	症状±徴候*	症状±徴候*	症状±徴候*
	2	LVEF＜40％	LVEF 40〜49％	LVEF≧50％
	3	—	1. BNP＞35pg/m*l* and/or NT-proBNP＞125pg/m*l* 2. 以下のうちいずれか一つを満たす a. 心臓の器質的な異常（左室肥大 and/or 左房拡大） b. 左室拡張機能障害	1. BNP＞35pg/m*l* and/or NT-proBNP＞125pg/m*l* 2. 以下のうちいずれか一つを満たす a. 心臓の器質的な異常（左室肥大 and/or 左房拡大） b. 左室拡張機能障害

[ESC2016 心不全治療ガイドライン. Eur J Heart Fail 18 : 891-975, 2016]

図3 BNP, NT-proBNP の意義

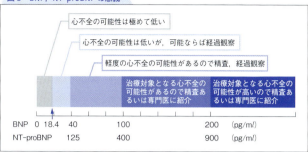

[日本心不全学会ホームページ http://www.asas.or.jp/jhfs/topics/bnp201300403.html]

図4 心不全の胸部単純 X 線写真（シェーマ）

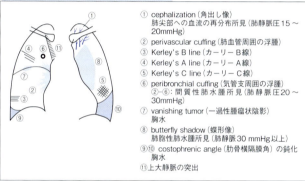

① cephalization（角出し像）
　肺尖部への血流の再分布所見（肺静脈圧15～20mmHg）
② perivascular cuffing（肺血管周囲の浮腫）
③ Kerley's B line（カーリーB線）
④ Kerley's A line（カーリーA線）
⑤ Kerley's C line（カーリーC線）
⑥ peribronchial cuffing（気管支周囲の浮腫）
　②～⑥：間質性肺水腫所見（肺静脈圧20～30mmHg）
⑦ vanishing tumor（一過性腫瘤状陰影）
　胸水
⑧ butterfly shadow（蝶形像）
　肺胞性肺水腫所見（肺静脈30 mmHg以上）
⑨⑩ costophrenic angle（肋骨横隔膜角）の鈍化
　胸水
⑪ 上大静脈の突出

[日本循環器学会／日本心不全学会合同ガイドライン．急性・慢性心不全診療ガイドライン（2017年改訂版）．http://www.j-circ.or.jp/guideline/pdf/JCS2017_tsutsui_h.pdf（2018年7月閲覧）]

◆原因疾患の診断に用いられる検査
- 採血，心電図，心エコー検査，冠動脈造影検査，心筋生検，心臓MRIなど

8) 重症度指標

◆AHA/ACC (American Heart Association/American College of Cardiology) ステージ分類
ステージA：危険因子を有するが，心機能障害がない
ステージB：無症状の左室収縮機能不全
ステージC：症候性心不全
ステージD：治療抵抗性心不全

◆NYHA（New York Heart Association）分類

Ⅰ度：心疾患はあるが身体活動に制限はない
- 日常的な身体活動では苦しい疲労，動悸，呼吸困難あるいは狭心痛を生じない

Ⅱ度：軽度の身体活動の制限がある．安静時には無症状
- 日常的な身体活動で疲労，動悸，呼吸困難あるいは狭心痛を生じる

Ⅲ度：高度の身体活動の制限がある．安静時には無症状
- 日常的な身体活動以下の労作で疲労，動悸，呼吸困難あるいは狭心痛を生じる

Ⅳ度：心疾患のためいかなる身体活動も制限される．
- 心不全症状や狭心痛が安静時にも存在する．わずかな労作でこれらの症状は増悪する

（付）Ⅱs度：身体活動に軽度制限のある場合
Ⅱm度：身体活動に中等度制限のある場合

9）予後不良因子 [Eur J Heart Fail 18：891-975, 2016 を筆者が翻訳]

表4　心不全の予後不良因子

患者背景因子	高齢，男性，社会経済状況不良
心不全の重症度	高度 NYHA クラス，長期罹患，低運動耐容能，高 VE/VCO₂ slope，チェーンストークス呼吸，筋力低下，QOL 低下
臨床状態	高心拍数，低血圧，うっ血所見（肺うっ血＋下腿浮腫），頸静脈怒張，肝腫大），低灌流所見，体重減少，フレイル
心臓リモデリング・心機能障害	低 LVEF，左室拡大，重度左室拡張機能障害，左室拡張期圧上昇，三尖弁逆流，大動脈弁狭窄症，左室肥大，左房拡大，右室機能障害，肺高血圧，心臓同期不全（dyssynchrony），広範囲の無/低収縮，QRS 幅延長，心筋虚血，低バイアビリティ
神経体液性因子活性のマーカー	低ナトリウム，高 BNP，高血漿レニン活性，高アルドステロン，高カテコラミン，高エンドセリン-1，高アドレノメジュリン，高バソプレシン
他のバイオマーカー	腎機能，炎症，心臓ストレス・障害，代謝，膠原病，臓器不全などのマーカー
心血管系合併症	心房細動，心室性不整脈，再灌流不能な冠動脈，脳卒中の既往，末梢動脈疾患
非心血管系合併症	糖尿病，貧血，鉄欠乏，COPD，腎不全，肝不全，睡眠時無呼吸，認知機能低下，うつ
低アドヒアランス	心不全治療に対する低アドヒアランス
イベント	心不全入院，心停止，植え込み型除細動器の作動

10）治療

(1) 急性期の治療

図5 急性心不全に対する初期対応から急性期対応のフローチャート

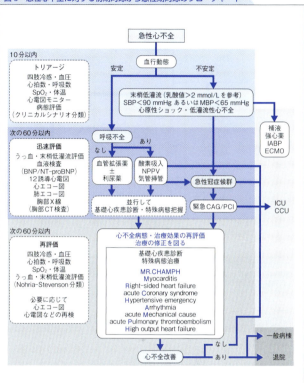

[Intensive Care Med 42：147-163, 2016]

(2) 安定期の心不全治療

◆ HFrEF [Eur J Heart Fail 18：891-975, 2016]

図6　心不全治療アルゴリズム

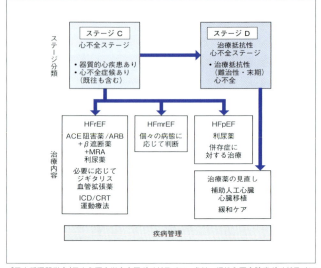

[日本循環器学会/日本心不全学会合同ガイドライン．急性・慢性心不全診療ガイドライン (2017年改訂版)．http://www.j-circ.or.jp/guideline/pdf/JCS2017_tsutsui_h.pdf (2018年7月閲覧)]

11) 運動療法

(1) 適応・禁忌

◆ 急性心不全患者の早期離床の適応
- 起座呼吸および LOS がない（またはあっても軽度で，治療により安定している）
- 繰り返す虚血性胸部症状やまたは重篤な不整脈がない
- 離床を阻害する鼠径のカテーテルや補助循環装置が挿入されていない
- 急性全身性疾患や高度の発熱がない
- その他心疾患以外の離床禁忌事項がない

表5　有酸素運動などの運動療法の適応・禁忌

適応	安定期にあるコントロールされた心不全で，NYHA Ⅱ～Ⅲ度の症例* *「安定期にある」とは，少なくとも過去1週間において心不全の自覚症状（呼吸困難，易疲労性など）および身体所見（浮腫，肺うっ血など）の増悪がないことを指す．「コントロールされた心不全」とは体液量が適正に管理されていること（"euvolemic"），具体的には，中等度以上の下肢浮腫がないこと，および中等度以上の肺うっ血がないことなどを指す

[A Cardiologist's Guide, 2nd ed, Williams Wilkins, Baltimore, 1999]

表6 心不全の運動療法の禁忌

Ⅰ．絶対的禁忌	1) 過去1週間以内における心不全の自覚症状（呼吸困難，易疲労性など）の増悪 2) 不安定狭心症または閾値の低い[平地ゆっくり歩行(2METs)で誘発される]心筋虚血 3) 手術適応のある重症弁膜症，特に大動脈弁狭窄症 4) 重症の左室流出路狭窄（閉塞性肥大型心筋症） 5) 未治療の運動誘発性重症不整脈（心室細動，持続性心室頻拍） 6) 活動性の心筋炎 7) 急性全身性疾患または発熱 8) 運動療法が禁忌となるその他の疾患（中等症以上の大動脈瘤，重症高血圧，血栓性静脈炎，2週間以内の塞栓症，重篤な他臓器障害など）
Ⅱ．相対的禁忌	1) NYHA Ⅳまたは静注強心薬投与中の心不全 2) 過去1週間以内に体重が2kg以上増加した心不全 3) 運動により収縮期血圧が低下する例 4) 中等症の左室流出路狭窄 5) 運動誘発性の中等症不整脈（非持続性心室頻拍，頻脈性心房細動など） 6) 高度房室ブロック 7) 運動による自覚症状の悪化（疲労，めまい，発汗多量，呼吸困難など）
Ⅲ．禁忌とならないもの	1) 高熱 2) 左室駆出率低下 3) 補助人工心臓(LVAS)装着中の心不全 4) 植込み型除細動器(ICD)装着例

[日本循環器学会．心血管疾患におけるリハビリテーションに関するガイドライン（2012年改訂版）．http://www.j-circ.or.jp/guideline/pdf/JCS2012_nohara_h.pdf(2018年7月閲覧)]

(2) 運動療法の中止基準 [日本循環器学会：心血管疾患におけるリハビリテーションに関するガイドライン（2012年改訂版）]

- 症状：狭心痛，呼吸困難，失神，めまい，ふらつき
- 兆候：チアノーゼ，顔面蒼白，冷汗，過剰な換気の亢進
- 血圧：低灌流症状を伴う血圧低下（めまい，意識低下，冷汗，冷感など），異常な血圧上昇，医師の指示した中止基準を満たす
- 心電図：運動に伴う虚血性ST-T変化，運動に伴う新たな不整脈の出現（PVC，PACの散発は経過観察となることが多い）

(3) 経過中に運動負荷量が過大であることを示唆する指標 [日本循環器学会：心血管疾患におけるリハビリテーションに関するガイドライン（2012年改訂版）]

- 自覚症状（倦怠感持続，前日の疲労感の残存，同一負荷量におけるBorg指数の2以上の上昇）
- 体重増加傾向（1週間で2kg以上増加）
- 心拍数増加傾向（安静時または同一負荷量における心拍数の10bpm以上の上昇）
- 血中BNP上昇傾向（前回よりも100pg/ml以上の上昇）

12) 情報収集と評価

■基本的情報収集

- 現病・既往歴（心不全予後予測因子を中心に）
- 心不全の原因疾患（虚血，非虚血，精査中，不明）：運動中の心筋虚血リスクの把握
- 心不全の増悪因子（感染症，不整脈，心筋虚血，高血圧，塩分制限の不徹底，過労，治療薬服用の不徹底，精神的または身体的ストレス，その他，これらの複合，不明）
- 心不全治療状況：急性期であれば治療によりうっ血，LOSの改善が認

められているか，安定期であれば予後改善薬（β遮断薬，ACE阻害薬など）の処方状況

- ◆生活環境（家族状況，居住環境，病院へのアクセスなど）
- ◆介護保険認定状況とサービス利用状況
- ◆開始前の ADL・IADL および運動習慣

（1）急性期
- ◆心不全症候のモニタリング
- ◆運動前後，運動中の心電図，血圧，自覚症状
- ◆基本的 ADL と簡易的な運動機能検査（SPPB，歩行速度など）

（2）安定期
- ◆認知機能：高齢者では必須
- ◆身体計測（体重，BMI，周囲長など）
- ◆運動機能検査（筋力，バランス，歩行速度）
- ◆サルコペニア・フレイル関連指標：高齢者では必須
- ◆身体活動量（質問紙，歩数，消費カロリー，中強度の身体活動時間）
- ◆運動耐容能（6分間歩行試験，心肺運動負荷試験（医師の監視下））
- ◆QOL（ミネソタ心不全評価表，KCCQ，SF-36 など）

13）介入

（1）急性期

エビデンスレビュー

- ❯急性心不全患者に対する運動療法の多施設 RCT（REHAB-HF pilot study）[JACC HF 5：359-366, 2017]
- ❯対象：平均72歳の急性心不全27名（HRrEF，HFpEF 含む）
- ❯介入内容：バランス，筋力，移動，持久力運動を対象者に応じて調整
- ❯コントロール群との比較において，
- ・SPPB 1.1 ポイント改善
- ・6 分間歩行距離 23 m 改善
- ・QOL（KCCQ）5.4 ポイント改善
- ・あらゆる原因による再入院率 29％改善

■ **介入の実際**
- ◆起座呼吸および著明な低灌流所見がなければ，医師と相談の上，段階的に離床・歩行を実施
- ◆経過中の心不全再増悪に注意する

（2）安定期

エビデンスレビュー

- ❯有酸素運動およびレジスタンストレーニングを主体とした運動療法 [Cochrane Database Syst Rev (4)：CD003331, 2014] [Cochrane Database Syst Rev (3)：CD003331, 2004]
- ・コントロール群との比較（メタ解析）
  - ∘心不全による再入院リスクを 39％減少
  - ∘すべての原因による再入院リスクを 25％減少

- ○ ミネソタ心不全質問表を 5.8 ポイント改善
- ○ peak $\dot{V}O_2$ 2.16 ml/kg/min 改善
- ○ peak watt：15.1 wats 改善
- ○ 6 分間歩行距離：40.9 m 改善

> レジスタンストレーニングを主体とした運動療法
[Int J Cardiol 227：413-423, 2017]

- LVEF＜40％の患者を対象とした RCT のメタ解析
- コントロール群（non-exercise 群）との比較
  筋力：1 RM 改善
  運動耐容能：peak $\dot{V}O_2$ 2.71 ml/kg/min 改善，6 分間歩行距離 59.3 m 改善
  QOL：ミネソタ心不全スコア 5.71 ポイント改善

> 高強度インターバルトレーニング vs 中強度持続運動の多施設 RCT
[Circulation 135：839-849, 2017]

- SMARTEX-HF 試験
- 対象：LVEF≦35％の HFrEF 261 名
- 介入：高/中強度群は以下の運動を 3/W，12 週間実施
- 高強度群：90〜95％ max HR（4 分）と中強度運動 3 分を 4 セット
- 中強度群：60〜70％ max HR（47 分）
- 通常群：在宅での運動の推奨と 50〜70％ max HR の監視型運動療法を 3 W に 1 回
- 結果：中強度群との比較において LVEF，peak $\dot{V}O_2$ の改善に差なし
- 有害事象：12 週間の介入中：有意差なし（高強度群で高い傾向あり）
- 52 週間の経過観察中：高強度と通常群において中強度群より有害事象が多い傾向（高強度 vs 中強度 vs 通常：39％ vs 25％ vs 34％）

> 吸気筋トレーニング [Int J Cardiol 167：1502-1507, 2013]：コントロール群との比較（メタ解析）

- peak $\dot{V}O_2$ を 1.83 ml/kg/min 改善
- 6 分間歩行距離：34.35 m 改善
- ミネソタ心不全質問表：12.3 ポイント改善
- 吸気筋力（PI max）：20.0 cmH$_2$O 改善
- $\dot{V}E/\dot{V}CO_2$ slope：2.3 改善（低下）

> 神経筋電気刺激療法 [Int J Cardiol 167：80-86, 2013]：コントロール群との比較（メタ解析）

- peak $\dot{V}O_2$：2.30 ml/kg/min 改善
- 6 分間歩行：46.9 m 改善
- ミネソタ心不全質問表：1.2 ポイント改善

■介入の実際

◆ 有酸素運動 [日本循環器学会：心血管疾患におけるリハビリテーションに関するガイドライン（2012年改訂版）]

表7　心不全の運動療法における運動処方

運動の種類	・歩行（初期は屋内監視下），自転車エルゴメータ，軽いエアロビクス体操，低強度レジスタンス運動 ・心不全患者には，ジョギング，水泳，激しいエアロビクスダンスは推奨されない
運動強度	【開始初期】 ・屋内歩行 50〜80m/分×5〜10分間または自転車エルゴメータ 10〜20W×5〜10分間程度から開始する ・自覚症状や身体所見をめやすにして1ヵ月程度をかけて時間と強度を徐々に増量する ・簡便法として，安静時 HR+30拍/分（β遮断薬投与例では安静時 HR+20拍/分）を目標 HR とする方法もある 【安定期到達目標】 a）最高酸素摂取量（peak $\dot{V}O_2$）の40〜60％のレベルまたは嫌気性代謝閾値（AT）レベルの HR b）心拍数予備能（HR reserve）の30〜50％，または最大 HR の50〜70％ ・Karvonen の式（［最高 HR−安静時 HR］×k+安静時 HR）において，軽症（NYHA Ⅰ〜Ⅱ）では k=0.4〜0.5，中等症〜重症（NYHA Ⅲ）では k=0.3〜0.4 c）自覚的運動強度（RPE または Borg 指数）：11（˝楽である˝）〜13（˝ややきつい˝）のレベル
運動持続時間	・1回 5〜10分×1日2回程度から開始，1日 30〜60分（1回 20〜30分×1日2回）まで徐々に増加させる
頻度	・週3〜5回（重症例では週3回，軽症例では週5回まで増加させてもよい） ・週2〜3回程度，低強度レジスタンス運動を併用してもよい
注意事項	・開始初期1ヵ月間は特に低強度とし，高強度は避ける ・原則として開始初期は監視型，安定期では監視型と非監視型（在宅運動療法）との併用とする ・経過中は，常に自覚症状，体重，血中 BNP の変化に留意する

［日本循環器学会．心血管疾患におけるリハビリテーションに関するガイドライン（2012年改訂版）．http://www.j-circ.or.jp/guideline/pdf/JCS2012_nohara_h.pdf（2018年7月閲覧）］

◆ レジスタンストレーニング [Eur J Heart Fail 13：347-357, 2011]

表8　レジスタンストレーニング

プログラム	目的	強度	回数	量
ステップⅠ pre-training	正しい方法を学ぶ 筋の協調性改善	<30％ 1RM RPE<12	5〜10回	2〜3セッション/W 1〜3サーキット/セッション
ステップⅡ レジスタンス/持久力トレーニング	筋の持久力と協調性改善	1RM の 30〜40％ RPE 12〜13	15〜25回	2〜3セッション/W 1サーキット/セッション
ステップⅢ 筋力トレーニング 筋量増大トレーニング (muscle build up trainig)	筋肥大 筋の協調性改善	1RM の 40〜60％ RPE<15	8〜15回	2〜3セッション/W 1サーキット/セッション

Modified according to Bjarnason-Wehrens et al.
1-RM, one repetition maximum；RPE, rating of perceived exertion.

[Eur J Heart Fail 13：347-357, 2011]

◆その他のトレーニング [Am J Cardiol 111：1466-1469, 2013]［Int J Cardiol 167：1502-1507, 2013］［Int J Cardiol 167：80-86, 2013］

表9　その他の介入手段

	高強度 インターバルトレーニング*	吸気筋 トレーニング	神経筋電気刺激療法
リサーチエビデンスの主な対象	50～70 歳 NYHA Ⅰ～Ⅲ 安定期の HFrEF	50～70 歳 NYHA Ⅱ～Ⅲ 安定期の HFrEF	50～60 歳 NYHA Ⅱ～Ⅳ 安定期の HFrEF
効果指標	peak V̇O₂，QOL	最大吸気圧 peak V̇O₂，QOL	下肢筋力， peak V̇O₂，QOL
強度	active phase： • 最高心拍数の 90～95％ • 心拍予備能の 75～80％ • 最大仕事率の 70～100％ recovery phase： • 最高心拍数の 50～70％ • 心拍予備能の 40～50％ • 休息	最大吸気圧の 30～60％	痛みに耐えられる最大強度 その他の設定 周波数：10～50Hz の 2 相性 パルス電流 パルス幅：200～ 700msec
時間	30～40 分 （ウォームアップ 3～10 分， active phase：30 秒～4 分 recovery phase：30 秒～3 分）	15～30 分	30～240 分/日 （on 時間：2～20 秒 off 時間：4～50 秒）
頻度	2～3 日/週	3～7 日/週	3～7 日/週
期間	4～16 週	6～12 週	5～10 週

* SMARTEX-HF 試験で有効性を認めず．[Circulation 135：839-849, 2017]
　日常臨床での適応は推奨されていない

■**疾病管理** [日本循環器学会/日本心不全学会合同ガイドライン：急性・慢性心不全診療ガイドライン（2017 年改訂版）]

◆推奨クラスⅠ（有効であるというエビデンスがあるか，見解が広く一致している）
• 多職種によるチームアプローチを用いたアドヒアランスおよびセルフケアを向上させるための教育，支援：患者および家族，介護者に対して（エビデンスレベル A）
• 退院支援と継続的フォローアップ（エビデンスレベル A）
• 禁煙（エビデンスレベル C）
• 症状モニタリング（エビデンスレベル C）
• 精神症状のモニタリングと専門的治療（エビデンスレベル B）
• 心不全増悪の高リスク患者への教育支援と社会資源の活用：独居者，高齢者，認知症合併者などに対して（エビデンスレベル A）

◆推奨クラスⅡa（エビデンス・見解から有用・有効である可能性が高い）
• 1 日 6g 程度の減塩食（エビデンスレベル C）
• 節酒（エビデンスレベル C）
• 感染症予防のためのワクチン接種（エビデンスレベル C）

（神谷 健太郎）

心血管疾患
B 心筋梗塞・狭心症

1) 定義 [日本循環器学会：ST 上昇型心筋梗塞の診療に関するガイドライン (2013 年改訂版)]

◆ 心筋梗塞（急性冠症候群の一部）は，病理学的に遷延する心筋虚血に起因する心筋細胞の壊死と定義される

◆ また，狭心症とは心筋が一過性に虚血に陥ることにより生じる症候群である

■ 分類
上記内容は大きく下記のように分類（表1）される

表1 分類

分類		
安定狭心症	労作性狭心症	冠動脈が狭いことで心筋への酸素や血液の供給が応じきれず，労作により胸痛が誘発される
	冠攣縮性狭心症	運動とは関係なく，一定の時間帯（特に夜間や早朝）の安静時に出現する
急性冠症候群	不安定狭心症	突然に特別の理由なく上記の症状が現れ，狭心症発作を頻回に繰り返し，安静時にも発作が起こる 短期間の間に病状が悪くなる可能性が高い
	ST 上昇型心筋梗塞 (STEMI)	心電図で持続的な ST 上昇を認める心筋梗塞
	非 ST 上昇型心筋梗塞 (NSTEMI)	心電図で持続的な ST 上昇を認めない心筋梗塞

2) 原因

◆ 日本人の冠危険因子としては高血圧 44〜65％，糖尿病 22〜29％，喫煙 42〜72％，脂質異常症 19〜59％，肥満 19〜27％ [日本循環器学会：虚血性心疾患の一次予防ガイドライン (2012 年改訂版)]

◆ 欧米と比較すると本邦の喫煙率は高率 [日本循環器学会：虚血性心疾患の一次予防ガイドライン (2012 年改訂版)]

3) 合併症

◆ 心筋梗塞後の合併症は，心不全が 15〜27％，心原性ショックが 15〜18％，心破裂が 4〜5％に認める [日本循環器学会：虚血性心疾患の一次予防ガイドライン (2012 年改訂版)]

4) 疫学

◆ 本邦で急性心筋梗塞の死亡率は人口 10 万対で，男性 34.6，女性 25.0，男女で 29.7 であり，心疾患全体の 19％を占める [平成 27 年人口動態統計（確定数）の状況 http://www.mhlw.go.jp/toukei/saikin/hw/jinkou/kakutei15 /]

5) 予後（心筋梗塞）

◆生存退院した症例での長期予後は，1年死亡率は6.2%，3年死亡率は7.6〜12.0%，5年死亡率は18.0〜19.1% [Jpn Circ J 59：121-129, 1995]

◆65歳以上の初発心筋梗塞のうち，37%が入院中に心不全を合併，13%が死亡退院 [J Am Coll Cardiol 53：13-20, 2009]

◆入院中に心不全を合併しない患者でも5年以内に71%が心不全を発症し，うち64%が1年以内に心不全を発症 [J Am Coll Cardiol 53：13-20, 2009]

◆入院時に心不全を合併した症例の短期死亡率は約50%，心破裂を併発した症例では90%以上 [J Atheroscler Thromb 14：278-286, 2007] [心臓 24：666-674, 1992]

◆入院時の死亡率は，Killip Ⅰで5.0〜6.3%，Killip Ⅱで14.5〜16.0%，Killip Ⅲで25.0〜38.7%，Killip Ⅳで72.0〜74.2% [J Atheroscler Thromb 14：278-286, 2007] [心臓 24：666-674, 1992]

6) 症候

◆心筋梗塞の発症は自宅が66.7%，自宅外が33.3% [Cardiac Practice 7：275-280, 1996]

◆心筋梗塞発症の内訳は睡眠中が14.2%，食事中が12.3%，飲酒中が7.4%，安静時が5.6%，排便および排尿中が4.6% [Cardiac Practice 7：275-280, 1996]

◆発症時の症状は胸痛および胸部絞扼感が70〜75%，呼吸困難感が10〜12%，嘔吐が2〜10%，失神が2〜5% [日本循環器学会：虚血性心疾患の一次予防ガイドライン（2012年改訂版）]

◆高齢者では上記の症状が当てはまらないケースが多く，心筋梗塞発症の約30%は全く無症状 [日老医誌 35：910-917, 1998]

7) 診断

■心電図

◆右冠動脈には洞結節枝および房室結節枝があり，それぞれ洞結節と房室結節の栄養血管である

◆右冠動脈が梗塞を起こした際には洞不全症候群や房室ブロックの出現に注意

◆心筋梗塞の中で，ST上昇を示す例は50%程度で，約40%はST下降，陰性T波，脚ブロックなどの非特異的な異常を示し，残る10%は正常心電図を示す [Am J Cardiol 52：936-942, 1983] [J Am Coll Cardiol 15：925-931, 1990] [ACC Curr J Rev 6：71-75, 1997]

◆左脚ブロック例でも上向きQRSを示す誘導で1mm以上のST上昇，$V_{1〜3}$誘導で1mm以上のST下降，下向きQRSを示す誘導で5mm以上のST上昇を認めた場合は心筋梗塞の可能性 [N Engl J Med 334：481-487, 1996]

◆下壁梗塞では右側胸部誘導（$V_{3R}〜V_{6R}$），後下壁梗塞では背側部誘導（$V_7〜V_9$）を記録する [Am J Cardiol 79：1579-1585, 1997]

◆心筋バイアビリティが存在する場合，再灌流後に深い陰性T波が出現 [日本循環器学会：ST上昇型心筋梗塞の診療に関するガイドライン（2013年改訂版）]

◆慢性期で異常Q波に伴う陰性T波の持続は貫壁性梗塞と関連 [日本循環器学会：ST上昇型心筋梗塞の診療に関するガイドライン（2013年改訂版）]

◆異常Q波の誘導でT波の陽性化は心筋バイアビリティの存在を示唆
[J Am Coll Cardiol 28 : 1514-1518, 1996]

◆異常Q波の誘導でSTの上昇が持続する場合，心室瘤の存在を示唆

◆異常Q波の誘導と梗塞部位には関連あり

表2　梗塞部位と異常波形の関係

梗塞部位	I	II	III	aVR	aVL	aVF	V₁	V₂	V₃	V₄	V₅	V₆
前壁中隔							○	○	○	○		
前壁									○	○		
側壁	○				○						○	○
高位側壁	○				○							
前側壁	○				○					○	○	○
広範囲前壁	○				○		○	○	○	○	○	○
下壁		○	○			○						
後壁							△	△				

○：異常Q波，△：R波の増高

■臨床検査

◆クレアチニンキナーゼ（CK）は心筋壊死の代表的なマーカーであるが，心筋特異度の低さや微小心筋障害では上昇しない

◆CK-MBは心筋特異性が高いが発症2〜3日で正常化するのに対して，トロポニンは高値が持続する

◆最新ガイドラインでは，胸痛後（心筋梗塞疑い後）にまず高感度心筋トロポニンを検査するようアルゴリズムが組み込まれている [Eur Heart J 37 : 267-315, 2016]

表3　発症からの経過時間別にみた各心筋バイオマーカーの診断精度

	<2時間	2〜4時間	4〜6時間	6〜12時間	12〜24時間	24〜72時間	>72時間
ミオグロビン*	○	○	○	○	○	△	×
心臓型脂肪酸結合蛋白（H-FABP）*	○	○	○	○	○	△	×
心筋トロポニンI, T*	×	△	○	◎	◎	◎	◎
高感度心筋トロポニンI, T	◎	◎	◎	◎	◎	◎	◎
CK-MB	×	△	◎	◎	◎	△	×
CK	×	△	○	○	○	△	×

◎：感度，特異度ともに高く診断に有用である，○：感度は高いが，特異度に限界がある，△：感度，特異度ともに限界がある，×：診断に有用でない，*：全血迅速診断が可能である
[日本循環器学会．ST上昇型心筋梗塞の診療に関するガイドライン（2013年改訂版）．http://www.j-circ.or.jp/guideline/pdf/JCS2013_kimura_h.pdf（2018年7月閲覧）]

図1 急性心筋梗塞における各心筋バイオマーカーの経時的変化

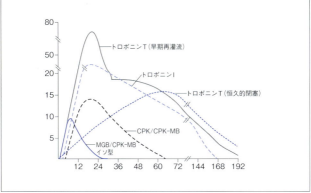

[Jpn Circ J 60：265-276, 1996]

- **画像診断**
    「心不全」を参照

- **心エコー**
    - 局所の壁運動異常，左室機能，機械的合併症（左室自由壁破裂，心室中隔穿孔，乳頭筋断裂による僧帽弁逆流など）
    - 壁運動異常の分類

図2 壁運動異常の分類

壁運動異常の程度	normokinesis	hypokinesis	akinesis	dyskinesis
左室短軸像				

normokinesis：正常
hypokinesis：低収縮．壁運動が局所的に低下した状態
akinesis：無収縮．一部の壁が全く運動を示さない状態
dyskinesis：奇異性収縮．収縮期に壁が外方向へ運動する

---

(8) 治療 [日本循環器学会：ST上昇型心筋梗塞の診療に関するガイドライン（2013年改訂版）]

(1) 急性期

- **血行再建術：血栓溶解療法，経皮的冠動脈インターベンション，緊急冠動脈バイパス手術（CABG）が選択**

- **酸素療法**
    - 酸素投与により虚血心筋障害が軽減される可能性があり [Circulation 52：360-368, 1975]，緊急治療開始から最初の6時間は全例で酸素投与が勧められる

- COPD 合併例では CO_2 ナルコーシス所見（意識レベル低下，ホットハンド，頭痛など）に十分注意

■ 薬物療法

◆ 硝酸薬
- 心筋虚血による胸部症状がある場合，舌下またはスプレーの口腔内噴霧で痛みが消失するか血圧低下のため使用できなくなるまで 3～5 分ごとの計 3 回まで投与
- SBP＜90 mmHg，通常血圧より 30 mmHg 以上の低下，高度徐脈（＜50 bpm），頻脈（＞100 bpm），右室梗塞合併の場合は投与を避ける

◆ アスピリン
- アスピリンアレルギーが疑われる患者を除き，速やかにアスピリンを投与

◆ チエノピリジン系薬剤
- PCI 予定の患者で，ステント血栓症予防の目的でアスピリンとチエノピリジン系薬剤の 2 剤併用療法が推奨
- 未分画ヘパリン：PCI が施行される場合にはヘパリンの単回静注投与が推奨されており，ACT（活性化全血凝固時間）が 250 秒を超えるようにモニタリング

◆ β遮断薬
- 血栓溶解療法施行例では，β遮断薬の投与により再梗塞，再虚血発作が減少 [Circulation 83：422-437, 1991]
- 早期に静脈内投与した場合には死亡率も低下 [Circulation 83：422-437, 1991]
- PCI 施行患者では，β遮断薬の有効性は十分には検討されていない

(2) 安定期

■ 薬物療法

表4 心筋梗塞二次予防要約表（クラスⅠおよびこれのない場合Ⅱaを用い［Ⅱa］と示した）

一 般 療 法	
食餌療法 **①血圧管理**	減塩 1 日 6g 未満とする 1 日純アルコール摂取量を 30mL 未満とする 毎日 30 分以上の定期的な中等度の運動が高血圧の治療と予防に有用である
②脂質管理	体重を適正（標準体重＝身長 (m) ×身長 (m) × 22）に保つ 脂肪の摂取量を総エネルギーの 25％以下に制限する 飽和脂肪酸の摂取量を総エネルギーの 7％以下に制限する 多価不飽和脂肪酸，特に n-3 系多価不飽和脂肪酸の摂取量を増やす コレステロール摂取量を 1 日 300mg 以下に制限する
③体重管理	Body Mass Index[*1] を 18.5～24.9kg/m² の範囲に保つようにカロリー摂取とエネルギー消費のバランスを考慮し，指導する［Ⅱa］
④糖尿病管理	糖尿病を合併する患者では，ヘモグロビンA1c (HbA1c) 7.0%（国際標準値，JDS 値では 6.6%）未満を目標に，体格や身体活動量等を考慮して適切なエネルギー摂取量を決定，管理する［Ⅱa］
運動療法 **(心臓リハビリテーション)**	運動負荷試験に基づき，1 回最低 30 分，週 3～4 回（できれば毎日）歩行・走行・サイクリング等の有酸素運動を行う 日常生活の中の身体活動（通勤時の歩行，家庭内外の仕事等）を増す 10～15RM[*2] 程度のリズミカルな抵抗運動と有酸素運動とほぼ同頻度に行う 中等度ないし高リスク患者は施設における運動療法が推奨される
禁煙指導	喫煙歴を把握する 喫煙歴があれば，弊害を説明し，禁煙指導，支援を図る．受動喫煙の弊害も説明し，生活，行動療法も指導する
陽圧呼吸療法	心筋梗塞後の睡眠時無呼吸症候群に持続陽圧呼吸療法 (CPAP) が有効である
飲酒管理	多量飲酒を控える
うつ，不安症，不眠症	心筋梗塞後の患者のうつ，不安症，不眠症へのカウンセリング，社会・家庭環境等の評価を行う
患者教育	心筋梗塞患者は，退院までに生活習慣の修正，服薬方法，等の再発予防のための知識についての教育をしっかりと受ける必要がある 患者本人およびその家族は，心筋梗塞・狭心症の急性症状について理解し，それに対する適切な対処を取れるように教育を受ける必要がある

表4 つづき

薬物療法	
抗血小板薬・抗凝血薬	禁忌がない場合のアスピリン（81〜162mg）を永続的に投与する アスピリンが禁忌の場合のチクロピジン（300mg）を投与する 左室、左房内血栓を有する心筋梗塞、重症心不全、左室瘤、発作性および慢性心房細動、肺動脈血栓塞栓症を合併する症例、人工弁の症例に対しワルファリンを併用する 冠動脈ステントを留置された場合に低用量アスピリンとチエノピリジン系抗血小板薬を併用する
β遮断薬	低リスク（再灌流療法に成功し、左心機能が正常かほぼ正常で、重篤な心室性不整脈のないもの）以外で禁忌のない患者に投与する 中等度ないし高度の左心機能低下のある患者に、徐々に増量しながらβ遮断薬を投与する
脂質代謝異常改善薬	高 LDL コレステロール血症にスタチンを投与する 高 LDL コレステロール血症にはスタチンに加え高純度 EPA 製剤も考慮する
糖尿病治療薬	糖尿病治療に際して高血圧、脂質異常を包括的に改善することを目指す
硝酸薬	狭心症発作寛解のために、速効性ニトログリセリンや硝酸薬の舌下投与（スプレー式の場合は噴霧、注射の場合は one-shot 静注等）を行う
ニコランジル	安定狭心症を伴う陳旧性心筋梗塞患者に対して長期間投与する 梗塞後狭心症の症状改善、心筋虚血の改善目的に投与する
カルシウム拮抗薬	冠攣縮性狭心症を合併、あるいは冠攣縮が原因で発症したことが明確な心筋梗塞患者に対し、虚血発作予防目的で長時間作用型カルシウム拮抗薬を投与する
レニン・アンジオテンシン・アルドステロン系阻害薬 ① ACE*³ 阻害薬	左心機能低下（左室駆出率が 40％未満）や心不全を有するリスクの高い急性心筋梗塞患者に対し発症 24 時間以内に投与する 心筋梗塞後の心機能低下例に投与する 左心機能低下はないが、高血圧や糖尿病の合併、あるいは心血管事故の発生リスクが中等度から高い心筋梗塞患者に投与する
② ARB*⁴	ACE 阻害薬に不耐例で、心不全徴候を有するか左心室駆出分画が 40％以下の心筋梗塞例に急性期から投与する
③アルドステロン阻害薬	中等度〜高度の心不全、低用量で腎機能障害や高カリウム血症がない［Ⅱa］
④直接的レニン阻害薬	なし
抗不整脈薬 ①上室性不整脈	心不全合併のない心房細動例に対するβ遮断薬、非ジヒドロピリジン系カルシウム拮抗薬、ジゴキシンの単独または併用により心拍数をコントロールする 収縮不全による心不全を合併した心房細動症例に対しβ遮断薬単独またはジゴキシンと併用し心拍数をコントロールする 収縮不全による心不全を合併した心房細動症例でβ遮断薬が使用できない場合にアミオダロンを用いて心拍数をコントロールする
②心室性不整脈	心室期外収縮、非持続性心室頻拍、持続性心室頻拍、心室細動に対しβ遮断薬を投与する（禁忌例を除いてできる限り積極的に投与する）
ジギタリス	頻脈性心房細動を伴う心不全を有する例に対してジギタリスを投与する
PDE 阻害薬*⁵	なし
インフルエンザワクチン	心筋梗塞後の患者に対し、インフルエンザ不活化ワクチン接種を行う［Ⅱa］
侵襲的治療法	
冠動脈インターベンション（発症後 24 時間以降退院までの期間） ①急性心筋梗塞責任病変に対する冠動脈インターベンションの適応	薬物療法に抵抗性の心筋虚血がある場合（無症候性心筋虚血を含む）
②心筋梗塞非責任冠動脈に対する冠動脈インターベンションの適応	薬物療法に抵抗性の心筋虚血がある場合 心筋虚血により心機能低下が著しい場合
不整脈の非薬物治療 ①カテーテルアブレーション（心室期外収縮/心室頻拍）	心室頻拍あるいは心室細動の契機となる薬物治療が無効または副作用のため使用不能な単源性心室期外収縮がある場合 QOL の著しい低下や心不全を有する頻発性心室期外収縮で、薬物治療が無効または副作用のため使用不能な場合 頻発性心室期外収縮が原因で心室再同期治療のペーシング率が低下して十分な効果が得られず、薬物治療が無効または副作用のために使用不能な頻発性心室期外収縮がある場合 心機能低下または心不全に伴う単形性心室頻拍で、薬物治療が無効または副作用のために使用不能な心室頻拍がある場合 植込み型除細動器植込み後に治療が頻回に作動し、薬物治療が無効または副作用のために使用不能な心室頻拍がある場合 単形性心室頻拍が原因で心臓再同期療法のペーシング率が低下して十分な効果が得られず、薬物治療が無効または副作用のため使用不能な場合
④植込み型除細動器	心室細動/頻拍が確認されている 血行動態の破綻をきたす持続性心室頻拍を有し、以下の条件を満たすもの 　心室細動中に失神を伴う場合 　頻拍中の血圧が 80mmHg 以下、あるいは脳虚血症状や胸痛を訴える場合 　多形性心室頻拍である場合 　血行動態的に安定している単形心室頻拍であっても薬物療法が無効または副作用のため使用できなくなった場合や薬効評価が不可能な場合、あるいはカテーテルアブレーションが無効あるいは不可能な場合 左室機能不全（左室駆出率≦35％以下）を伴う非持続性心室頻拍で、電気生理学的検査により血行動態の破綻する持続性心室頻拍または心室細動が誘発される場合 慢性心不全で、十分な薬物治療を行っても NYHA クラスⅡまたはⅢの心不全症状を有し、かつ左室駆出率 35％以下で、非持続性心室頻拍を有する場合 慢性心不全で、十分な薬物治療を行っても NYHA クラスⅡまたはⅢの心不全症状を有し、かつ左室駆出率 35％以下で、原因不明の失神を有する場合

表4	つづき
③心臓再同期療法 CRT-P[*6]	最適の薬物治療でも NYHA クラスⅢまたは通院可能な程度のクラスⅣの慢性心不全を呈し，左室駆出率 35%以下，QRS 幅 120msec 以上で，洞調律を有する場合
CRT-D[*7]	最適の薬物治療でも NYHA クラスⅢまたは通院可能な程度のクラスⅣの慢性心不全を呈し，左室駆出率 35%以下，QRS 幅 120msec 以上，洞調律を有し，かつ植込型除細動器の適応となる場合

＊1　Body Mass Index　体重（kg）÷身長（m）÷身長（m）
＊2　RM　Repetition Maximum（最大反復回数）　10RM とは 10 回繰り返せる強さのこと
＊3　ACE　アンジオテンシン変換酵素
＊4　ARB　アンジオテンシンⅡ受容体拮抗薬
＊5　PDE　フォスフォジエステラーゼ
＊6　CRT-P　心臓再同期療法（ペーシングのみ）
＊7　CRT-D　両室ペーシング機能付き植込み型除細動器
［日本循環器学会．心筋梗塞二次予防に関するガイドライン（2011 年改訂版）．http://www.j-circ.or.jp/guideline/pdf/JCS2011_ogawah_h.pdf（2018 年 7 月閲覧）］

9）運動療法

（1）適応・禁忌［日本循環器学会：ST 上昇型急性心筋梗塞の診療に関するガイドライン（2013 年改訂版）］

表5	心疾患患者に対する運動療法の禁忌
絶対的禁忌	・不安定狭心症または閾値の低い（2METs〈平地ゆっくり歩行〉以下で誘発される）心筋虚血 ・コントロールされていない不整脈（心室細動，持続性心室頻拍など） ・非代償性（体液量がコントロールされていない）心不全 ・重症かつ症候性の弁膜狭窄症，弁逆流症，先天性心疾患，左室流出路狭窄 ・活動性心筋炎，心膜炎 ・急性全身性疾患または発熱 ・運動療法が禁忌となるその他の疾患（中等症以上の大動脈瘤，重症高血圧，血栓性静脈炎，2 週間以内の塞栓症，重篤な他臓器障害など）
相対的禁忌	・急性心筋梗塞発症 9 日以内で，心破裂のリスクが高い例（ST 上昇が持続または再上昇を示す例，心膜炎が進行性に増加する例）＊ ・運動により収縮期血圧が低下する例 ・中等症の弁狭窄症または左室流出路狭窄 ・運動誘発性の中等症不整脈（非持続性心室頻拍，頻脈性心房細動など） ・高度房室ブロック ・運動による自覚症状の悪化（疲労，めまい，発汗多量，呼吸困難など）

＊：心破裂リスクの高い急性心筋梗塞例では，発症 9 日目までは血圧上昇を伴う積極的な運動療法は控えることが望ましい．
ただし，担当医の判断（高齢，多疾患有病者で保存的加療を余儀なくされるケース，薬剤抵抗性のケース，など）で禁忌に該当する患者でも心臓リハビリテーションを実施する場合がある．

（2）中止基準

表6	運動負荷の中止基準
1．症　状	狭心痛，呼吸困難，失神，めまい，ふらつき，下肢疼痛（跛行）
2．兆　候	チアノーゼ，顔面蒼白，冷汗，運動失調
3．血　圧	収縮期血圧の上昇不良ないし進行性低下，異常な血圧上昇（225mmHg 以上）
4．心電図	明らかな虚血性 ST-T 変化，調律異常（著明な頻脈ないし徐脈，心室性頻拍，頻発する不整脈，心房細動，R on T，心室期外収縮など），Ⅱ〜Ⅲ度の房室ブロック

［日本循環器学会．心血管疾患におけるリハビリテーションに関するガイドライン（2012 年改訂版）．http://www.j-circ.or.jp/guideline/pdf/JCS2012_nohara_h.pdf（2018 年 7 月閲覧）］

（10）情報収集と評価

（1）基本的情報

- 現病，既往歴（高血圧，脂質異常症などのリスク因子）
- 梗塞 or 有意狭窄の部位（AHA 分類や TIMI 血流分類を参照）

図 3　冠動脈の区域分類（AHA 分類）

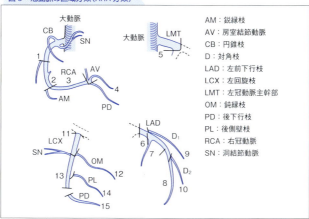

AM：鋭縁枝
AV：房室結節動脈
CB：円錐枝
D：対角枝
LAD：左前下行枝
LCX：左回旋枝
LMT：左冠動脈主幹部
OM：鈍縁枝
PD：後下行枝
PL：後側壁枝
RCA：右冠動脈
SN：洞結節動脈

[Circulation 51：5-40, 1975]

- 梗塞部位の治療状況（血行再建術や治療薬など）
- 心臓外科術後の場合は，術前後の in/out balance（術後は in over となることが多い）
- 発症から治療後の心電図変化
- 生活環境（家族状況，居住環境，仕事，通勤方法など［心負荷が考慮される場面を中心に］）
- 入院前 ADL と IADL
- 食生活
- 喫煙の有無（ブリンクマン指数）
- 運動習慣の有無（transtheoretical model）

（2）急性期

- 心筋バイオマーカー（CK，CK-MB，トロポニン T）のピークアウト
- 残存虚血の確認（特に左主幹部の場合は注意）
- 運動前中後で ST 変化，血圧，自覚症状（旧 Borg scale 使用）
- 現在の治療薬
- 簡易な運動機能検査（MRC スコアやバランス評価など）

（3）安定期

- 身体計測
- 運動機能検査（筋力，バランス機能，歩行速度）
- 運動耐容能（6 分間歩行試験，心肺運動負荷試験）
- QOL
- 復職（趣味活動再開）に向けた ADL 動作チェック（vital サイン，自覚症

11) 介入

(1) 急性期

エビデンスレビュー

> RCT によるエビデンスはない

■ 介入の実際
◆ クリニカルパス

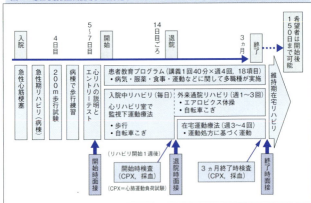

図4 急性心筋梗塞回復期心血管疾患リハビリテーションプログラム（国立循環器病研究センター）

- 14日間クリニカルパスの第4日目に病棟で200m歩行負荷試験を施行し，合格なら5〜7日目以降，心血管疾患リハビリテーション室での回復期リハビリテーションプログラムに参加する
- 退院後は，外来通院型監視下運動療法と在宅運動療法を併用する
- 開始1週間後および3ヵ月後に，心肺運動負荷試験（CPX）および血液検査を施行し，運動耐容能および冠危険因子を評価し，運動処方を決定する

[日本循環器学会. 循環器病ガイドラインシリーズ：心血管疾患におけるリハビリテーションに関するガイドライン（2012年改訂版）. http://www.j-circ.or.jp/guideline/pdf/JCS2012_nohara_h.pdf（2018年7月閲覧）]

◆ MI 発症初期の急性期リハビリテーションの進行基準

表7 急性心筋梗塞に対する急性期リハビリテーション負荷試験の判定基準

1. 胸痛，呼吸困難，動悸などの自覚症状が出現しないこと
2. 心拍数が120bpm以上にならないこと，または40bpm以上増加しないこと
3. 危険な不整脈が出現しないこと
4. 心電図上1mm以上の虚血性ST低下，または著明なST上昇がないこと
5. 室内トイレ使用時までは20mmHg以上の収縮期血圧上昇・低下がないこと
（ただし2週間以上経過した場合は血圧に関する基準は設けない）

負荷試験に不合格の場合は，薬物追加などの対策を実施したのち，翌日に再度同じ負荷試験を行う．
[日本循環器学会. 心血管疾患におけるリハビリテーションに関するガイドライン（2012年改訂版）. http://www.j-circ.or.jp/guideline/pdf/JCS2012_nohara_h.pdf（2018年7月閲覧）]

◆発症後約 2 週間以降の運動負荷ステップアップ基準

表8　運動負荷試験の判定基準（ステップアップの基準）

1. 胸痛，強い息切れ，強い疲労感（Borg 指数＞13），めまい，ふらつき，下肢痛がない
2. 他覚的にチアノーゼ，顔面蒼白，冷汗が認められない
3. 頻呼吸（30 回/分以上）を認めない
4. 運動による不整脈の増加や心房細動へのリズム変化がない
5. 運動による虚血性心電図変化がない
6. 運動による過度の血圧変化がない
7. 運動で心拍数が 30bpm 以上増加しない
8. 運動により酸素飽和度が 90％以下に低下しない

[日本循環器学会．心血管疾患におけるリハビリテーションに関するガイドライン（2012 年改訂版）．http://www.j-circ.or.jp/guideline/pdf/JCS2012_nohara_h.pdf（2018 年 7 月閲覧）]

◆心臓外科術後クリニカルパス
◆心臓外科術後の離床基準

表9　心臓外科手術後の離床開始基準

以下の内容が否定されれば離床が開始できる
1. 低（心）拍出量症候群（low output syndrome：LOS）により
   ① 人工呼吸器，IABP，PCPS などの生命維持装置が装着されている
   ② ノルアドレナリンやカテコラミン製剤など強心薬が大量に投与されている
   ③ （強心薬を投与しても）収縮期血圧 80〜90mmHg 以下
   ④ 四肢冷感，チアノーゼを認める
   ⑤ 代謝性アシドーシス
   ⑥ 尿量：時間尿が 0.5〜1.0ml/kg/hr 以下が 2 時間以上続いている
2. Swan-Ganz カテーテルが挿入されている
3. 安静時心拍数が 120bpm 以上
4. 血圧が不安定（体位交換だけで低血圧症状が出る）
5. 血行動態が安定しない不整脈（新たに発生した心房細動，Lown Ⅳb 以上の PVC）
6. 安静時に呼吸困難や頻呼吸（呼吸回数 30 回/分未満）
7. 術後出血傾向が続いている

[日本循環器学会．心血管疾患におけるリハビリテーションに関するガイドライン（2012 年改訂版）．http://www.j-circ.or.jp/guideline/pdf/JCS2012_nohara_h.pdf（2018 年 7 月閲覧）]

表10　心臓外科手術後リハビリテーション進行表の例（日本の複数の施設を参考）

ステージ	実施日	運動内容	病棟リハビリ	排泄	その他
0	/	手足の自動運動・受動座位・呼吸練習	手足の自動運動，呼吸練習	ベッド上	嚥下障害の確認
Ⅰ	/	端座位	端座位 10 分×＿＿回	ベッド上	
Ⅱ	/	立位・足踏み（体重測定）	立位・足踏み×＿＿回	ポータブル	
Ⅲ	/	室内歩行	室内歩行×＿＿回	室内トイレ可	室内フリー
Ⅳ-1	/	病棟内歩行（100m）	100m 歩行×＿＿回	病棟内トイレ可	棟内フリー
Ⅳ-2	/	病棟内歩行（200〜500m）	200〜500m 歩行×＿＿回	院内トイレ可	院内フリー，運動負荷試験
Ⅴ	/	階段昇降（1 階分）	運動療法室へ		有酸素運動を中心とした運動療法

[日本循環器学会．心血管疾患におけるリハビリテーションに関するガイドライン（2012 年改訂版）．http://www.j-circ.or.jp/guideline/pdf/JCS2012_nohara_h.pdf（2018 年 7 月閲覧）]

図5 運動中のST変化

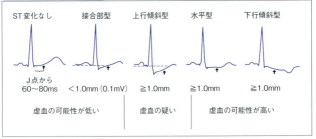

[Circulation 128：873-934, 2013 より作成]

(2) 安定期

エビデンスレビュー

> 有酸素運動およびレジスタンストレーニングを主体とした運動療法
> [Cochrane Database Syst Rev 1：CD001800, 2016 doi：10.1002 / 14651858.CD001800]
> コントロール群との比較（メタアナリシス）
- 心血管による死亡リスクを26％減少
- 全死亡リスクには有意差がない
- 全再入院リスクを18％減少
- MI，CABG，PCIによる再入院リスクには有意差がない

> レジスタンストレーニング [J Cardiol 68：125-134, 2016]
> コントロール群と比較（メタアナリシス）
- 予後改善の効果は不明
- 上肢および下肢筋力を有意に改善
- 壮年患者のpeak $\dot{V}O_2$を0.92 ml/kg/min，高齢患者のpeak $\dot{V}O_2$を0.70 ml/kg/min改善
- 壮年患者の移動能力に有意な効果はないが，高齢患者の移動能力を有意に改善

> インターバルトレーニング [Sports Med 44：687-700, 2014]
> 中等度強度の持続運動群と比較（メタアナリシス）
- peak $\dot{V}O_2$を1.60 ml/kg/min改善
- 体重を-0.78 kg減少

> バランストレーニング [Int Heart J 55：397-403, 2014]
> コントロール群と比較（後ろ向きコホート）
- 入院期の高齢虚血性心疾患患者に対してバランストレーニングを追加することで，バランス機能ならびに歩行速度がコントロール群と比較して有意に改善
- 心血管イベントリスク減少には有意な効果はない

> 加圧トレーニング [Int J KAATSU Training Res 6：1-7, 2010]
> 運動前後と比較して（前後比較研究）
- 筋肥大効果あり
- インスリン様成長因子は有意な増加を示さず
- CRPは有意な低下を示さず

- peak $\dot{V}O_2$ を有意に改善
> ストレッチング [Int Heart J 54:59-63, 2013]
  運動前後と比較して（前後比較研究）
- 入院期 AMI 患者に対するストレッチングは，血管内皮機能を有意に改善させる

■介入の実際
◆ 有酸素運動

図6 トレーニングの構成

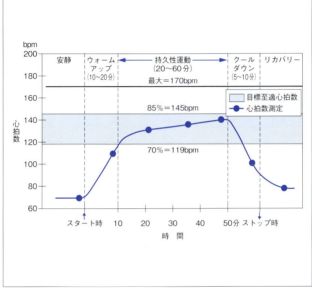

ウォームアップ，持久運動，クールダウンからなる運動セッションにおける時間と心拍数の関係を示す
注）図中の心拍数は若年健常者の例であり，中高年には健常者でも高すぎる場合がある
[In ACSM's Guidelines for Exercise Testing and Prescription, American College of Sports Medicine, 2006]

表11 運動療法の実際

運動プログラムはウォームアップ→レジスタンストレーニング・持久性運動→クールダウンの流れで行う

ウォームアップ：ストレッチングなどの準備体操や低い強度（速度）の歩行など
目標運動：処方強度に達した有酸素運動，レジスタンストレーニングなど
クールダウン：低い強度（速度）の歩行やストレッチングなどの整理体操など

＜有酸素運動＞

強度	強度			1回の持続時間（分）	頻度	
	% peak $\dot{V}O_2$	Karvonen係数（k値）	自覚的運動強度（Borg指数）		1日当たり（回）	1週当たり（日）
低強度負荷	20〜40%未満	0.3〜0.4未満	10〜12未満	5〜10	1〜3	3〜5
中強度負荷	40〜60%未満	0.4〜0.6未満	12〜13	15〜30	1〜2	3〜5
高強度負荷	60〜70%	0.6〜0.7	13	20〜60	1〜2	3〜7

＜レジスタンストレーニング＞

強度	強度設定		頻度		
	% 最大1回反復重量（1RM）	自覚的運動強度（Borg指数）	1セット当たり（回）	1日当たり（セット）	1週間当たり（日）
低強度負荷	20〜30%	10〜11	8〜15	1〜3	2〜3
中強度負荷	40〜60%	11〜13	8〜15	1〜3	2〜3
高強度負荷	80%	13〜16	8〜15	1	2〜3

（注）% peak $\dot{V}O_2$ および%1RMの%は，個人の実測値に対する値という年齢から予測される基準値に対するものではないことに注意

[日本循環器学会．心血管疾患におけるリハビリテーションに関するガイドライン（2012年改訂版）．http://www.j-circ.or.jp/guideline/pdf/JCS2012_nohara_h.pdf（2018年7月閲覧）]

表12 一般的な有酸素運動とレジスタンストレーニングの運動処方（AHAガイドライン）

有酸素運動

頻度	≧5日/週
強度	予測最大心拍数の55〜90% 最大酸素摂取量または心拍予備能の40〜80% RPEの12〜16
種類	ウォーキング，トレッドミル，自転車エルゴメーター
時間	30〜60分

レジスタンストレーニング

頻度	2〜3日/週
強度	1RMの50〜80% RPEの12〜16 8〜15回の反復運動を1〜3セット
種類	下肢：レッグエクステンション，レッグカール，レッグプレス 上肢：ベンチプレス，プルダウン，バイセプスカール，トライセプスエクステンション
時間	30〜45分

予測最大心拍数＝（220−年齢），PRE：主観的運動強度，1RM：1回反復できる最大の重さ
＊心拍数はβ遮断薬を内服していない状態で予測． [Circulation 128：873-934, 2013]

■ **疾病管理**［日本循環器学会：虚血性心疾患の一次予防ガイドライン（2012年改訂版）］［日本循環器学会：心筋梗塞二次予防に関するガイドライン（2011年改訂版）］［日本循環器学会：高血圧治療ガイドライン，2009］［日本循環器学会：心血管疾患におけるリハビリテーションに関するガイドライン（2012年改訂版）］

■ **血圧管理**

表13　血圧管理目標値

	血圧管理目標値
一次予防	140/90mmHg 未満
冠血管疾患二次予防	診察時：130/80mmHg 未満 家庭：125/75mmHg 未満
糖尿病（耐糖能異常を含む）や 慢性腎臓病（chronic kidney disease：CKD）	130/80mmHg 未満

■ **脂質管理**

表14　脂質管理目標値

治療方針の原則	管理区分	脂質管理目標値（mg/dl）			
		LDL-C	HDL-C	TG	non HDL-C
一次予防 まず生活習慣の改善を行った後，薬物治療の適応を考慮する	カテゴリーⅠ	＜160	≧40	＜150	＜190
	カテゴリーⅡ	＜140			＜170
	カテゴリーⅢ 糖尿病，慢性腎臓病，非心源性脳梗塞，閉塞性動脈硬化症の既往	＜120			＜150
二次予防 生活習慣の改善とともに薬物治療を考慮する	冠動脈疾患の既往	＜100			＜130

［日本動脈硬化学会（編）：動脈硬化性疾患予防ガイドライン2017年版，日本動脈硬化学会，2017より引用改変］

■ **体重管理**

表15　体重管理目標値

一次予防	BMI＊＜25.0kg/m²
	ウエスト周径　男性＜85cm　女性＜90cm
二次予防	BMI＊：18.5〜24.9kg/m²
	ウエスト周径　男性＜85cm　女性＜90cm

＊BMI＝体重（kg）÷身長（m）÷身長（m）

表16　二次予防の目標一覧

禁煙	喫煙歴があれば弊害を説明し禁煙指導および支援を図る
食事	全粒粉製品，野菜，果物や魚など飽和脂肪酸の低い食生活
身体活動	中等度強度の有酸素運動を少なくとも週に150分（1回30分を週5回） 高強度の有酸素運動を週に75分（1回15分を週5回）
体重	BMI 20～25kg/m² 腹囲：男性＜94cm，女性＜80cm
血圧	＜140/90mmHg
血清脂質 　LDLコレステロール	超ハイリスク群：＜1.8mmol/l（＜70mg/dl），もしくはベースラインが1.8～3.5mmol/lか70～135mg/dlの時はベースラインより50%低値
	ハイリスク群：＜2.6mmol/l（＜100mg/dl），もしくはベースラインが2.6～5.1mmol/lか100～200mg/dlの時はベースラインより50%低値
	軽度～中等度リスク群：＜3.0mmol/l（＜115mg/dl）
HDLコレステロール	男性：＞1.0mmol/l（＞40mg/dl），女性：＞1.2mmol/l（＞45mg/dl）
トリグリセリド	＜1.7mmol/l（＜150mg/dl）
糖尿病	HbA1c＜7%（＜53mmol/mol）

超ハイリスク群：SCORE（systematic coronary risk estimation）10%以上，臓器障害のあるDM患者，CKD stage IV以上，AMI，ACS，血行再建術後，脳卒中，TIA，大動脈瘤およびPADの既往がある
ハイリスク群：SCORE 5%以上10%未満，BP≧180/110mmHg，DM患者，CKD stage III
中等度リスク群：SCORE 1%以上5%未満
軽度リスク群：SCORE 1%未満　　　　　　　　　　　　　　　　［Eur Heart J 37：2315-2381, 2016］

■食事療法（飲酒含む）

表17　飲酒の目安量

種類	アルコール度数（%）	1回目安量	容量（ml）	エタノール量（ml）
ビール・発泡酒	5	1缶	350	17.5
ワイン	15	ワイングラス1杯	110	16.5
焼酎	25	お湯割り（5：5）1合	90	22.5
日本酒	15	1合	180	27.0
ウイスキー・ブランデー	40	シングル	30	12.0
紹興酒	17	小グラス1杯	50	8.5

エタノール量の計算式：お酒の量（ml）×［アルコール度数（%）÷100］
［日本循環器学会．心血管疾患におけるリハビリテーションに関するガイドライン（2012年改訂版）．http://www.j-circ.or.jp/guideline/pdf/JCS2012_nohara_h.pdf（2018年7月閲覧）］

◆食事療法は，**表 4** 参照

（山本 周平）

心血管疾患
1 C 大血管

1) 定義

■ **大動脈瘤**
- ◆大動脈の一部の壁が，全周性，または局所性に（径）拡大または突出した状態

■ **大動脈解離**
- ◆大動脈壁が中膜のレベルで二層に剥離し，動脈走行に沿ってある長さを持ち二腔になった状態 [日本循環器学会：大動脈瘤・大動脈解離診療ガイドライン（2011 年改訂版）]

2) 原因

- ◆動脈硬化性
- ◆感染性：既存の動脈瘤に菌が感染したもの
- ◆外傷性
- ◆炎症性：Behçet 病，高安動脈炎など
- ◆先天性：先天性結合織異常（Marfan 症候群など）

3) 増悪因子

- ◆喫煙，血圧コントロール不良，暴飲暴食，過労，睡眠不足，感染症，精神的または身体的ストレスなど

4) 疫学

- ◆大血管疾患の 2015 年死亡者数 16,887 人

■ **大動脈瘤**
- ◆胸部大動脈瘤：有病率 6 / 10 万人と推測 [Surgery 92：1103-1108, 1982]
- ◆腹部大動脈瘤
- • 年齢別の有病率
  欧米：4 cm 以上の腹部大動脈瘤は 55～64 歳の 1%，65 歳以上の 2～4% [Am J Epidemiol 154：236-244, 2001]
  本邦：60 歳以上の 0.3%（腹部エコー），50 歳以上の 0.48%（CT）[Heart View 12：1308-1311, 2008]

■ **大動脈解離**
- ◆罹患率：3 / 10 万人年 [救急医学 26：1462-1467, 2002]
  ※日本における大動脈疾患に関する全国的な統計がないため，患者数の正確な把握は困難である

5）予後 [Circ J 73：1893-1900, 2009]

■大動脈瘤

◆胸部大動脈瘤 [JAMA 283：897-903, 2000]

- 破裂または解離を発症する率：大動脈径が5cm未満の場合に1年間で約2％，5〜5.9cmの場合に約3％，6cm以上の場合に約7％
- 痛みを伴う胸部大動脈瘤は破裂のリスクが高い
- 非破裂性胸部大動脈瘤の術後在院死亡率は約5％ [Gen Thorac Cardiovasc Surg 64：665-697, 2016]
- 5年生存率
  - 保存例…初診時の瘤径が6cm未満の場合は約80％，初診時に6cm以上であった場合は56％ [Ann Thorac Surg 73：17-27, 2002]
  - 術後症例…80％程度 [Ann Thorac Surg 82：573-578, 2006]
- 本邦の累積生存率 [Intern Med 31：1088-1093, 1992]
  - 上行大動脈瘤：1年89％，3年82％，5年82％
  - 弓部一下行大動脈瘤：1年85％，3年74％，5年49％

◆腹部大動脈瘤

表1　腹部大動脈瘤径と破裂する確率

大動脈瘤径（cm）	1年間に破裂する確率（％/年）
<4	0
4〜5	0.5〜5
5〜6	3〜15
6〜7	10〜20
7〜8	20〜40
>8	30〜50

[J Vasc Surg 37：1106-1117, 2003]

- 非破裂性腹部大動脈瘤の術後在院死亡率は約1％ [2008年の日本胸部外科学会]
- 術後症例…5年生存率：約70％，10年生存率：約40％
- 本邦の累積生存率1年84％，3年50％，5年22％ [Intern Med 31：1088-1093, 1992]

■大動脈解離

◆Stanford A型

- 極めて予後不良．発症から1時間当たり1〜2％の死亡率
- 保存治療症例の予後は極めて不良であり，死亡率は1週間で40％，1ヵ月で50％

◆Stanford B型

- 合併症のない保存治療症例の1ヵ月死亡率は10％

図1 大動脈解離の死亡率

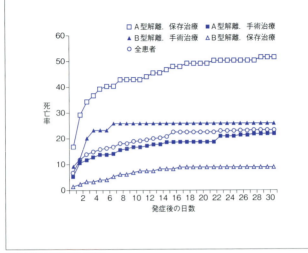

[JAMA 283：897-903, 2000]

- 5年生存率：A型解離で手術治療を施行した症例は約70％，B型解離で保存加療を行った症例は，偽腔開存型で70～80％，偽腔閉塞型で90％程度 [Circulation 106：1248-1252, 2002]

6）症候

■大動脈瘤
① 解離発生や瘤破裂によって生じる疼痛
② 瘤が周囲臓器へ及ぼす圧迫症状
③ 分枝血管の循環障害による臓器虚血症状

に分けられる [日本循環器学会：大動脈瘤・大動脈解離診療ガイドライン（2011年改訂版）]

■大動脈解離
① 拡張による大動脈弁閉鎖不全ならびに瘤形成
② 破裂による心タンポナーデならびに胸腔内出血
③ 分枝動脈の狭窄または閉塞による末梢循環障害

に大別される [日本循環器学会：大動脈瘤・大動脈解離診療ガイドライン（2011年改訂版）]

図2 大動脈解離の病態

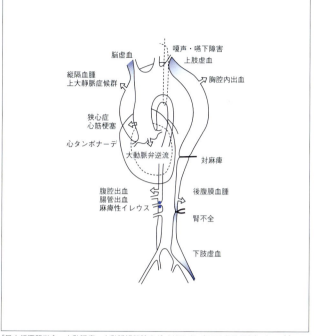

[日本循環器学会. 大動脈瘤・大動脈解離診療ガイドライン(2011年改訂版). http://www.j-circ.or.jp/guideline/pdf/JCS2011_takamoto_h.pdf(2018年7月閲覧)]

7)診断

- **大動脈瘤**[日本循環器学会:大動脈瘤・解離診療ガイドライン(2011年改訂版)]
    - ◆大動脈の正常径としては,一般に胸部で30 mm,腹部で20 mmとされており,壁の一部が局所的に拡張して(こぶ状に突出して,嚢状に拡大して)瘤を形成する場合,または直径が正常径の1.5倍(胸部で45 mm,腹部で30 mm)を超えて拡大した(紡錘状に拡大した)場合に「瘤(aneurysm)」とする

図3 胸部大動脈瘤の診断

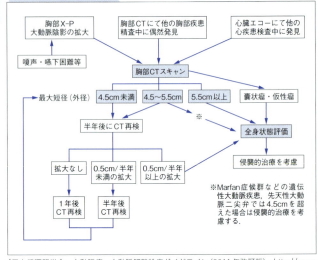

[日本循環器学会. 大動脈瘤・大動脈解離診療ガイドライン(2011年改訂版). http://www.j-circ.or.jp/guideline/pdf/JCS2011_takamoto_h.pdf(2018年7月閲覧)]

図4 腹部大動脈瘤の診断

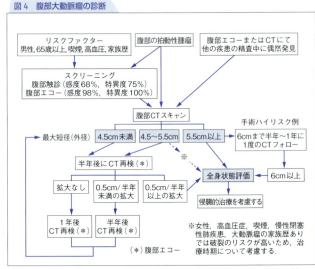

[日本循環器学会. 大動脈瘤・大動脈解離診療ガイドライン(2011年改訂版). http://www.j-circ.or.jp/guideline/pdf/JCS2011_takamoto_h.pdf(2018年7月閲覧)]

■大動脈解離
◆大動脈壁内に少なくとも1〜2cm以上，血流もしくは血腫（血流のある型がほとんどであるが，血流のない＝血栓化した型もある）が存在するもの

図5 急性大動脈解離診断・治療のフローチャート

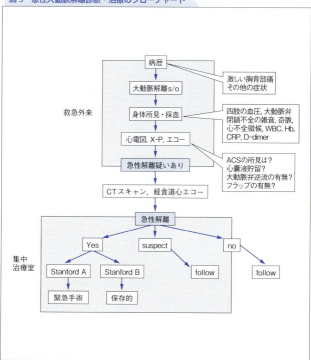

[日本循環器学会. 大動脈瘤・大動脈解離診療ガイドライン（2011年改訂版）. http://www.j-circ.or.jp/guideline/pdf/JCS2011_takamoto_h.pdf（2018年7月閲覧）]

◆大動脈瘤・大動脈解離の存在診断に用いられる検査
- 存在診断に用いられる検査
  ◦ CT検査もしくはMRI検査
  ◦ 経食道心エコー
- 重症度の診断に用いられる検査
  ◦ 身体所見（背部痛），採血，心電図，心エコー検査，冠動脈造影検査など

8）重症度指標

■ 大動脈瘤
◆ 存在部位による分類

図6 大動脈の区分

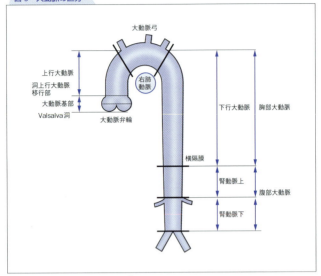

[Eur Heart J 35：2873-2926, 2014]

図7 胸腹部大動脈瘤：Crawford の分類

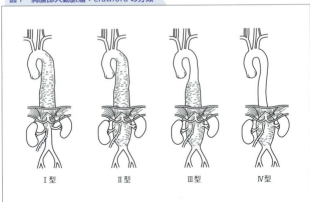

[日本循環器学会．大動脈瘤・大動脈解離診療ガイドライン（2011年改訂版）．http://www.j-circ.or.jp/guideline/pdf/JCS2011_takamoto_h.pdf（2018年7月閲覧）]

◆ 瘤の形状による分類
- 囊状：壁の一部が局所的に拡張して（こぶ状に突出して，囊状に拡大して）瘤を形成する場合
- 紡錘状：直径が正常径の 1.5 倍（胸部で 45 mm，腹部で 30 mm）を超えて拡大した（紡錘状に拡大した）場合

◆ 壁の形態による分類
- 真性：本来の大動脈壁が拡張したもの
- 解離性：大動脈解離において径拡大をきたし瘤を形成した場合
- 仮性：大動脈壁が破綻した（出血した）ために血管外にできた血腫（hematoma）による瘤状構造物

■ 大動脈解離

表2 大動脈解離の分類

1. 解離範囲による分類
   Stanford 分類
   　A 型：上行大動脈に解離があるもの
   　B 型：上行大動脈に解離がないもの
   DeBakey 分類
   　Ⅰ型：上行大動脈に tear があり弓部大動脈より末梢に解離が及ぶもの
   　Ⅱ型：上行大動脈に解離が限局するもの
   　Ⅲ型：下行大動脈に tear があるもの
   　Ⅲa 型：腹部大動脈に解離が及ばないもの
   　Ⅲb 型：腹部大動脈に解離が及ぶもの
   DeBakey 分類に際しては以下の亜型分類を追加できる
   　弓部型：弓部に tear があるもの
   　弓部限局型：解離が弓部に限局するもの
   　弓部広範型：解離が上行または下行大動脈に及ぶもの
   　腹部型：腹部に tear があるもの
   　腹部限局型：腹部大動脈のみに解離があるもの
   　腹部広範型：解離が胸部大動脈に及ぶもの
   　（逆行性Ⅲ型解離という表現は使用しない）
2. 偽腔の血流状態による分類
   偽腔開存型：偽腔に血流があるもの．部分的に血栓が存在する場合や，大部分の偽腔が血栓化していても ulcer-like projection（ULP）から長軸方向に広がる偽腔内血流を認める場合はこの中に入れる
   ULP 型：偽腔の大部分に血流を認めないが，tear 近傍に限局した偽腔内血流（ULP）を認めるもの
   偽腔閉塞型：三日月形の偽腔を有し，tear（ULP を含む）および偽腔内血流を認めないもの
3. 病期による分類
   急性期：発症 2 週間以内，この中で発症 48 時間以内を超急性期とする
   慢性期：発症後 2 週間を経過したもの

［日本循環器学会．大動脈瘤・大動脈解離診療ガイドライン（2011 年改訂版）．http://www.
j-circ.or.jp/guideline/pdf/JCS2011_takamoto_h.pdf（2018 年 7 月閲覧）］

◆ 偽腔の血流状態による分類

図8　偽腔開存型解離における偽腔のパターン

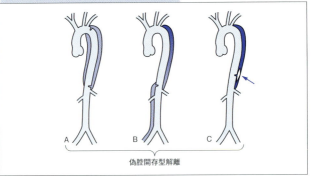

A：典型的な偽腔開存型の例．偽腔内の血流が順行性に流れる
B：腹部大動脈に tear を認め，それより遠位部の偽腔には血流があるが，近位部の胸部下行大動脈の偽腔はほぼ血栓化し血流が認められない例．胸部大動脈だけみると，偽腔閉塞型と同様である
C：偽腔のほとんどが血栓化しているが，偽腔の一部に，矢印のように長軸方向に広がる血流を認める例．このような例は，偽腔閉塞型や ULP 型から移行した例も含めて，偽腔開存型として分類する
[日本循環器学会．大動脈瘤・大動脈解離診療ガイドライン（2011年改訂版）．http://www.j-circ.or.jp/guideline/pdf/JCS2011_takamoto_h.pdf（2018年7月閲覧）]

図9　ULP 型解離と偽腔閉塞型解離

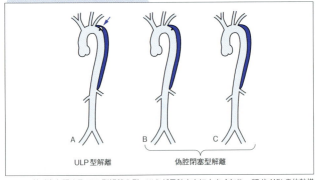

A：ULP（矢印）を認める ULP 型解離の例．ULP が長軸方向に大きくなり，CT や MRI の体軸横断画像で2〜3断面以上にわたり解離したフラップを認める場合は，偽腔開存型に分類する（図8C）
B：手術例や MDCT で診断されうる．tear を認めるが偽腔に血流はなく血栓化している例．実際には，血流がないか，あるいはごく微細な血流を伴うような tear を完全に画像診断することは不可能である．したがって，このような例は，偽腔閉塞型に分類する
C：tear を認めない偽腔閉塞型解離の例．狭義の偽腔閉塞型解離や大動脈壁内血腫（aortic intramural hematoma）はこのような例を指す
[日本循環器学会．大動脈瘤・大動脈解離診療ガイドライン（2011年改訂版）．http://www.j-circ.or.jp/guideline/pdf/JCS2011_takamoto_h.pdf（2018年7月閲覧）]

9) 予後不良因子 [2014 ESC Guidelines]

◆ 大動脈解離・大動脈瘤破裂を発症することが最も予後不良
迅速な診断と適切な治療が予後を規定する

◆ 脳梗塞, 脊髄梗塞などの合併症の発症

◆ 胸部・胸腹部大動脈瘤手術例における予後不良の術前因子は緊急手術, 年齢, 腎不全, 脳血管障害など [日本循環器学会:大動脈瘤・大動脈解離診療ガイドライン(2011年改訂版)]

表3　急性大動脈疾患発症の事前確率の評価に有用な臨床データ

高リスクの状態	高リスクの痛みの特徴	高リスクの所見の特徴
• Marfan 症候群(もしくは他の結合組織疾患) • 急性疾患の家族歴 • 既知の大動脈弁疾患 • 既知の胸部大動脈瘤 • 心臓ならびに大動脈手術歴	• 以下のいずれかの胸背部または腹部の痛み 　突然の発症 　重度の強さ 　引き裂くまたは切り裂く	• 灌流欠損の所見 　脈欠損 　収縮期血圧差 　局所神経障害(疼痛を伴う) • 大動脈拡張期雑音(新規かつ疼痛を伴う) • 低血圧またはショック

[Eur Heart J 35 : 2873-2926, 2014]

■ 大動脈解離後の再解離・大動脈瘤破裂の発症リスク [日本循環器学会:大動脈瘤・大動脈解離診療ガイドライン(2011年改訂版)]

1) Stanford A 偽腔開存型
- 手術適応. 残存解離は Stanford B 型に準じる

2) Stanford A 偽腔閉塞型
- 発症 48 時間以内の血腫の厚さ≧11 mm
- 発症 2 週間における血腫の厚さ≧12 mm
- 上行大動脈における ULP
- 最大動脈径≧50 mm

3) Stanford B 偽腔開存型
- 急性期最大動脈径≧40 mm
- 急性期動脈径最大部位が弓部遠位にある
- COPD

4) Stanford B 偽腔閉塞型
- 新たに出現した ULP
- 年齢 70 歳以上
- 急性期最大動脈径>53 mm
- 発症 2〜4 週における偽腔の厚さ>16 mm
- ULP が遠位弓部あるいは横隔膜周辺にある

5) 胸腹部大動脈瘤
- 年齢が高い
- 痛みがある
- COPD
- 大動脈径が大きい
- ステントグラフト治療後エンドリーク: Type I もしくは Type III

6) 腹部大動脈瘤
- 最大動脈径>60 mm
- 急速拡大(5 mm/6 ヵ月)
- 嚢状瘤
- 女性

- 高血圧
- 喫煙/COPD
- 腹部大動脈瘤の家族歴

10) 治療

■ 大動脈瘤

表 4　胸部・胸腹部大動脈瘤における治療の適応（Marfan 症候群，囊状瘤を除く）

Class I
1. 最大短径 60mm 以上に対する外科治療 　(Level C)

Class II a
1. 最大短径 50〜60mm で，痛みのある胸部・胸腹部大動脈瘤に対する外科治療 　(Level C)
2. 最大短径 50mm 未満（症状なし，慢性閉塞性肺疾患なし，Marfan 症候群を除く）の胸部・胸腹部大動脈瘤に対する内科治療 　(Level C)

Class II b
1. 最大短径 50〜60mm で，痛みのない胸部・胸腹部大動脈瘤に対する外科治療 　(Level C)
2. 最大短径 50mm 未満で，痛みのある胸部・胸腹部大動脈瘤に対する外科治療 　(Level C)

Class III
1. 最大短径 50mm 未満で，痛みのない胸部・胸腹部大動脈瘤に対する外科治療 　(Level C)

[日本循環器学会. 大動脈瘤・大動脈解離診療ガイドライン（2011 年改訂版）. http://www.j-circ.or.jp/guideline/pdf/JCS2011_takamoto_h.pdf（2018 年 7 月閲覧）]

表 5　非破裂腹部大動脈瘤手術適応

	I	II a	II b	III
最大短径	男性：最大短径 >55mm (Level A) 女性：最大短径 >50mm (Level A)	最大短径 >50mm (Level C)	最大短径 40〜55mm（手術危険度が少なく生命予後が見込める患者，経過観察のできない患者）(Level C)	最大短径 <40mm (Level C)
拡張速度		拡張速度 >5mm/6ヵ月 (Level C)		
症　状		腹痛・腰痛・背部痛など有症状 (Level C)		
その他		感染性動脈瘤 (Level C)	塞栓源となっている動脈瘤 (Level C) 出血傾向を示す動脈瘤(Level C)	

[日本循環器学会. 大動脈瘤・大動脈解離診療ガイドライン（2011 年改訂版）. http://www.j-circ.or.jp/guideline/pdf/JCS2011_takamoto_h.pdf（2018 年 7 月閲覧）]

| 表6 | 2010 ACCF/AHA/AATS/ACR/ASA/SCA/SCAI/SIR/STS/SVM Guidelinesからの関連事項の抜粋 |

1) 大動脈基部・上行大動脈置換

Class I
1. 有意な大動脈基部の拡大のない高齢者や，若年者であっても基部拡大が軽度であれば，上行大動脈置換と大動脈弁置換が推奨される
(Level C)
2. Marfan 症候群，Loeys-Dietz 症候群，Ehlers-Danlos 症候群，Valsalva 洞を含めた大動脈基部拡大を呈する症例などに対しては，可能であれば David reimplantation 変法が，不可能であれば人工弁付き人工血管を用いた大動脈基部置換（Bentall 手術）が推奨される
(Level B)

2) 弓部大動脈置換

Class I
1. 上行および弓部大動脈の修復術において，stroke および高次機能障害の防止対策が極めて重要である
(Level B)

Class IIa
1. 近位大動脈弓を含む大動脈瘤に対して，右腋窩動脈灌流と低体温循環停止下の部分弓部置換が望ましい
(Level B)
2. 大動脈弓部全域に及ぶ大動脈瘤，大動脈弓部の拡大を伴う慢性大動脈解離，近位下行大動脈を含む遠位弓部大動脈瘤に対しては，エレファントトランク法を併用した全弓部大動脈置換が望ましい
(Level B)
3. 上行および弓部大動脈病変の修復術において脳障害を最小限度にするためには，施設ごとの経験に基づく超低体温循環停止下の選択的順行性脳灌流もしくは逆行性脳灌流の併用が望ましい
(Level B)
4. 上行もしくは弓部大動脈病変に対する治療において，有意な冠動脈病変を有する症例に対しては CABG 同時手術が望ましい
(Level C)

Class III
1. 上行および弓部大動脈病変の修復術において，脳保護の観点から，周術期の脳の高温は推奨されない
(Level B)

3) 胸部下行・胸腹部大動脈置換

Class I
1. 脊髄障害のハイリスク症例に対する外科および血管内治療において，脊髄保護の観点から脳脊髄液ドレナージが推奨される
(Level B)
2. 臓器虚血もしくは腹部分枝高度狭窄を伴う胸腹部大動脈瘤症例に対しては，追加の分枝バイパスが推奨される
(Level B)

Class IIa
1. MEP もしくは SEP モニタリングは，外科および血管内治療の両方において推奨される
(Level B)
2. 脊髄障害のハイリスク症例に対する外科および血管内治療において，脊髄保護の観点から，施設ごとの経験に基づく中枢側血圧管理もしくは遠位側灌流などによる脊髄灌流圧の適正化が望ましい
(Level B)
3. 下行大動脈に対する外科治療において，脊髄保護の観点から中等度低体温が望ましい
(Level B)

Class IIb
1. 下行大動脈病変に対する外科もしくは血管内治療において，有意な冠動脈病変を有する症例に対して，冠動脈血行再建の優位性は立証されていない
(Level B)
2. 脊髄障害のハイリスク症例に対する外科および血管内治療において，脊髄障害の防止のため，遠位側灌流，硬膜外冷却，大量ステロイド療法，マニトール，パパベリン，代謝抑制麻酔薬，などの補助療法が用いられる
(Level B)
3. MEP もしくは SEP モニタリングは，脊髄虚血発生の感知や肋間動脈の再建の有用な指標として用いられる
(Level B)
4. 下行大動脈外科治療において，術前の輸液負荷や術中のマニトールの投与は腎保護の点で望ましい可能性がある
(Level C)
5. 腎動脈まで及ぶ胸腹部大動脈修復術において，冷却クリスタロイド液もしくは血液灌流による腎保護が望ましい
(Level B)

Class III
1. 下行大動脈修復術において，腎保護の目的のためにフロセミド利尿薬，マニトール，ドパミンなどは投与されるべきではない
(Level B)

[Circulation 121 : e266-369, 2010]

III-1

大血管

247

（1）急性期

◆Stanford A

表7　Stanford A 型大動脈解離に対する急性期治療における推奨

Class I
1. 偽腔開存型 A 型（Ⅰ，Ⅱ型，逆行性Ⅲ型）解離に対する大動脈外科治療（緊急治療）
(Level C)
2. 解離に直接関係のある，重症合併症*を持ち，手術によりそれが軽快するか，またはその進行が抑えられると考えられる大動脈解離に対する大動脈外科治療　　　(Level C)
　*偽腔の破裂，再解離，心タンポナーデ，意識障害や麻痺を伴う脳循環障害，心不全を伴う大動脈弁閉鎖不全，心筋梗塞，腎不全，腸管循環不全，四肢血栓塞栓症など

Class IIa
1. 血圧コントロール，疼痛に対する薬物治療に抵抗性の大動脈解離，偽腔閉塞型 A 型解離に対する大動脈外科治療　　　(Level C)
2. 上行大動脈に偽腔が血栓化し，合併症や持続的疼痛を伴わない A 型解離に対し，一定の条件の下（Ⅲ-1-1-3 参照），内科治療を開始　　　(Level C)
3. 大動脈緊急手術適応のない急性大動脈解離に伴う腸管灌流障害に対する外科的あるいは血管内治療による血行再建術

Class IIb
1. 重篤な脳障害を有する症例に対する大動脈外科治療　　　(Level C)

Class III
1. 大動脈緊急手術適応がある場合の，臓器灌流障害に対する血行再建術　　　(Level C)

［日本循環器学会．大動脈瘤・大動脈解離診療ガイドライン（2011 年改訂版）．http://www.j-circ.or.jp/guideline/pdf/JCS2011_takamoto_h.pdf（2018 年 7 月閲覧）］

◆Stanford B

表8　Stanford B 型大動脈解離に対する急性期治療における推奨

Class I
1. 合併症のない偽腔開存型/ULP 型/偽腔閉塞型 B 型解離に対する内科治療　　　(Level C)
2. 解離に直接関係のある重症合併症*を持ち，手術によりそれが軽快するか，または，その進行が抑えられると考えられる大動脈解離に対する大動脈外科治療　　　(Level C)
　*偽腔の破裂，再解離，心タンポナーデ，意識消失や麻痺を伴う脳循環障害，心不全を伴う大動脈弁閉鎖不全，心筋梗塞，腎不全，腸管循環障害，四肢血栓塞栓症など
3. 大動脈緊急手術適応のない偽腔開存型 B 型解離における下肢血流障害に対する外科的あるいは血管内治療による血行再建術　　　(Level C)

Class IIa
1. 血圧コントロール，疼痛に対する薬物治療に抵抗性の大動脈解離に対する大動脈外科治療　　　(Level C)
2. 血圧コントロールに対する薬物治療に抵抗性の大動脈解離に対する内科治療　(Level C)
3. 緊急手術適応のない急性大動脈解離に伴う腸管灌流異常に対する外科的あるいは血管内治療による血行再建術　　　(Level C)

Class IIb
1. 重篤な脳障害を有する症例に対する大動脈外科治療　　　(Level C)

Class III
1. 合併症のない B 型解離に対する大動脈外科治療　　　(Level C)
2. 大動脈緊急手術適応がある場合の，臓器灌流障害に対する血行再建術　　　(Level C)

［日本循環器学会．大動脈瘤・大動脈解離診療ガイドライン（2011 年改訂版）．http://www.j-circ.or.jp/guideline/pdf/JCS2011_takamoto_h.pdf（2018 年 7 月閲覧）］

(2) 慢性期

表9　大動脈解離の慢性期治療における推奨

Class I
1. 大動脈の破裂，大動脈径の急速な拡大（>5mm/6ヵ月）に対する外科治療　（Level C）
2. 大動脈径の拡大（≧60mm）を持つ大動脈解離例に対する外科治療　（Level C）
3. 大動脈最大径 50mm 未満で合併症や急速な拡大のない大動脈解離に対する内科治療
（Level C）

Class IIa
1. 薬物によりコントロールできない高血圧を持つ偽腔開存型大動脈解離に対する外科治療
（Level C）
2. 大動脈最大径 55～60mm の大動脈解離に対する外科治療　（Level C）
3. 大動脈最大径 50mm 以上の Marfan 症候群に合併した大動脈解離に対する外科治療
（Level C）

Class IIb
1. 大動脈最大径 50～55mm の大動脈解離に対する外科治療　（Level C）

[日本循環器学会．大動脈瘤・大動脈解離診療ガイドライン（2011 年改訂版）．http://www.
j-circ.or.jp/guideline/pdf/JCS2011_takamoto_h.pdf（2018 年 7 月閲覧）]

表 10　大動脈解離における慢性期治療のエビデンス

Class IIa
1. 許容される運動は，自転車，ランニングなどで血圧が 180mmHg を超えない強度に設定するべきである　（Level C）
2. 外来における CT 撮影は発症 1．3．6．（9）．12 月後に行うことが好ましいとされる
（Level C）

Class IIb
1. 慢性期における血圧の管理は主として β遮断薬を用いて行う　（Level C）
2. 収縮期血圧の管理目標は 130～135mmHg である　（Level C）

[日本循環器学会．大動脈瘤・大動脈解離診療ガイドライン（2011 年改訂版）．http://www.
j-circ.or.jp/guideline/pdf/JCS2011_takamoto_h.pdf（2018 年 7 月閲覧）]

11) 運動療法

■適応・禁忌
　◆早期離床の適応
　●大動脈瘤・解離の手術療法後：心臓外科手術後の離床開始基準に準ずる

表 11　心臓外科手術後の離床開始基準

以下の内容が否定されれば離床が開始できる
1. 低（心）拍出量症候群（low output syndrome：LOS）により
　① 人工呼吸器，IABP，PCPS などの生命維持装置が装着されている
　② ノルアドレナリンやカテコラミン製剤など強心薬が大量に投与されている
　③ （強心薬を投与しても）収縮期血圧 80～90mmHg 以下
　④ 四肢冷感，チアノーゼを認める
　⑤ 代謝性アシドーシス
　⑥ 尿量：時間尿が 0.5～1.0ml/kg/hr 以下が 2 時間以上続いている
2. スワンガンツカテーテルが挿入されている
3. 安静時心拍数が 120bpm 以上
4. 血圧が不安定（体位交換だけで低血圧症状が出る）
5. 血行動態の安定しない不整脈（新たに発生した心房細動，Lown IVb 以上の PVC）
6. 安静時に呼吸困難や頻呼吸（呼吸回数 30 回/分未満）
7. 術後出血傾向が続いている

[日本循環器学会．心血管疾患におけるリハビリテーションに関するガイドライン（2012 年改
訂版）．http://www.j-circ.or.jp/guideline/pdf/JCS2012_nohara_h.pdf（2018 年 7 月閲覧）]

- 保存療法
- 大動脈瘤
  - 明確な基準はなく，主治医の指示に従う
- 大動脈解離
  - 安静時血圧がコントロールされている（収縮期血圧 130 mmHg 未満）
  - 再解離がない
  - 縦隔血腫がない
  - 心タンポナーデがない
  - 離床を阻害する鼠径のカテーテルや補助循環装置が挿入されていない
  - 急性全身性疾患や高度の発熱がない
  - その他心疾患以外の離床禁忌事項がない

表12　標準リハビリコースの対象

適応基準：Stanford A 偽腔閉塞型と Stanford B 型
- 大動脈の最大径が 50mm 未満
- 臓器虚血がない
- DIC の合併（FDP40 以上）がない

除外基準（使うべきでない状態）
1) 適応外の病型
2) 適応内の病型であるが，重篤な合併症がある場合
3) 不穏がある場合
4) 再解離
5) 縦隔血腫
6) 心タンポナーデ，右側優位の胸水

ゴール設定（退院基準）
1) 1 日の血圧が収縮期血圧で 130mmHg 未満にコントロールできている
2) 全身状態が安定し，合併症の出現がない
3) 入浴リハビリが終了・または入院前の ADL まで回復している
4) 日常生活の注意点について理解している（内服，食事，運動，受診方法など）

[日本循環器学会．大動脈瘤・大動脈解離診療ガイドライン（2011 年改訂版）．http://www.j-circ.or.jp/guideline/pdf/JCS2011_takamoto_h.pdf（2018 年 7 月閲覧）]

表13　短期リハビリコースの対象

適応基準：Stanford B 型
- 最大短径 40mm 以下
- 偽腔閉塞型では ULP を認めない
- 偽腔開存型では真腔が 1/4 以上
- DLC の合併（FDP40 以上）がない

除外基準（使うべきでない状態）
1) 適応外の病型
2) 適応内の病型であるが，重篤な合併症がある場合
3) 再解離

ゴール設定（退院基準）
1) 1 日の血圧が収縮期血圧で 130mmHg 未満にコントロールできている
2) 全身状態が安定し，合併症の出現がない
3) 入浴リハビリが終了・または入院前の ADL まで回復している
4) 日常生活の注意点について理解している（内服，食事，運動，受診方法など）

[日本循環器学会．大動脈瘤・大動脈解離診療ガイドライン（2011 年改訂版）．http://www.j-circ.or.jp/guideline/pdf/JCS2011_takamoto_h.pdf（2018 年 7 月閲覧）]

◆ 有酸素運動などの運動療法の適応・禁忌 [日本循環器学会：心血管疾患におけるリハビリテーションに関するガイドライン（2012 年改訂版）]
心リハガイドラインの心臓外科術後リハビリテーションに準じる
1) 発熱がなく，炎症反応が順調に改善傾向を示している
2) 心膜液・胸水貯留が甚だしくない
3) 新たな心房粗動・細動がない
4) 貧血はあってもヘモグロビン 8g/dl 以上で改善傾向にある

※ペーシングワイヤは運動療法の禁忌とならないが，抜去当日の運動療法は避ける

禁忌に該当する患者であっても，医師の判断により日常生活自立のために必要な理学療法は適応となることもある

■ 中止基準

◆大動脈瘤
大血管疾患リハビリテーション進行の中止基準に準じる

表14 大血管疾患リハビリテーション進行の中止基準

1. 炎症
   - 発熱 37.5℃以上
   - 炎症所見（CRPの急性増悪期）
2. 不整脈
   - 重症不整脈の出現
   - 頻脈性心房細動の場合は医師と相談する
3. 貧血
   - Hb 8.0g/d*l* 以下への急性増悪
   - 無輸血手術の場合は Hb 7.0g/d*l* 台であれば医師と相談
4. 酸素化
   - SpO$_2$ の低下（酸素吸入中も92%以上，運動誘発性低下4%以上）
5. 血圧
   - 離床期には安静時収縮期血圧 100mmHg 以下，140mmHg 以上
   - 離床時の収縮期血圧の 30mmHg 以下の低下
   - 運動前収縮期血圧 100mmHg 以下，160mmHg 以上
6. 虚血性心電図変化，心拍数 120bpm 以上

※血圧は残存瘤がある場合．脊髄ドレナージ施行中の場合は，医師の指示に従う

[J Clin Rehabil 20：730-735, 2011]

◆大動脈解離
大血管疾患リハビリテーション進行の中止基準に合わせて
- 解離の進行
- 血圧コントロール SBP 130mmHg 以上

12）情報収集と評価

（1）基本的情報
- 現病・既往歴（予後予測因子を中心に）
- 大動脈瘤の原因（動脈硬化性など）や形状：動脈脆弱性，残存瘤など破裂リスクの評価
- 治療状況：治療方針（手術もしくは保存），残存瘤，残存解離，ULP の有無ならびに程度，血圧コントロール状況（脊髄ドレナージの有無など），末梢循環障害（脳梗塞や対麻痺），反回神経麻痺などの合併症
- 急性期であれば in-out balance，うっ血の程度と呼吸状態，安定期であれば降圧薬の処方状況
- 動脈硬化の増悪因子（喫煙状況，感染症，不整脈，心筋虚血，高血圧，塩分制限の不徹底，過労，治療薬服用の不徹底，精神的または身体的ストレス，その他，これらの複合，不明）
- 生活環境（家族状況，居住環境，病院へのアクセスなど）
- 介護保険認定状況とサービス利用状況
- 開始前の ADL・IADL および運動習慣

（2）術前（予定手術の場合）
- 運動機能検査（筋力，バランス，歩行速度）
- サルコペニア・フレイル関連指標：高齢者では必須
- 認知機能：高齢者では必須

◆呼吸機能，腎機能

（3）急性期
◆残存瘤，残存解離，ULP の有無とそれに合わせた安静度
◆血圧コントロール状況のモニタリング
◆術後合併症：不整脈，反回神経麻痺，脳梗塞（大動脈解離ならびに胸部大動脈瘤），対麻痺（大動脈解離ならびに胸腹部大動脈瘤）症状などの増悪の有無
◆呼吸状態：in-out balance，うっ血の程度，喀痰能力など
◆運動前後，運動中の心電図，血圧，自覚症状
◆基本的 ADL と簡易的な運動機能検査（SPPB，歩行速度など）

（4）安定期
◆認知機能：高齢者では必須
◆身体計測（体重，BMI，周囲長など）
◆運動機能検査（筋力，バランス，歩行速度）
◆サルコペニア・フレイル関連指標：高齢者では必須
◆身体活動量（質問紙，歩数，消費カロリー，中強度の身体活動時間）
◆運動耐容能（6 分間歩行試験，心肺運動負荷試験（医師の監視下））
◆QOL（SF-36 など）

13）介入

（1）急性期
■大動脈瘤

エビデンスレビュー

❯RCT によるエビデンスはない

■介入の実際

表15　心臓外科手術後リハビリテーション進行表の例（日本の複数の施設を参考）

ステージ	実施日	運動内容	病棟リハビリ	排泄	その他
0	/	手足の自他動運動・受動座位・呼吸練習	手足の自動運動，呼吸練	ベッド上	嚥下障害の確認
Ⅰ	/	端座位	端座位 10 分×＿＿回	ベッド上	
Ⅱ	/	立位・足踏み（体重測定）	立位・足踏み×＿＿回	ポータブル	
Ⅲ	/	室内歩行	室内歩行＿＿回	室内トイレ可	室内フリー
Ⅳ-1	/	病棟内歩行（100m）	100m 歩行×＿＿回	病棟内トイレ可	病棟内フリー
Ⅳ-2	/	病棟内歩行（200～500m）	200～500m 歩行×＿＿回	院内トイレ可	院内フリー，運動負荷試験
Ⅴ	/	階段昇降（1 階分）	運動療法室へ		有酸素運動を中心とした運動療法

［日本循環器学会．心血管疾患におけるリハビリテーションに関するガイドライン（2012 年改訂版）．http://www.j-circ.or.jp/guideline/pdf/JCS2012_nohara_h.pdf（2018 年 7 月閲覧）］

◆段階的な ADL および歩行距離の増加と離床時間の延長
◆必要に応じてバランストレーニング，低負荷レジスタンストレーニング，

神経筋電気刺激の併用
- どの時期に何をどこまでしてよいかの明確な基準やエビデンスはない
- 呼吸状態と血圧コントロールを確認すること

■ 大動脈解離

エビデンスレビュー

> RCT によるエビデンスはない

表 16 大動脈解離における急性期リハビリ治療のエビデンス

Class Ⅱa
1. Stanford B 型急性大動脈解離に対する標準リハビリコース（最大短径 50mm 未満で臓器虚血がなく FDP40 未満） (Level B)

Class Ⅱb
1. Stanford A 型偽腔閉塞型急性大動脈解離に対する標準リハビリコース（最大短径 50mm 未満で ulcer-like projection を上行大動脈に認めず，臓器虚血がなく，FDP40 未満） (Level C)
2. Stanford B 型急性大動脈解離に対する短期リハビリコース（最大短径 40mm 未満で臓器虚血がなく偽腔開存型では最小真腔が全内腔の 1/4 を越える例あるいは偽腔閉塞型では ulcer-like projection を有しない例で FDP40 未満） (Level C)

[日本循環器学会．大動脈瘤・大動脈解離診療ガイドライン（2011 年改訂版）．http://www.j-circ.or.jp/guideline/pdf/JCS2011_takamoto_h.pdf（2018 年 7 月閲覧）]

■ 介入の実際

◆ 段階的な ADL および歩行距離の増加と離床時間の延長

表 17 入院リハビリテーションプログラム

ステージ	コース	病日	安静度	活動・排泄	清潔
1	標準・短期	発症〜2 日	他動 30°	ベッド上	部分清拭（介助）
2	標準・短期	3〜4 日	他動 90°	同上	全身清拭（介助）
3	標準・短期	5〜6 日	自力座位	同上	歯磨き，洗面，ひげそり
4	標準・短期	7〜8 日	ベッドサイド足踏み	ベッドサイド便器	同上
5	標準	9〜14 日	50m 歩行	病棟トイレ	洗髪（介助）
	短期	9〜10 日			
6	標準	15〜16 日	100m 歩行	病棟歩行	下半身シャワー
	短期	11〜12 日			
7	標準	17〜18 日	300m 歩行	病院内歩行	全身シャワー
	短期	13〜14 日			
8	標準	19〜22 日	500m 歩行	外出・外泊	入浴
	短期	15〜16 日			
			退院		

[日本循環器学会．大動脈瘤・大動脈解離診療ガイドライン（2011 年改訂版）．http://www.j-circ.or.jp/guideline/pdf/JCS2011_takamoto_h.pdf（2018 年 7 月閲覧）]

◆ 必要に応じてバランストレーニング，低負荷レジスタンストレーニング，神経筋電気刺激の併用

- どの時期に何をどこまでしてよいかの明確な基準やエビデンスはない
- 血圧コントロール状況を評価し，再乖離がないことを確認すること

■ 大動脈瘤・解離人工血管置換術後リハビリテーションプログラム

表18 大血管術後のプログラム進行基準例

血圧		残存解離なし	残存解離あり	胸部下行動脈瘤
		SBP≦160mmHg	SBP≦140mmHg	SBP≦140mmHg
ステージ	Ⅰ	1 病後日から	7 病後日まで	3 病後日まで
	Ⅱ	2 病後日から	14 病後日まで	3 病後日から
	Ⅲ	3 病後日から		
	Ⅳ	4 病後日から	14 病後日から残存偽腔血栓化を評価しながら	5 病後日から酸素化を評価しながら
	Ⅴ	5 病後日から		
	Ⅵ	6 病後日から	21 病後日から	10 病後日から
	Ⅶ	7 病後日から		

SBP：収縮期血圧
[理学療法ジャーナル 39：775, 2005]

(2) 安定期

エビデンスレビュー

❯ 有酸素運動を主体とした運動療法
◎術後
- 急性大動脈解離後の運動療法 [Eur J Cardiovasc Prev Rehabili 16：91-95, 2009]
  最高運動負荷量が 62.7±11.8W から 91.6±16.5W へ有意に向上
- 術後大動脈瘤患者における運動療法
  - 通常ケア群との比較（RCT）[Trials 16：162, 2015] trial 中
◎術前
- 腹部大動脈瘤患者における術前運動療法 [Ann Surg 264：47-53, 2016]
  - コントロール群と比較（RCT）
    - 入院期間の有意な減少
    - 集中治療室滞在期間，再置換数，APACHE Ⅱ，術後出血に有意差なし
◎保存期
- 腹部大動脈瘤における運動療法 [Med Sci Sports Exerc 46：2-9, 2014]
  - 通常ケア群との比較（RCT）
    - 運動時間，最高酸素摂取量，VT 時の推定 METs の改善，運動時の HR 減少が有意にあった
    - 大動脈瘤径の拡大（変化量）に有意差なし
- 腹部大動脈瘤患者における運動療法 [J Cardiopulm Rehabil Prev 30：374-383, 2010]
  - 通常ケア群との比較（RCT）
    - トレッドミル歩行時間，METs の改善，CRP，ウエスト周囲径の減少が有意にあった
- 腹部大動脈瘤患者における運動療法 [Br J Anaesth 103：505-10, 2009]

　　　　◦ コントロール群と比較
　　　　　・AT 1.1 ml・O_2/kg/min の改善
　　・早期腹部大動脈瘤患者における運動療法 [Arch Phys Med Rehabil 93：2148-2153, 2012]
　　　　◦ コントロール群と比較
　　　　　・最高酸素摂取量 2.5 ml/kg/min（95％ CI：0.5-4.5）の有意な改善
　　　　　・SBP−10 mmHg（95％ CI −21-2），hs-CRP 114％（95％ CI 26-201）の有意な減少
　　　　　・QOL は有意差なし

■ 介入の実際

表 19　運動療法

	[Med Sci Sports Exerc 2014]	[J Cardiopulm Rehabil Prev 2010]	[Br J Anaesth 2009]	[Arch Phys Med Rehabil 2012]
リサーチエビデンスの主な対象	50〜85 歳 AAA 25〜50mm	60〜80 歳 AAA 30〜50mm	61〜79 歳 AAA 30〜50mm	50〜85 歳 AAA 30〜50mm
効果指標	peak $\dot{V}O_2$, 最大運動時間	peak $\dot{V}O_2$, 最大運動時間	peak $\dot{V}O_2$	peak $\dot{V}O_2$
強度	• 予備心拍数の 60〜80％ • Borg 12〜14	• 予備心拍数の 60〜80％ • Borg 12〜14	Borg 12〜14	Borg 12〜14
時間	VAPAHCS 有酸素運動 45 分 レジスタンストレーニング 10 分	VAPAHCS 有酸素運動 45 分 レジスタンストレーニング 10 分	30 分	35〜45 分
頻度	3 回/週	3 回/週	2 回/週	3 回/週
期間	1 年	1 年	6 週	12 週

■ 患者教育 [日本循環器学会：大動脈瘤・大動脈解離診療ガイドライン（2011 年改訂版）]

　　◆ 血圧コントロールに支障をきたさない範囲の生活活動を指導する
　　◆ トレッドミルなどの運動負荷試験や携帯型自動血圧計により，血圧と活動範囲の評価が必要となる
　　◆ 血圧コントロールの目標値として，安静時 130 mmHg 未満，最大活動時でも 150 mmHg 未満が望まれる

■ 疾病管理 [日本循環器学会：大動脈瘤・大動脈解離診療ガイドライン（2011 年改訂版）]

　　◆ Class Ⅰ（エビデンスから通常適応され，常に容認される）
　　• 禁煙
　　• 血圧管理　保存期では SBP 105〜120 mmHg
　　• 経時的な画像検査
　　• 多臓器の圧排による症状のモニタリング
　　◆ Class Ⅱa（エビデンスから有用であることが支持される）
　　• 暴飲暴食，過労，睡眠不足，精神的ストレスなどを避ける
　　• 急な等張性運動を避ける（重量物の拳上や牽引など）
　　• 排便時でのいきみ，持続するせき込みに注意する
　　• 血圧コントロール下での有酸素運動
　　• 感染予防のためのワクチン接種

（澁谷 真香）

心血管疾患
1 D 末梢動脈疾患

1) 定義

- 末梢動脈疾患（PAD）は，冠動脈以外の末梢動脈である大動脈，四肢動脈，頸動脈，腹部内臓動脈，腎動脈の閉塞性疾患である［日本循環器学会：末梢閉塞性動脈疾患の治療ガイドライン（2015年改訂版）］
- 閉塞性疾患の病態は，動脈硬化や血管炎，外傷，解剖学的走行異常，形成異常など原因がさまざまであり，閉塞様式も急性か慢性かの時間軸を有している
- 日循ガイドラインでは，末梢動脈疾患と末梢閉塞性動脈疾患を同義語としているが，閉塞性動脈硬化症（ASO）とは区別して使用している
- TASC II では，PAD と ASO を同義語としている［J Vasc Surg 45：S5-67, 2007］
- ガイドラインによって，PAD が意味する疾患に違いがある．
  - ACC/AHA ガイドラインでは，腹部大動脈，腹部内臓動脈，腎動脈，下肢動脈の動脈硬化性疾患，動脈瘤，血栓塞栓症を含めている［Circulation 2016. PMID 27840332］
  - ESC ガイドラインでは，大動脈疾患，動脈瘤，血栓塞栓症（急性動脈閉塞症）は含まれていない［Eur Heart J 32：2851-2906, 2011］

2) 原因 ［日本循環器学会：末梢閉塞性動脈疾患の治療ガイドライン（2015年改訂版）］

- 急性閉塞性疾患：他の部位に生じた血栓などが遊離して末梢の動脈閉塞を起こす動脈塞栓症や，血管内膜病変部に急速に形成される動脈血栓症，さらには急性動脈解離や外傷などがある
- 慢性閉塞性疾患：ASO が 95％近くを占める．その他，Buerger病，膠原病，膝窩動脈捕捉症候群や外膜囊腫，遺残坐骨動脈や動脈瘤の血栓性閉塞，線維筋性異形成などがあるがまれである

3) 増悪因子

図1 末梢動脈疾患（PAD）をきたすリスクファクターのオッズ比（ORs）

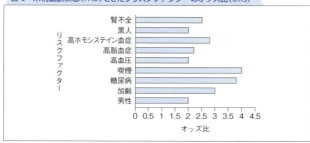

［下肢アテローム硬化性閉塞性動脈疾患に対する診療ガイドライン］

4) 疫学

- ◆ 世界における PAD 罹患率：全世界で 2.02 億人以上．今世紀最初の 10 年間で 23.5％上昇［下肢アテローム硬化性閉塞性動脈疾患に対する診療ガイドライン］
- ◆ 日本における ASO 罹患率：中高年一般住民では 1～3％［日本循環器学会．末梢閉塞性動脈疾患の治療ガイドライン（2015 年改訂版）］
- ◆ ASO の年次発症率：0.3～0.5％［日本循環器学会：末梢閉塞性動脈疾患の治療ガイドライン（2015 年改訂版）］
- ◆ ASO の年齢別罹患率：60 歳以上 1～3％，70 歳以上 2～5％．男性は女性に比し 1～2 倍リスクが高い［日本循環器学会：末梢閉塞性動脈疾患の治療ガイドライン（2015 年改訂版）］

図2　年齢別の罹患率

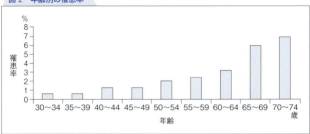

[TASC II. J Vasc Surg 45：S5-67, 2007]

- ◆ 異なる臓器における血管疾患の重複：REACH Registry（45 歳以上で外来通院中のアテローム血栓症患者に関する観察研究．日本人 5,193 例，PAD 患者 627 例（12.1％）．30％に冠動脈疾患を認めた）（図 3）

図3　REACH registry に日本から登録された患者の内訳（n=5,193）

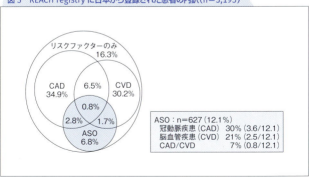

[Circ J 71：995-1003, 2007 より引用]

- ◆ 透析患者における PAD 罹患率：15～24％あるいはそれ以上［日本循環器学会：末梢閉塞性動脈疾患の治療ガイドライン（2015 年改訂版）］［Angiology 66：911-917, 2015］

5）予後

◆ 急性閉塞性疾患 [日本循環器学会：末梢閉塞性動脈疾患の治療ガイドライン（2015年改訂版）]

- 10〜28％の死亡率．発症から4〜6時間で神経，筋，皮膚の順で非可逆的変化に陥り，24時間後には20％が肢切断に至る

◆ 慢性閉塞性疾患 [日本循環器学会：末梢閉塞性動脈疾患の治療ガイドライン（2015年改訂版）]

- 外来通院中の安定している患者であっても，1年間の死亡率は約4％
- 1年以内に下肢の局所治療（血行再建術，切断術）を受けるリスクと，脳心血管イベント（脳心血管死亡，心筋梗塞，脳卒中）を起こすリスクは，ほぼ同等
- ASO単独の患者と比較して，多臓器にも血管疾患を有する患者，心房細動を有する患者の予後は不良
- リスクファクターのコントロールを受けている患者の予後は，十分に受けていない患者よりも良好
- 症候性の有無に関わらず，PADの生命予後は不良
- 1年間の脳心血管イベント発症率：ASO患者603例：3.08％，CVDとの合併群：7.23％

図4　PAD患者の生存率

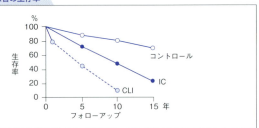

IC：間歇性跛行，CLI：重症下肢虚血
[TASC II. J Vasc Surg 45：S5-67, 2007]

◆ ASOの患肢の予後 [日本循環器学会：末梢閉塞性動脈疾患の治療ガイドライン（2015年改訂版）]

- 症候の有無に関わらずABIが低値であるほどその後の病状進行も速い．60歳未満で血行再建術を要した患者は，患肢の予後も生命予後も著しく不良
- 無症候性患者のうち，5年間で間歇性跛行を発症したのは約10％，血行再建術を受けたのは約1％
- 下腿切断術を受けた患者の半数以上がその6ヵ月前まで無症候であった
- 間歇性跛行患者における，ABIの低下速度は平均0.014/年で，10年後に潰瘍を生じる危険率は23％，安静時痛を生じる危険率は30％
- 大小問わず切断の既往がある患者は，3年以内に再切断を要する割合が12.4％（既往がない場合の5倍）
- 大切断を要する確率は，間歇性跛行から安静時疼痛，潰瘍へと段階的に進行した肢よりも，急速にCLIに陥った肢で高い

図5 非侵襲性治療を受けた間歇性跛行(IC)患者の自然経過

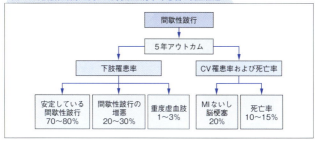

CV:心血管,MI:心筋梗塞
[下肢アテローム硬化性閉塞性動脈疾患に対する診療ガイドライン]

6)症候

◆急性閉塞性疾患
- "5P"疼痛(pain), 脈拍消失(pulselessness), 蒼白(pallor/paleness), 知覚鈍麻(paresthesia), 運動麻痺(paralysis/paresis), あるいはこれらに虚脱(prostration)を加えた"6P"

◆慢性閉塞性疾患
- 症候性と無症候性PADの比はおおよそ1:3である[下肢アテローム硬化性閉塞性動脈疾患に対する診療ガイドライン]
- 症候性PADの70〜80%は間歇性跛行を呈するが, 非典型的な症状を認める場合もある(表1, 2)

表1 間歇性跛行の典型的症状

運動時の下肢疼痛

安静時は疼痛がない
疼痛部位に腓腹筋を含む
歩行速度低下あるいは歩行中止の理由となる
10分以内の安静で回復する

基準は血管外科通常臨床でPADと診断された患者の観察を基に定義

表2 一般にPAD患者が経験する非典型的下肢疼痛の分類

	下肢疼痛/歩行は継続可能	運動時および安静時の下肢疼痛
下肢症状の所見	運動時の下肢疼痛(歩行は継続できる)	運動時の下肢疼痛(時に安静時に出現する. 重症下肢虚血は含まない)
PAD患者の中での割合	10%	20%
間歇性跛行を認めるPAD患者と比較した時の臨床所見	うつ症状が少ない ABI値が高い	糖尿病の罹患率が高い 脊柱管狭窄症の罹患率が高い 末梢神経の感覚が低下している 合併症が多い
典型的な間歇性跛行を認めるPAD患者と比較した時の運動機能障害	運動機能障害が小さいor差はない	運動機能障害が大きい 運動機能低下の速度が速い

■ 下肢症状の分類方法（Fontaine 分類と Rutherford 分類）

表3　Fontaine 分類と Rutherford 分類

Fontaine		Rutherford		
グレード	臨床症状	グレード	カテゴリー	臨床症状
I	無症候	0	0	無症状
II a	軽度の跛行	I	1	軽度の跛行
II b	中等度から重度の跛行	I	2	中等度の跛行
		I	3	重度の跛行
III	虚血性の安静時疼痛	II	4	虚血性の安静時疼痛
		III	5	わずかな組織喪失
IV	潰瘍または壊疽	III	6	大きな組織喪失

[TASC II. J Vasc Surg 45 Suppl S：S5-67, 2007]

表4　Rutherford 分類（臨床所見と客観的基準）

重症度	分類	臨床所見	客観的基準
0	0	無症状……血行動態に有意な閉塞性病変（−）	treadmill stress test　正常
I	1	軽度の間歇性跛行	complete treadmill test：運動後AP は 50mmHg 以上で安静時に比し 20mmHg 以上上下する
	2	中等度の間歇性跛行	細分類 1 と 3 間
	3	重度の間歇性跛行	treadmill test 不可能，運動後 AP は 50mmHg 未満
II	4	安静時痛	安静時 AP は 40mmHg 未満，足関節や足背部で PVR はほとんど平坦，TP は 30mmHg 未満
III	5	小範囲の組織欠損・足部全体の虚血（+），難治性潰瘍，限局性壊死	安静時 AP は 40mmHg 未満，足関節や足背部で PVR はほとんど平坦，TP は 40mmHg 未満
	6	広範囲の組織欠損……中足骨部まで足部の機能回復不能	細分類 5 と同様

PVR：pulse volume recording（容積脈波測定）
TP：toe pressure（収縮期足趾血圧）
AP：ankle pressure（収縮期足関節血圧）
complete treadmill test（傾斜 12%，速度 2mph＝3.2km/時，5 分間）
［閉塞性動脈硬化症診療の実際-末梢循環障害の診療指針，文光堂，2002］［J Vasc Surg 26：517, 1997］

- 間歇性跛行は，神経性の跛行症状を呈する腰部脊柱管狭窄症にも多く認められ，鑑別診断が必要
  詳細は，「評価編：間歇性跛行」を参照
- ◆ 重度下肢虚血（critical limb ischemia：CLI）［日本循環器学会．末梢閉塞性動脈疾患の治療ガイドライン（2015 年改訂版）］
- CLI 患者の定義：客観的に証明された動脈閉塞性疾患に起因する慢性虚血性安静時疼痛や潰瘍および壊疽を有するすべての患者［TASC II. J Vasc Surg 45：S5-67, 2007］
- 慢性虚血による安静時疼痛または潰瘍・壊死を伴い，血行再建なしでは組織の維持や疼痛の除去が行えないような肢の病態を指す
- CLI 患者の予後は極めて不良．保存的加療のみでは 1 年後の死亡率と切断率はともに 25%（図 6）

図6　CLI 患者の初期治療と経過

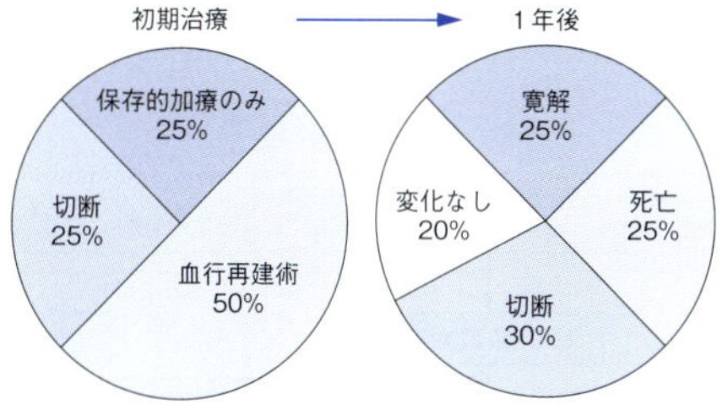

[TASC II. J Vasc Surg 45 : S5-67, 2007]

7) 診断

■ 急性閉塞性疾患

表5　救肢の可能性と危機との判別

重症度クラス	予後	所見		ドプラ信号[†]	
		感覚消失	筋力低下	動脈	静脈
I. 救肢可能	即時には危機なし	なし	なし	聴取可能	聴取可能
II. 危機的					
a. 境界型	ただちに治療すれば救肢可能	軽度（足趾のみ）またはなし	なし	（しばしば）聴取不能	聴取可能
b. 即時型	即時の血行再建術により救肢可能	足趾以外にも，安静時疼痛を伴う	軽度〜中等度	（通常は）聴取不能	聴取可能
III. 不可逆的	広範囲な組織欠損または恒久的な神経障害が不可避	重度〜感覚消失	重度〜麻痺（硬直）	聴取不能	聴取不能

[†] 足関節血圧の測定は非常に大切である．しかし重症例では罹患した動脈の血流速度が非常に遅いため，ドプラ音を検出できない場合がある．動脈と静脈の血流信号の見分けが肝要である．動脈の血流信号は律動音（心拍動と同期）であるのに対して，静脈の信号はより一定で，呼吸運動に影響されたり末梢のミルキングで増強したりする（トランスデューサーで血管を圧迫しないように注意が必要）．
[TASC II Working Group（日本脈管学会訳）．下肢閉塞性動脈硬化症の診断・治療指針 II（第 1 版），メディカルトリビューン，2007 より引用改変]

図7 急性下肢動脈閉塞の診断と治療

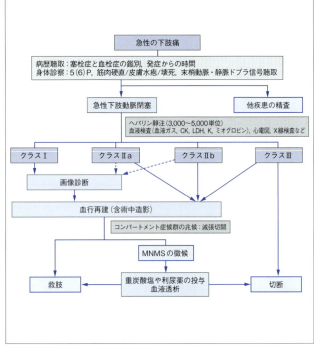

MNMS：代謝性筋腎症候群
[日本循環器学会．末梢閉塞性動脈疾患の治療のガイドライン(2015年改訂版) http://www.j-circ.or.jp/guideline/pdf/JCS2015_miyata_h.pdf (2018年7月閲覧)]

- **慢性閉塞性疾患** [日本循環器学会：末梢閉塞性動脈疾患の治療ガイドライン(2015年改訂版)]
  - ASOは，全身疾患の一部分であるため，循環器系全体を評価することが推奨される
  - PADのリスクファクター，既往歴，徴候ないし症状のない患者にルーチンスクリーニングは提案しない
  - 臨床所見と機能検査で虚血由来の間歇性跛行と診断されれば，必要に応じて画像検査を行う
  - 画像検査は，動脈病変をより詳細に把握できるため，血行再建術を予定している患者には必須
  - 侵襲的な検査は，その利害を十分考慮したうえで，必要と判断される患者に施行する
  - 血行再建術の予定がない患者に対しては，動脈の画像検査は必須ではない

表6　推奨事項：末梢動脈疾患（PAD）の診断

	グレード	エビデンスレベル
2.1　疾患の症状ないし徴候を有する患者において，PAD 診断を確立するための第一選択の非侵襲的検査として ABI の使用を推奨する．ABI 値がボーダーラインもしくは正常（>0.9）で跛行症状が示唆される場合は，運動負荷 ABI を推奨する	1	A
2.2　PAD のリスクファクター，既往歴，徴候ないし症状のない患者に下肢 PAD のルーチンスクリーニングは提案しない	2	C
2.3　年齢 70 歳以上，喫煙，糖尿病，動脈触知異常，その他心血管疾患などを有するリスクの高い患者などに対しては，無症候性であってもリスク層別化や予防的医療，薬物療法の改善に活用される場合には，下肢 PAD スクリーニングを行うのは妥当である	2	C
2.4　血行再建術を検討している症候性の患者において，血流障害を定量化し，閉塞部位を特定しやすくするため，分節的血圧測定や容積脈波記録などの生理学的な非侵襲的検査を行うことを提案する	2	C
2.5　血行再建術を検討している症候性の患者において，動脈ドップラーエコーや CTA，MRA，動脈造影などの解剖学的画像診断を推奨する	1	B

ABI：足関節上腕血圧比，CTA：コンピューター断層撮影，MRA：磁気共鳴血管画像
［下肢アテローム硬化性閉塞性動脈疾患に対する診療ガイドライン］

表7　エビデンスの要約：末梢動脈疾患（PAD）

臨床的疑問	データソース	所見	エビデンスの質
PAD が疑われる患者の ABI 精度	標準基準と比較した多数の非ランダム化診断試験	ABI<0.9 は，感度 79～95%，特異度 95% 以上	A～B
PAD が疑われる患者の解剖学的画像診断および非侵襲的生理学的検査の精度	標準基準と比較した非ランダム化診断試験	分節的血圧測定と容積脈派記録の組み合わせで，診断精度は 97%．動脈ドップラーエコーの狭窄≧50%検出率は，大動脈腸骨動脈で感度 86%，特異度 97%，大腿膝窩動脈で感度 80%，特異度 96%，膝下膝窩動脈で感度 83%，特異度 84%．CT と MRA の精度は 90%以上	B～C
無症候性患者に対する ABI スクリーニングの有益性と有害性	データなし	患者にとって重要なアウトカムを示した損益データはない	C
従来のリスクアセスメントツールに ABI を加えることの価値（フラミンガムのリスクアセスメント）	コホート研究のメタ解析．リスクスコアが代用アウトカムであるため，エビデンスは直接的ではないと考えられる	男性のおよそ 19%および女性の 36%にリスク分類と推奨治療の変更がある	C

ABI：足関節上腕血圧比，CT：コンピューター断層撮影，MR：磁気共鳴
［下肢アテローム硬化性閉塞性動脈疾患に対する診療ガイドライン］

図8 ASO診断のアルゴリズム

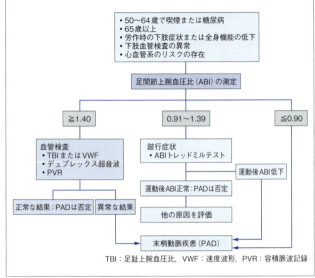

[TASC II Working Group（日本脈管学会訳）：下肢閉塞性動脈硬化症の診断・治療指針II，メディカルトリビューン，2007]

- ABI測定：「評価編：ABI」を参照
- ABIは，0.90以下（≦）と0.90未満（＜）と定義する研究がある
- TBIの虚血肢診断のためのカットオフ値は，0.6～0.7前後
- ABIトレッドミルテスト：「評価編：ガードナー負荷試験」を参照
  運動により，ABI 20%以上低下，もしくは足関節血圧が20mmHg以上低下した場合を異常
- PADの診断能は，CTA（感度95～99%，特異度94～98%），MRA（感度97%，特異度96%），ABI（感度90～95%，特異度95～100%）である

■ CLI [日本循環器学会．末梢閉塞性動脈疾患の治療ガイドライン（2015年改訂版）]
- 一般的に，虚血性安静時疼痛は，足関節血圧50mmHg未満で生じうる．
- 潰瘍や壊疽を有する患者において，足関節血圧が70mmHg未満であれば，CLIが示唆される
- 経皮的酸素分圧（transcutaneous oxygen tension：tcPO$_2$）は，皮膚を加温し，充血状態における酸素分圧を経皮的に測定する
- 本法は，CLIの重症度評価に重要．CLI患者において，tcPO$_2$＜40mmHgでは創傷治癒の可能性が低く，＜30mmHgはCLIの疑いあり
- 皮膚灌流圧（skin perfusion pressure：SPP）は，皮膚表面から約1mmの深さの灌流圧を測定する
- CLIの重症度評価に重要．SPP 30～40mmHg以下ではCLIの疑いがあり，創傷治癒の可能性が低い

8) 治療 [日本循環器学会：末梢閉塞性動脈疾患の治療ガイドライン (2015年改訂版)]

■ 症候性 ASO 患者
- 間歇性跛行患者に対する治療戦略は，第一選択として運動療法と薬物療法を行い，十分な効果が得られない場合に血行再建術を考慮する (図9)
- 間歇性跛行の患者では，血行再建術を検討する前に，血流改善によって歩行機能の改善が見込まれるか，跛行が改善されても術前と同程度に運動を制限するような他の疾患 (狭心症，心不全，慢性呼吸障害，整形外科的疾患など) がないかに留意する (表9)

図9 間歇性跛行を有する ASO 患者に対する治療

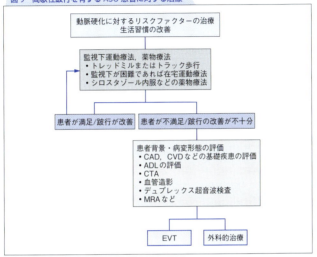

EVT：血管内治療
[日本循環器学会．末梢閉塞性動脈疾患の治療ガイドライン (2015年改訂版)．http://www.j-circ.or.jp/guideline/pdf/JCS2015_miyata_h.pdf (2018年7月閲覧)]

〈推奨事項〉

- 間歇性跛行を有する患者に対しては，全身の動脈硬化に対するリスクファクターの治療と生活習慣の改善が基本的治療である．

クラスⅠ
1. 間歇性跛行患者に，初期治療として監視下運動療法を行う． レベルA
2. 心不全のない間歇性跛行患者に，シロスタゾールを投与する． レベルA
3. 運動療法や薬物療法による跛行の改善効果が不十分な場合，もしくは不十分と予測される場合には血行再建の適応がある． レベルB
4. 間歇性跛行によって，日常生活や患者にとって重要な活動が阻害される場合，また，低いリスクで実施でき長期開存が期待できる解剖学的形態の場合には血行再建の適応がある． レベルB

クラスⅢ
1. 狭窄の前後で有意な圧較差がない場合には血行再建の適応はない． レベルC
2. 無症候性患者に予防的治療としての血行再建の適応はない． レベルB

[日本循環器学会．末梢閉塞性動脈疾患の治療ガイドライン (2015年改訂版)．http://www.j-circ.or.jp/guideline/pdf/JCS2015_miyata_h.pdf (2018年7月閲覧)]

表8　推奨事項：間歇性跛行（IC）のための内科的治療

	グレード	エビデンスレベル
4.1.　IC 患者に対しては，集学的かつ包括的な禁煙介入を推奨する（喫煙を止めるまで反復的に実施）	1	A
4.2.　症候性 PAD 患者には，スタチン療法を推奨する	1	A
4.3.　IC 患者においては，低血糖を起こさずに目標が達成されるのであれば，糖尿病管理（ヘモグロビン A$_{1c}$ 目標値 7.0％未満）を推奨する	1	B
4.4.　IC 患者においては，β-遮断薬（高血圧，心臓病に対して）の使用を推奨する．β-遮断薬が IC の症状を悪化させる証拠はない	1	B
4.5.　アテローム性動脈硬化症を原因とする IC 患者においては，アスピリン（1 日 75〜325mg）による抗血小板療法を推奨する	1	A
4.6.　IC 患者における抗血小板療法において，アスピリンの代替薬剤として，クロピドグレル 75mg/日を推奨する	1	B
4.7.　アテローム性動脈硬化症を原因とする IC 患者においては，有害な心血管イベントないし血管閉塞の危険性を減少させることのみを目的としたワルファリンの使用は提案しない	1	C
4.8.　IC の治療として，葉酸およびビタミン B$_{12}$ サプリメントの使用は提案しない	2	C
4.9.　鬱血性心不全のない IC 患者においては，跛行距離を伸ばすべく，シロスタゾールの 3ヵ月試用（100mg，1 日 2 回）を提案する	2	A
4.10.　シロスタゾールに耐性がないかまたは禁忌の IC 患者においては，跛行距離を伸ばすべく，ペントキシフィリンの試用（400mg，1 日 3 回）を提案する	2	B
4.11.　IC にみる跛行時間を延長するべく，ACE 阻害薬のラミプリル（10mg/日）を提案する（ACE 阻害薬は腎動脈狭窄を有することがわかっている患者には禁忌である）	2	B

ACEI：アンジオテンシン変換酵素阻害薬，PAD：末梢動脈疾患

［下肢アテローム硬化性閉塞性動脈疾患に対する診療ガイドライン］

- 血行再建術：血管内治療（endovascular treatment/therapy：EVT），外科的治療
- 狭心症患者，70 歳以上，糖尿病，心電図 ST-T 異常，腹部大動脈瘤手術歴を有する患者は，下肢血行再建術周術期の心筋梗塞発症率が高い

表9　間歇性跛行患者に対する血行再建適応の条件

患者背景

- 跛行によって，日常生活もしくは患者にとって重要な活動が阻害されていること
- 良好な治療効果と予後が予測されること
- 運動を制限するような他の疾患（狭心症や慢性閉塞性肺疾患など）を有さないこと

他治療の結果と治療の選択

- 運動療法や薬物療法によっても跛行改善効果が不十分であったこと，もしくは不十分と予測されること

病変形態

- 低いリスクで実施でき，長期開存が期待できる解剖学的形態であること

［TASC II. J Vasc Surg 45：S5-67, 2007］

- 大動脈腸骨動脈領域：症候性 ASO 患者における TASC A〜C 型病変は，EVT を第一選択

- 総大腿動脈領域：内膜摘除術などの外科的血行再建を第一選択．腸骨動脈病変も合併していれば，外科的血行再建と EVT を併用するハイブリッド血行再建を選択する
- 浅大腿動脈領域：症候性 ASO 患者における TASC A〜C 型病変は，EVT を第一選択
- 膝下動脈領域：経験豊富な術者が行うのであれば，EVT を考慮しても良い（CLI に限定）．自家静脈による外科的バイパス術が困難で生命予後が 2 年以下と予測される患者に限り妥当である．間歇性跛行の改善を目的とした EVT は推奨しない

図 10 大動脈腸骨動脈病変の TASC 分類

A 型病変
- CIA の片側あるいは両側狭窄
- EIA の片側あるいは両側の短い（≦3cm）単独狭窄

B 型病変
- 腎動脈下部大動脈の短い（≦3cm）狭窄
- 片側 CIA 閉塞
- CFA には及んでいない EIA での 3〜10cm の単独あるいは多発性狭窄
- 内腸骨動脈または CFA 起始部を含まない片側 EIA 閉塞

C 型病変
- 両側 CIA 閉塞
- CFA には及んでいない 3〜10cm の両側 EIA 狭窄
- CFA に及ぶ片側 EIA 狭窄
- 内腸骨動脈および/または CFA 起始部の片側 EIA 閉塞
- 内腸骨動脈および/または CFA 起始部あるいは起始部でない，重度の石灰化片側 EIA 閉塞

D 型病変
- 腎動脈下部大動脈腸骨動脈閉塞
- 治療を要する大動脈および腸骨動脈のびまん性病変
- 片側 CIA，EIA および CFA を含むびまん性多発性狭窄
- CIA および EIA 両方の片側閉塞
- EIA の両側閉塞
- 治療を要するがステントグラフト内挿術では改善が見られない AAA 患者，あるいは大動脈または腸骨動脈外科手術を要する他の病変を持つ患者の腸骨動脈狭窄

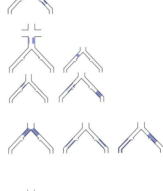

CIA：総腸骨動脈，EIA：外腸骨動脈，CFA：総大腿動脈，AAA：腹部大動脈瘤
[Eur J Vasc Endovasc Surg 33：S52, 2007]

表 10 間歇性跛行（IC）患者における大動脈腸骨動脈閉塞症（AIOD）に対する血行再建の転帰

療法	FU 追跡調査期間（年）	開存率（PAP）%
PTA＋ステント	5	63〜79
AFB	5	81〜93
IFB	5	73〜88
FFB	5	60〜83

AFB：大動脈-大腿動脈バイパス，FFB：大腿動脈-大腿動脈バイパス，FU：追跡調査，IFB：腸骨動脈-大腿動脈バイパス，PAP：一次補助開存率，PTA：経皮的血管形成術
[下肢アテローム硬化性閉塞性動脈疾患に対する診療ガイドライン]

表 11　間歇性跛行（IC）患者における大腿膝窩動脈の閉塞性疾患（FPOD）に対する介入の転帰

治療手段	FU 継続期間（年）	開存率（PAP）%
PTA	2	26～68
PTA＋ステント	2	51～68
カバードステント	1	53～77
FP 静脈	5	70～75
FP 人工血管	5	40～60

FP：大腿膝窩動脈，FU：追跡調査，PAP：一次開存，PTA：経皮的血管形成術
[下肢アテローム硬化性閉塞性動脈疾患に対する診療ガイドライン]

■CLI 患者

◆クラス I
1. CLI 患者に併存する疾患は跛行患者よりも重篤で，生命および下肢の予後に直結することが多く，個々の患者で評価する（レベル B）

◆クラス I
1. 救肢のために，技術的に可能であれば血行再建を行う（レベル A）
2. 歩行可能であっても，体重負荷のかかる足部の深刻な壊死，治療不能な関節拘縮，下肢の不全麻痺，血行再建不能な難治性安静時疼痛，敗血症を呈している患者，ならびに併存症のため余命が短いと推定される患者は，下肢の一次切断術も考慮する（レベル C）

表 12　CLI に対する血行再建の客観的指標と達成目標

安全性指標（30 日）		有効性指標（1 年）	
評価指標	OPG	評価指標	OPG
MACE	8％以下	MALE＋POD 回避率	71％以上
MALE	8％以下	AFS	71％以上
大切断	3％以下	RAS 回避率	39％以上
		RAO 回避率	55％以上
		救肢率	84％以上
		生存率	80％以上

OPG；objective perfomance goals（信頼度の高い過去のデータから算出された治療達成目標），MACE；major adverse cardiovascular event（全死亡，心筋梗塞，脳血管イベント），MALE；major adverse limb event（大切断もしくは再建血管に対する血栓溶解や血栓摘除，新たなバイパス追加），POD；postoperative death（術後 30 日以内の死亡），AFS；amputation-free survival（切断回避生存率），RAS；reintervention/amputation/stenosis（再血行再建，大切断または再狭窄），RAO；reintervention/amputation（再血行再建または大切断）．
[J Vasc Surg 50：1462-1473, e1-e3, 2009]

■無症候性 ASO 患者 [日本循環器学会：末梢閉塞性動脈疾患の治療ガイドライン（2015 年改訂版）]

◆無症候性 ASO：ABI 低値あるいは画像所見で下肢動脈の閉塞性病変を呈しながら，間歇性跛行症状や重症虚血症状のない患者
◆無症候の理由：
　① 下肢筋肉のエネルギー効率が良い，などによって歩行による虚血症状が現れにくい
　② 積極的に歩行しないために，自覚症状として認識されない
◆"予防的"な観血的治療の正当性は証明されていない

◆「将来的な心血管疾患アウトカムを抑制するべく行う ABI による PAD スクリーニングについて，損益バランスを決定するにはエビデンスが不十分である」

◆クラス I
1. 無症候性 ASO の早期発見のために ABI 測定を行う（レベル A）
2. 無症候性 ASO 患者に，動脈硬化のリスク管理と生活習慣の改善を行う（レベル B）

表 13　推奨事項：無症候性疾患の管理

	グレード	エビデンスレベル
3.1.　喫煙する無症候性 PAD 患者に対する，集学的かつ包括的な禁煙介入を推奨する（喫煙をやめるまで繰り返す）	1	A
3.2.　無症候性 PAD 患者に対する，PAD 増悪の徴候および症状に関する教育を推奨する	1	分類なし
3.3.　血行動態所見または画像所見により PAD が示唆されても，無症候性 PAD 患者に対する侵襲的治療は推奨されない	1	B

PAD：末梢動脈疾患　　　［下肢アテローム硬化性閉塞性動脈疾患に対する診療ガイドライン］

表 14　エビデンスの要約：無症候性疾患の管理

臨床的疑問	データソース	所見	エビデンスの質
無症候性 PAD 患者における禁煙の効果	無症候性 PAD 患者に適用できる多様な設定で観察研究	一般的に禁煙は喫煙者の総死亡率および総疾病率を減少させる	A
無症候性 PAD 患者における継続的な ABI 試験（調査）の有効性	僅少	調査の有益性および有害性データなし	C

PAD：末梢動脈疾患　　　［下肢アテローム硬化性閉塞性動脈疾患に対する診療ガイドライン］

9）運動療法

（1）適応
◆間歇性跛行を呈している症例

（2）禁忌
◆CLI
◆急性動脈閉塞
◆膝下病変例（注意が必要：運動により虚血の増悪をきたす可能性がある）
◆その他［日本循環器学会：心血管疾患におけるリハビリテーションに関するガイドライン（2012 年改訂版）］に準ずる

（3）中止基準
◆全身性の動脈硬化進展が予想されることから，重要臓器の虚血出現の有無を監視する必要がある．その他［日本循環器学会：心血管疾患におけるリハビリテーションに関するガイドライン（2012 年改訂版）］に準ずる

10）情報収集と評価

表15　情報収集と評価

診療録からの情報収集	患者歴	疾患名 現病歴 既往歴（虚血性心疾患，脳血管障害，腎不全など） 合併症（糖尿病・高血圧・高脂血症など） リスクファクターの有無（喫煙など） 超音波検査
	画像診断	血管造影 CT MRA
	血行力学的検査	ABI TBI SPP tcPO$_2$
	その他	併存疾患に必要な検査結果 心電図，超音波検査，冠動脈造影検査，血液データ，心肺運動負荷試験など
問診	虚血症状 WIQ	冷感・しびれ・疼痛・間歇性跛行の有無やその経過など 歩行時の不快感の原因と程度，歩行距離，スピード，階段
視診		皮膚の色調変化（蒼白，チアノーゼ，発赤） 潰瘍の有無 筋や皮膚の萎縮 爪床，趾先の色（蒼白，赤紫） 浮腫・腫脹 姿勢，歩容
触診	皮膚温 下肢動脈拍動	足背動脈・後脛骨動脈・膝窩動脈
検査・測定		感覚検査：触圧覚 挙上下垂試験 電気生理学的検査（末梢神経障害の疑いがあるとき） 筋力測定 関節可動域 間歇性跛行の診断（トレッドミル使用） 　トレッドミルを使用し，2.4km/hもしくは3.2km/h・12％の勾配で，跛行出現時間，最大歩行距離を評価 ※検査が困難な場合はWIQ使用 心肺運動負荷試験（心疾患の既往がある場合） 認知機能：MMSE ADL評価：Barthel index，FIM 家屋評価，職業評価 QOL評価：SF-36

ABPI ; ankle brachial pressure index, TBPI ; toe brachial pressure index, SSP ; skin perfusion pressure（皮膚還流圧），tcPO$_2$; transcutaneous oxygen pressure（経皮的酸素分圧），WIQ ; walking impairment questionnaire, MMSE ; Mini-Mental State Examination（簡易知能試験），FIM ; Functional Independence Measure

［循環器理学療法の理論と技術，MEDICAL VIEW］

（11）介入

エビデンスレビュー

表16　推奨事項：運動療法

	グレード	エビデンスレベル
4.12. 第一選択治療として，適応のあるすべてのIC患者に対し，少なくとも週3回（30〜60分/回）12週間の歩行からなる監視下運動療法プログラムを推奨する	1	A
4.13. 監視下運動プログラムが利用できないかまたは監視下運動プログラムを終了した後の長期的効果のために週に3〜5回，少なくとも30分の歩行を目標に在宅での運動を推奨する	1	B
4.14. ICに対し血行再建術を受けた患者いおいては機能的改善をめざした補完的な運動（監視下または在宅ベースのいずれか）を推奨する	1	B
4.15. IC患者は，ライフスタイルの改善（禁煙，運動）および薬物療法へのコンプライアンスを評価するほかPADの症状および兆候の進行の有無を判断するため，毎年フォローアップを受けることを推奨する．1年に1回のABI検査は疾患進行の客観的証拠を提供する上で価値がある	1	C

ABI：足関節上腕血圧比，IC：間歇性跛行，PAD：末梢動脈疾患
[下肢アテローム硬化性閉塞性動脈疾患に対する診療ガイドライン]

■ **症候性 PAD**
[日本循環器学会：末梢閉塞性動脈疾患の治療ガイドライン（2015年改訂版）][下肢アテローム硬化性閉塞性動脈疾患に対する診療ガイドライン]

❯ 初期治療として監視下運動療法を行う
❯ 監視下運動療法は非監視下運動療法よりも間歇性跛行の改善効果が大きい
❯ 最も効果的な運動療法は，トレッドミルまたはトラック歩行である
❯ 最も効果的な運動療法は，1回30〜60分間，週3回を少なくとも3ヵ月間行うこと
❯ 運動による効果は，1セッションにつき30分以上，週3回以上，継続期間が26週間以上のほうが，それぞれがそうでない場合と比較して大きい [JAMA 274：975-980, 1995]
❯ 非監視下での在宅プログラムでは，患者に進捗状況および結果を定期的にフィードバックすることで，監視下運動プログラムと同様のプログラム継続率，跛行出現時間と最大歩行時間の延長を認めた [Circulation 123：491-498, 2011]
❯ 適切な履物を使用し，足部病変を生じないよう観察する

■ **メタ解析・システマティックレビュー**
❯ 運動療法 [Cochrane Database Syst Rev 4：CD000990, 2008]：コントロール群との比較
・歩行能力：50〜200％の改善，効果は最大2年間持続した
・最大歩行時間：4.51分延長
・最大歩行距離：108.99m延長
・疼痛出現までの時間：2.87分延長
・疼痛出現までの距離：82.29m延長
・ABIの変化，死亡率あるいは肢切断に有意差は認めなかった

> 監視下運動療法 [Cochrane Database Syst Rev 8：CD005263, 2013]：非監視下運動療法との比較
- 最大歩行距離：180 m 延長

■ 主要な多施設無作為比較対象試験
> 3 群比較：監視下運動療法（SE 群），ステント治療（ST 群），コントロール群（OMC 群）[Circulation 125：130-139, 2012]
- 最大歩行時間：5.8 分（SE 群），3.7 分（ST 群），1.2 分（OMC 群）の改善
- 跛行出現までの時間：3.0 分（SE 群），3.6 分（ST 群），0.7 分（OMC 群）の改善
- WIQ：ST 群のみ有意に改善
- 身体活動量の変化：114 steps/h（SE 群），73 steps/h（ST 群），−6 steps/h（OMC 群）
- ABI：ST 群のみ有意に改善
> 血行再建術と監視下運動療法との併用 [JAMA 314：1936-1944, 2015]：監視下運動療法単独との比較
- 最大歩行距離：282 m 延長
- 跛行出現までの距離：408 m 延長
- VascuQOL score：0.62 ポイント改善
- SF-36 PF score：9.8 ポイント改善
- 1 年間における再血行再建術：8％（combination 群），23％（SE 群）

図 11　運動療法の作用機序

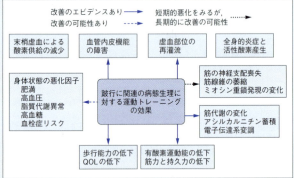

[日本循環器学会. 心血管疾患におけるリハビリテーションに関するガイドライン（2012年改訂版）. http://www.j-circ.or.jp/guideline/pdf/JCS2012_nohara_h.pdf（2018年7月閲覧）]

■ 無症候性 PAD
- 下記の 2 本の RCT 論文で，無症候性を含む PAD 患者に対する運動療法の効果が報告されている

> 3 群比較：監視下でのトレッドミル歩行（TR 群），監視下でのレジスタンストレーニング（RT 群），コントロール群 [JAMA 301：165-174, 2009]：コントロール群との比較
- 間歇性跛行 29 例，無症候 or 非典型的下肢症状 127 例

- 6分間歩行距離：35.9 m（TR群），12.4 m（RT群）の改善
- トレッドミルでの最大歩行時間：3.44分（TR群），1.90分（RT群）の延長
- FMD（血管内皮機能）：1.53%（TR群）の改善
- WIQ distance score：10.7ポイント（TR群），10.4ポイント（RT群）の改善
- SF-36 PF score：7.5ポイント（TR群），7.5ポイント（RT群）の改善
- ▶ 非監視下での運動療法と生活習慣指導との併用 [JAMA 310：57-65, 2013]：コントロール群との比較
- 間歇性跛行54例，無症候 or 非典型的下肢症状 140例
- 6分間歩行距離：53.5 mの改善
- トレッドミルでの最大歩行時間：1.01分の延長
- 身体活動量：114.7
- WIQ distance score：11.1ポイント改善
- WIQ speed score：10.4ポイント改善
- ※ 無症候性 PAD のみを対象としたサブグループ解析においても，介入により6分間歩行距離の改善を認めた

■ 介入の実際

- ◆ 跛行症状が3〜5分以内に生じる程度の速度と傾斜に設定
- ◆ 歩行による痛みが中等度になれば歩行を中断する（跛行出現直後に中断すると最適なトレーニング効果は現れない）
- ◆ 上記の繰り返しを，患者が慣れるに従い，60分間まで延長する
- ◆ 過度の疲労や下肢痛を避けるように注意する
- ◆ 中等度の痛みを生じることなく10分間以上歩けるようになれば，傾斜や速度を上げる

表17　運動療法の動機づけ

1. 患者の話を詳細に聞く（生活習慣を変える実現可能な具体的なアドバイスをするための必要条件）
2. できるだけ一緒に歩く（イメージが残る，感情を刺激）
3. 具体的な実現可能な運動処方を話し合い，試みる（「try & error の繰り返しで OK」と肯定的な態度で患者に接する）
4. 運動日誌と万歩計（血圧計，血糖値と同じように），家族の協力
   1) 数字目標を具体的に設定（自己確認）
   2) 毎日見て数字目標を思い出す（繰り返す）
   3) 数値目標を家族から告げる（繰り返す）

[心臓リハ 13：39-42, 2008 引用改変]

（田中 伸弥）

2 呼吸器疾患
A 慢性閉塞性肺疾患

1) 定義 [COPD (慢性閉塞性肺疾患) 診断と治療のためのガイドライン，第5版]

◆タバコ煙を主とする有害物質を長期に吸入曝露することなどにより生ずる肺疾患であり，呼吸機能検査で気流閉塞を示す．気流閉塞は末梢気道病変と気腫性病変がさまざまな割合で複合的に関与し起こる．臨床的には徐々に進行する労作時の呼吸困難や慢性の咳・痰を示すが，これらの症状に乏しいこともある

2) 原因

◆タバコ煙などの有害物質による気道や肺の炎症反応の増強

表1　COPDの危険因子

	最重要因子	重要因子	可能性の指摘されている因子
外因性因子	タバコ煙	大気汚染 受動喫煙 職業上の粉塵や化学物質への曝露 バイオマス燃焼煙	呼吸器感染 小児期の呼吸器感染 妊娠時の母体喫煙 肺結核の既往 社会経済的要因
内因性因子	α1-アンチトリプシン欠損症		遺伝子変異 気道過敏性 COPDや喘息の家族歴 自己免疫 老化

[COPD (慢性閉塞性肺疾患) 診断と治療のためのガイドライン，第5版]

3) 増悪因子

◆呼吸器感染症と大気汚染であるが，約30％の症例では増悪の原因が特定できない [COPD (慢性閉塞性肺疾患) 診断と治療のためのガイドライン，第5版]

4) 疫学

◆死因の第4位 [Lancet 380：2095-2128, 2012]，日本人の死因の第10位 (厚生労働省 人口動態統計 2015)
◆2020年には死因第3位になると推計 (GOLD) (Global Initiative for Chronic Obstructive Lung Disease)
◆年間死亡者：全世界で300万人以上 (2012年)，全世界死因の6％ (GOLD)
◆日本での2015年のCOPDによる死亡者数15,756人 (厚生労働省 人口動態統計)
◆40歳以上の有病率：8.6％，患者数530万人と推定 [Respirology 9：458-465, 2004]
◆年齢別罹患率：40〜49歳3.1％，50〜59歳5.1％，60〜69歳12.2％，70歳以上17.4％ [Respirology 9：458-465, 2004]

5）予後

◆ 欧米人の低酸素血症のない COPD 患者 3 年死亡率：23 % [Am J Respir Crit Care Med 159：1267-1271, 1999]
◆ 日本人の生存率 [Am J Respir Crit Care Med 167：544-549, 2003]
　全対象者：1 年 95 %，3 年 90 %，5 年 85 %
　病期分類別の 5 年生存率：I 期 90 %，II 期 80 %，III 期 60 %

6）症候

◆ 肺の気流閉塞に伴う症候と全身性の症候（systemic effects）に大別される．
・肺の気流閉塞に伴う症候：慢性の咳，痰と労作時の呼吸困難（息切れ）
〈全身性の症候〉
・全身性炎症：炎症性サイトカインの上昇，CRP の上昇
・栄養障害：脂肪量，除脂肪量の減少
・骨格筋機能障害：筋量・筋力の低下
・心・血管疾患：心筋梗塞，狭心症，脳血管障害
・骨粗鬆症：脊椎圧迫骨折
・抑うつ
・糖尿病
・睡眠障害
・貧血

7）診断 [COPD（慢性閉塞性肺疾患）診断と治療のためのガイドライン，第 5 版]

◆ 以下の基準を満たす場合，COPD と診断される
1. 長期の喫煙歴などの曝露因子があること
2. 気管支拡張薬吸入後のスパイロメトリーで FEV_1/FVC が 70 % 未満であること
3. 他の気流閉塞をきたしうる疾患を除外すること
◆ 閉塞性換気障害をきたす疾患と鑑別に有用な検査 [COPD（慢性閉塞性肺疾患）診断と治療のためのガイドライン，第 5 版]
・喘息
気道可逆性検査，気道過敏性検査，喀痰中好酸球数，呼気一酸化窒素濃度（fractional exhaled nitric oxide：FeNO），肺気量分画，肺拡散能力，高分解能 CT（high resolution CT：HRCT）
・びまん性汎細気管支炎・副鼻腔気管支症候群・気管支拡張症
胸部 X 線写真，HRCT，喀痰細菌検査
・閉塞性細気管支炎（移植後や膠原病関連，健康食品被害など）
HRCT（吸気・呼気），肺気量分画，肺拡散能力，クロージングボリューム
・リンパ脈管筋腫症
胸部 X 線写真，HRCT
・じん肺症
胸部 X 線写真，HRCT
・肺結核
胸部 X 線写真，HRCT，喀痰細菌検査

■ 存在診断に用いられる検査
◆ スパイロメトリー：短時間作用性気管支拡張薬の吸入後の 1 秒率が 70％未満 [Medicina 52：1477-1481, 2015]

図 1　換気障害の分類

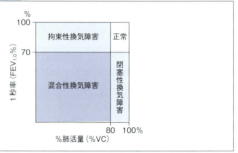

[COPD（慢性閉塞性肺疾患）診断と治療のためのガイドライン，第 5 版]

◆ 気流制限可逆性試験
1. 検査は原則として急性呼吸器感染症のない臨床安定期に行うこと
2. 短時間作用型気管支拡張薬は少なくとも 6 時間，長時間作用型気管支拡張薬は 24 時間中止したうえで検査を行うこと
3. 検査に用いる気管支拡張薬は，通常，短時間作用型吸入用 β_2 刺激薬を原則とするが，抗コリン薬あるいは両者の併用であってもよい
4. 投与方法はスペーサーを用いた MDI 吸入，ネブライザー吸入のいずれであってもよい
5. 気管支拡張薬吸入後の検査は吸入後 30〜60 分後に行うべきものとする
6. 気管支拡張薬吸入効果の評価は，吸入前の FEV_1 と吸入後 FEV_1 を比較して，200 ml 以上の増加かつ前値に対して 12％以上の増加があったときに有意と判定する

8) 重症度指標

■ 肺機能検査による病期分類：気流閉塞の程度による分類

表 2　COPD の病期分類

Ⅰ期	軽度の気流閉塞	％$FEV_1 \geq 80$
Ⅱ期	中等度の気流閉塞	$50 \leq$ ％$FEV_1 < 80$
Ⅲ期	高度の気流閉塞	$30 \leq$ ％$FEV_1 < 50$
Ⅳ期	きわめて高度の気流閉塞	％$FEV_1 < 30$

気管支拡張薬投与後の 1 秒率（FEV_1/FVC）70％未満が必須条件
[COPD（慢性閉塞性肺疾患）診断と治療のためのガイドライン，第 4 版]

■ COPD の複合的評価

症状の評価,スパイロメトリーによる気流制限の程度の評価,増悪リスクの評価からみた症状/増悪リスクの重症度評価

図2　COPD の複合的評価

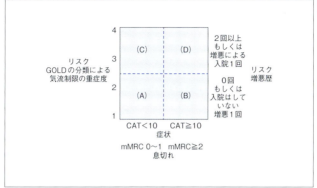

[Global Initiative for Chronic Obstructive Lung Disease 2017]

表3　リスクの評価:過去の増悪頻度と病期分類の組み合わせによって評価

患者 カテゴリー	特性	スパイロメトリー による病期分類	1年間の 増悪回数	CAT	mMRC
A	低リスク,症状軽度	GOLD 1〜2	≦1	<10	0〜1
B	低リスク,症状重度	GOLD 1〜2	≦1	≧10	≧2
C	高リスク,症状軽度	GOLD 3〜4	≧2	<10	0〜1
D	高リスク,症状重度	GOLD 3〜4	≧2	≧10	≧2

リスクの評価にあたっては,GOLD グレードと過去の増悪頻度のうちリスクの高いほうに基づいて判定する
GOLD : Global Initiative for Chronic Obstructive Lung Disease
[Global Initiative for Chronic Obstructive Lung Disease 2017]

◆症状の評価
- COPD アセスメントテスト (CAT) [The COPD Assessment Test website]

図3 CAT 質問票

まったく咳がでない	0 1 2 3 4 5	いつも咳が出ている
まったく痰がつまった感じがしない	0 1 2 3 4 5	いつも痰がつまっている感じがする
まったく息苦しくない	0 1 2 3 4 5	非常に息苦しい
坂や階段を上っても，息切れがしない	0 1 2 3 4 5	坂や階段を上ると，非常に息切れがする
家での普段の生活が制限されることはない	0 1 2 3 4 5	家での普段の生活が非常に制限される
肺の状態を気にせずに，外出できる	0 1 2 3 4 5	肺の状態が気になって，外出できない
よく眠れる	0 1 2 3 4 5	肺の状態が気になって，よく眠れない
とても元気だ	0 1 2 3 4 5	まったく元気がない

[The COPD Assessment Test website. http://www.catestonline.org]

■ 修正 MRC 息切れスケール（mMRC）

表4 修正 MRC 息切れスケール（mMRC）

0	激しい運動をした時だけ息切れがある
1	平坦な道を早足で歩く，あるいは緩やかな上り坂を歩く時に息切れがある
2	息切れがあるので，同年代の人よりも平坦な道を歩くのが遅い，あるいは平坦な道を自分のペースで歩いている時，息切れのために立ち止まることがある
3	平坦な道を約100m，あるいは数分歩くと息切れのために立ち止まる
4	息切れがひどく家から出られない，あるいは衣服の着替えをする時にも息切れがある

[COPD（慢性閉塞性肺疾患）診断と治療のためのガイドライン，第4版]
[Global Initiative for Chronic Obstructive Lung Disease, 2017]

■ 胸部 CT による気腫性病変評価（Goddard の方法）[Clin Radiol 33：379-387, 1982]

左右，上，中，下の3レベルの合計6部位について，視覚的に肺気腫の程度を5段階評価し，6つの部位で合計したものを肺気腫スコアとする

0：肺気腫なし
1：肺気腫が肺野面積の25%以下
2：肺気腫が肺野面積の25～50%
3：肺気腫が肺野面積の50～75%
4：肺気腫が肺野面積の75%以上

9) 予後不良因子

図4　総死亡の相対リスク

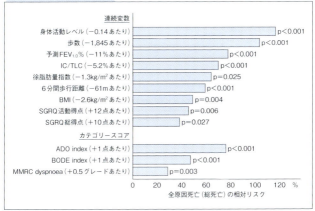

IC/TLC：inspiratory capacity/total lung capacity, SGRQ：St. George's respiratory questionnaire, ADO：age, dyspnea, airflow obstruction, BODE：body-mass index, airflow obstruction, dyspnea, exercise, MMRC：modified medical research council
[Chest 140：331-342, 2011]

10) 治療

(1) 増悪期 [GOLD, 2017]

- 基本はABC(抗菌薬：antibiotics, 気管支拡張薬：bronchodilators, ステロイド：corticosteroids)アプローチ
- 第一選択薬は短時間作用性β_2刺激薬の吸入
- 十分な効果が得られなければ短時間作用性抗コリン薬の併用が推奨される
- ステロイド薬はFEV_1, 酸素化, 入院期間の短縮が得られる. 5～7日以上行わない方がよい
- 急性呼吸不全ではNPPVによる換気補助療法が有効である
- ガス交換の改善, 呼吸仕事量の軽減, 入院期間の短縮, 生存率の改善が得られる

(2) 安定期

図5 安定期COPDの重症度に応じた管理

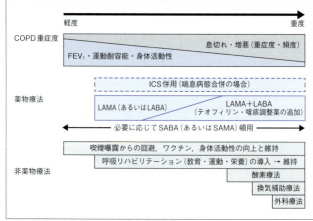

- COPDの重症度はFEV$_1$の低下程度(病期)のみならず運動耐容能や身体活動性の障害程度,さらに息切れの強度や増悪の頻度と重症度を加算し総合的に判断する
- 通常,COPDが重症化するに従いFEV$_1$・運動耐容能・身体活動性が低下し,息切れの増加,増悪の頻回化を認めるがFEV$_1$と他の因子の程度に乖離がみられる場合は,心疾患などの併存症の存在に注意を要する
- 治療は,薬物療法と非薬物療法を行う.薬物療法では,単剤で不十分な場合は,LAMA,LABA併用(LAMA/LABA配合薬の使用も可)とする
- 喘息病態の合併が考えられる場合はICSを併用するが,LABA/ICS配合薬も可

SABA:短時間作用性β_2刺激薬,SAMA:短時間作用性抗コリン薬,LABA:長時間作用性β_2刺激薬,LAMA:長時間作用性抗コリン薬,ICS:吸入ステロイド薬

[COPD(慢性閉塞性肺疾患)診断と治療のためのガイドライン,第5版]

図6 安定期COPD管理のアルゴリズム

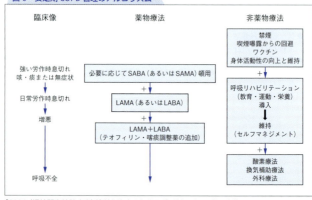

[COPD(慢性閉塞性肺疾患)診断と治療のためのガイドライン,第5版]

11）運動療法

（1）適応・禁忌

◆ COPD 増悪患者の早期離床の適応
- すべての COPD 増悪患者で適応
- 誘因治療に反応している
- 呼吸状態ならびにアシドーシスの改善（動脈血 pH＞7.30～7.35）
- 循環動態をはじめとした全身状態の安定化
- 心不全，気管支喘息，気胸などを合併する場合は，慎重に進める必要がある
- NPPV（noninvasive positive pressure ventilation）を含めた人工呼吸管理を要する場合は，早期離脱が確実に予測されれば離脱後の開始が無難であるが，離脱困難例ではより早期からの導入を意識する

表5　有酸素運動などの運動療法の適応ならびに禁忌

適応
1）症状のある慢性呼吸器疾患
2）標準的治療により病状が安定している
3）呼吸器疾患により機能制限がある
4）呼吸リハビリテーションの施行を妨げる因子や不安定な合併症がない
5）患者自身に積極的な意思があることを確認すること（インフォームドコンセントによる）

禁忌
1）不安定狭心症，不安定な発症から数日の心筋梗塞，非代償性うっ血性心不全，急性肺性心，コントロール不良の不整脈，重篤な大動脈弁狭窄症，活動性の心筋炎，心膜炎などの心疾患の合併
2）コントロール不良の高血圧症
3）急性全身疾患または発熱
4）最近の肺塞栓症，急性肺性心，重度の肺高血圧症の合併
5）重篤な肝，腎機能障害の合併
6）運動を妨げる重篤な整形外科的疾患の合併
7）高度の認知障害，重度の精神疾患の合併
8）他の代謝疾患（急性甲状腺炎など）
＊禁忌に該当する患者であっても，医師の判断により日常生活自立のために必要な理学療法は適応となることもある

［呼吸リハビリテーションマニュアル　運動療法，第2版，2012］

（2）中止基準 ［呼吸リハビリテーションマニュアル　運動療法，第2版］

1）呼吸反応，呼吸仕事量：経皮的動脈血酸素飽和度（SpO_2）≦85～88％，呼吸数≧36～40回/分，一回換気量≦10％減少，呼吸パターンの顕著な増悪，異常呼吸パターンの出現，喘鳴の出現
2）心血管反応：高度に収縮期血圧が下降，あるいは拡張期血圧が上昇，年齢別最大心拍数≧85％（肺性心を伴う慢性閉塞性肺疾患では60～70％），心拍数が運動に伴って不変ないし減少，不整脈の出現
3）自覚症状，その他：呼吸困難（修正 Borg scale 7～9），胸痛，動悸，疲労，めまい，ふらつき，チアノーゼ，末梢循環障害，意識レベルの低下や不穏，著明な発汗

（3）運動療法実施にあたっての注意事項 ［呼吸リハビリテーションマニュアル　運動療法，第2版，2012］

1）COPD 増悪の有無＊
2）運動時の低酸素血症：運動誘発性低酸素血症（運動に伴う SpO_2 の低下が4％以上）
3）呼吸困難のコントロール：パニックコントロール
4）併存症への配慮

*COPD 増悪時の臨床症状・身体所見 [COPD (慢性閉塞性肺疾患) 診断と治療のためのガイドライン. 第4版]

1) 息切れ (呼吸困難), 咳, 痰の増加, 痰の膿性化
2) 低酸素血症の悪化 (チアノーゼ)
3) 高二酸化炭素血症による症状 (不眠, 頭痛など)
4) 非特異的な不定愁訴や倦怠感, 不眠, 眠気, 疲労感, 抑うつ, 錯乱などの愁訴
5) 呼吸筋疲労などの呼吸運動と胸郭の異常
6) 右心不全の徴候や血行動態の不安定

12) 情報収集と評価

(1) 基本的情報
- ◆ 現病・既往歴 (重症度, 予後予測因子を中心に)
- ◆ 併存症 (栄養障害, 心血管疾患, 骨格筋機能障害など)
- ◆ COPD 治療状況：増悪期であれば治療により炎症の改善が認められているか, 安定期であれば服薬内容 (内服もしくは吸入) の処方状況
- ◆ 生活環境 (家族状況, 居住環境, 病院へのアクセスなど)
- ◆ 介護保険認定状況とサービス利用状況
- ◆ 開始前の ADL・IADL および運動習慣

(2) 急性期
- ◆ 呼吸困難
- ◆ 酸素化 (SpO_2) や循環動態の反応
- ◆ 基本的 ADL と簡易的な運動機能検査 (SPPB, 歩行速度など)

(3) 安定期 [呼吸リハビリテーションマニュアル 運動療法, 第2版]
- ◆ 必須の評価
- ・ フィジカルアセスメント：身体所見
- ・ スパイロメトリー
- ・ 胸部単純 X 線写真
    呼吸困難 (安静時, 労作時)：
        間接的評価法　修正 MRC スケール, F-H-J (Fletcher-Hugh-Jones) 分類, 国際標準的には MRC を推奨
        直接的評価法　修正 Borg scale, VAS (visual analogue scale)
- ・ BODE index
- ・ 経皮的酸素飽和度 (SpO_2)
- ・ 運動耐容能：フィールド歩行試験 (6分間歩行試験, シャトル・ウォーキング試験)
- ・ 握力
- ◆ 行うことが望ましい評価
- ・ ADL (一般的：BI, FIM, 疾患特異的：NRADL, P-ADL, PFSS (pulmonary functional status scale), PFSDQ-M (pulmonary functional status and dyspnea questionnaire))
- ・ 上肢筋力, 下肢筋力
- ・ 健康関連 QOL (一般的：SF-36, 疾患特異的：CRQ (chronic respiratory disease questionnaire), SGRQ (St. George's respiratory questionnaire), CAT)
- ・ 日常生活動作における SpO_2 モニタリング
- ・ 栄養評価：摂取カロリー, 身体計測 (体重, BMI, 周囲長など), 除脂肪

体重（FFM）

◆可能であれば行う評価
- 心肺運動負荷試験
- 呼吸筋力（PImax，PEmax）
- 動脈血液ガス分析
- 心理社会的評価（HADS，DES-D，GHQ）
- 身体活動量（質問紙，歩数，消費カロリー，中強度の身体活動時間）
- 心臓超音波検査

13）介入

（1）増悪期

エビデンスレビュー

■ **早期リハ**
[BMJ 349：g4315，2014，doi：10.1136/bmj.g4315]
❯ 早期リハ（48 時間以内で開始）をした群としない群で比較
- 両群間で 1 年以内の再入院率に差なし（介入群 62％，コントロール群 58％）
- 早期リハをした群で 1 年後の死亡率が増加（odds ratio 1.74，95％ CI 1.05-2.88）
- 1 年後の身体機能，健康状態は改善したが群間で有意差なし

■ **介入の実際**
◆ 段階的な ADL および歩行距離の増加と離床時間の延長
◆ 必要に応じてバランストレーニング，低負荷レジスタンストレーニング，神経筋電気刺激の併用
＊ どの時期に何をどこまでしてよいかの明確な基準やエビデンスはない
＊ 最も重要なことは，日々のモニタリングで全身状態の悪化がないことを確認すること

（2）安定期

エビデンスレビュー

■ **コンディショニング**
RCT によるエビデンスはない

■ **持久力トレーニングならびに筋力トレーニング**
■ **全身持久力トレーニングおよびレジスタンストレーニングを主体とした運動療法** [Cochrane Database Syst Rev 2：CD003793，2015]（**メタ解析**）
❯ 通常ケア群と比較
- CRQ の呼吸困難 0.79 点改善，SGRQ の合計得点 6.89 点改善
- 最大仕事量 6.77 W 増大
- 6 分間歩行距離 43.93 m 改善
■ **持続トレーニングとインターバルトレーニングの比較** [Thorax 65：157-164，2010]（**システマティックレビュー**）
- 最大パワー，最高酸素摂取量，乳酸閾値における酸素摂取量健康関連 QOL の改善効果に有意差なし

II-2 慢性閉塞性肺疾患

■ NIV 併用の持久力トレーニング [Respir Care 59：709-717, 2014]（メタ解析）

❯ コントロール群との比較
- コントロール群とほぼ同等の改善であった
  対象人数が少ないため，規模の大きい研究を含めて再度検討する必要がある
- 心拍数 6 beats/min 低下（95% CI 0.94-11.01）
- 最大仕事量 9.73 W 改善（95% CI 3.78-15.67）
- 酸素摂取量 242.11 ml/min 改善（95% CI 154.93-329.9）

■ 筋力（レジスタンス）トレーニング [Respir Care 60：1130-1145, 2015]（メタ解析）

❯ コントロール群との比較
- CRQ の呼吸困難 0.59 点改善（95% CI 0.26-0.93）
- 膝伸展筋力 7.78 kg 改善（95% CI 5.18-10.38 kg）
- % FEV$_{1.0}$ 6.88%改善（95% CI 0.41-13.35%）

■ 全身持久力トレーニングと筋力トレーニングの比較 [Cardiopulm Rehabil Prev 35：163-172, 2015]

- 全死亡率，有害事象，呼吸困難，除脂肪体重に有意差なし

■ 全身持久力トレーニングと筋力トレーニングの併用 [Chron Respir Dis 12：132-145, 2015]（メタ解析）

❯ 持久力トレーニングのみと比較
- HRQoL，運動耐容能の改善は同等
- 下肢筋力は併用した方が良い（標準化平均差 0.69（95% CI：0.39-0.98））

■ 呼吸筋トレーニング

■ 吸気筋トレーニング（IMT） [Eur Respir J 37：416-425, 2011]

❯ コントロール群と比較
- 最大吸気圧（PImax）13 cmH$_2$O 改善
- 呼吸筋持久力（呼吸筋耐久時間）261s 改善
- 6 分間歩行距離 32 m，12 分間歩行距離 85 m 改善
- QOL 3.8 点改善
- 呼吸困難が有意に減少（Borg 指数 0.9 点減少，transitional dyspnoea index 2.8 点改善）

■ 呼気筋トレーニング（EMT）の効果 [Respir Care 59：1381-1388, 2014]

❯ EMT もしくは EMT＋IMT とコントロール群を比較
- EMT では最大呼気圧（PEmax）21.49 cmH$_2$O（95% CI 13.39-29.59），PImax 7.68 cmH$_2$O（95% CI 0.90-14.45）が有意に改善
- 6 分間歩行距離（29.01 m，95% CI 39.62-97.65），呼吸困難（0.15，95% CI 0.77-1.08）は有意差なし
- EMT＋IMT では，PEmax（31.98 cmH$_2$O，95% CI 26.93-37.03）と PImax（27.98 cmH$_2$O，95% CI 20.10-35.85）が有意に改善

■ 神経筋電気刺激療法（NMES）

❯ コントロール群と比較 [Respir Med 103：485-495, 2009]
- peak torque 9.64 Nm 改善（95% 1.23-18.05）
- 運動耐容能歩行距離 47.55 m 改善（95% CI 9.08-86.01）

❯ プラセボ群と比較 [Lancet 4：27-36, 2016]

- 6分間歩行距離の変化量は（29.9m（95% CI 8.9-51.0））はプラセボ群に比較して有意に改善
> 低周波NMESと高周波NMESを筋力トレーニングと比較 [Thorax 69：525-531, 2014]
- 膝伸展筋力は高周波NMES（+10.8Nm），筋力トレーニング（+6.1Nm）のみ有意に改善

■介入の実際

◆コンディショニング [呼吸リハビリテーションマニュアル　運動療法，第2版，2012]

呼吸練習，リラクセーション，胸郭可動域練習，ストレッチング，排痰法など

表6　全身持久力トレーニング

運動の種類	平地歩行，階段昇降，踏み台昇降，自転車エルゴメータ，半座位エルゴメータ，トレッドミル
運動強度	・非監視下の運動では，一般的に修正Borg 3〜4（多少強い）での運動トレーニングがより安全で効果的とされる ・最高酸素摂取量の40〜80%の範囲内で処方する ・最大仕事量の40〜80%の範囲内で処方する ・最適の運動強度に関するコンセンサスは得られていない ・低強度（40〜60%），高強度（60〜80%）どちらも臨床的効果がある ・高度の呼吸不全や肺性心を合併した場合や高齢者では継続しやすい低強度負荷法が適する
運動持続時間	・最初は5分程度から開始し，徐々に時間を延ばして20分以上を目標に増加する ・自覚症状（呼吸困難，疲労感）が著しく継続が困難な場合は，最初は1回当たり2〜3分の運動時間とし，1日当たりの運動総時間の合計が20分を目指す ・呼吸困難や下肢の疲労感やその他の症状を有し，特に重症例で，一定負荷量の運動が持続できない患者ではインターバルトレーニングが適応となる
頻度	連日もしくは週3回以上が望まれる 導入の実施期間は6〜8週間以上継続して実施する
注意事項	パルスオキシメータで脈拍数，SpO_2を自己チェックし，運動終了後に運動量，脈拍数，SpO_2，修正Borgスケールを記録用紙に記入するなど在宅での運動療法に向けた運動の自己管理が極めて重要である

[呼吸リハビリテーションマニュアル　運動療法，第2版，2012]

表7　筋力（レジスタンス）トレーニング

運動の種類	自重によるトレーニング，フリーウエイトを用いたトレーニング，弾性ボムバンドによるトレーニング
運動強度	・筋力トレーニング：60〜80% 1RM ・筋持久力トレーニング：40〜60% 1RM 25〜35回以上の反復運動 ・上下肢ともに0.5kg程度から開始し，0.5〜1.0kgずつ増加させるなど，少ない負荷（強度）から開始して徐々に強くしていき，適切な強度を決定するものもある（漸定法） ・重症例では自重（無負荷）で開始する

[呼吸リハビリテーションマニュアル　運動療法，第2版，2012]

表8	呼吸筋トレーニング
運動の種類	吸気抵抗負荷法：パワーブリーズ®（POWERbreathe®）やスレッショルド®，ピーフレックス® など 過換気法：インセンティブ・スパイロメトリー，再呼吸法
運動強度	• 吸気抵抗負荷法：PImax の 30〜80％ • 高負荷低頻度と低負荷高頻度の両方で有用性が確認されている • 30％以上の負荷で遂行が困難な場合には，継続性を重視して 15〜20％程度から始め徐々に負荷を増やしていく • 過換気法：視覚的にフィードバックが得られ，徐々に流量もしくは流速が上がるように指導する
頻度	吸気抵抗負荷法：4〜5 回／週 過換気法：1〜2 時間おきに 5〜10 回

［呼吸リハビリテーションマニュアル 運動療法，第 2 版，2012］

■ **ADL トレーニング**
- 活動レベルに応じて，段階的にトレーニングを行う
- はじめは短時間で低負荷から行い，時間や回数を多くして負荷も大きくしていく
- 呼吸と同調させた動きを指導する
- 動作速度が必要以上に速くならないように不必要に動作が連続しないように注意する

■ **疾病管理** ［COPD（慢性閉塞性肺疾患）診断と治療のためのガイドライン，第 4 版］
■ **Class Ⅰ（エビデンスから通常適応され，常に容認される）**
- 禁煙，喫煙曝露からの回避
- 感染予防のためのワクチン接種（インフルエンザ A，肺炎球菌 B）
- 薬物治療の継続および副作用のモニタリング
- 身体活動性の向上と維持
- 多職種による自己管理能力を高めるための教育，相談支援：患者および家族，介護者に対して
- 増悪の予防と治療に関する情報提供
- 酸素療法（低酸素血症を呈する場合）

■ **Class Ⅱa（エビデンスから有用であることが支持される）**
- 心理社会的介入
- 栄養管理
- 高二酸化炭素症例での在宅 NPPV
- 精神症状のモニタリングと専門的治療：抑うつ，不安などに対して
- 増悪のハイリスク患者への支援と社会資源の活用：独居者，高齢者，認知症合併者などに対して

（澁谷 真香）

2 呼吸器疾患
B 間質性肺炎

1) 定義 [特発性間質性肺炎 診断と治療の手引き，改訂第3版，2016]

◆間質性肺炎 (interstitial pneumonia；IP) は，肺胞壁を病変の主座として両肺においてびまん性に炎症性病変が広がる病態をいい，しばしば肺線維症を起こす (**表 1**)

◆特発性間質性肺炎 (idiopathic interstitial pneumonias；IIPs) は，原因不明の間質性肺炎の総称 (**表 2**)

◆特発性肺線維症 (idiopathic pulmonary fibrosis；IPF) は IIPs の中で最も頻度が高く，慢性かつ進行性の経過をたどり，高度の線維化が進行して不可逆性の蜂巣肺形成をきたす予後不良な疾患

表 1 間質性肺炎の分類

IIPs
膠原病および関連疾患の肺病変
薬剤誘起性肺疾患
職業性・環境性肺疾患
肉芽腫性肺疾患
腫瘍性肺疾患
感染症関連
気道系疾患
その他の原因不明な疾患

[間質性肺疾患診療マニュアル，改訂第2版，2014]

表 2 IIPs の改訂国際集学的分類

カテゴリー		疾患名
・主要 IIPs 慢性線維化性 IP		IPF 特発性非特異性間質性肺炎 (idiopathic nonspecific interstitial pneumonia；idiopathic NSIP)
	喫煙関連 IP	呼吸細気管支炎性間質性肺疾患 (respiratory bronchiolitis interstitial lung disease；RB-ILD) 剝離性間質性肺炎 (desquamative interstitial pneumonia；DIP)
	急性/亜急性 IP	特発性器質化肺炎 (cryptogenic organizing pneumonia；COP) 急性間質性肺炎 (acute interstitial pneumonia；AIP)
・稀少 IIPs		特発性リンパ球性間質性肺炎 (lymphocytic interstitial pneumonia；LIP) 特発性 pleuropulmonary fibroelastosis (PPFE)
・分類不能型 IIPs		

[AJRCCM 188：733-748, 2013]
[特発性間質性肺炎 診断と治療の手引き，改訂第3版，2016]

2) 増悪因子

◆喫煙，胃食道逆流，環境曝露，金属や木の粉塵曝露，家族性発症，高血糖，糖尿病

3) 疫学 [AJRCCM 190：773-779, 2014] [Chest 137：129-137, 2010] [Thorax 61：980-985, 2006] [AJRCCM 174：810-816, 2006]

◆有病率：本邦 10.0 人/10 万人，欧米 14.0〜27.9 人/10 万人

◆年間発症率：本邦 2.23 人 / 10 万人，欧米 4.6〜8.8 人 / 10 万人

4) 予後

- 年間死亡率：本邦 男性 33 人 / 10 万人，女性 24 人 / 10 万人，米国 男性 61.2 人 / 10 万人，女性 54.5 人 / 10 万人 [AJRCCM 183：788-824, 2011]
- 確定診断後生存期間（中央値）：本邦 35ヵ月 [AJRCCM 190：773-779, 2014]，米国 3.5〜4.4 年 [Chest 137：129-137, 2010]

5) 症候

- 乾性咳嗽，労作性呼吸困難，捻髪音，ばち指
- 晩期では，チアノーゼ，肺性心および末梢性浮腫が出現
- ◆主な合併症
- 肺高血圧，右心不全，気胸・縦隔気腫，感染症，胃食道逆流症，肺癌，肺気腫
- ◆急性増悪
- 定義：新たな広範な肺胞陰影を特徴とする，急性で，臨床的に有意な呼吸状態の悪化
  ① 過去，あるいは増悪時の IPF の診断
  ② 通常 1ヵ月以内の急性の悪化，あるいは呼吸困難の進行
  ③ 高分解能 CT では背景の usual interstitial pneumonia（UIP）pattern に矛盾しない所見の存在と，新たなすりガラス影かつ/あるいは浸潤影の出現
  ④ 心不全，あるいは体液過剰のみでは説明できない悪化
- 上記の 4 つのすべてを認めた場合を急性増悪，欠損データがある場合は急性増悪疑いとする

6) 診断

◆診断基準（表3，図1）

表3　高分解能 CT による UIP pattern 分類

2011 年の ATS/ERS/JRS/ALAT による IPF ガイドラインにおける HRCT criteria		
UIP pattern（4 つをすべて満たすこと）	possible UIP pattern（3 つをすべて満たすこと）	inconsistent with UIP pattern（7 つのどれがあっても）
・胸膜直下優位な分布 ・網状影 ・蜂巣肺（牽引性気管支拡張を伴う場合もない場合も） ・inconsistent with UIP pattern の 7 つの項目がない	・胸膜直下優位な分布 ・網状影 ・inconsistent with UIP pattern の 7 つの項目がない	・上・中肺野優位 ・気管支血管束周囲に優位 ・広範なすりガラス影（網状影より広い） ・多数の微小結節（両側性，上葉優位） ・孤発嚢胞（多数，両側性，蜂巣肺より離れた場所） ・びまん性 mosaic 濃度/air-trapping（両側性，3 葉以上） ・区域性浸潤影

[特発性間質性肺炎　診断と治療の手引き．改訂第 3 版, 2016]

図1 IPF診断のフローチャート

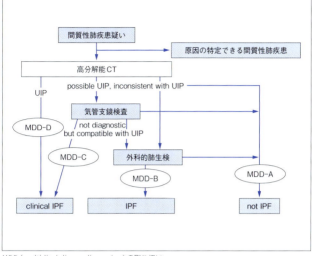

MDD (multidisciplinary discussion) の取り扱い
MDD：下記のとおり，呼吸器内科医，画像診断医，病理診断医が総合的に判断する
MDD-A：画像上他疾患が考えられる場合，気管支鏡検査あるいは外科的肺生検で他疾患が見込まれる場合
MDD-B：外科的肺生検は積極的UIP診断の根拠になる場合が多いため，患者のリスクを勘案のうえ，可能な限り施行する
MDD-C：IPF症例で非典型的な画像（蜂巣肺が不鮮明など）を約半数で認めるため，呼吸機能の低下など，進行経過（behavior）を総合して臨床的IPFと判断する症例がある
MDD-D：病理検査のない場合の適格性を検討する
各MDDにおいて最終診断が変わりうる可能性がある
UIP：usual interstitial pneumonia
[特発性間質性肺炎 診断と治療の手引き．改訂第3版，2016]

◆診断に用いられる検査
① 一般検査：胸部X線写真，高分解能CT，血液検査，呼吸機能検査および血液ガス分析
② 特殊検査：気管支肺胞洗浄，経気管支肺生検，外科的肺生検

7) 重症度指標（表4, 5）

表4　重症度分類判定表（安静時室内気）

重症度分類	安静時動脈血ガス	6分間歩行時 SpO_2
Ⅰ	80Torr 以上	
Ⅱ	70Torr 以上 80Torr 未満	90％未満の場合はⅢにする
Ⅲ	60Torr 以上 70Torr 未満	90％未満の場合はⅣにする （危険な場合は測定不要）
Ⅳ	60Torr 未満	測定不要

[厚生労働省特定疾患認定基準]

表5　Modified Medical Research Council（mMRC）息切れスケール

グレード	
0	激しい運動をした時だけ息切れがある
1	平坦な道を早足で歩く，あるいは緩やかな上り坂を歩く時に息切れがある
2	息切れがあるので，同年代の人より平坦な道を歩くのが遅い，あるいは平坦な道を自分のペースで歩いている時，息切れのために立ち止まる
3	平坦な道を約100m，あるいは数分歩くと息切れのために立ち止まる
4	息切れがひどく家から出られない，あるいは衣服の着替えをする時にも息切れがある

[呼吸リハビリテーションマニュアル　運動療法，第2版，2012]

8) 予後不良因子

表6　予後不良因子

【ベースライン要因】	【縦断的要因】
・呼吸困難 ・%一酸化炭素拡散能（DLco）＜40％ ・6分間歩行試験時の SpO_2 低下（≦88％） ・高分解能CT上の蜂巣範囲 ・肺高血圧症	・呼吸困難の増強 ・努力性肺活量（FVC）≧10％低下 ・% DLco ≧15％低下 ・高分解能CT上の線維化の増悪

[AJRCCM 15：788-824, 2011より引用改変]

9)治療(表7, 8)

表7　疾患の経過に対応した臨床分類と戦略

臨床的病気の経過	治療の目標	モニタリングの方法
可逆性あり & self-limited (例：RB-ILD)	可能性のある原因除去	疾患の寛解を確認するため短期間 (3～6ヵ月)
可逆性あるが悪化のリスクあり(例：NSIP の一部, DIP, COP)	初期の反応をみて, 有効な長期治療を行う	治療反応確認のため短期間観察　効果が持続するか確認するため長期間観察
病気は持続するも安定(例：NSIP の一部)	状態の維持	臨床経過を評価するため長期間観察
進行性, 安定化する可能性があるが非可逆性(例：fibrotic NSIP の一部)	安定化	臨床経過を評価するため長期間観察
治療にもかかわらず, 進行性, 非可逆性(例：IPF, fibrotic NSIP の一部)	進行を遅くする	臨床経過を評価するため, 移植あるいは緩和の要否を評価するため長期間観察

fibrotic NSIP：線維化性非特異性間質性肺炎

[特発性間質性肺炎　診断と治療の手引き, 改訂第 3 版, 2016]

表8　IIPs 種類別の治療法

IIPs の種類	治療法
IPF	第一選択薬：抗線維化薬(ピルフェニドン, ニンテダニブ) 第二選択薬：N- アセチルシステイン(N-acetylcysteine：NAC) 吸入療法 ＊ステロイドおよび免疫抑制薬は基本的には用いない
NSIP	celler NSIP ステロイド単独療法 fibrotic NSIP ステロイド漸減＋免疫抑制薬療法 少量ステロイド療法＋免疫抑制薬療法
RB-ILD DIP	禁煙 ステロイド療法
COP	ステロイド療法 ステロイド療法に対する反応が不良な場合, 免疫抑制薬を併用
IPF の急性増悪 AIP	ステロイド療法 免疫抑制薬療法 ＊現時点では行わないことが提案されているが, 一部の患者には合理的な治療法の一つとして選択されうる薬物療法：好中球エラスターゼ阻害薬, リコンビナントトロンボモジュリン, 低分子ヘパリン 呼吸管理療法(挿管・人工呼吸管理, 非侵襲的陽圧人工呼吸, 高流量鼻カニュラ酸素療法) PMX-direct hemoperfusion (PMX-DHP) 療法

IPF：特発性肺線維症, NSIP：非特異性間質性肺炎, RB-ILD：呼吸細気管支炎間質性肺疾患,
DIP：剥離性間質性肺炎　COP：特発性器質化肺炎, AIP：急性間質性肺炎

■肺移植

- ◆ IPF における肺移植後の平均生存期間(中央値)：4 年 [Ann Intern Med 151：767-774, 2009]
- ◆適応および除外基準(表 9～11)

表9 肺移植一般的適応基準

1. 現在の医療において，肺移植の他に有効な治療法がない
2. 生命の危険が迫っている（2年生存率が50%以下）
3. 肺移植によって元気になることが予想される
4. 年齢が心肺移植の場合45歳未満，両肺移植の場合55歳未満，片肺移植の場合には60歳未満である
5. 精神的に安定しており，移植医療の必要性を認識しこれに対して積極的な態度を示すとともに，家族および患者をとりまく環境に十分な協力体制が期待できる
6. 移植手術後の定期的な検査と，それに基づく免疫抑制療法の必要性を理解でき，心理学的・身体的に十分に耐えられる

[特発性間質性肺炎　診断と治療の手引き，改訂第3版，2016]

表10 IIPs における肺移植適応基準

a　臨床的に，病理学的に IPF/UIP と診断された症例で，以下のいずれかを満たす場合

1. D_{LCO} が予測値の39%未満である
2. 6ヵ月間で FVC が10%以上低下している
3. 6分間歩行テスト中に SpO_2 が88%未満である
4. 高分解能 CT で蜂巣肺を示す（fibrosis score＞2）

b　臨床的に，病理学的に fibrotic NSIP と診断された症例で，以下のいずれかを満たす場合

1. D_{LCO} が予測値の35%未満である
2. 6ヵ月間で FVC が10%以上低下，あるいは D_{LCO} が15%以上低下している

[特発性間質性肺炎　診断と治療の手引き，改訂第3版，2016]

表11 肺移植除外条件

1. 肺外に活動性の感染巣が存在する
2. 他の重要臓器に進行した不可逆的障害が存在する
   悪性腫瘍，骨髄疾患，冠動脈疾患，高度胸郭変形症，筋・神経疾患，肝疾患（T-Bil＞2.5mg/d*l*），腎疾患（Cr＞1.5mg/d*l*，Ccr＜50m*l*/min）
3. 極めて悪化した栄養状態
4. 最近まで喫煙していた症例
5. 極端な肥満
6. リハビリテーションが行えない，またはその能力が期待できない症例
7. 精神社会生活上に重要な障害の存在
8. アルコールを含む薬物依存症の存在
9. 本人および家族の理解と協力が得られない
10. 有効な治療法のない各種出血性疾患および凝固能異常
11. 胸膜に広汎な癒着や瘢痕の存在
12. HIV (human immunodeficiency virus) 抗体陽性
13. HBs 抗原キャリア
14. 肝障害の明らかな HCV 抗体陽性

[特発性間質性肺炎　診断と治療の手引き，改訂第3版，2016]

■ 在宅酸素療法

- ◆ 現時点で，予後の改善効果は証明されていない
- ◆ 運動による低酸素血症を改善し，最高酸素摂取量が増加 [AJRCCM 150：1616-1622, 1994]

10）運動療法

（1）適応 [呼吸リハビリテーションマニュアル　運動療法，第2版，2012]

- ◆ 標準的治療により病状が安定している
- ◆ 機能制限がある
- ◆ 呼吸リハビリテーションを妨げる因子や不安定な合併症・併存症がない
- ◆ 年齢や肺機能の数値のみによる基準は定めない
- ◆ どのような健康状態の患者でも，ほとんどの呼吸器疾患は適応
- ◆ リハビリテーションを進めるうえで妨げになったり，運動中の危険性が増大する合併症・併存症があれば適応にならない

(2) 禁忌 [呼吸リハビリテーションマニュアル　運動療法. 第 2 版. 2012]

- 不安定狭心症，発症から間もない心筋梗塞，非代償性うっ血性心不全，急性肺性心，コントロール不良の不整脈，重篤な大動脈弁狭窄症，活動性の心筋炎，心膜炎などの心疾患の合併
- コントロール不良の高血圧症
- 急性全身性疾患または発熱
- 最近の肺塞栓症，急性肺性心，重度の肺高血圧症の合併
- 重篤な肝，腎機能障害の合併
- 運動を妨げる重篤な整形外科疾患の合併
- 高度の認知障害，重度の精神疾患の合併
- 他の代謝異常（急性甲状腺炎など）
- 高齢者が対象となることが多く，これらの禁忌となる病態が顕性化していないことが少なくない．そのため，運動療法が禁忌の病態をあらかじめスクリーニングすることが重要

(3) 中止基準 [呼吸リハビリテーションマニュアル　運動療法. 第 2 版. 2012]

- ◆呼吸困難：修正ボルグスケール（10 段階）7〜9（とても強い〜非常に強い）
- ◆その他の自覚症状：胸痛，動悸，疲労，めまい，ふらつき，チアノーゼなど
- ◆心拍数：年齢別最大心拍数の 85％に達した時（肺性心を伴う場合は 65〜79％），不変または減少した時
- ◆呼吸数：毎分 30 回以上
- ◆血圧：高度に収縮期血圧が下降したり，拡張期血圧が上昇した時
- ◆SpO$_2$：90％未満になった時（85％または 88％を下限値と設定する場合もあり，主治医と下限 SpO$_2$ に関する相談の必要性あり）

11) 情報収集と評価

(1) 基本的情報

- ◆現病歴・既往歴
- ◆合併症
- ◆間質性肺炎の予後不良因子
- ◆治療状況の把握（**表 12**）

表12 IPFの治療効果判定基準

改善：以下の3項目のうち2項目以上を満たす場合

1	症状の改善：特に呼吸困難，あるいは咳嗽
2	画像所見の改善：胸部X線あるいは高分解能CTでの陰影の減少
3	呼吸機能の改善（以下の2項目以上）
	• 全肺気量（TLC）あるいは肺活量（VC）の10％以上の改善（あるいは200m*l*以上の改善）
	• DLcoの15％以上の改善（あるいは3m*l*/分/mmHg以上の改善）
	• 運動負荷試験時の酸素飽和度4％以上，あるいは動脈血酸素分圧（PaO_2）4mmHg以上の改善あるいは正常化

安定：以下の3項目のうち2項目以上を満たす場合（6ヵ月後に評価）

1	TLCあるいはVCの変化10％未満，あるいは200m*l*未満
2	DLcoの変化15％未満，あるいは3m*l*/分/mmHg未満
3	運動負荷試験時の酸素飽和度の変化4％未満，あるいはPaO_2の変化4mmHg未満

悪化：以下の3項目のうち2項目以上を満たす場合（6ヵ月後に評価）

1	症状の悪化：特に呼吸困難，あるいは咳嗽
2	画像所見の悪化（特に蜂巣肺への進行）あるいは肺高血圧の徴候
3	呼吸機能の悪化（以下の2項目以上）
	• TLCあるいはVCの10％以上の悪化，あるいは200m*l*以上の悪化
	• DLcoの15％以上の悪化，あるいは3m*l*/分/mmHg以上の悪化
	• 安静時あるいは運動負荷時の酸素飽和度の4％以上，あるいはPaO_2 4mmHg以上の悪化

治療開始後3～6ヵ月に評価する

[特発性間質性肺炎 診断と治療の手引き，改訂第3版，2016]

◆ 生活環境（家族構成，居住環境，病院へのアクセスなど）
◆ 心理社会的背景（職業，性格，家族の関係性，キーパーソンなど）
◆ 介護保険および身体障害者手帳の認定状況とサービス利用状況
◆ 開始前のADL・IADLおよび運動習慣

(2) 急性（増悪）期

◆ 運動前後，運動中の呼吸困難，SpO_2，心拍数，心電図，血圧，呼吸数，自覚症状
◆ フィジカルアセスメント
　視診：呼吸パターン，胸郭運動，異常呼吸の有無，呼吸補助筋群の活動，喀痰の状況（性状，粘稠度，色），チアノーゼの有無，ばち指の有無など
　触診：胸郭柔軟性，胸郭拡張性，胸腹部の協調性など
　聴診：副雑音の有無
　打診：清音，濁音，鼓音
◆ 肺高血圧症合併例では，右心不全症候のモニタリング
◆ 基本的ADLおよび簡易的な運動機能検査（SPPB，歩行速度など）

(3) 安定期 (表 13)

表 13　安定期の評価項目	
必須の評価	• フィジカルアセスメント • スパイロメトリー • 胸部単純 X 線写真 • 心電図 • 呼吸困難 (安静時, 労作時) • SpO_2 • フィールド歩行試験 (6 分間歩行試験, シャトル・ウォーキングテスト) * • 握力
行うことが 望ましい評価	• ADL • 上肢筋力, 下肢筋力 • 健康関連 QOL (一般的, 疾患特異的) • 日常生活動作における SpO_2 モニタリング • 栄養評価 (BMI など)
可能であれば 行う評価	• 心肺運動負荷試験 • 呼吸筋力 • 動脈血ガス分析 • 心理社会的評価 • 身体活動量 • 心臓超音波検査

*在宅, 訪問リハビリテーション時を除く

[呼吸リハビリテーションマニュアル　運動療法, 第 2 版, 2012]

---

12) 介入

(1) 急性 (増悪) 期

エビデンスレビュー

> RCT によるエビデンスなし

■ 介入の実際
- 気道クリアランス法, 呼吸練習, リラクセーション, 胸郭可動域練習
- 運動能力低下の予防を目的とし, 段階的な ADL 拡大, 歩行距離の増加および離床時間の延長を図る (身体活動性の向上)
- 必要に応じて, レジスタンストレーニング, バランストレーニングおよび神経筋電気刺激療法の併用
- *どの時期に何をどこまでしてよいかの明確な基準やエビデンスはない

(2) 安定期

エビデンスレビュー

■ **運動療法 (種類は問わない) のみ, または運動療法および患者教育を主体とした呼吸リハビリテーション** [Cochrane Database Syst Rev 10 : CD006322, 2014] **(メタ解析)**

　対象：すべての IP 患者
　コントロール群との比較：( ) 内は IPF 患者のみ対象とした場合の結果

> 6 分間歩行距離：44.3 m 改善 (35.6 m 改善)
> peak $\dot{V}O_2$：1.24 ml/kg/min 改善 (1.46 ml/kg/min 改善)
> 健康関連 QOL：改善 (改善)
> 呼吸困難：改善 (改善)

- 呼吸練習，柔軟性トレーニング，インターバルトレーニング，全身持久力トレーニングおよびレジスタンストレーニングを段階的に行った12週間の運動療法（表14）
  - 対象：IPF 患者

表14　12週間の運動療法の効果（コントロール群との比較）

評価項目	評価時期	
	ベースライン→12週間後	ベースライン→11ヵ月後
% FVC	6%改善	改善なし
mMRC scale	1.1 改善	改善なし
6分間歩行距離	81m 改善	改善なし
peak $\dot{V}O_2$	2.6ml/kg/min 改善	改善なし
健康関連 QOL (SGRQ)	9.7 ポイント改善	6 ポイント改善
体脂肪率	3%改善	改善なし
身体活動 (IPAQ score)	2,164 METs-min/wk 改善	改善なし ただし，運動療法群では11ヵ月後の身体活動は，ベースラインよりも高値であったが，コントロール群では低値

[Arc Phys Med Rehabil 97：788-797, 2016]

- 全身持久力トレーニング，レジスタンストレーニングを主体とした10週間の運動療法および患者教育 [Respirology 13：394-399, 2008]
  - 対象：IPF 患者
  - コントロール群との比較
  - ﹥6分間歩行距離：46.3m 改善
  - ﹥健康関連 QOL (St. George's Respiratory Questionnaire；SGRQ)：6.1 ポイント改善

■ 介入の実際（表 15）

表 15　介入内容の一例

時期	頻度	種類と時間	強度	留意事項
初期 （0〜6 週）	2〜3 回/週	有酸素運動 20〜40 分 レジスタンス運動 10〜20 分 柔軟性運動 10〜15 分 呼吸練習 5 分	• 最高仕事量の 50〜60％ • 6 分間歩行試験時の平均歩行速度の 70〜80％ • 修正ボルグスケール 3〜5	• 患者が耐えられる負荷の調整 • 酸素飽和度が低下した（SpO₂： 85〜88％）患者に対する酸素投与 • インターバルトレーニングの利用 • 開始後 6 週での再評価
回復期 （6 週〜6ヵ月）	2〜4 回/週	有酸素運動 20〜50 分 レジスタンス運動 20〜30 分 柔軟性運動 10〜15 分 呼吸練習 5 分	• 最高仕事量の 60〜85％ • 6 分間歩行試験時の平均歩行速度の 80〜100％ • 修正ボルグスケール 4〜7	• 患者の運動耐容能に応じた，時間と強度の段階的な増加 • 酸素飽和度が低下した（SpO₂： 85〜88％）患者に対する酸素投与 • インターバルトレーニングの利用 • 開始後 3ヵ月および 6ヵ月での再評価
維持期 （≧6ヵ月）	3〜4 回/週	有酸素運動 20〜50 分 レジスタンス運動 20〜30 分 柔軟性運動 10〜15 分 呼吸練習 5 分	• 最高仕事量の 70〜85％ • 6 分間歩行試験時の平均歩行速度の 85〜100％ • 修正ボルグスケール 5〜7	• 実施可能な場所での運動強度の維持 • 酸素飽和度が低下した（SpO₂： 85〜88％）患者に対する酸素投与 • インターバルトレーニングの利用 • 開始後 12ヵ月と，それ以降 6ヵ月ごとの再評価

[Breathe　12：130-138, 2016 より引用改変]

■ 疾病管理 [特発性間質性肺炎　診断と治療の手引き，改訂第 3 版，2016] [呼吸リハビリテーションマニュアル　患者教育の考え方と実践，2007]

◆禁煙
◆金属や木の粉塵曝露からの回避
◆規則正しい生活
◆気道加湿のためのマスク着用（特に冬季）
◆呼吸困難の増強を回避するための少量頻回の食事
◆就寝前の食事や飲酒の回避
◆便通コントロール
◆定期的な体重測定
◆肺高血圧合併例：右心不全の合併に注意して塩分制限を行い，下肢浮腫のモニタリングや体重測定
◆呼吸困難増悪のモニタリング
◆定期的な診察
◆感染（急性増悪）予防のためのうがい・手洗いの励行，インフルエンザの予防接種，肺炎球菌ワクチン接種
◆医療費補助や社会福祉サービスの情報提供と活用（IIPs は厚生労働省特定疾患）
◆IPF の主な合併症に対するスクリーニング検査
◆患者および家族，介護者に対する自己管理能力を高めるための教育
◆精神症状（抑うつ・不安）のモニタリングと専門的治療
◆ステロイド療法の副作用モニタリング

（市川　毅）

2 呼吸器疾患
C 急性呼吸不全・ARDS

1 急性呼吸不全

1) 定義 [呼吸不全診断と治療のためのガイドライン，1996]

◆ 呼吸機能障害のため動脈血液ガス（特に O_2 と CO_2）が異常値を示し，そのために正常な機能を営めない状態

2) 原因

■ **病態**（図1）
- ◆ I型呼吸不全：換気血流比不均等，肺拡散障害，右→左シャント
- ◆ II型呼吸不全：換気障害（肺胞低換気）

図1 呼吸不全の分類と病態生理

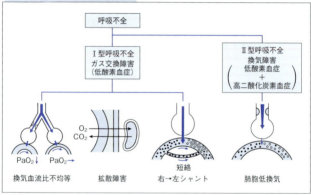

[酸素療法ガイドライン，第1版，2006]

■ **主な疾患**
- ◆ 呼吸器疾患
- 気道系障害：無気肺，気道異物，気管支喘息
- 肺実質系障害：急性呼吸窮迫症候群（acute respiratory distress syndrome；ARDS），肺炎，肺出血，刺激ガスの吸入
- 血管系障害：血管炎，肺血栓塞栓症
- 胸膜・胸郭系：気胸，胸水・胸膜炎，動揺胸郭
- ◆ 神経・筋疾患
- 重症筋無力症，ギラン・バレー症候群

3) 症候 [酸素療法ガイドライン，第1版，2006]

■ **低酸素血症**
- ◆ 動脈血酸素分圧（PaO_2）≦60 Torr（＝mmHg）：頻脈，動悸，高血圧，

頻呼吸,失見当識
- ◆ $PaO_2 \leq 40$ Torr:チアノーゼ,不整脈,重度の呼吸困難,不隠,興奮,低血圧,乏尿
- ◆ $PaO_2 \leq 30$ Torr:意識消失
- ◆ $PaO_2 \leq 20$ Torr:昏睡,徐脈,チェーン・ストークス呼吸,ショック状態,心停止

■ 高二酸化炭素血症
- ◆ 手のぬくもり,頭痛,発汗,脈圧増大を伴う高血圧,頸動脈躍動性拍動,縮瞳,羽ばたき振戦,無力感,傾眠,腱反射低下,不整脈,うっ血乳頭,低血圧(重症),痙攣,昏睡など
  * 症候は,患者の基礎値からの上昇の程度と速度に影響を受ける

4)診断(図2)

■ 診断基準 [呼吸不全診断と治療のためのガイドライン,1996]
- ◆ 室内空気呼吸時の PaO_2 が 60 Torr 以下となる呼吸器系の機能障害,またはそれに相当する異常状態
- ◆ 加えて動脈血二酸化炭素分圧($PaCO_2$)が 45 Torr 未満をⅠ型呼吸不全,45 Torr 以上をⅡ型呼吸不全に分類
- ◆ 急性呼吸不全,慢性呼吸不全(呼吸不全の状態が少なくとも1ヵ月以上続くもの),慢性呼吸不全の急性増悪の鑑別

■ 急性呼吸不全の存在診断に用いられる検査
- ◆ 存在診断に用いられる検査
  鑑別のための心不全および腎不全の評価,動脈血液ガス分析
- ◆ 原因疾患の診断に用いられる検査
  血液検査,胸部X線検査,胸部CT,心電図,呼吸機能検査,肺エコー,気管支肺胞洗浄,バイオマーカー
  必要に応じて,腹部CT,骨盤〜下腿までの造影CT,頭部CTまたは頭部MR

図2 動脈血液ガス所見による診断的アプローチ

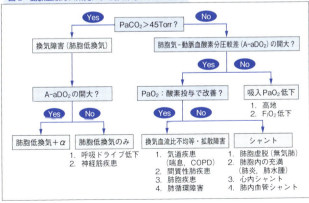

[酸素療法ガイドライン,第1版,2006]

5）重症度指標

■ ICU 入室患者の病態重症度判定（表1）

表1　APACHE（acute physiology and chronic health evaluation）Ⅱスコア

生理学的変数スコア	>正常				0	<正常			
	4	3	2	1	0	1	2	3	4
直腸温（℃）	≧41	39~41		38.5~38.9	36~38.4	34~35.9	32~33.9	30~31.9	≦29.9
平均血圧（mmHg）	≧160	130~159	110~129		70~109		50~69		≦49
心拍数（/min）	≧180	140~179	110~139		70~109		55~69	40~54	≦39
呼吸数（/min）	≧50	35~49		25~34	12~24	10~11	6~9		≦5
A-aDO$_2$（F$_I$O$_2$≧0.5）	≧500	350~499	200~349		<200				
PaO$_2$（F$_I$O$_2$<0.5）					>70	61~70		55~60	<55
pH（動脈血）	≧7.7	7.6~7.69		7.5~7.59	7.33~7.49		7.25~7.32	7.15~7.24	<7.15
血清 Na（mmol/l）	≧180	160~179	155~159	150~154	130~149		120~129		≦119
血清 K（mmol/l）	≧7	6.0~6.9		5.5~5.9	3.5~5.4	3~3.4	2.5~2.9		<2.5
血清クレアチニン（mg/dl）（急性腎不全：×2）	≧3.5	2~3.4	1.5~1.9		0.6~1.4		<0.6		
ヘマトクリット（%）	≧60		50~59.9	46~49.9	30~45.9		20~29.9		<20
白血球数（×1,000）	≧40		20~39.9	15~19.9	3~14.9		1~2.9		<1
15-G. C. S									
血清 HCO$_3^-$（静脈血：ABG 非施行時）	≧52	41~51.9		32~40.9	22~31.9		18~21.9	15~17.9	<15

★ APACHE Ⅱ スコア＝A＋B＋C
A：ASP スコア＝上記 12 指標の点数合計
B：年齢ポイント；0 点…≦44 歳，1 点：45~54 歳，3 点：55~64 歳，5 点：65~74 歳，6 点：≧75 歳
C：慢性病態ポイント（重篤な臓器機能不全または免疫不全の既往のあるとき）
　a：非手術または緊急手術後；5 ポイント
　b：定期手術後；2 ポイント
〈慢性病態の定義〉
　① 肝臓：生検にて確認された肝硬変，門脈圧亢進症および門脈圧亢進による上部消化管出血の既往，または肝不全・肝性脳症・肝性昏睡のあること
　② 心血管系：NYHA class Ⅳ
　③ 呼吸器：慢性拘束性・閉塞性または血管疾患で重度の運動障害（階段を上れない，家事が出来ないなど）があること，慢性低酸素症，高炭酸ガス血症，二次性多血症，重症肺高血圧症（>40mmHg），または人工呼吸器離脱不能例
　④ 免疫不全：感染への抵抗力を抑制する治療（免疫抑制剤，癌化学療法，放射線照射，長期または現在の大量ステロイド投与など）を受けている者，または感染への抵抗力を著明に減じる疾患（白血病，リンパ腫または AIDS など）に罹患している者

[Crit Care Med 13：818-829, 1985 より引用改変]

表2 SOFAスコア

スコア	0	1	2	3	4
意識 Glasgow Coma Scale	15	13〜14	10〜12	6〜9	＜6
呼吸 PaO_2/FIO_2 (mmHg)	≧400	＜400	＜300	＜200および 呼吸補助	＜100および 呼吸補助
循環	平均血圧 ≧70 mmHg	平均血圧 ＜70 mmHg	ドパミン＜5 μg/kg/min あるいはド ブタミンの 併用	ドパミン5〜 15μg/kg/ minあるいは ノルアドレナ リン≦0.1μg/ kg/minある いはアドレナ リン≦0.1μg/ kg/min	ドパミン＞15 μg/kg/min あるいはノル アドレナリン ＞0.1μg/kg/ minあるいは アドレナリン ＞0.1μg/kg/ min
肝 血漿ビリルビ ン値 (mg/dl)	＜1.2	1.2〜1.9	2.0〜5.9	6.0〜11.9	＞12.0
腎 血漿クレアチ ニン値	＜1.2	1.2〜1.9	2.0〜3.4	3.5〜4.9	＞5.0
尿量 (ml/day)				＜500	＜200
凝固 血小板（×10³/ μl)	≧150	＜150	＜100	＜50	＜20

[日本版 敗血症診療ガイドライン2016（J-SSCG2016)]

（市川　毅）

2　急性呼吸窮迫症候群（ARDS）（表3, 4）

1) 定義 [ARDS診療ガイドライン, 2016, Part 1]

- ◆ARDSは先行する基礎疾患・外傷をもち，急性に発症した低酸素血症で，胸部X線写真上では両側性の肺浸潤影を認め，かつその原因が心不全，腎不全，血管内水分過剰のみでは説明できない病態の総称
- ◆ARDSの本態は高度の炎症に伴い，肺胞隔壁（血管内皮，肺胞上皮）の透過性が亢進することによって生じる非心原性肺水腫

■ 随伴疾患・病態 [ARDS診療ガイドライン, 2016, Part 1]
- ◆呼吸循環器系
- ・静脈還流の減少と循環不全，過剰輸液による肺機能の悪化，人工呼吸器関連肺炎（ventilator-associated pneumonia；VAP），人工呼吸器関連肺損傷，エアリーク（気胸，縦隔気腫，皮下気腫など），肺の線維化，肺高血圧症，高濃度酸素曝露による肺損傷
- ◆全身臓器
- ・多臓器不全，敗血症性ショック，播種性血管内凝固症候群，ICU-acquired weakness

2）原因

表3　主なARDSの原因疾患

直接損傷	間接損傷
頻度の高いもの 　肺炎 　胃内容物の吸引（誤嚥）	頻度の高いもの 　敗血症 　外傷，高度の熱傷（特にショックと大量輸血を伴う場合）
頻度の低いもの 　脂肪塞栓 　吸入傷害（有毒ガスなど） 　再灌流肺水腫（肺移植後など） 　溺水 　放射線肺障害 　肺挫傷	頻度の低いもの 　心肺バイパス術 　薬物中毒（パラコート中毒など） 　急性膵炎 　自己免疫疾患 　輸血関連急性肺損傷

[ARDS診療ガイドライン．2016, Part 1]

3）疫学 [JAMA 315：788-800, 2016] [ARDS診療ガイドライン，2016, Part 1, P.5を元に作製]

- ◆年間発症率：5〜80人/10万人
- ◆重症度割合：軽症 30.0％，中等症 46.6％，重症 23.4％
- ◆ICUにおける人工呼吸患者のうち，23.4％がARDS

4）予後 [JAMA 315：788-800, 2016] [N Engl J Med 364：1293-1304, 2011] [Crit Care Med 33：711-715, 2005] [AJRCCM 171：340-347, 2005]

- ◆院内死亡率：40.0％
- ◆長期生存例の後遺症：抑うつ，心的外傷後ストレス障害，認知機能障害，運動耐容能の低下，健康関連QOLの低下，復職困難
- ◆死亡原因 [Chest 128：525-532, 2005] [Crit Care Med 30：2450-2456, 2002]
多臓器不全，敗血症，治療抵抗性低酸素血症など

■診断・重症度指標

表4　ARDSの診断基準と重症度分類

重症度分類	Mild 軽症	Moderate 中等症	Severe 重症
PaO_2/F_iO_2 （酸素化能，mmHg）	$200<PaO_2/F_iO_2 \leqq 300$ （PEEP, CPAP≧5cmH₂O）	$100<PaO_2/F_iO_2 \leqq 200$ （PEEP≧5cmH₂O）	$PaO_2/F_iO_2<100$ （PEEP≧5cmH₂O）
発症時期	侵襲や呼吸器症状（急性/増悪）から1週間以内		
胸部画像	胸水，肺虚脱（肺葉/肺全体），結節では全てを説明できない両側性陰影		
肺水腫の原因 （心不全，溢水の除外）	心不全，輸液過剰では全て説明できない呼吸不全；危険因子がない場合， 静水圧性肺水腫除外のため心エコーなどによる客観的評価が必要		

[ARDS診療ガイドライン．2016, Part 1]

■予後不良因子 [ARDS診療ガイドライン 2016 Part 1, P.103-104を元に作製] [N Engl J Med 372：747-755, 2015] [AJRCCM 157：1159-1164, 1998]

ARDS重症度，人工換気時のdriving pressure（プラトー圧とPEEPの差）≧7cmH₂O上昇，高齢（65歳以上），臓器移植，慢性肝疾患，HIV感染，悪性腫瘍

3　急性呼吸不全および ARDS

1) 治療

■ **急性呼吸不全治療**(図 3, 4)
- ◆ 急性呼吸不全の原因疾患ごとに病態と治療が異なり、基礎疾患の把握が必要
- ◆ 急性呼吸不全に対する主な治療方法は、酸素療法と人工呼吸療法

図 3　ARDS 治療アルゴリズム

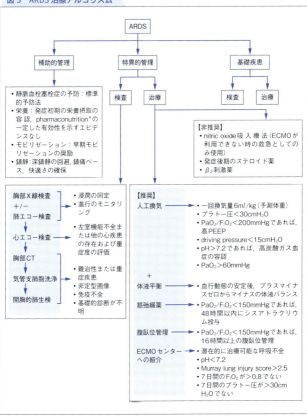

*pharmaconutrition：栄養素投与による薬理的効果を期待する栄養管理
[Lancet 388：2416-2430, 2016 より引用改変]

図4 ARDS 重症度に応じた治療選択

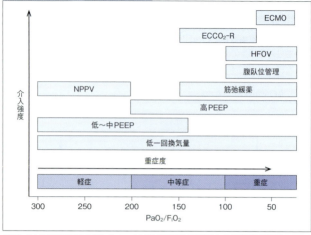

$ECCO_2$-R；extracorporeal CO_2 removal：CO_2 除去のみを目的とした低流量体外循環
HFOV；high frequency oscillatory ventilation：2～3ml/kg（理想体重）の低一回換気量を用いて高頻度（10Hz 程度）で換気する手法
NPPV；noninvasive positive pressure ventilation：非侵襲的陽圧換気
PEEP；positive end-expiratory pressure：呼気終末陽圧
[Intensive Care Med 38：1573-1582, 2012 より引用改変]

■人工呼吸器離脱の基準 [ARDS 診療ガイドライン，2016, Part 1]
- ◆離脱開始条件（補助換気レベル低下を開始する条件）
  下記の条件がすべて満たされれば離脱開始
- ARDS の背景病態が改善傾向
- 酸素化能が十分であること（FiO_2≦0.6 で PaO_2/FiO_2≧200 Torr，SpO_2≧90％，FiO_2≦0.4 かつ PEEP≦5.0cmH$_2$O で PaO_2≧60～100Torr など）
- 吸気を行う能力があること
- 循環動態の安定（昇圧薬が持続投与されていても高容量でなく投与量が安定していればよい）
- ◆自発呼吸トライアル（spontaneous breathing trial：SBT）による抜管基準
  下記の条件がすべて満たされれば抜管
- 呼吸数＜30～35 回/分
- 開始前と比べ明らかな低下がない（例えば，SpO_2≧94％，PaO_2≧70Torr）
- 心拍数＜140 拍/分
- 新たな不整脈や心筋虚血の徴候を認めない
- 過度の血圧上昇を認めない
- SBT 前の状態と比較して，呼吸促迫（呼吸補助筋の過剰な使用，シーソー呼吸，冷汗，重度の呼吸困難/不安/不隠状態）の徴候を認めない
  ＊その他，抜管時の指標となり得るパラメーター：一回換気量＞5～10 ml/kg，最大吸気圧＜−20cmH$_2$O，分時換気量＞10～15 l/分，rapid shallow breathing index（RSBI，呼吸数/一回換気量）＜100 回/分/l

2）運動療法

（1）適応・禁忌（表5，6）

表5　気道クリアランス法およびその適応・禁忌

適応	・末梢肺領域に気道分泌物が貯留している患者 ・気道分泌物の閉塞が要因と考えられる無気肺を呈した患者	
禁忌	【絶対的禁忌】 ・頭頸部の外傷で損傷部の非固定状態 ・循環動態不安定 ・未治療の気胸 ・気管支攣縮 ・胸部の広範な植皮術後	【相対的禁忌】 ・頭蓋内圧＞20Torr ・脊椎外科術直後 ・急性脊髄損傷 ・活動性の喀血 ・大量胸水 ・肺塞栓 ・フレイルチェスト ・体位変換に耐えられない状態　など

[呼吸理学療法標準手技 2008 年] [J Thorac Dis 9：E44-E49, 2017]

表6　早期リハビリテーションの禁忌

絶対的禁忌	相対的禁忌
・心拍：最近の心筋虚血 　　　　心拍数＜40 拍/分，＞130 拍/分 ・血圧：平均血圧＜60mmHg，＞110mmHg ・SpO_2：≦90% ・換気指標：F_IO_2≧0.6 　　　　　　PEEP≧10cmH_2O ・呼吸数：＞40 回/分 ・意識レベル：RASS score：－4，－5，3，4 ・強心薬：高容量の強心薬（ドパミン≧10mcg/kg/min， 　　　　　ノルアドレナリン≧0.1mcg/kg/min） ・体温：≧38.5℃，≦36℃	・臨床的観点：意識レベルの低 　下，発汗，異常な顔色，痛み， 　疲労 ・不安定な骨折 ・モビリゼーションを安全に行 　えないラインの存在 ・神経学的な不安定：頭蓋内圧 　≧20cmH_2O

[Clin Rehabil 29：1051-1063, 2015 より引用改変]

（2）中止基準

表7　早期リハビリテーションの中止基準

心拍	・心拍数：＞70％予測最大心拍数，安静時心拍数の＞20％低下，＜40 拍/分， 　＞130 拍/分 ・新たな不整脈の出現 ・抗不整脈薬の新規投与 ・心電図または心筋逸脱酵素による新たな心筋梗塞の出現
血圧	・収縮期血圧＞180mmHg ・収縮期血圧/拡張期血圧の＞20％低下（起立性低血圧） ・平均血圧＜65mmHg，＞110mmHg ・昇圧薬の新規投与または増量
呼吸数	・＜5 回/分，＞40 回/分
SpO_2	・＞4％低下 ・＜88〜90％
人工換気	・F_IO_2≦0.6 ・PEEP≧10cmH_2O ・人工換気の不同調性 ・assist-control モードへの変更 ・不十分な気道管理
覚醒 症状	・RASS≦－3 ・鎮静薬の新規投与または増量を必要とする興奮（RASS＞2） ・耐えられない労作性呼吸困難 ・患者の拒否

[Cardiopulm Phys Ther J 23：5-13, 2012 より引用改変]

3）情報収集と評価

（1）基本的情報
- ◆現病歴・既往歴
- ◆随伴疾患・病態
- ◆急性呼吸不全の予後不良因子
- ◆基礎疾患と急性呼吸不全の治療状況（薬物療法内容，筋弛緩薬の処方状況，人工呼吸器設定などの呼吸管理療法内容，体外式膜型人工肺（extracorporeal membrane oxygenation, ECMO）の使用状況，血液検査，胸部 X 線写真，胸部 CT など）
- ◆生活環境（家族構成，居住環境，病院へのアクセスなど）
- ◆心理社会的背景（職業，性格，家族の関係性，キーパーソンなど）
- ◆介護保険および身体障害者手帳の認定状況とサービス利用状況
- ◆開始前の ADL，IADL および運動習慣

（2）急性期・回復期
- ◆ベッドサイド環境の把握
  - 人工呼吸器回路
  - 各種のカテーテル・ドレーンチューブ
  - 各種モニター
  - 大動脈バルーンパンピングや ECMO などの補助循環装置
- ◆意識障害，不隠，鎮静状態，せん妄
- ◆体温，インアウトバランス，尿量，皮膚状態
- ◆運動療法前後，運動療法中の心拍，血圧，SpO_2，呼吸数，心電図，呼気二酸化炭素濃度，自覚症状（呼吸困難，疲労感）
- ◆フィジカルアセスメント
  - 視診：呼吸パターン，胸郭運動，異常呼吸の有無，呼吸補助筋群の活動，人工呼吸との同調性，喀痰の状況（性状，粘稠度，色）など
  - 触診：胸郭柔軟性，胸郭拡張性，胸腹部の協調性など
  - 聴診：副雑音の有無
  - 打診：清音，濁音，鼓音
- ◆一回換気量，分時換気量，RSBI，肺活量，肺コンプライアンス，呼吸筋力
- ◆疼痛
- ◆運動機能検査（ROM，筋力など）
- ◆ADL（FSS-ICU，Barthel index，FIM）

(3) 安定期 (表 8)

表 8　安定期における評価項目

必須の評価	• フィジカルアセスメント • スパイロメトリー • 胸部単純 X 線写真 • 心電図 • 呼吸困難 (安静時, 労作時) • SpO_2 • フィールド歩行試験 　(6 分間歩行テスト, シャトル・ウォーキングテスト) • 握力
行うことが望ましい評価	• ADL • 上肢筋力, 下肢筋力 • 健康関連 QOL (一般的, 疾患特異的) • 日常生活動作における SpO_2 モニタリング • 栄養評価 (BMI など)
可能であれば行う評価	• 心肺運動負荷試験 • 呼吸筋力 • 動脈血ガス分析 • 心理社会的評価 • 身体活動量 • 心臓超音波検査

[呼吸リハビリテーションマニュアル　運動療法, 第 2 版, 2012]

(4) 介入

エビデンスレビュー

■体位管理 (ポジショニング)

> 頭高位 (角度 30〜60°) [Cochrane Database Syst Rev (1) : CD009946, 2016] (メタ解析)

- 対象：人工呼吸患者
- コントロール群 (0〜10°の臥位) との比較
- Clinically suspected VAP 発症リスク：25.7％低下
- 有害事象：報告なし

> 肺障害側を上にした側臥位 [Cochrane Database Syst Rev (5) : CD007205, 2016] (メタ解析)

- 対象：片側性肺障害を有する重症患者
- 肺障害側を下にした側臥位との比較
- PaO_2：49.26 Torr 上昇
- PaO_2/F_IO_2 ratio：85.33 Torr 上昇

> 腹臥位療法 [Cochrane Database Syst Rev (11) : CD008095, 2015] (メタ解析)

- 対象：急性呼吸不全の人工呼吸患者
- コントロール群との比較
- 死亡率 (追跡期間：31〜180 日)：低下 (relative risk；RR；重度の低酸素血症患者：0.77, 6〜8 ml/kg の低容量換気施行患者：0.73, ARDS 患者：0.85, 16 時間以上/日の腹臥位：0.77, 人工呼吸管理後 48 時間以内の腹臥位：0.75)
- PaO_2/F_IO_2 ratio (開始後 7 または 10 日)：24.03 Torr 改善
- 有害事象：褥瘡の発生リスク上昇 (RR 1.37), 気管チューブ閉塞の発生リスク上昇 (RR 1.72), 不整脈の出現リスク低下 (RR 0.64)

> 前傾腹臥位 [人工呼吸 26 : 82-89, 2009]

- 対象：人工呼吸 ARDS 患者
- ランダム化クロスオーバー試験（仰臥位または腹臥位との比較）
- PaO_2/F_IO_2 ratio 改善度（vs 仰臥位）：35％改善（腹臥位 66％改善）
- 体位変化に要したスタッフ人数（vs 腹臥位 3.7 人）：2.2 人に軽減
- 体位変換の困難度（vs 腹臥位 visual analog scale；VAS 64.9）：VAS 24.0 に低下
- 合併症の発生（vs 腹臥位 皮膚の発赤／顔面浮腫／低血圧／頻脈の出現）：前傾側臥位では出現なし

■ 気道クリアランス法

› 軽打法（percussion），振動法（vibration）
- RCT によるエビデンスなし
› スクイージング（squeezing，同義語：chest compression，expiratory rib cage compression）＋ 気管内吸引 [Intensive Care Med 42：295-296, 2016]
- 対象：PEEP 10 cmH$_2$O 以下で，吸引気道分泌物量 2 g 以上の人工呼吸患者
- ランダム化クロスオーバー試験（気管内吸引のみとの比較）
- 静的コンプライアンス：12.9％改善
- 吸引気道分泌物量：1.9 g 増加
› 徒手的肺過膨張手技（manual hyperinflation：MH）＋気管内吸引 [Aust J Physiother 51：25-30, 2005]
- 対象：人工呼吸 VAP 患者
- ランダム化クロスオーバー試験（気管内吸引のみとの比較）
- 静的コンプライアンス：22％改善
- 吸気抵抗：21％改善（低下）
› MH＋気管内吸引 [Anaesth Intensive Care 28：255-261, 2000]
- 対象：人工呼吸患者
- ランダム化クロスオーバー試験（気管内吸引のみとの比較）
- 静的コンプライアンス：28.8％改善
- 吸引気道分泌物量：2.0 g 増加
› 集学的呼吸理学療法（multimodality respiratory physiotherapy）：体位管理，気道クリアランス法，MH および気管内吸引などを組み合わせて行う方法 [Indian J Med Sci 65：175-185, 2011]
- 対象：肺炎を呈していない 48 時間以上の人工呼吸患者
- 介入内容：振動法＋MH＋気管内吸引＋体位管理（頭高位 30〜45°）
- コントロール群（MH＋気管内吸引）との比較
- 介入頻度：2 回/日
- PaO$_2$：10.1 Torr 改善
- PaO$_2$/F$_I$O$_2$：56.7 Torr 改善
- 人工呼吸器離脱率：34.1％改善
- 死亡率：17.7％改善
- VAP 発生率：改善なし
- 入院日数：3.2 日増加
› 集学的呼吸理学療法 [Intensive Care Med 28：850-856, 2002]
- 対象：肺炎を呈していない48 時間以上の人工呼吸患者
- 介入内容：体位ドレナージ＋振動法＋気管内吸引
- コントロール群（側臥位＋気管内吸引）との比較
- 介入頻度：2 回/日
- VAP 発生率：改善（低下，adjusted odds ratio；OR 0.16）

- ICU 在室日数，死亡率：改善なし
- **持続的体位変換ベッドを用いた持続的体位変換** [Crit Care 10：R70, 2006]（メタ解析）
  - 対象：人工呼吸患者
  - コントロール群との比較
  - 院内肺炎の発症：減少（OR 0.38）
  - 生存率，人工呼吸管理期間，入院日数：改善なし
- **吸気筋トレーニング** [J Physiother 61：125-134, 2015]
  - 対象：人工呼吸患者
  - コントロール群との比較
  - 吸気筋力（maximal inspiratory mouth pressure；PImax）：7 cmH_2O 改善
  - RSBI：15 回/分/l 改善
  - 人工呼吸器離脱の成功率：改善（RR 1.34）
  - 人工換気期間：離脱困難な患者では改善
  - ICU 入室日数：4.4〜5.8 日短縮
  - 人工呼吸器離脱までの期間，再挿管数，気管切開数，生存率：改善なし
  - 有害事象の報告：奇異呼吸，頻呼吸，低酸素血症，循環動態不安定，上室性頻拍
- **神経筋電気刺激療法** [J Crit Care 30：32-39, 2015]
  - 対象：24 時間以上の人工呼吸患者
  - コントロール群との比較
  - 退院時の MRC スコア：3.9 ポイント改善
  - 人工換気日数，ICU 在室日数，ICU 死亡率：改善なし
- **プロトコール化された早期リハビリテーション** [AJRCCM 195：120-133, 2017]（メタ解析）（図 5）
  - 対象：人工呼吸開始後 24 時間以上の成人患者
  - コントロール群との比較
  - 人工呼吸日数：2.7 日改善
  - 退院時の歩行自立度：改善（RR 1.56）
  - 人工呼吸器フリー日数，ICU 在室日数，ICU 退室時の歩行自立度，退院時の 6 分間歩行距離，死亡率：改善なし
  - 重篤な有害事象の出現（介入群）：不整脈 0.2％，その他 0.6％

■介入の実際

図5 早期リハビリテーションのプロトコルの一例

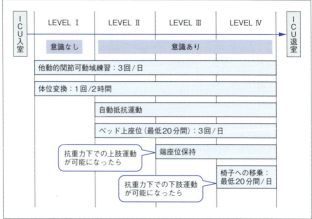

[Crit Care Med 36：2238-2243, 2008 より引用改変]

表9 肺の酸素化能の改善および肺拡張を目的とした体位管理

病態	適応肢位
片側性肺障害	肺障害部位を上側にした側臥位
下側肺障害	腹臥位 前傾側臥位（腹臥位の代用）
VAP予防	頭高位（角度30〜60°）

＊原則的に肺障害部位が上側となる体位を用いる

表10 体位ドレナージを併用したスクイージング

適応が考慮される対象	末梢肺領域に気道分泌物が貯留している患者 気道分泌物の閉塞が要因と考えられる無気肺を呈した患者
効果指標	吸引気道分泌物量，肺コンプライアンス，PaO_2，PaO_2/F_IO_2
時間	体位ドレナージ3〜15分，スクイージング3〜5分
方法	1. 体位ドレナージ：気道分泌物が貯留している肺葉または肺区域を上側にする排痰体位（図6）を保持 2. スクイージング：標的とする肺葉または肺区域の体表にある胸郭を，呼気時に圧迫，吸気時に圧迫解放を反復 3. 咳嗽または気管内吸引による気道分泌物の除去
注意点	・現時点では，ルーチンに用いる手技ではなく，適応が考慮される対象の場合に用いるオプションとしての手技 ・呼吸数が30回/分以上の場合は，2〜3呼吸に1回の割合で実施 ・人工呼吸管理でPEEPのかかった容量規定型換気では，2呼吸に1回の割合で実施 ・5cmH_2O以下のPEEPでは，機能的残気量の低下に伴う肺酸素化能低下に注意

[呼吸理学療法標準手技, 医学書院, 2008] [Intensive Care Med 42：295-296, 2016]

図6 排痰体位と修正した排痰体位

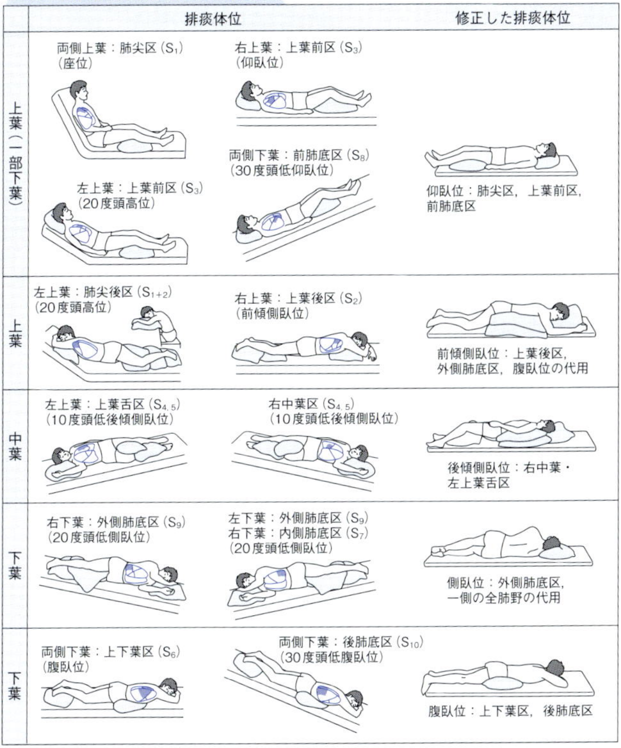

	排痰体位		修正した排痰体位
上葉（一部下葉）	両側上葉：肺尖区（S_1）（座位）	右上葉：上葉前区（S_3）（仰臥位）	
	左上葉：上葉前区（S_3）（20度頭高位）	両側下葉：前肺底区（S_8）（30度頭低位仰臥位）	仰臥位：肺尖区，上葉前区，前肺底区
上葉	左上葉：肺尖後区（S_{1+2}）（20度頭高位）	右上葉：上葉後区（S_2）（前傾側臥位）	前傾側臥位：上葉後区，外側肺底区，腹臥位の代用
中葉	左上葉：上葉舌区（$S_{4,5}$）（10度頭後後傾側臥位）	右中葉（$S_{4,5}$）（10度頭後後傾側臥位）	後傾側臥位：右中葉・左上葉舌区
下葉	右下葉：外側肺底区（S_9）（20度頭低側臥位）	左下葉：外側肺底区（S_9）右下葉：内側肺底区（S_7）（20度頭低側臥位）	側臥位：外側肺底区，一側の全肺野の代用
下葉	両側下葉：上下葉区（S_6）（腹臥位）	両側下葉：後肺底区（S_{10}）（30度頭低腹臥位）	腹臥位：上下葉区，後肺底区

[呼吸理学療法標準手技, 医学書院, 2008 より引用]

表11 MH

適応が考慮される対象	挿管または気管切開され，気道分泌物の除去が必要な患者
効果指標	吸引気道分泌物量，肺コンプライアンス，PaO_2，PaO_2/F_IO_2 無気肺の改善
方法	1. 蘇生バッグをゆっくり押しながら肺拡張 2. 吸気終末に1〜2秒の吸気ポーズ 3. 呼気時に，急速な蘇生バッグ解放による呼気流速の増加 4. 1〜3を反復 5. 咳嗽または気管内吸引による気道分泌物の除去
注意点	• 現時点では，ルーチンに用いる手技ではなく，適応が考慮される対象の場合に用いるオプションとしての手技 • 自発呼吸がある場合は，蘇生バッグを押すリズムを患者の吸気に合うよう調整

[呼吸理学療法標準手技, 医学書院, 2008] [Crit Care 16：R145, 2012]

表12 吸気筋トレーニング

対象	循環動態が安定し,人工呼吸器離脱に失敗した気管切開患者
効果指標	PImax,人工呼吸器離脱の有無
使用機器	Threshold pressure device
回数	6〜10回×4セット/日(セット間に人工呼吸器を装着し,2分間休息)
頻度	5回/週
強度	吸気抵抗負荷による呼吸を6〜10回連続して行える強度.段階的に負荷増加
期間	28日間(人工呼吸器離脱成功者はその時点で終了)

[Crit Care 15 : R84, 2011]

表13 神経筋電気刺激療法

対象	24時間以上の人工呼吸患者
効果指標	MRCスコア,FSS-ICU,最大歩行距離,人工呼吸日数,ICU入室日数,死亡率,生存者の転帰先
部位	両側の大腿四頭筋,前脛骨筋,腓腹筋
回数	60分/日または30分×2セット/日
頻度	毎日
設定	強度:筋収縮がみられて,痛みに耐えられる強度 周波数:50Hz パルス電流 大腿四頭筋:パルス幅:400msec,刺激時間:休息時間=5秒:10秒 前脛骨筋,腓腹筋:パルス幅:250msec,刺激時間:休息時間=5秒:5秒
期間	入院中

[J Crit Care 30 : 32-39, 2015]

■ **疾病管理** [ARDS診療ガイドライン2016 Part 1]

図7 ABCDEバンドル

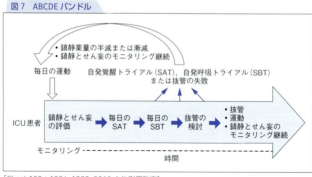

[Chest 138 : 1224-1233, 2010 より引用改変]

- ◆ARDSの栄養治療:経静脈栄養から可及的速やかな経腸栄養への移行
- ◆ARDSの水分管理:循環が安定しショックサインのない場合は,水分制限を行い,水分バランスをドライサイドに保つ
- ◆患者の病状の把握・受容に対する,家族とのコミュニケーションや家族へのケア

(市川 毅)

3 集中治療室関連疾患 [ICU-AW, PICS]

1 ICU-AW (ICU-acquired weakness)

1) 定義 [Crit Care Med 37 : S299-308, 2009]

- 敗血症をはじめとした重症疾患により ICU 入室し治療された後に出現する，急性の左右対称性びまん性筋力低下症候群の総称
- ICU-AW は，重篤疾患多発神経障害 (Critical Illness Polyneuropathy : CIP) および重症疾患筋障害 (Critical Illness Myopathy : CIM) が起因となり，混合型である重症疾患神経筋障害 (Critical Illness Neuromyopathy : CINM) も存在する (図 1)

図 1 ICU-AW の分類

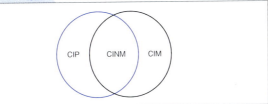

CIP : critical illness polyneuropathy, CIM : critical illness myopathy, CINM : critical illness neuromyopathy

2) 原因 [Am J Respir Crit Care Med 187 : 238-246, 2013] [N Engl J Med 370 : 1626-1635, 2014]

- CIP：軸索の変性，敗血症による微小血管内膜の透過性亢進，血液神経関門から神経終末への内毒素の浸透
- CIM：炎症や不動，内分泌ストレス反応による低栄養や微小循環障害に伴うミオシン筋蛋白における同化能の低下
- CIP，CIM および CINM の主なリスク因子
- 原因として根拠が明確な因子：敗血症，全身炎症症候群，多臓器不全
- 原因として可能性の高い因子：ベッド上臥床，人工呼吸管理の遷延，鎮静の遷延
- 原因となり得る因子：高血糖，ステロイド製剤の使用，神経筋遮断薬の使用

3) 疫学 [Inensive Care Med 33 : 1876-1891, 2007]

- 敗血症，多臓器不全，および長期人工呼吸器管理となった重症患者の約50%が発症する
- CIP，CIM および CIP/CIM 混合型の割合：CIP 26%，CIM 38%，CIP/CIM 36%

4) 予後

- MRC で同定した ICU-AW 患者は，退院時の生存率が 30%低下し，1 年

後の死亡率が13％増加する [Am J Respir Crit Care Med 190：410-420, 2014]

- ICU-AW患者では，人工呼吸器管理期間およびICU在室期間が遷延する [JAMA 288：2859-2867, 2002]
- ICU-AWによる入院治療費は30.5％高額 [Am J Respir Crit Care Med 190：410-420, 2014]
- 急性肺障害の生存者におけるICU-AWの罹患率は，退院時で36％，退院3ヵ月後で22％，6ヵ月後で15％，1年後で14％，2年後で9％であった [Crit Care Med 42：849-859, 2014]
- ICU退室1年後におけるCIP患者の機能予後は，CIMと比較してより悪い [Muscle Nerve 50：431-436, 2014]

5）症候 [BMC Med 10：115-118, 2012]

- CIP：左右対称の軸索性運動－感覚神経障害，四肢遠位および呼吸筋の筋力低下，遠位の感覚障害，深部腱反射の不変もしくは低下
- CIM：四肢遠位および呼吸筋の筋力低下，感覚障害を認めない，深部腱反射の不変もしくは低下
- CINM：四肢の近位および遠位の筋力低下，遠位の感覚障害，深部腱反射の低下
- CIPおよびCIMにおいて，必ずしも筋の萎縮が存在することはないと考えられている
- ICU-AWでは，筋量よりも筋質の評価が重要と考えられている

表1　CIPとCIMにおける症状の特徴

	CIP	CIM
筋力低下	弛緩 遠位＞近位で低下	弛緩 近位＞遠位で低下
筋萎縮	±	±
換気不全	±	±
筋の伸張反射	低下～消失	正常～低下
感覚障害	遠位の感覚脱失を生じることがある	正常
外眼筋麻痺	なし	顔面筋力低下を生じることがあるが稀

CIP：critical illness polyneuropathy，CIM：critical illness myopathy
[Chest 150：966-971, 2016]

6）診断

- ICU-AWの診断基準 [Crit Care Med 37：S299-308, 2009]
  1. 重症疾患発症後に進行する一般的な筋力低下
  2. 筋力低下は，び漫性（近位と遠位の両方を含む），左右対称，弛緩性，一般に脳神経の異常はない
  3. Medical Research Council（MRC）（表2）合計点＜48，あるいは，24時間以上あけて2回以上測定した全ての筋群におけるMRCの平均値＜4
  4. 人工呼吸器に依存している
  5. 根底にある重症疾患と関係のない筋力低下の原因（神経筋疾患など）が除外されている

  ICU-AWの最低限の診断基準：1，2，5かつ3または4を満たす

表2 Medical Research Council (MRC)

評価部位
上肢：手関節屈曲，上腕屈曲，肩関節外転
下肢：足関節背屈，膝関節伸展，股関節屈曲

点	指示に対する反応
0	筋収縮みられず
1	筋収縮はみられるが，四肢は動かない
2	重力に対抗する動きはできない
3	重力に対抗して動ける
4	重力と弱い抵抗に対して動ける
5	強い抵抗に対して動ける

最高点 60 点 (四肢すべてを評価，一肢につき 15 点)

◆CIP の診断基準 [Crit Care Med 37：S299-308, 2009]
1. ICU-AW の適応基準に合致する
2. 2ヵ所以上の神経で，複合筋活動電位の振幅が正常下限値の 80%より低下
3. 2ヵ所以上の神経で，感覚神経活動電位の振幅が正常下限値の 80%より低下
4. 神経伝導速度が正常か正常に近く，伝導ブロックがない
5. 神経反復刺激で漸減現象がない

◆CIM の診断基準 [Crit Care Med 37：S299-308, 2009]
1. ICU-AW の適応基準に合致する
2. 2ヵ所以上の神経で，感覚神経活動電位の振幅が正常下限値の 80%以上
3. 2ヵ所以上の筋群における針筋電図では，繊維自発電位の有無にかかわらず，早期あるいは正常の完全動員で，短潜時，低振幅の運動単位電位を認める
4. 2ヵ所以上の筋群における直接筋刺激で興奮性の低下を認める (複合筋活動電位と神経活動電位の振幅比＞0.5)
5. 筋の組織学的に筋障害と矛盾しない
CIM 疑い：1，2，3 または 4，あるいは 1 と 5
CIM の診断：1，2，5 かつ 3 または 4

◆MRC スコア 60 点満点中，48 点以下を筋力低下と定義することが多いが，せん妄や鎮静の状態により正確な判断が困難となる [Crit Care 17：229-237, 2013]

◆5 日以上の人工呼吸管理を要した患者において，初回覚醒時に測定した握力 (カットオフ値：男 11 kg，女 7 kg) による ICU-AW の予測精度は感度 0.81，特異度 0.83，陽性的中率 63.0%，陰性的中率 92.3%であった [Am J Respir Crit Care Med 178：261-268, 2008]

◆神経伝導検査において，片側の腓骨神経および腓腹神経の伝導消失による ICU-AW の診断精度は感度 1.00，特異度 0.81 であった [Intensive Care Med 40：683-690, 2014]

7) 予後不良因子

◆7 日以上の人工呼吸管理を要した患者において，初回覚醒時に評価した MRC の低下は入院中の高い死亡率と関連した [Crit Care Med 37：3047-3053, 2009]

図2 ICU-AW診断のアルゴリズム

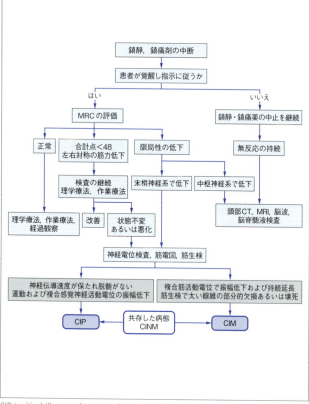

CIP: critical illness polyneuropathy, CIM: critical illness myopathy, CINM: critical illness neuromyopathy
[N Engl J Med 370 : 1626-1635, 2014]

8) 治療

◆確立された治療はない

9）運動療法

（1）適応・禁忌

表3　早期離床や早期からの積極的な運動を原則行うべきでないと思われる場合

1) 担当医の許可がない場合
2) 過度に興奮して必要な安静や従命行為が得られない場合（RASS≧2）
3) 運動に協力の得られない重篤な覚醒障害（RASS≦−3）
4) 不安定な循環動態で，IABP などの補助循環を必要とする場合
5) 強心昇圧薬を大量に投与しても，血圧が低すぎる場合
6) 体位を変えただけで血圧が大きく変動する場合
7) 切迫破裂の危険性がある未治療の動脈瘤がある場合
8) コントロール不良の疼痛がある場合
9) コントロール不良の頭蓋内圧亢進（≧20mmHg）がある場合
10) 頭部損傷や頸部損傷の不安定期
11) 固定の悪い骨折がある場合
12) 活動性出血がある場合
13) カテーテルや点滴ラインの固定が不十分な場合や十分な長さが確保できない場合で，早期離床や早期からの積極的な運動により事故抜去が生じる可能性が高い場合
14) 離床に際し，安全性を確保するためのスタッフが揃わないとき
15) 本人または家族の同意が得られない場合

［日集中医誌 24：255-303，2017］

表4　早期離床や早期からの積極的な運動の開始基準

	指標	基準値
意識	Richmond Agitation Sedation Scale (RASS)	−2≦RASS≦1 30 分以内に鎮静が必要であった不穏はない
疼痛	自己申告可能な場合 numeric rating scale (NRS) もしくは visual analogue scale (VAS)	NRS≦3　もしくは　VAS≦3
	自己申告不能な場合 behavioral pain scale (BPS) もしくは Critical-Care Pain Observation Tool (CPOT)	BPS≦5　もしくは　CPOT≦2
呼吸	呼吸回数 酸素飽和度（SaO$_2$） 吸入酸素濃度（FiO$_2$）	<35/min が一定時間持続 ≧90%が一定時間持続 <0.6
人工呼吸	呼気終末陽圧（PEEP）	<10cmH$_2$O
循環	心拍数（HR） 不整脈 虚血 平均血圧（MAP） ドパミンやノルアドレナリン投与量	HR ≧50/min もしくは≦120/min が一定時間持続 新たな重症不整脈の出現がない 新たな心筋虚血を示唆する心電図変化がない ≧65mmHg が一定時間持続 24 時間以内に増量がない
その他	• ショックに対する治療が施され，病態が安定している • SAT ならびに SBT が行われている • 出血傾向がない • 動く時に危険となるラインがない • 頭蓋内圧（intracranial pressure, ICP）<20mH$_2$O • 患者または患者家族の同意がある	

元の血圧を加味すること，各数字については経験論的なところもあるので，さらに議論が必要である．
［日集中医誌 24：255-303，2017］

■ICU の重症患者に対するリハビリテーション可否の目安 [Crit Care 18：658-666, 2014 より引用]

表5　呼吸状態

	ベッド上運動	離床 (out-bed exercise)
気道管理		
気管挿管	●	●
気管切開	●	●
FIO_2		
≦0.6	●	●
>0.6	▲	▲
SpO_2		
≧90％	●	●
<90％	▲	■
呼吸回数		
≦30/分	●	●
>30/分	▲	▲
PEEP		
≦10cmH$_2$O	●	●
>10cmH$_2$O	▲	▲
呼吸療法関連		
HFOV	▲	■
人工呼吸器非同期	▲	▲
一酸化窒素吸入療法	▲	▲
プロスタサイクリン投与	▲	▲
腹臥位療法	■	■

HFOV：高頻度振動換気，PEEP：呼気終末陽圧換気
● ：低リスク，通常のプロトコールで進める．
▲ ：有害事象を起こすリスクがある．しかし，離床の効果も潜在する．離床前に注意点や禁忌を層別し，注意深く離床を実施する．
■ ：重大な潜在的リスクがあり有害事象の原因となる．集中治療専門の上級 PT や看護師が特別に勧めない限り離床しない．

[Crit Care 18：658-666, 2014]

表6　循環動態		
	ベッド上運動	離床 (out-bed exercise)
安定している頻脈性不整脈		
心拍数＞150/分	▲	■
心拍数 120～150/分	▲	▲
頻脈性不整脈を伴うが心拍数＜120/分	●	●
補助循環装置		
大腿からIABP	●	■
ECMO		
大腿か鎖骨下に挿入（デュアルルーメンカテーテルを用いていない）	●	■
中心静脈にデュアルルーメンカテーテルを挿入	●	■
左室補助人工心臓	●	●
肺動脈カテーテルもしくは他の持続的心拍出量モニター	●	▲
他の心血管要因		
乳酸値＞4mmol/lで何らかのショック	▲	▲
急性のDVT/PE，その疑い	▲	▲
重度の大動脈弁狭窄，その疑い	●	▲
心筋虚血（胸痛か心電図変化のある）	▲	■
高血圧緊急症に対する静注降圧薬投与中	■	■

IABP：大動脈内バルーンパンピング，ECMO：体外式膜型肺療法

●：低リスク，通常のプロトコールで進める.

▲：有害事象を起こすリスクがある. しかし，離床の効果も潜在する. 離床前に注意点や禁忌を層別し，注意深く離床を実施する.

■：重大な潜在的リスクがあり有害事象の原因となる. 集中治療専門の上級PTや看護師が特別に勧めない限り離床しない.

[Crit Care 18：658-666, 2014]

表7 神経所見

	ベッド上運動	離床 (out-bed exercise)
意識レベル		
傾眠，RASS：−1〜+1	●	●
わずかな鎮静か興奮，RASS：−2 or +2	▲	▲
深い鎮静，RASS：−3〜−5	▲	■
激しい興奮，闘争的，RASS：+3〜+4	■	■
せん妄 (CAM-ICU などで評価)		
陰性	●	●
陽性だが簡単な指示に応答できる	●	▲
陽性で簡単な指示に応答できない	▲	▲
頭蓋内圧		
頭蓋内圧亢進の管理中	■	■
頭蓋内圧センサー挿入中だが正常圧	●	▲
他の神経学的要因		
開頭減圧術	●	▲
脊髄ドレーン（クランプしていない）	●	■
帽状腱膜下ドレーン	●	▲
脊髄損傷処置中（錐体外固定中）	■	■
急性脊髄損傷	●	▲
動脈瘤クリッピング術をしていないクモ膜下出血	●	▲
動脈瘤クリッピング後血管攣縮	●	▲
コントロール不良の痙攣	■	■

RASS：リッチモンド興奮/鎮静スケール，CAM-ICU：confusion assessment method for intensive care unit
● ：低リスク，通常のプロトコールで進める．
▲ ：有害事象を起こすリスクがある．しかし，離床の効果も潜在する．離床前に注意点や禁忌を層別し，注意深く離床を実施する．
■ ：重大な潜在的リスクがあり有害事象の原因となる．集中治療専門の上級 PT や看護師が特別に勧めない限り離床しない．

[Crit Care 18：658-666, 2014]

表8 その他

	ベッド上運動	離床 (out-bed exercise)
外科的		
不安定/非安定化骨折（骨盤，脊椎，下肢長管骨）	▲	■
大きな手術部開放創（胸部/胸骨，腹部）	●	■
内科的		
コントロールできていない活動性出血	■	■
活動性出血あるいは出血リスク増大が疑われる	●	▲
理学的あるいは薬物的解熱管理に拘わらず許容上 限の体温を上回る発熱	▲	▲
低体温管理中	▲	▲
その他の要因		
ICU-AW	●	●
持続的透析（大腿カテーテル含む）	●	●
大腿の動静脈カテーテル	●	●
大腿シース	▲	■
ドレーンや接続物など（経鼻胃管，CV カテーテル， 胸腔ドレーン，創ドレーン，肋間神経ブロック， 尿管）	●	●

●：低リスク，通常のプロトコールで進める．
▲：有害事象を起こすリスクがある．しかし，離床の効果も潜在する．離床前に注意点や禁忌
を層別し，注意深く離床を実施する．
■：重大な潜在的リスクがあり有害事象の原因となる．集中治療専門の上級 PT や看護師が特
別に勧めない限り離床しない．

[Crit Care 18 : 658-666, 2014]

(2) 中止基準

表 9　早期離床や早期からの積極的な運動の中止基準

カテゴリー	項目・指標	判定基準値あるいは状態	備考
全体像 神経系	反応 表情 意識 不穏 四肢の随意性 姿勢調節	明かな反応不良状態の出現 苦悶表情，顔面蒼白・チアノーゼの出現 軽度以上の意識障害の出現 危険行動の出現 四肢脱力の出現 急速な介助量の増大 姿勢保持不能状態の出現 転倒	呼びかけに対して傾眠，混迷の状態
自覚症状	呼吸困難 疲労感	突然の呼吸困難の訴え 努力呼吸の出現 耐えがたい疲労感 患者が中止を希望 苦痛の訴え	気胸，PTE 修正 Borg Scale 5〜8
呼吸器系	呼吸数 SpO₂ 呼吸パターン 人工呼吸器	＜5/min または＞40/min ＜88％ 突然の吸気あるいは呼気努力の出現 不同調 バッキング	一過性の場合は除く 聴診など気道閉塞の所見もあわせて評価
循環器系	HR 心電図所見 血圧	運動開始後の心拍数減少や徐脈の出現 ＜40/min または＞130/min 新たに生じた調律異常 心筋虚血の疑い 収縮期血圧＞180mmHg 収縮期または拡張期血圧の20％低下 平均動脈圧＜65mmHg または＞110mmHg	一過性の場合を除く
デバイス	人工気道の状態 経鼻胃チューブ 中心静脈カテーテル 胸腔ドレーン 創部ドレーン 膀胱カテーテル	抜去の危険性（あるいは抜去）	
その他	患者の拒否 中止の訴え 活動性出血の示唆 術創の状態	ドレーン排液の性状 創部離開のリスク	

介入の完全中止あるいは，いったん中止して経過を観察，再開するかは患者状態から検討，判断する.

[日集中医誌 24：255-303，2017]

表10 リハビリテーション実施中の中止基準

心拍数	SpO₂
• ＞予想最大心拍数の70％ • 安静時心拍数の20％以上低下 • ＜40/分，＞130/分 • 新たな不整脈の出現 • 抗不整脈薬開始 • 新たな心電図あるいは血中酵素上の虚血所見	• ＞4％の低下 • ＜88～90％

血圧	人工呼吸器
• 収縮期血圧＞180mmHg • ＞20％低下（収縮期/拡張期） • 起立性低血圧 • 平均血圧＜65mmHg，＞110mmHg • 昇圧剤開始時，増量時	• F$_I$O$_2$≧0.60 • PEEP≧10 • 非同調 • ACMVへ変更後

呼吸数	覚醒/せん妄/症状
• ＜5/分，＞40/分	• RASS≦－3 • 鎮静薬の追加・増量が必要，RASS＞2 • 労作時呼吸困難，拒否

[Cardiopulm Phys Ther J 23：5-13, 2012]

10) 介入

エビデンスレビュー

- **ICU-AW の予防** [Cochrane Database Syst Rev 1：CD006832, 2014]
  - 2論文によるメタ解析では，ICU入室患者に対する集中的インスリン療法は，通常のインスリン療法と比較して，CIP/CIMの発症を有意に抑制する（リスク比：0.70，95％CI 0.60-0.82）
  - 24時間以上人工呼吸器管理が必要とされたICU入室患者に対して，気管挿管後1～2日目に開始する早期リハビリテーション（理学療法，作業療法）は，従来の急性期管理と比較してCIP/CIMを予防する可能性がある（意思疎通が可能な患者に限定して解析：リスク比＝0.62，95％CI 0.39-0.96，ITTによる全症例の解析：リスク比＝0.62，95％CI 0.60-1.08）

- **ICU における重症患者に対する理学療法の効果**
  - ICUにおける早期運動療法や神経筋電気刺激，ベッド上自転車エルゴメータなどを用いた理学療法は，運動機能，QOL，入院期間，人工呼吸器管理期間を改善するが，死亡率を改善しない [Crit Care Med 41：1543-1554, 2013]
  - 24時間以上人工呼吸器管理が必要とされたICU入室患者に対して，気管挿管後1～2日目に開始する早期リハビリテーション（理学療法，作業療法）は，退院時のADL自立度を有意に改善し（オッズ比＝2.7，95％CI 1.2-6.1），せん妄および人工呼吸器使用期間を短縮する [Lancet 373：1874-1882, 2009]

- **ICU におけるリハビリテーションに特化した Quality Improvement Project**
  - ABCDEバンドルの実践やリハビリテーションチームのセッティングなど，リハビリテーションに特化したプロジェクトは，離床および歩行までの日数を早期化し，ICU在室期間および入院期間を短縮する．[Arch Phys Med Rehabil 91：536-542, 2010] [Phys Ther 93：975-985, 2013] [Phys Ther 93：186-196, 2013] [J Crit Care 30：13-18, 2015]

■ ICU-AW の改善
> CIP あるいは CIM を合併した患者に対する介入効果を検討した研究はほとんどないため，現時点では早期運動療法を含む介入が ICU-AW を改善するか否かは明らかとなっていない．

■ 介入の実際

図3 ICU-AW に対する診断と治療に対する病期別アプローチ

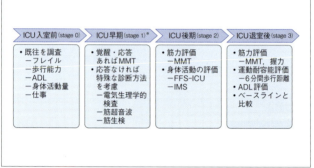

MMT：徒手筋力測定，FSS-ICU：functional status for the ICU，IMS：ICU Mobility Scale
*覚醒し応答できる場合，"stage 1"を省略しても良い．また，特殊な診断方法は，通常の臨床では推奨されず，むしろ研究や明確な臨床的疑問に対して用いることが推奨される
[Chest 150：1129-1140, 2016]

表 11 ABCDE バンドルの実際		
ABCDE バンドルの項目	除外基準の安全性スクリーニング	トライアル失敗の判定基準
spontaneous awaking trial （自発覚醒トライアル）	• 活動性発作 • アルコール離脱 • 神経筋遮断薬 • 頭蓋内圧上昇 • 頭蓋内圧＞20mmHg • ECMO 使用中 • 24 時間以内の心筋梗塞 • RASS＞2	• RASS＞2 が 5 分以上持続 • SpO₂＜88％が 5 分以上持続 • 呼吸回数＞35 が 5 分以上持続 • 新たな不整脈 • 頭蓋内圧＞20mmHg • 下記のうち 2 つを認める 　心拍数の上昇≧20，心拍数＜ 　55，呼吸補助筋の使用，シー 　ソー呼吸，発汗，呼吸困難
spontaneous breathing trial （自発呼吸トライアル）	• 長期の人工呼吸器依存 • SpO₂＜88％ • F₁O₂＞0.5 • PEEP＞7cmH₂O • 頭蓋内圧＞20mmHg • 頭蓋内圧のコントロールを考 　慮した呼吸器設定の使用 • 24 時間以内の心筋梗塞 • 血管収縮薬の増量 • 吸気努力の欠如	• 呼吸回数＞35 が 5 分以上持続 • 呼吸回数＜8 • SpO₂＜88％が 5 分以上持続 • 新たな不整脈 • 頭蓋内圧＞20mmHg • 精神状態の変化 • 下記のうち 2 つを認める 　呼吸補助筋の使用，シーソー 　呼吸，発汗，呼吸困難
early exercise/ mobilization （早期運動/離床）	• RASS＜－3 • F₁O₂＞0.6 • PEEP＞10cmH₂O • 血管収縮薬を増量して 2 時間 　以内 • 心筋梗塞の出現 • 新たに抗不整脈薬を投与開始 • 運動を制限する治療中（ECMO， 　開腹創管理） • 運動が禁忌となる損傷（不安定 　な骨折など）	• 有症状の平均血圧低下 • 心拍数＜50 or＞130 が 5 分以 　上持続 • 呼吸数＜5 or＞40 が 5 分以上 　持続 • 収縮期血圧 180mmHg が 5 分 　以上持続 • SpO₂＜88％が 5 分以上持続 • 呼吸器の非同調 • 苦痛 • 新たな不整脈や心筋梗塞の出現 • 気道管理整合性や抜管の懸念 • 膝から転倒

ECMO：体外式膜型人工肺，RASS：リッチモンド興奮/鎮静スケール，PEEP：呼気終末陽圧換気
[Crit Care Med 42：1024-1036, 2014]

図4 段階的に離床を進めるための安全基準

	Level 0 安静	Level 1 他動運動	Level 2 座位	Level 3 立位	Level 4 歩行
離床を進めるための安全基準	① 脊椎に問題がない ② 24時間以内の死亡が予測されない ③ 頭蓋内圧 <20cmH$_2$O	① 簡単な指示に従う ② 自発的な運動を認める ③ 以下の項目がない 脊髄損傷、開放した腰髄ドレーンおよび脳室ドレーン、大腿静脈に持続透析用カテーテル	① 両側大腿のMRC>3 ② 座位自立 ③ 荷重制限がない	① 最小限の介助で2回立ち上がり ② 最小限の介助でその場で足踏み	

[Lancet 388: 1377-1388, 2016]

図5 段階的なリハビリテーションの具体的方法と各レベルの判断基準

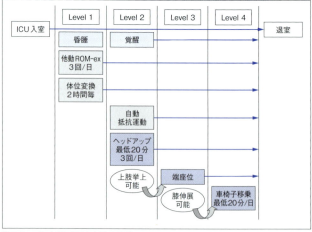

[Crit Care Med 37: S442-447, 2009]

(濱崎 伸明)

2 PICS (post intensive care syndrome)

1) 定義 [Crit Care Med 40:502-509, 2012]

- ICU 在室中あるいは退室後，さらには退院後に生じる運動機能，認知機能，精神の障害であり，患者家族にも影響を及ぼすもの

図6 PICS の概要

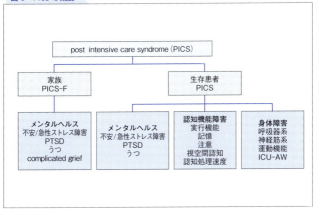

2) 原因 [Crit Care Med 40:502-509, 2012]

- 患者の疾患および重症度
- 医療・ケア介入
- ICU 環境要因（アラーム音，光）
- 精神的要因（自身の疾患や精神面，家族の不安）

3) 疫学 [Crit Care Med 39:371-379, 2011]

- ICU 生存者において，退院後に認められる不安症状およびうつ症状の罹患率はそれぞれ 28％および 24％である
- ICU-AW を合併した患者のうち約 90％に，退院 5 年後においても神経筋機能の異常を認める

4) 予後

- 重度の敗血症は，ICU 管理後の認知症および運動機能低下に対して独立して関連し，それらの障害は退院後 8 年間遷延する [JAMA 304:1787-1794, 2010]

5) 診断

- まだ，PICS の明確な診断基準は存在しない

6）治療

◆確立された治療法はない

7）運動療法 [ICU と CCU 39：477-485, 2015]

（1）適応・禁忌・中止基準
◆ICU-AW に準ずる

8）介入

エビデンスレビュー

❯急性肺障害患者において，ICU 在室中の早期運動療法の有無が退院後
 1 年以内の再入院あるいは死亡と関連する，すなわち早期運動療法を
 受けなかった患者で退院後 1 年以内の再入院率あるいは死亡率が高
 くなる傾向であった [Am J Med Sci 341：373-377, 2011]
❯家族，あるいは医療従事者が ICU 在室中の日記を作成し，患者の状
 態が改善した後にこの日記を読むことで，患者の精神障害を抑制する
 可能性がある [Crit Care Med 42：1263-1271, 2014]

■**介入の実際**
 ◆以下の介入が PICS の予防に重要と考えられている
 ・BCDE バンドルに基づく鎮静管理
 ・ICU 日記
 ・早期離床/理学療法
 ・認知療法
 ・血糖コントロール

（濱崎 伸明）

4 腎疾患
A 慢性腎臓病（保存期）

1) 定義（診断）

◆ CKD の定義
- ①，②のいずれか，または両方が 3 ヵ月以上持続する [エビデンスに基づく CKD 診療ガイドライン 2013] [日本腎臓学会誌 55：585-860, 2013]
  - ① 尿異常，画像診断，血液，病理で腎障害の存在が明らか．特に 0.15 g/gCr 以上の蛋白尿（30 mg/gCr 以上のアルブミン尿）の存在が重要
  - ② GFR＜60 ml/分/ 1.73 m^2
    *GFR（glomerular filtration rate，糸球体濾過量）

■ 推定糸球体濾過量の計算式

表 1　糸球体濾過量の推算式

(1) 血清クレアチニンを用いる式
　eGFRcreat（ml/分/1.73m^2）＝194×Cr$^{-1.094}$×年齢（歳）$^{-0.287}$
　　　　　　　　　　　　　　　（女性は×0.739）

　Cr：血清 Cr 濃度（mg/dl）

　注 1：酵素法で測定された Cr 値を用いる．血清 Cr 値は小数点以下 2 桁表記を用いる
　注 2：18 歳以上に適用する．小児の腎機能評価には小児の評価法を用いる

(2) 血清シスタチン C を用いる式
　男性：eGFRcys（ml/分/1.73m^2）＝（104×Cys-C$^{-1.019}$×0.996$^{年齢（歳）}$）－8
　女性：eGFRcys（ml/分/1.73m^2）＝（104×Cys-C$^{-1.019}$×0.996$^{年齢（歳）}$）×0.929）－8
　Cys-C：血清シスタチン C 濃度（mg/l）

　注 1：18 歳以上に適用する
　注 2：GFR 推算式の正確度は血清 Cr に基づく推算式と同程度である
　注 3：血清シスタチン C 値は筋肉量や食事，運動の影響を受けにくいため，血清 Cr 値による GFR 推算式では評価が困難な場合に有用である
　　　・筋肉量が少ない症例（四肢切断，長期臥床例，るいそうなど）
　　　・筋肉量が多い症例（アスリート，運動習慣のある高齢者など）
　注 4：血清 Cys-C 値は妊娠，HIV 感染，甲状腺機能障害などで影響されるため注意する

[エビデンスに基づく CKD 診療ガイドライン, 2018]

■ 重症度

◆ CKD の重症度分類は，GFR と ACR（アルブミン/クレアチニン比）で分類される．また，CKD の原因疾患をできるだけ記載するようにする．これを CGA 分類（C：原因，G：GFR，A：ACR）という（例：糖尿病 G2A3，慢性腎炎 G3bA1 などと表記する）．

◆ 日本腎臓学会が日本人用に KDIGO CKD guideline 2012 の改良版を作成した（表 2）

表 2　CKD の重症度分類

原疾患	蛋白尿区分		A1	A2	A3
糖尿病	尿アルブミン定量 (mg/日) 尿アルブミン/Cr 比 (mg/gCr)		正常	微量アルブミン尿	顕性アルブミン尿
			30 未満	30〜299	300 以上
高血圧 腎炎 多発性嚢胞腎 移植腎 不明 その他	尿蛋白定量 (g/日) 尿蛋白/Cr 比 (g/gCr)		正常	軽度蛋白尿	高度蛋白尿
			0.15 未満	0.15〜0.49	0.50 以上
GFR 区分 (ml/分/ 1.73m²)	G1	正常または 高値	≧90		
	G2	正常または 軽度低下	60〜89		
	G3a	軽度〜中等 度低下	45〜59		
	G3b	中等度〜高 度低下	30〜44		
	G4	高度低下	15〜29		
	G5	末期腎不全 (ESKD)	<15		

重症度は原疾患・GFR 区分・蛋白尿区分を合わせたステージにより評価する. CKD の重症度は死亡, 末期腎不全, 心血管死亡発症のリスクを□のステージを基準に, □, □, □の順にステージが上昇するほどリスクは上昇する.

[KDIGO CKD guideline 2012 を日本人用に改変]
[エビデンスに基づく CKD 診療ガイドライン, 2018]

2) 原因 (原疾患)

◆ 糖尿病, 高血圧, 腎炎, 多発性嚢胞腎, 腎移植, その他

3) 増悪因子

◆ 高血圧, 糖尿病, 肥満, メタボリック症候群, 高尿酸血症, 生活習慣の不良 (中等度以上のアルコール摂取, 不眠, 喫煙, 水分負荷), 栄養 (たんぱく質ならびに食塩摂取制限など) に関する管理不良など [エビデンスに基づく CKD 診療ガイドライン, 2018]

図1 加齢と腎機能の関係

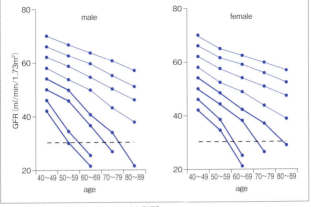

[Hypertens Res 31 : 433-441, 2008 より引用]

4) 疫学

- 本邦の血液透析を施行している末期腎不全患者は30万人以上 [Ther Apher Dial 16 : 483-521, 2012]
- 本邦の成人の8人に1人は慢性腎臓病であり、その人口は1,330万人以上 [エビデンスに基づくCKD診療ガイドライン, 2018]

5) 治療

- 腎不全の原因疾患(糖尿病性,高血圧性,IgA腎症,多発性嚢胞腎,糸球体腎炎など)に応じて,治療方法は異なる
- CKDステージG3b以降の患者に対して,腎臓専門医と専門看護師によるチーム医療は透析導入を遅延させる可能性あり [エビデンスに基づくCKDガイドライン, 2018]
- 腎代替療法導入のタイミングは次の①〜③のすべての条件が揃う場合とされている
  ① 進行性の腎障害がある
  ② eGFRが15 ml/min/1.73m^{2}以下である
  ③ 尿毒症に基づく諸症状が出現している
- eGFRが7〜8 ml/min/1.73m^{2}までなら,腎代替療法導入を待機しても予後は悪化しないが,2 ml/min/1.73m^{2}未満での腎代替療法導入は予後不良である [日本腎臓学会誌 55 : 585-860, 2013]

6）運動療法

（1）適応・禁忌・中止基準
◆ 心疾患に準ずる（p214）

図2　身体活動のリスクに関するスクリーニングシート

保健指導の一環として身体活動（生活活動・運動）に積極的に取り組むことを検討する際には，このスクリーニングシートを活用してください．

	チェック項目	回答	
1	医師から心臓に問題があると言われたことがありますか？ （心電図検査で「異常がある」と言われたことがある場合も含みます）	はい	いいえ
2	運動をすると息切れしたり，胸部に痛みを感じたりしますか？	はい	いいえ
3	体を動かしていない時に胸部の痛みを感じたり，脈の不整を感じたりすることがありますか？	はい	いいえ
4	「たちくらみ」や「めまい」がしたり，意識を失ったことがありますか？	はい	いいえ
5	家族に原因不明で突然亡くなった人がいますか？	はい	いいえ
6	医師から足腰に障害があると言われたことがありますか？ （脊柱管狭窄症や変形性膝関節症などと診断されたことがある場合も含みます）	はい	いいえ
7	運動をすると足腰の痛みが悪化しますか？	はい	いいえ

【参考】Physical Activity Readiness Questionaire（RAR-Q）

> 「はい」と答えた項目が1つでもあった場合は，身体活動による代謝効果のメリットよりも身体活動に伴うリスクが上回る可能性があります．身体活動に積極的に取り組む前に，医師に相談してください．

> すべて「いいえ」であった場合は，「運動開始前のセルフチェックリスト」を確認した上で，健康づくりのための身体活動（特に運動）に取り組みましょう．

［医師・コメディカルのための慢性腎臓病 生活・食事指導マニュアル，2015］

7）情報収集と評価

◆ 慢性腎不全の原因疾患
◆ 腎機能：血清クレアチニン値，GFR，尿検査値（血尿，蛋白尿，アルブミン尿）
急性腎不全（AKI）の有無（表3）［Kidney Int Suppl 2：1-138, 2012］

表 3　AKI 診断基準（KDIGO 分類）

ステージ	血清クレアチニン値	尿量
1	基礎値の 1.5～1.9 倍（7 日以内に判定） もしくは ≧0.3mg/d*l* の増加（48 時間以内に判定）	<0.5m*l*/kg/時間 （6～12 時間持続）
2	基礎値の 2.0～2.9 倍	<0.5m*l*/kg/時間 （12 時間以上持続）
3	基礎値の 3 倍 もしくは ≧4.0mg/d*l* の増加 もしくは 腎代替療法の開始 もしくは （18 歳未満の場合） eGFR＜35m*l*/min/1.73m^2	<0.3m*l*/kg/時間 （24 時間以上持続） もしくは 無尿 （12 時間以上持続）

[Kidney Int Suppl 2：1-138, 2012]

- ◆合併症の管理状況：腎性貧血，高・低カリウム血症，高血圧症，脂質異常症，血糖コントロール，肥満・メタボリックシンドローム
- ◆生活習慣：喫煙歴，運動習慣，食事状況（蛋白質摂取，水分摂取，食塩摂取など）
- ◆生活環境
- ◆介護保険認定状況とサービス利用状況
- ◆ADL・IADL，身体機能，身体活動量

■ 身体機能評価
- ◆CKD 患者に対する身体機能評価には，表 4 の項目が推奨されている

表 4　身体機能評価指標の例

身体機能指標	評価項目例
生理機能	酸素摂取量 筋機能—筋力，筋持久力
身体能力 日常生活活動能力	フィールドテスト —6 分間歩行距離 —歩行速度 —timed up and go テスト —椅子からの立ち座り時間 問診，アンケート —Katz ADL —Lawton ADL —SF-36（PF スケール）
身体活動	アンケート 歩数計（加速度計）

[Nephrol Dial Transplant 31：ii1-ii66, 2016]

8）介入

エビデンスレビュー

表5　各国ガイドラインにおける運動の推奨度

エビデンスに基づく CKD 診療ガイドライン，2013，2018 日本腎臓学会誌 55：585-860, 2013 日本腎臓学会誌 56：909-1028, 2014 日本腎臓学会誌 57：5-137, 2015 医師・コメディカルのための慢性腎臓病　生活・食事指導マニュアル，2015	安静・運動制限は推奨されない
ERA-EDTA（欧州） Nephrol Dial Transplant 31：ii1-ii66, 2016	運動療法は身体機能を改善するため，推奨する
KDIGO（米国） 慢性腎臓病の評価と管理のための 2012 KDIGO 診療ガイドライン（推奨条文サマリーの公式和訳） Kidney Int Suppl：S1-130, 2009	心血管系の健康度および運動耐容能を勘案して，身体活動（少なくとも 30 分，週 5 回を目標に），健康的な体重（BMI 20～25）の達成を推奨する

❯腎機能

- もともと，運動負荷は短期的には腎臓に悪影響を及ぼすと考えられてきた
- 運動が「腎機能を悪化させるというエビデンス」[Ann N Y Acad Sci 301：151-159, 1977] [PLoS One 10：e0134937, 2015] と「腎機能を改善もしくは腎機能に悪影響なしとするエビデンス」[Dial Transplant 27：997-1004, 2012] [Clin Nephrol 57：425-431, 2002] [Clin Exp Nephrol 2015] [Circ J 78：377-384, 2014] [Am J Kidney Dis 65：583-591, 2015] [J Am Soc Nephrol 25：399-406, 2014] [Am J Kidney Dis 65：425-434, 2015] の両方が存在する
- 75 歳以上の高齢 CKD 患者のフレイルは腎機能予後，生命予後，透析導入の増悪因子だが，運動による介入効果については不明である [エビデンスに基づく CKD ガイドライン，2018]
- エビデンスに基づくネフローゼ症候群診療ガイドライン，2014 では，安静・運動制限の有効性は明らかでなく，推奨しないとしている [日本腎臓学会誌 56：909-1028, 2014]
- エビデンスに基づく IgA 腎症診療ガイドライン，2014 では，運動により一過性の尿たんぱく量増加を認めるが，運動終了後に尿たんぱく量は安静時のレベルにまで回復する
- むしろ，過度の安静の方が有害であり，IgA 腎症患者に対する一律な運動制限は推奨しないとしている [日本腎臓学会誌 57：5-137, 2015]

❯運動耐容能

- トレッドミルでの連続歩行時間：4.3 分改善 [Am J Nephrol 44：54-62, 2016]
- 6 分間歩行距離：54 m 改善 [Am J Kidney Dis 65：583-591, 2015]
- peak $\dot{V}O_2$：改善 [Am J Kidney Dis 65：425-434, 2015] [Am J Kidney Dis 65：583-591, 2015]
- 肥満・メタボリックシンドロームを伴う CKD 患者において，運動療法は，減量および最高酸素摂取量の改善に有効である [エビデンスに基づく CKD ガイドライン，2018]

❯移動能力

- timed up and go test：改善 [Am J Kidney Dis 65：583-591, 2015]

❯筋力

- 握力：改善 [Am J Kidney Dis 65：583-591, 2015]
> 長期予後
- 運動は CKD 患者の長期予後を改善する [Clin J Am Soc Nephrol 4：1901-1906, 2009] [Clin J Am Soc Nephrol 10：1145-1153, 2015]

■介入の実際

◆ 医師・コメディカルのための慢性腎臓病 生活・食事指導マニュアルは，CKD のステージごとの参考運動強度を示している [医師・コメディカルのための慢性腎臓病 生活・食事指導マニュアル, 2015]

表6 CKD ステージごとの参考運動強度

CKD ステージ	運動強度
G1	5～6 メッツ以下
G2	
G3a	4～5 メッツ以下
G3b	
G4	3～4 メッツ以下
G5	

表7 運動のメッツ表

メッツ	3メッツ以上の運動例
3.0	ボウリング，バレーボール，社交ダンス（ワルツ，サンバ，タンゴ），ピラティス，太極拳
3.5	自転車エルゴメーター（30～50ワット），自体重を使った軽い筋力トレーニング（軽・中等度），体操（家で，軽・中等度），ゴルフ（手引きカートを使って），カヌー
3.8	全身を使ったテレビゲーム（スポーツ・ダンス）
4.0	卓球，パワーヨガ，ラジオ体操第1
4.3	やや速歩（平地，やや速めに＝93m/分），ゴルフ（クラブを担いで運ぶ）
4.5	テニス（ダブルス），水中歩行（中等度），ラジオ体操第2
4.8	水泳（ゆっくりとした背泳）
5.0	かなり速歩（平地，速く＝107m/分），野球，ソフトボール，サーフィン，バレエ（モダン，ジャズ）
5.3	水泳（ゆっくりとした平泳ぎ），スキー，アクアビクス
5.5	バドミントン
6.0	ゆっくりとしたジョギング，ウエイトトレーニング（高強度，パワーリフティング，ボディビル），バスケットボール，水泳（のんびり泳ぐ）
6.5	山を登る（0～4.1kgの荷物を持って）
6.0	自転車エルゴメーター（90～100ワット）
7.0	ジョギング，サッカー，スキー，スケート，ハンドボール
7.3	エアロビクス，テニス（シングルス），山を登る（約4.5～9.0kgの荷物を持って）
8.0	サイクリング（約20km/時）
8.3	ランニング（134m/分），水泳（クロール，ふつうの速さ，46m/分未満），ラグビー
9.0	ランニング（139m/分）

表7	つづき
9.8	ランニング（161m/分）
10.0	水泳（クロール，速い，69m/分）
10.3	武道・武術（柔道，柔術，空手，キックボクシング，テコンドー）
11.0	ランニング（188m/分），自転車エルゴメーター（161～200ワット）
メッツ	3メッツ未満の運動の例
2.3	ストレッチング，全身を使ったテレビゲーム（バランス運動，ヨガ）
2.5	ヨガ，ビリヤード
2.8	座って行うラジオ体操

[医師・コメディカルのための慢性腎臓病 生活・食事指導マニュアル，2015より引用]

◆慢性腎臓病患者に対する運動処方の際には，「身体活動のリスクに関するスクリーニングシート」を用いることが推奨される［医師・コメディカルのための慢性腎臓病 生活・食事指導マニュアル，2015］

■ **運動の種類** ［医師・コメディカルのための慢性腎臓病 生活・食事指導マニュアル，2015］
   ◆有酸素性運動を行うことで，循環器系指標（血圧，心拍数など）の改善が見込まれる
   ◆しかし，筋力向上の観点において有酸素性運動の効果は明らかではなく，レジスタンストレーニングがより効果的と考えられている
   ◆特に生活動作が困難な患者などにおいては，レジスタンストレーニングを実施することで動作を安全に行えるような能力を獲得することが重要である
   ◆また，有酸素性運動とレジスタンストレーニングを組み合わせて行うことも効果的である

■ **自宅での身体活動量の確保** ［医師・コメディカルのための慢性腎臓病 生活・食事指導マニュアル，2015］
   ◆身体活動量の低下は生命予後の悪化を招くため，1日の身体活動量を増加させることが重要である
   ◆身体活動量の測定は，歩数計や活動量計を用いることで客観的な評価が可能となり，活動量計を身に付けるだけで身体活動量の増加が期待できる場合もある
   ◆身体活動量の増加にあたっては，少量から行うことで導入が容易となるため，「1日のうち10分（1,000歩）だけよけいに歩く」など実現可能な設定から実施していく
   ◆また，意識的に運動を実施している場合でも，日中のほとんどを座位や臥位で過ごしている場合，体力低下が起こりやすい
   ◆そのため，トレーニングとしての運動指導だけでなく，趣味や余暇活動などを通じて活動時間を増やしていくことが重要である

（松沢 良太）

4 腎疾患
B 末期腎不全（透析患者）

1) 定義

- 末期腎不全：糸球体濾過量（glomerular filtration rate：GFR）＜15 ml/分/1.73 m^2 [CKD 診療ガイド, 2012]
- 末期腎不全患者には，腎代替療法（透析療法，腎移植）の導入が検討される
- わが国の腎移植件数は 2013 年で約 1,600 件であり，ほとんどの末期腎不全患者は透析療法を受けている [移植 49：240-260, 2014]

2) 原因（図 1）

- 腎不全原疾患：糖尿病性腎症 38.1％，慢性糸球体腎炎 31.3％，腎硬化症 9.1％，多発性囊胞腎 3.5％，慢性腎盂腎炎 1.0％，急速進行性糸球体腎炎 0.8％，SLE 腎炎 0.7％，不明 8.9％

図1 原疾患別の年間透析導入患者数と年末透析患者数の推移

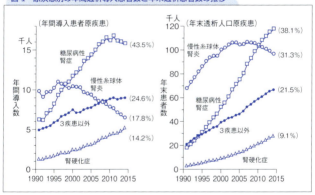

[透析会誌 49：1-34, 2016 より引用]

3) 慢性腎臓病（chronic kidney disease：CKD）の増悪因子

- CKD の原因，GFR レベル，アルブミン尿の程度，年齢，性，人種・民族，血圧値上昇，高血糖，脂質代謝異常，喫煙，肥満，心血管病の既往，腎毒性物質への曝露，その他 [Kidney Int Suppl 3：1-150, 2013]

4) 疫学 [透析会誌 49：1-34, 2016]

- 透析人口：320,448 人（人口 100 万人当たり 2,517 人），うち腹膜透析 9,225 人（2.9％）
- 年間導入患者数：38,327 人

- 年齢：透析人口全体 67.5±12.5 歳，透析導入患者 69.0±13.4 歳
- 男女比：男性 63.9%，女性 36.1%
- 透析歴：5 年未満 47.1%，5 年以上 10 年未満 25.1%，10 年以上 15 年未満 12.9%，15 年以上 20 年未満 6.8%，20 年以上 25 年未満 3.8%，25 年以上 30 年未満 2.1%，30 年以上 35 年未満 1.3%，35 年以上 0.8%
- 年間導入患者数は 2008 年以降大きな変動なく推移，透析人口は依然増加

5)予後 [透析会誌 49：1-34, 2016]

- 年間死亡患者数：30,707 人
- 年間粗死亡率：9.6%
- 累積生存率：1 年生存率 89.7%，2 年生存率 82.8%，3 年生存率 72.9%，5 年生存率 60.5%，10 年生存率 36.2%，15 年生存率 23.1%，20 年生存率 15.9%，25 年生存率 12.1%，30 年生存率 10.8%
- 死因：心不全 26.3%，感染症 20.9%，悪性腫瘍 9.0%，脳血管障害 7.1%，心筋梗塞 4.3%，カリウム中毒/頓死 2.7%，悪液質/尿毒症 4.0%，消化管出血 1.6%，腸閉塞 1.0%，肝硬変症 0.9%，自殺/拒否 0.7%，災害・事故死 0.5%，肺血栓/肺塞栓 0.3%，その他 9.3%，不明 11.3%

6)症候（表 1）

表 1　腎不全の症候

体液貯留	浮腫，胸水，腹水，心外膜液貯留，肺水腫
体液異常	高度の低ナトリウム血症，高カリウム血症，低カルシウム血症，高リン血症，代謝性アシドーシス
消化器症状	食欲不振，悪心・嘔吐，下痢
循環器症状	心不全，不整脈
神経症状	中枢神経障害：意識障害，不隨意運動，睡眠障害 末梢神経障害：かゆみ，しびれ
血液異常	高度の腎性貧血，出血傾向
視力障害	視力低下，網膜出血症状，網膜剝離症状

[透析会誌 46：1107-1155, 2013 より引用]

7)診断

- CKD の重症度において末期腎不全は stage G5 に分類され，透析患者では G5D，腎移植患者では G5T と記載される

8)重症度指標

- 末期腎不全患者の病態の重症度は，併存疾患や合併症の保有状況，ならびにそれらの重症度に依存する

9) 予後不良因子 [医学のあゆみ 227：421-425, 2008]

- 患者背景因子：年齢，性別，人種，腎不全原疾患，併存疾患，社会経済文化的要因など
- 透析療法：透析量，透析膜，透析時間，血管アクセスなど
- 合併症管理：貧血，ミネラル代謝異常，血圧管理，血糖管理，低栄養，慢性炎症など
- その他：患者コンプライアンス，腎専門医紹介のタイミングなど

10) 治療

■ 透析治療の種類

- 透析療法導入の判断，時期（図 2，表 2）

図 2　血液透析導入を判断するためのフローチャート

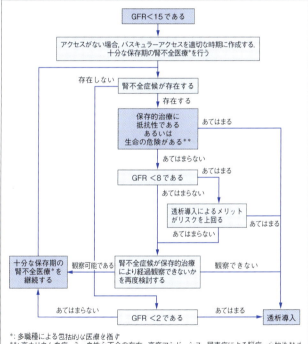

*：多職種による包括的な医療を指す
**：高カリウム血症，うっ血性心不全の存在，高度アシドーシス，尿毒症による脳症，心膜炎など

[透析会誌 46：1107-1155, 2013 より引用]

- 透析導入の時期は，十分な保存的治療を行っても進行性に腎機能の悪化を認め，GFR<15 ml/分/ 1.73 m^2 になった時点で判断される．ただし実際には，腎不全症候，日常生活の活動性，栄養状態を総合的に判断

し，それらの悪化が透析療法以外に回避できないときに決定する [Ther Apher Dial 19 (Suppl 1)：93-107, 2015]

◆ 透析療法は下記の症状が 1 つまたは 1 つ以上あるときに開始すべきである：腎不全に基づく症候および症状（漿膜炎，酸塩基・電解質代謝異常，搔痒症），体液量または血圧のコントロール不能，食事療法に抵抗性の栄養状態の進行性悪化，認知機能の低下 [Kidney Int Suppl 3：1-150, 2013]

◆ 尿毒症症状の出現のない eGFR 8～14 ml/分/1.73 m^2 程度での早期導入は，透析導入後の予後改善に寄与しない

◆ 一方で，症状がなくとも eGFR 2 ml/分/1.73 m^2 までに導入しないと生命予後が悪化する可能性がある [エビデンスに基づく CKD 診療ガイドライン, 2013]

表 2　わが国で慣例的に使われている透析導入基準 (1991 年)

【1】臨床症状

① 体液貯留（全身性浮腫・高度の低蛋白血症・肺水腫など）
② 体液異常（管理不能の電解質・酸塩基平衡異常）
③ 消化器症状（悪心・嘔吐・食欲不振・下痢など）
④ 循環器症状（重篤な高血圧・心不全・心包炎）
⑤ 神経症状（中枢・末梢神経障害・精神障害）
⑥ 血液異常（高度の貧血・出血傾向）
⑦ 視力障害（尿毒症性網膜症・糖尿病性網膜症）

以上の①から⑦までの小項目のうち，
• 3 個以上該当する場合は，「30 点」
• 2 個該当する場合は，「20 点」
• 1 個該当する場合は，「10 点」

【2】腎機能＝血清クレアチニン mg/dl（またはクレアチニン・クリアランス ml/分）

① 8 以上（10 未満）⇒「30 点」
② 5～8 未満（10～20 未満）⇒「20 点」
③ 3～5 未満（20～30 未満）⇒「10 点」

【3】日常生活障害程度

① 尿毒症症状のために起床できない場合⇒「30 点」
② 日常生活が著しく制限される場合⇒「20 点」
③ 通勤・通学あるいは家庭内労働が困難となった場合⇒「10 点」

上記評価【1】【2】【3】の合計点が「60 点以上」の場合に透析導入が適切であると評価する．ただし，10 歳未満の小児，65 歳以上の高齢者，全身の血管障害のある患者においては総得点に「10 点」を加算して評価点数とする．

■透析治療の実際

表 3　血液浄化療法の種類

腎不全治療 　血液透析 　腹膜透析 　　CAPD (continuous ambulatory 　　peritoneal dialysis) 　　APD (automated peritoneal 　　dialysis) 　血液濾過 　血液透析濾過	アフェレシス療法 　持続的血液浄化 　　持続的血液濾過 　　持続的血液透析 　　持続的血液透析濾過 　　持続的血漿交換 　血液吸着 　血漿吸着 　プラスマフェレシス 　　単純血漿交換 　　二重膜濾過血漿交換 　　冷却血漿交換 　白血球除去療法 　　顆粒球吸着療法 　　リンパ球除去療法

- ◆血液透析が頻用され，血液濾過透析や腹膜透析も用いられる（表 3）
- ◆本邦では，週 3 日，1 日 4 時間の血液透析が標準治療

11）運動療法

（1）適応
- ◆安定した透析療法を行えている患者（透析困難症を生じていない）
- ◆併存疾患の病状悪化がない患者

（2）禁忌
- ◆透析患者特有の禁忌事項はないが，併存疾患を複数有するため要注意
- ◆患者が有している併存疾患の禁忌事項を参照（心血管疾患患者のガイドラインを参照することが多い，表 4）

表 4　心不全の運動療法の禁忌

Ⅰ. 絶対的禁忌	1）過去 1 週間以内における心不全の自覚症状（呼吸困難，易疲労性など）の増悪 2）不安定狭心症または閾値の低い[平地ゆっくり歩行（2METs）で誘発される]心筋虚血 3）手術適応のある重症弁膜症，特に大動脈弁狭窄症 4）重症の左室流出路狭窄（閉塞性肥大型心筋症） 5）未治療の運動誘発性重症不整脈（心室細動，持続性心室頻拍） 6）活動性の心筋炎 7）急性全身性疾患または発熱 8）運動療法が禁忌となるその他の疾患（中等症以上の大動脈瘤，重症高血圧，血栓性静脈炎，2 週間以内の塞栓症，重篤な他臓器障害など）
Ⅱ. 相対的禁忌	1）NYHA Ⅳ度または静注強心薬投与中の心不全 2）過去 1 週間以内に体重が 2kg 以上増加した心不全 3）運動により収縮期血圧が低下する例 4）中等症の左室流出路狭窄 5）運動誘発性の中等度不整脈（非持続性心室頻拍，頻脈性心房細動など） 6）高度房室ブロック 7）運動による自覚症状の悪化（疲労，めまい，発汗多量，呼吸困難など）
Ⅲ. 禁忌とならないもの	1）高齢 2）左室駆出率低下 3）補助人工心臓（LVAS）装着中の心不全 4）植込み型除細動器（ICD）装着例

[日本循環器学会．心血管疾患におけるリハビリテーションに関するガイドライン（2012 年改訂版）．http://www.j-circ.or.jp/guideline/pdf/JCS2012_nohara_h.pdf（2018 年 7 月閲覧）]

(3) 中止基準

- ◆透析患者特有の中止基準はない
- ◆患者が有している併存疾患の中止基準を参照（心血管疾患患者のガイドラインを参照することが多い）

12）情報収集と評価

(1) 基本的情報

- ◆年齢
- ◆透析期間
- ◆既往症・併存疾患（心血管疾患，脳血管疾患，末梢神経障害，代謝障害，透析アミロイドーシス）
- ◆透析療法治療状況（体重増加，心胸郭比，浮腫，透析困難症（血圧低下，悪心，嘔吐，筋痙攣，胸痛など）の有無）
- ◆血液データ（貧血，栄養，電解質，腎機能，糖代謝，脂質代謝）
- ◆投薬内容
- ◆心機能（単純 X 線，心電図，心エコー）
- ◆病態の理解度，生活管理能力
- ◆社会的サポート（介護保険認定，サービス利用）
- ◆生活習慣，運動習慣

(2) 身体的評価

- ◆バイタルサイン（血圧，心拍数，呼吸数）
- ◆自覚症状（動悸，息切れ，呼吸困難，疲労感）
- ◆身体計測（体重，ドライウエイト，body mass index）
- ◆栄養指標
- ◆認知機能
- ◆筋力（1 RM の測定は禁忌，握力，膝伸展筋力，sit-to-stand test）
- ◆歩行速度
- ◆サルコペニア指標，フレイル指標
- ◆運動負荷試験（医師の監視下で透析を実施しない日に行う，6 分間歩行距離，心肺運動負荷試験）
- ◆身体活動量（歩数計・加速度計，質問紙）
- ◆ADL（自立度，困難感）
- ◆QOL（SF-36，KDQOL-SF など）

13）介入

エビデンスレビュー

■各ガイドラインにおける運動に関する推奨文の抜粋

> 運動はステージ 3 b 以上の高齢 CKD 患者における身体機能の状態を改善させるため，その実施を推奨する [Nephrol Dial Transplant 31：ii1-ii66, 2016]
> CKD 患者に対しては心血管系の健康度および運動耐容能を勘案して身体運動（少なくとも 30 分，週 5 日を目標に），健康的な体重（BMI で 20～25，各国の統計に基づく）の達成，および禁煙を行うことを推奨する [Kidney Int Suppl 3：1-150, 2013]

❯ CKD の各ステージを通して，過労を避けた十分な睡眠や休養は重要であるが，安静を強いる必要はない．個々の患者では，血圧，尿たんぱく，腎機能などを慎重にみながら運動量を調節する必要がある [CKD ガイド, 2012]

❯ 運動の目標として，毎日でなくとも週の大部分で，強度が中程度の心血管運動を 1 日 30 分間実施すべきである．現在，運動を積極的にしていない患者では，非常に低レベルで短い運動から始め，徐々にこの勧告レベルまで引き上げる必要がある [Am J Kidney Dis 45 : S1-S153, 2005]

❯ 有酸素運動（AT）とレジスタンストレーニング（RT）を主体とした運動療法 [Am J Kidney Dis 64 : 383-393, 2014]（メタ解析）

- コントロール群との比較（効果は standardized difference で表示）
- 有酸素能力：AT 単独で 0.65 改善，AT と RT の併用で 0.77 改善
- 血圧：AT と RT の併用で収縮期血圧が 0.33 減少，拡張期血圧が 0.41 減少
- 筋力：AT 単独で 0.57 改善，AT と RT の併用で 0.43 改善，RT 単独で 0.55 改善
- 大腿筋断面積：AT 単独で 1.35 改善，AT と RT の併用で 1.32 改善
- 心拍変動：AT と RT の併用で 0.02 改善

❯ 透析時間中の運動療法（有酸素運動，レジスタンストレーニング）[Am J Nephrol 40 : 478-490, 2014]（メタ解析）

- コントロール群との比較（効果は standardized difference で表示）
- Kt/V（透析効率）：0.27 改善
- peak $\dot{V}O_2$：0.53 改善
  （6 ヵ月以上の介入では 0.89 改善，6 ヵ月未満の介入では有意な変化なし）
  （有酸素運動とレジスタンストレーニングの併用で 0.92 改善，有酸素運動単独で 0.32 改善）
- 健康関連 QOL（SF-36）：PCS 0.30 改善
- 6 分間歩行距離：0.58 改善
- sit-to stand test（60 秒間での回数）：0.71 改善
- 血圧：収縮期血圧 0.27 減少，拡張期血圧 0.24 減少

- ■ 介入の実際
- ■ 運動処方

表5　ACSM による CKD 患者のための運動勧告

頻度	有酸素運動：3〜5 日/週 レジスタンストレーニング：2〜3 日/週
強度	有酸素運動：中等度強度［すなわち酸素摂取予備能の 40〜60％，RPE6〜20 点 （15 点法）の 11〜13 点］ レジスタンストレーニング：1RM の 60〜75％
時間	有酸素運動：持続的な有酸素運動で 20〜60 分/日．しかしこの時間が耐えられ ないのであれば，10 分間の間欠的運動曝露で計 20〜60 分/日 レジスタンストレーニング：10〜15 回反復で 1 セット．患者の耐容能と時間 に応じて，何セット行ってもよい
種類	有酸素運動：ウォーキングやサイクリング レジスタンストレーニング：マシーンあるいはフリーウエイトを使用する．大 筋群を動かすための 8〜10 種類の異なる運動を選ぶ
特別な配慮	〈血液透析を受けている患者〉 トレーニングは透析直後に行うべきでないが，透析をしない日には実施しても よい．もしもトレーニングが透析中に行われるのであれば，低血圧反応を避け るために，その運動は治療の前半中に試みられるべきである 心拍数は運動強度の指標としての信頼性は低いので，RPE を使用する 患者の動静脈接合部に直接体重をかけない限りは，動静脈接合部のある腕で運 動を行う 〈腹膜透析を受けている患者〉 持続的携帯型腹膜透析中の患者は，腹腔内に透析液があるうちに運動を試みる かもしれないが，この結果が思わしくない場合には，患者は体液を除去するこ とが勧められる 〈腎移植患者〉 拒絶の期間中は，運動の強度と時間は減少されるべきであるが，運動は継続し て実施してよい

［運動処方の指針，原書第 8 版より引用］

- ■ 疾患管理（CKD 患者）[Kidney Int Suppl 3：1-150, 2013]
  - ◆ レベル 1（一を推奨する）
  - • 糖尿病性腎症を含む糖尿病の微小血管障害の発症を予防し進展を抑制す
    るために，目標とするヘモグロビン A1c（HbA1c）は〜7.0％（53 mmol/
    mol）を推奨する
  - • 低血糖の危険のある患者では HbA1c＜7.0％（53 mmol/mol）とする
    まで治療しないことを推奨する
  - • すべての成人 CKD 患者には禁忌がない限り，年に一度のインフルエンザ・
    ワクチンの接種を推奨する
  - • GFR＜30 ml/分/1.73 m² （GFR 区分 G4〜G5）で肺炎球菌感染症の高
    リスク群（例えばネフローゼ症候群，糖尿病や免疫抑制薬服用）のすべ
    ての成人は，禁忌がない限り，多価肺炎球菌ワクチンを投与することを
    推奨する
  - • 肺炎球菌のワクチンを接種された成人 CKD 患者には 5 年以内に再接種
    を受けることを推奨する
  - • CKD 進行の高リスク群でかつ GFR＜30 ml/分/1.73 m² （GFR 区分
    G4〜G5）のすべての成人に B 型肝炎ワクチンの接種と，投与後の適切
    な検査により抗体出現を確認することを推奨する
  - ◆ レベル 2（一が望ましい）
  - • 進行性の CKD 患者には多職種ケアチームによる管理が望ましい
  - • 併発症の存在，生命予後が限られている人，または低血糖の危険のある
    人では HbA1c 目標値を 7.0％（53 mmol/mol）より上にすることが望

ましい

■ わが国の透析患者における管理目標値
◆ レベル 1（―を推奨する）
- 成人の血液透析（HD）患者の場合，維持すべき目標 Hb 値は週初めの採血で 10 g/d*l* 以上 12 g/d*l* 未満とし，複数回の検査で Hb 10 g/d*l* 未満となった時点で腎性貧血治療を開始することを推奨する［透析会誌 49：89-158, 2016］

◆ レベル 2（―が望ましい）
- 透析患者の体液管理は重要で，最大透析間隔日の体重増加を 6％未満にすることが望ましい［透析会誌 46：587-632, 2013］
- 管理目標値は，虚血性心疾患の一次予防では，LDL-C 120 mg/d*l* 未満，あるいは non-HDL-C 150 mg/d*l* 未満，二次予防では LDL-C 100 mg/d*l* 未満，あるいは non-HDL-C 130 mg/d*l* 未満とする［透析会誌 44：337-425, 2011］

◆ オピニオン，推奨度設定なし
- 心機能低下がない，安定した慢性維持透析患者における降圧目標値は，週初めの透析前血圧で 140 / 90 mmHg 未満とする［透析会誌 44：337-425, 2011］
- 血清 P 濃度の目標値：3.5〜6.0 mg/d*l*［透析会誌 45：301-356, 2012］
- 血清補正 Ca 濃度の目標値：8.4〜10.0 mg/d*l*［透析会誌 45：301-356, 2012］

■ 生活指導（食事，運動）
■ 食事に関するガイドライン（CKD 患者）［Kidney Int Suppl 3：1-150, 2013］
◆ レベル 1（―を推奨する）
- CKD 患者は教育プログラムの一環として個々の CKD の重症度に合わせて食事指導の専門家による助言および情報を提供されるべきであり，必要に応じて食塩，リン，カリウム，およびたんぱく質摂取についても指導を受けることを推奨する．
- 禁忌でなければ，ナトリウム摂取量を＜2 g/日（5 g の NaCl に相当）に下げることを推奨する．

◆ レベル 2（―が望ましい）
- 糖尿病を有した成人または有しない成人で GFR が＜30 m*l*/分/ 1.73 m^2（GFR 区分の G4〜G5）の場合，たんぱく質摂取量を 0.8 g/kg/日に下げることが望ましい
- CKD が進行する危険がある成人では高たんぱく質摂取（＞1.3 g/kg/日）を避けることが望ましい

■ わが国の食事療法基準［透析会誌 47：287-291, 2014］
◆ 血液透析（週 3 回）
- T.エネルギー：30〜35 kcal/kg[注1, 2]
- たんぱく質：0.9〜1.2 g/kg[注1]
- 食塩：6 g 未満[注3]
- 水分：できるだけ少なく
- カリウム：2,000 mg 以下
- リン：たんぱく質（g）×15 mg 以下

◆ 腹膜透析
- エネルギー：30〜35 kcal/kg[注1, 2, 4]
- たんぱく質：0.9〜1.2 g/kg[注1]

- 食塩：PD 除水量（l）×7.5＋尿量（l）×5g
- 水分：PD 除水量＋尿量
- カリウム：制限なし[注5]
  - [注1]体重は基本的に標準体重（BMI＝22）を用いる
  - [注2]性別，年齢，合併症，身体活動度により異なる
- リン：たんぱく質（g）×15mg 以下
  - [注3]尿量，身体活動度，体格，栄養状態，透析間体重増加を考慮して適宜調整する
  - [注4]腹膜吸収ブドウ糖からのエネルギー分を差し引く
  - [注5]高 K 血症を認める場合には血液透析同様に制限する

（忽那 俊樹）

5 生活習慣病

A 糖尿病

1) 定義 [糖尿病診療ガイドライン 2016 より引用]

◆糖尿病は，インスリン作用の不足による慢性高血糖を主徴とし，種々の特徴的な代謝異常を伴う疾患群である

◆代謝異常の長期間にわたる持続は特有の合併症をきたしやすく，動脈硬化症をも促進する

◆代謝異常の程度によって，無症状からケトアシドーシスや昏睡に至る幅広い病態を示す

2) 原因 [糖尿病診療ガイドライン 2016 より引用]

◆糖尿病の発症には遺伝因子と環境因子がともに関与する

表1 糖尿病と糖代謝異常*の成因分類

Ⅰ．1型(膵β細胞の破壊，通常は絶対的インスリン欠乏に至る)
　A．自己免疫性
　B．特発性
Ⅱ．2型(インスリン分泌低下を主体とするものと，インスリン抵抗性が主体で，それにインスリンの相対的不足を伴うものなどがある)
Ⅲ．その他の特定の機序，疾患によるもの
　A．遺伝因子として遺伝子異常が同定されたもの
　　(1) 膵β細胞機能にかかわる遺伝子異常
　　(2) インスリン作用の伝達機構にかかわる遺伝子異常
　B．他の疾患，条件に伴うもの
　　(1) 膵外分泌疾患
　　(2) 内分泌疾患
　　(3) 肝疾患
　　(4) 薬剤や化学物質によるもの
　　(5) 感染症
　　(6) 免疫機序によるまれな病態
　　(7) その他の遺伝的症候群で糖尿病を伴うことの多いもの
Ⅳ．妊娠糖尿病

注：現時点では上記のいずれにも分類できないものは分類不能とする．
*：一部には，糖尿病特有の合併症をきたすかどうかが確認されていないものも含まれる．
[日本糖尿病学会 編・著：糖尿病診療ガイドライン 2016，糖尿病診断の指針，p11，南江堂，2016 より転載]

3) 増悪因子

◆体質，加齢，食生活(過食)，アルコール過飲，運動不足，喫煙，感染症，肝臓疾患，膵臓疾患，内分泌(ホルモン)疾患，悪性腫瘍，妊娠，手術　外傷，ストレス，一部の薬の副作用など [糖尿病診療ガイドライン2016 より引用]

4) 疫学

◆患者数：日本国内では 316.6 万人 [厚生労働省：平成 26 年度国民健康・栄養調査報告]

◆有病率：HbA1c (NGSP) 値が 6.5 以上または糖尿病の治療を受けている患者は 20 歳以上では男性 15.5％，女性 9.8％で，70 歳以上では男

性 22.3%，女性 17.8%［厚生労働省 2014，厚生労働省：平成 26 年度国民健康・栄養調査報告］

5）予後

- HbA1c 6.9%未満であれば細小血管症の発症，進展はほぼ抑制可能．［糖尿病診療ガイドライン 2016 より引用］
- 2 型糖尿病の罹患で，総死亡のリスクが 1.15 倍，心血管疾患による死亡のリスクが 1.14 倍 [N Engl J Med 373 : 1720~1732, 2015]

6）症候

■ **高血糖による症候**
- 口渇，多飲，多尿，体重減少，易疲労感など

■ **低血糖による症候**
- 発汗，不安，動悸，頻脈，手指振戦，顔面蒼白など

■ **合併症による症候**
- 視力低下，足のしびれ感，歩行時，下肢痛，勃起障害（ED），無月経，発汗異常，便秘，下痢，足潰瘍，壊疽など

7）診断

- 型の判定
    - ① 早朝空腹時血糖値 126 mg/d*l* 以上
    - ② 75 g OGTT で 2 時間値 200 mg/d*l* 以上
    - ③ 随時血糖値 200 mg/d*l* 以上
    - ④ HbA1c が 6.5％以上
    - ①～④のいずれかが確認された場合は「**糖尿病型**」と判定する
    - ⑤ 早朝空腹時血糖値 110 mg/d*l* 未満
    - ⑥ 75 g OGTT で 2 時間値 140 mg/d*l* 未満
    - ⑤および⑥の血糖値が確認された場合には「**正常型**」と判定する
    - 上記の「糖尿病型」「正常型」いずれにも属さない場合は「**境界型**」と判定する．
- 別の日に行った検査で，糖尿病型が再確認できれば糖尿病と診断できる．ただし，初回検査と再検査の少なくとも一方で，必ず血糖値の基準を満たしていることが必要で，HbA1c のみの反復検査による診断は不可
- 血糖値と HbA1c を同時測定し，ともに糖尿病型であることが確認されれば，初回検査のみで糖尿病と診断できる
- 血糖値が糖尿病型を示し，かつ次のいずれかが認められる場合は，初回検査だけでも糖尿病と診断できる
    - 1) 口渇，多飲，多尿，体重減少などの糖尿病の典型的な症状
    - 2) 確実な糖尿病網膜症
- 検査した血糖値や HbA1c が糖尿病型の判定基準以下であっても，過去に糖尿病型を示した資料（検査データ）がある場合や，上記 1)，2) の存在の記録がある場合は，糖尿病の疑いをもって対応する

図1 糖尿病の臨床診断のフローチャート

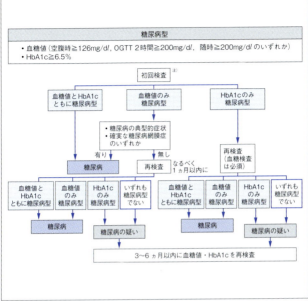

注)糖尿病が疑われる場合は,血糖値と同時にHbA1cを測定する.同日に血糖値とHbA1cが糖尿病型を示した場合には,初回検査だけで糖尿病と診断する.
[日本糖尿病学会糖尿病診断基準に関する調査検討委員会:糖尿病の分類と診断基準に関する委員会報告(国際標準化対応版).糖尿病 55:494, 2012 より一部改変]
[日本糖尿病学会 編・著:糖尿病治療ガイド2018-2019, p23, 文光堂, 2018]

8) 重症度指標

◆ 糖尿病に起因する合併症の数が多いほど重症

9) 予後不良因子 [糖尿病診療ガイドライン2016, 糖尿病治療の目標と指針, 27-30, 2016]

◆ 血糖コントロール不良,肥満,喫煙,高血圧,および脂質異常症が予後不良因子

10) 治療 [糖尿病治療ガイド 2018-2019]

図2 血糖コントロール目標

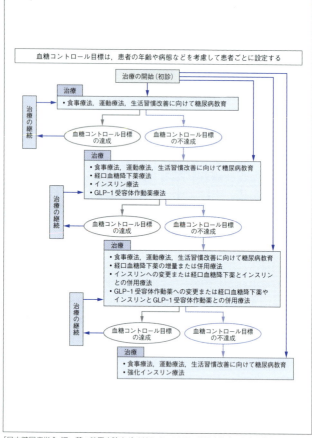

[日本糖尿病学会 編・著：糖尿病診療ガイドライン 2016，糖尿病治療の目標と指針，p25，南江堂，2016．日本糖尿病学会 編・著：糖尿病治療ガイド 2018-2019，p32，文光堂，2018]

図3 血糖コントロール目標

目　標	コントロール目標値[注4]		
	血糖正常化を 目指す際の目標[注1]	合併症予防 のための目標[注2]	治療強化が 困難な際の目標[注3]
HbA1c (%)	6.0未満	7.0未満	8.0未満

治療目標は年齢，罹病期間，臓器障害，低血糖の危険性，サポート体制などを考慮して個別に設定する

注1) 適切な食事療法や運動療法だけで達成可能な場合，または薬物療法中でも低血糖などの副作用なく達成可能な場合の目標とする
注2) 合併症予防の観点からHbA1cの目標値を7%未満とする．対応する血糖値としては，空腹時血糖値130mg/dl未満，食後2時間血糖値180mg/dl未満をおおよその目安とする
注3) 低血糖などの副作用，その他の理由で治療の強化が難しい場合の目標とする
注4) いずれも成人に対しての目標値であり，また妊娠例は除くものとする

[日本糖尿病学会 編・著：糖尿病診療ガイドライン2016，糖尿病治療の目標と指針，p27，南江堂，2016 より転載]

図4 高齢者糖尿病の血糖コントロール目標（HbA1c値）

患者の特徴・ 健康状態[注1]		カテゴリーⅠ ① 認知機能正常 かつ ② ADL自立		カテゴリーⅡ ① 軽度認知障害～軽度 認知症 または ② 手段的ADL低下， 基本的ADL自立	カテゴリーⅢ ① 中等度以上の認知症 または ② 基本的ADL低下 または ③ 多くの併存疾患や 機能障害
重症低血糖 が危惧され る薬剤(イン スリン製剤， SU薬，グリ ニド薬など) の使用	なし[注2]	7.0%未満		7.0%未満	8.0%未満
	あり[注3]	65歳以上 75歳未満 7.5%未満 （下限6.5%）	75歳以上 8.0%未満 （下限7.0%）	8.0%未満 （下限7.0%）	8.5%未満 （下限7.5%）

治療目標は，年齢，罹病期間，低血糖の危険性，サポート体制などに加え，高齢者では認知機能や基本的ADL，手段的ADL，併存疾患なども考慮して個別に設定する．ただし，加齢に伴って重症低血糖の危険性が高くなることに十分注意する．

注1) 認知機能や基本的ADL（着衣，移動，入浴，トイレの使用など），手段的ADL（IADL：買い物，食事の準備，服薬管理，金銭管理など）の評価については，日本老年医学会のホームページ（http://www.jpn-geriat-soc.or.jp/）を参照する．エンドオブライフの状態では，著しい高血糖を防止し，それに伴う脱水や急性合併症を予防する治療を優先する．
注2) 高齢者糖尿病においても，合併症予防のための目標は7.0%未満である．ただし，適切な食事療法や運動療法だけで達成可能な場合，または薬物療法の副作用なく達成可能な場合の目標も6.0%未満，治療の強化が難しい場合の目標を8.0%未満とする．下限を設けない．カテゴリーⅢに該当する状態で，多剤併用による有害作用が懸念される場合や，重篤な併存疾患を有し，社会的なサポートが乏しい場合などには，8.5%未満を目標とすることも許容される．
注3) 糖尿病罹病期間も考慮し，合併症発症・進展阻止が優先される場合には，重症低血糖を予防する対策を講じつつ，個々の高齢者ごとに個別の目標や下限を設定してもよい．65歳末満からこれらの薬剤を用いて治療中であり，かつ血糖コントロール状態が図の目標や下限を下回る場合には，基本的に現状を維持するが，重症低血糖に十分注意する．グリニド薬は，種類・使用量・血糖値等を勘案し，重症低血糖が危惧されない薬剤に分類される場合もある．

【重要な注意事項】糖尿病治療薬の使用にあたっては，日本老年医学会編「高齢者の安全な薬物療法ガイドライン」を参照すること．薬剤使用時には多剤併用を避け，副作用の出現に十分に注意する．
[日本老年医学会/日本糖尿病学会 編・著：高齢者糖尿病診療ガイドライン2017，p46，南江堂，2017 より転載]

■ 食事療法
- ◆ 炭水化物を 50〜60％エネルギー，たんぱく質 20％エネルギー以下を目安とし，残りを脂質とする

表2 目標体重と総エネルギー摂取量をどのように定めるか？

【ステートメント】
- 2型糖尿病の食事療法の目標は，総エネルギー摂取量の適正化を図ることによって全身における良好な代謝状態を維持することにある
  BMI 22 を目標として標準体重を求め，以下の式から総エネルギー摂取量を算定する
    総エネルギー摂取量算定の目安
      標準体重 (kg) = [身長 (m)]^2×22
      総エネルギー摂取量＝標準体重×身体活動量
      身体活動量 (kcal/kg 標準体重)
        ＝25〜30   軽い労作（デスクワークが多い職業など）
          30〜35   普通の労作（立ち仕事が多い職業など）
          35〜   重い労作（力仕事が多い職業など）
- 治療開始時のBMIによらず，一律に標準体重を目指すことは実際的とはいえない．エネルギーバランスは体重の変化に現れることから，肥満を有する糖尿病患者では，まず現体重の5％の体重減量を目指す．その後，代謝状態の改善を評価しつつ，患者個々の実効性などを考慮に入れ，適正体重の個別化を図ることが必要である

[日本糖尿病学会 編・著：糖尿病診療ガイドライン 2016，食事療法，p40，南江堂，2016 より転載]

■ 薬物療法
- ◆ 血糖降下薬は，インスリン分泌の保たれている患者では効果を発揮しやすいが，低血糖を起こしやすいため，注意が必要である
- ◆ 血糖降下薬は，食事療法，運動療法がおろそかになると体重増加が起こりやすい
- ◆ インスリン製剤は，作用時間特性から，超速効型インスリン製剤，速効型インスリン製剤，中間型インスリン製剤，持効型溶解インスリン製剤，速効型と中間型の混合型のインスリン製剤，超速効型と中間型インスリンの混合型インスリン製剤，超速効型と持効型溶解の配合溶解インスリン製剤に分類される
- ◆ 2型糖尿病では，食事療法，運動療法，およびインスリン以外の薬物療法によっても血糖コントロールができない場合や，高血糖による糖毒性を解除する目的でインスリン治療が行われる

図5 病態に合わせた経口血糖降下薬の選択

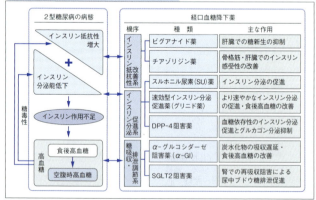

[日本糖尿病学会 編・著：糖尿病治療ガイド 2018-2019，p33，文光堂，2018 より転載]

11) 運動療法

(1) 適応・禁忌
- 運動療法を開始する際には合併症がある場合はその程度を，合併症のリスクが高い場合は合併症の有無を評価する必要がある
- 自律神経障害がある場合は，運動負荷に対する循環応答の低下，起立性低血圧，体温調節障害，視力障害などにより運動中の事故を起こしやすい
- 網膜症，腎症，整形外科的疾患などがある場合は，疾患に応じた運動の種類と強度を選択する
- 無症候かつ合併症のリスクが低い患者について，心血管疾患のスクリーニングがどのような患者に有益か明確に示すエビデンスはない

(2) 中止基準
- 症状：狭心痛，呼吸困難，失神，めまい，ふらつき
- 徴候：チアノーゼ，顔面蒼白，冷汗，過剰な換気の亢進
- 血圧：低潅流症状を伴う血圧低下（めまい，意識低下，冷汗，冷感など），異常な血圧上昇，医師の指示した中止基準を満たす
- 心電図：運動に伴う虚血性 ST-T 変化，運動に伴う新たな不整脈の出現（PVC，PAC の散発は経過観察となることが多い）
- 経過中に運動負荷量が過大であることを示唆する指標
  1) 自覚症状（倦怠感持続，前日の疲労感の残存，同一負荷量における Borg 指数の 2 以上の上昇）
  2) 運動当日〜翌日に生じる低血糖

12) 情報収集と評価

- 基本的情報収集
- 現病・既往歴：糖尿病の病状，慢性合併症の有無
- その他の合併症：肥満，脂質異常症，高血圧症，メタボリックシンドローム，肝機能障害，高尿酸血症，呼吸器疾患，循環器疾患，骨関節疾患
- 食事療法の状況：1 日の食事摂取エネルギー量
- 薬剤療法の状況：インスリン，血糖降下薬
- 生活環境（家族状況，居住環境，病院へのアクセスなど）
- 介護保険認定状況とサービス利用状況
- 開始前の ADL・IADL および運動習慣
- 急性期
- 糖尿病ケトアシドーシス，低血糖などのモニタリング
- 運動前後，運動中の血糖値，心電図，血圧，自覚症状
- 基本的 ADL と簡易的な運動機能検査（SPPB，歩行速度など）
- 安定期
- 認知機能：高齢者では必須
- 身体計測（体重，BMI，周囲長，足病変の有無など）
- 運動機能検査（筋力，バランス，歩行速度）
- サルコペニア・フレイル関連指標：高齢者では必須
- 身体活動量（質問紙，歩数，消費カロリー，中強度の身体活動時間）
- 運動耐容能（6 分間歩行試験，心肺運動負荷試験（医師の監視下））
- QOL（SF-36 など）

エビデンスレビュー

- 糖尿病患者の平均歩行速度は 0.7〜1.24 m/sec である [Diabetes Metab Res Rev 24：173-191，2008]
- 糖尿病神経障害合併者における快適歩行速度は，神経障害合併群，足部潰瘍群，足部切断群，下腿切断群の順に低下する [Diabetologia 49：1747-1754, 2006]
- 糖尿病神経障害合併者は非合併者および健常者と比較して，重心動揺が大きく，重心動揺の大きさは重症度に関連がある [Diabetes Care 19：372-374, 1996, Gait Posture 14：238-247, 2001]
- 合併症を有さない 2 型糖尿病患者においても，健常者と比較して片脚立位時間の減少を認める [Diabetes Res Clin Pract 60：171-176, 2003]
- 糖尿病患者は健常者と比較して，足関節他動運動時の硬直は有意に強い [Foot Ankle Int 25：561-567, 2004]
- 糖尿病患者は足関節背屈可動域が減少し，前足部内側の圧が上昇する [J Am Podiatr Med Assoc 91：280-287, 2001]
- 糖尿病患者は約 1.4〜4 倍転倒しやすい [糖尿病診療ガイドライン 2016, 高齢者の糖尿病（認知症を含む），412, 2016 より引用]
- フレイルは体重減少，易疲労感，歩行速度低下，筋力低下，身体活動性低下の 3 項目以上で定義されるが，高血糖の高齢糖尿病患者ではフレイルになりやすい [糖尿病診療ガイドライン 2016, 高齢者の糖尿病（認知症を含む），412, 2016 より引用]
- 高齢者糖尿病は IADL 低下，BADL 低下，移動能力低下のリスクファクターである [糖尿病診療ガイドライン 2016, 高齢者の糖尿病（認知症を含む），415, 2016 より引用]
- 糖尿病患者は糖尿病がない人と比べ，IADL 低下が 1.65 倍，BADL 低下が 1.82 倍，移動能力の低下が 1.71 倍起こりやすい [糖尿病診療ガイドライン 2016, 高齢者の糖尿病（認知症を含む），416, 2016 より引用]

13）介入

エビデンスレビュー

■2 型糖尿病

- 運動療法の意義は確立されているが，運動療法に伴う低血糖の発症を予防する方法は確立されていない [N Engl J Med 371：1972-1982, 2016. doi：10.1056/NEJMoa1408214]
- 12 週間以上運動療法を行った 2 型糖尿病患者におけるメタアナリシス．HbA1c は有酸素運動，レジスタンス運動，有酸素運動とレジスタンス運動で低下した．また週に 150 分を超えた運動群は 150 分以下の運動群より HbA1c が低下した [JAMA 305：1790-1799, 2011]
- 運動療法を行った 2 型糖尿病のメタアナリシス．有酸素運動，レジスタンス運動，有酸素運動とレジスタンス運動を行った．運動は平均血糖値を低下し，高血糖の時間を減らしたが，低血糖の時間と空腹時血糖値は変わらなかった [Diabetes Metab Res Rev 29：593-603, 2013]
- 8 週間以上の運動療法を行った 2 型糖尿病のメタアナリシス．有酸素運動，レジスタンス運動，有酸素運動とレジスタンス運動で収縮期血圧，拡張期血圧，HDL-C，LDL-C が改善した [Diabetes Res Clin Pract 98：349-360, 2012]

> 8週間以上の歩行運動療法を行った2型糖尿病のメタアナリシス．HbA1cは運動療法の指導と運動療法の指導がなくても動機付けを行った場合，ともに低下した [PLoS One 9：e109767, 2014]

■1型糖尿病

> 運動療法（有酸素運動，レジスタンス運動，有酸素運動とレジスタンス運動，高強度の運動）のメタアナリシスでは，有酸素運動のみHbA1cを減らした [Sports Med 42：1059-1080, 2012]
> 運動療法群と対照群でHbA1cの変化に差なし [PLoS One 8：e58861, 2013]
> 運動療法を開始する際，心血管疾患の有無や程度，糖尿病慢性合併症である末梢および自律神経障害や進行した網膜症，腎症，整形外科的疾患などをあらかじめ評価する必要がある
> 有酸素運動が，血糖コントロール，インスリン抵抗性，心肺機能，脂質代謝を改善し，血圧を低下させる
> 有酸素運動とレジスタンス運動は，ともに血糖コントロールに有効であり，併用によりさらに効果がある
> 運動療法は，食事療法と組み合わせることによりいっそう高い効果が期待できる

■介入の実際 [糖尿病診療ガイドライン2016, 運動療法, 67-68, 2016]

◆インスリンや経口血糖降下薬で治療中の患者
• 運動当日～翌日に低血糖のリスクがある
• SMBGを行い，運動前や運動中の補食を検討する
• 運動前の血糖値が100mg/dl未満の場合は，吸収の良い炭水化物を1～2単位摂取することが推奨される
• 体調が良ければ高血糖で運動を中止する必要はないが，1型糖尿病で尿ケトン体陽性時には運動は控える
◆2型糖尿病の有酸素運動とレジスタントレーニング [AHAガイドライン]
◆少なくとも週に3～5回，中強度以上の有酸素運動を20～60分間行い，1週間で計150分以上の運動を行うことが推奨される
◆週2～3回のレジスタントレーニングの併用が推奨される
◆運動療法は個人の基礎体力や年齢に合わせて，最初は歩行時間を増やすなど無理のない範囲で身体活動量を増加させることから開始し，段階的に運動量を増やすことが望ましい
◆運動は実生活の中で実施可能な時間であればいつでも行ってよいが，食後1～2時間までに行うと食後高血糖を抑制できる
◆推奨される運動の頻度，強度，時間

表3 2型糖尿病患者の運動処方

	頻度	強度	時間
有酸素運動（大きな筋肉の活動）	3～7日/週	中強度	150分/週
有酸素運動（大きな筋肉の活動）	3日/週	高強度	90分/週
レジスタントレーニング（大きな筋群を動員する複合的な関節運動）	3日/週	中～高強度 8～10回以上持ち上げられない負荷量で，8～10回を2～4セット行う セットごとに1～2分の休憩を入れる	

（阿部 義史・米澤 隆介）

5 生活習慣病
B 脂質異常症

1）定義

表1　脂質異常症の診断基準

LDL コレステロール （LDL-C）	140mg/d*l* 以上	高 LDL コレステロール血症
	120〜139mg/d*l*	境界域高 LDL コレステロール血症**
HDL コレステロール （HDL-C）	40mg/d*l* 未満	低 HDL コレステロール血症
トリグリセリド （TG）	150mg/d*l* 以上	高トリグリセリド血症
non-HDL コレステロール	170mg/d*l* 以上	高 non-HDL コレステロール血症
	150〜169mg/d*l*	境界域高 non-HDL コレステロール血症**

*10 時間以上の絶食を「空腹時」とする．ただし水やお茶などカロリーのない水分の摂取は可とする．
**スクリーニングで境界域高 LDL-C 血症，境界域高 non-HDL-C 血症を示した場合は，高リスク病態がないか検討し，治療の必要性を考慮する
• LDL-C は Friedewald 式（TC−HDL-C−TG/5）または直接法で求める．
• TG が 400mg/d*l* 以上や食後採血の場合は non-HDL-C（TC−HDL-C）か LDL-C 直接法を使用する．ただしスクリーニング時に高 TG 血症を伴わない場合は LDL-C との差が＋30mg/d*l*より小さくなる可能性を念頭においてリスクを評価する．
• これらはスクリーニング基準であり，直ちに治療が必要となる基準ではない．
［日本動脈硬化学会（編）：動脈硬化性疾患予防ガイドライン 2017 年版，日本動脈硬化学会，2017］

表2　家族性高コレステロール血症診断基準（成人）

1	高 LDL-C 血症（未治療時の LDL-C180mg/d*l* 以上）
2	腱黄色腫（手背，肘，膝などの腱黄色腫あるいはアキレス腱肥厚）あるいは皮膚結節性黄色腫
3	FH あるいは早発性冠動脈疾患の家族歴（2 親等以内の血族）

*続発性脂質異常症を除外した上で診断する．
*2 項目以上で FH と診断する．FH ヘテロ接合体疑いは遺伝子検査による診断が望ましい．
*皮膚結節性黄色腫に眼瞼黄色腫は含まない．
*アキレス腱肥厚は X 線撮影により 9mm 以上にて診断する．
*LDL-C が 250mg/d*l* 以上の場合，FH を強く疑う．
*すでに薬物治療中の場合，治療のきっかけとなった脂質値を参考にする．
*早発性冠動脈疾患は男性 55 歳未満，女性 65 歳未満と定義する．
*FH と診断した場合，家族についても調べることが望ましい．
*この診断基準はホモ接合体にも当てはまる．
［日本動脈硬化学会（編）：動脈硬化性疾患予防ガイドライン 2017 年版，日本動脈硬化学会，2017］

2）原因

- 食生活（高脂肪，高コレステロール，過度な飲酒）
- 運動不足
- 喫煙
- ストレス
- 遺伝

◆疾患由来のもの（甲状腺機能低下症，肝不全，腎不全，糖尿病など）
◆薬剤による副作用（ステロイド，利尿薬，ピルなど）[日本動脈硬化学会（編）：動脈硬化性疾患予防ガイドライン 2017 年版，日本動脈硬化学会，2017]

3）疫学

◆国内の推計総患者数：206 万 2 千人（男性：59 万 6 千人，女性：146万 5 千人）[厚生労働省　平成 26 年（2014）患者調査の概況]

4）予後

■総コレステロール値
◆心筋梗塞発症：総コレステロール値 224 mg/dl 以上の群では 175 mg/dl 以下の群に比べて男性で 3.3 倍 [Circ J 74：1346-1356, 2010]
◆冠動脈疾患による死亡：総コレステロール値が 220 mg/dl 以上の群では，180 mg/dl 未満の群に比べて男性で 1.6 倍，女性で 1.9 倍 [Tob Control 19：50-57, 2010]，260 mg/dl 以上の群では，160 mg/dl 未満の群に比べて男女合計で 3.7 倍，男性で 3.8 倍，女性で 3.3 倍 [Atherosclerosis 194：415-420, 2007] [Atherosclerosis 190：216-223, 2007]

■LDL コレステロール値
◆冠動脈疾患発症：Friedewald の式による LDL コレステロール推定値が 151 mg/dl 以上の群は 98 mg/dl 未満の群に比べて冠動脈疾患の発症リスクは男性で 3.7 倍 [Atherosclerosis 203：587-592, 2009]，LDL コレステロール推定値が 150 mg/dl 以上の群は，102 mg/dl 未満の群に比べて冠動脈疾患の発症率が 2 倍 [Stroke 40：382-388, 2009]
◆冠動脈疾患による死亡：140 mg/dl 以上の群は 80 mg/dl 未満の群に比べて冠動脈疾患の死亡リスクは男性で 2.1 倍 [J Intern Med 267：576-587, 2010]

■HDL コレステロール値
◆冠動脈疾患発症：HDL コレステロール値 40 mg/dl 未満の男性はそれ以上の男性に比べて冠動脈疾患の発症リスクが 2.5 倍 [Stroke 38：1744-1751, 2007]，HDL コレステロール値 48 mg/dl 未満の群は 64 mg/dl 以上の群に比べて冠動脈疾患の発症リスクが男性で 4.2 倍 [Circulation 89：2533-2539, 1994]
◆冠動脈疾患による死亡：HDL コレステロール値 40 mg/dl 未満の男性はそれ以上の男性に比べて冠動脈疾患の死亡リスクが 2.0〜2.5 倍 [日本公衛誌 48：95-108, 2001] [Hypertens Res 32：289-298, 2009]

■トリグリセライド値
◆冠動脈疾患発症：トリグリセライド値 167 mg/dl 以上の群は 84 mg/dl 未満の群に比べて冠動脈疾患の発症リスクが男女とも 2.8 倍 [Am J Epidemiol 153：490-499, 2001]
◆心筋梗塞発症：トリグリセライド値 167 mg/dl 以上の群は 84 mg/dl 未満の群に比べて心筋梗塞の発症リスクが男性で 3.4 倍 [Am J Epidemiol 153：490-499, 2001]
◆冠動脈疾患による死亡：トリグリセライド値 150 mg/dl 以上の男性はそれ未満に比べて冠動脈疾患の死亡リスクが 1.8 倍 [Hypertens Res 32：289-298, 2009]

5) 症候

- 自覚症状は伴わない
- 家族性高脂血症の場合は、腱黄色腫（手背、肘、膝などの腱黄色腫あるいはアキレス腱肥厚）、皮膚結節性黄色腫を伴うことが多い

6) 治療 [動脈硬化性疾患予防ガイドライン，2012年版]

- 脂質異常症をきたす原疾患があればその治療を行う
- 個々の患者のリスクを評価して治療方針を決定する
- まずは生活習慣の改善が基本である

■ 管理目標

図1 冠動脈疾患予防からみたLDLコレステロール管理目標設定のためのフローチャート（危険因子を用いた簡易版）

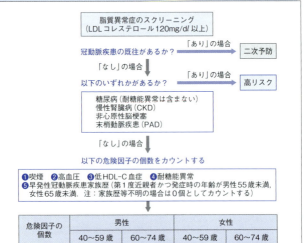

[日本動脈硬化学会（編）：動脈硬化性疾患予防ガイドライン2017年版，日本動脈硬化学会，2017]

※ 2017年に改定された動脈硬化性疾患予防ガイドラインでは、吹田スコアを用いた分類を推奨している（図2）

図2　冠動脈疾患予防からみた LDL コレステロール管理目標値設定のための吹田スコアを用いたフローチャート

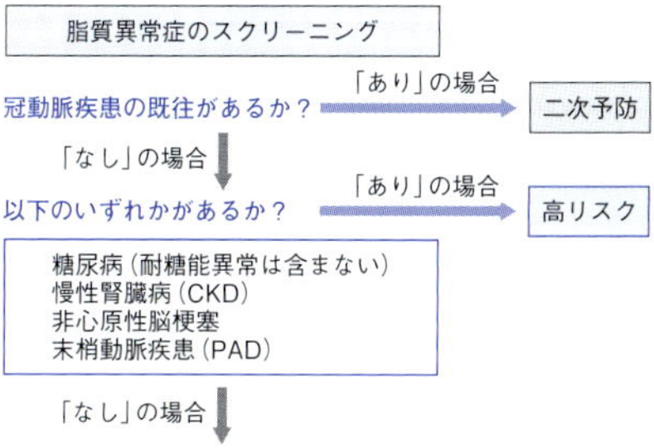

脂質異常症のスクリーニング

冠動脈疾患の既往があるか？ → 「あり」の場合 → **二次予防**

「なし」の場合 ↓

以下のいずれかがあるか？ → 「あり」の場合 → **高リスク**

糖尿病（耐糖能異常は含まない）
慢性腎臓病（CKD）
非心原性脳梗塞
末梢動脈疾患（PAD）

「なし」の場合 ↓

吹田スコアの得点	予想される 10 年間の 冠動脈疾患発症リスク	分類
40 以下	2％未満	低リスク
41〜55	2〜9％未満	中リスク
56 以上	9％以上	高リスク

吹田スコアは図 1-②に基づいて計算する.

注）家族性高コレステロール血症および家族性Ⅲ型高脂血症と診断される場合はこの
　チャートは用いずに動脈硬化性疾患予防ガイドライン 2017 年版 第 5 章「家族性
　コレステロール血症」，第 6 章「原発性脂質異常症」の章をそれぞれ参照すること

［日本動脈硬化学会（編）：動脈硬化性疾患予防ガイドライン 2017 年版，日本動脈硬化学会，
2017］

図3　吹田スコアによる冠動脈疾患発症予測モデル

危険因子①〜⑧の点数を合算する． (点数)

①年齢(歳)		②性別		④血圧*		
35〜44	30	男性	0	至適血圧	＜120 かつ＜80	−7
45〜54	38	女性	−7	正常血圧	120〜129 かつ/または 80〜84	0
55〜64	45			正常高値血圧	130〜139 かつ/または 85〜89	0
65〜69	51	③喫煙*		Ⅰ度高血圧	140〜159 かつ/または 90〜99	4
70 以上	53	喫煙有	5	Ⅱ度高血圧	160〜179 かつ/または 100〜109	6

⑤HDL-C (mg/dl)		⑥LDL-C (mg/dl)		⑦耐糖能異常	
＜40	0	＜100	0	あり	5
40〜59	−5	100〜139	5		
≧60	−6	140〜159	7	⑧早発性冠動脈疾患家族歴	
		160〜179	10	あり	5
		≧180	11		

①〜⑧の点数を合計
　　　　　　点

	①〜⑧の合計得点	10年以内の冠動脈疾患発症確率	発症確率の範囲		発症確率の中央値	分類
			最小値	最大値		
吹田スコア(LDLモデル詳細)	35 以下	＜1％		1.0％	0.5％	低リスク
	36〜40	1％	1.3％	1.9％	1.6％	
	41〜45	2％	2.1％	3.1％	2.6％	中リスク
	46〜50	3％	3.4％	5.0％	4.2％	
	51〜55	5％	5.0％	8.1％	6.6％	
	56〜60	9％	8.9％	13.0％	11.0％	高リスク
	61〜65	14％	14.0％	20.6％	17.3％	
	66〜70	22％	22.4％	26.7％	24.6％	
	≧71	＞28％	28.1％		28.1％以上	

*高血圧で現在治療中の場合も現在の数値に入れる．ただし高血圧治療の場合は非治療と比べて同じ血圧値であれば冠動脈疾患のリスクが高いことを念頭に置いて患者指導をする．禁煙者については非喫煙として扱う．冠動脈疾患のリスクは禁煙後1年でほぼ半減し，禁煙後15年で非喫煙者と同等になることに留意する

[日本動脈硬化学会(編)：動脈硬化性疾患予防ガイドライン2017年版．日本動脈硬化学会, 2017]

表3 リスク区分別脂質管理目標値

治療方針の原則	管理区分	脂質管理目標値（mg/dl）			
		LDL-C	non-HDL-C	TG	HDL-C
一次予防 まず生活習慣の改善を 行った後, 薬物療法の 適用を考慮する	低リスク	<160	<190	<150	≧40
	中リスク	<140	<170		
	高リスク	<120	<150		
二次予防 生活習慣の是正とともに 薬物治療を考慮する	冠動脈疾患の 既往	<100 (<70)*	<130 (<100)*		

* : 家族性高コレステロール血症, 急性冠症候群の時に考慮する. 糖尿病でも他のリスク病態（非心原性脳梗塞, 末梢動脈疾患, 慢性腎臓病, メタボリックシンドローム, 主要危険因子の重複, 喫煙）を合併するときはこれに準ずる

・一次予防における管理目標達成の手段は非薬物療法が基本であるが, 低リスクにおいても LDL-C が 180mg/dl 以上の場合は薬物療法を考慮するとともに, 家族性高コレステロール血症の可能性を念頭においておくこと
・まず LDL-C の管理目標値を達成し, その後 non-HDL の達成を目指す
・これらの値はあくまでも到達努力目標値であり, 一次予防（低・中リスク）においては LDL-C 低下率 20～30%, 二次予防においては LDL-C 低下率 50%以上も目標値となり得る

[日本動脈硬化学会（編）: 動脈硬化性疾患予防ガイドライン 2017 年版. 日本動脈硬化学会, 2017]

■生活習慣の改善

表4 生活習慣の改善方法

- ・禁煙し, 受動喫煙を回避する
- ・過食と身体活動不足に注意し, 適正な体重を維持する
- ・肉の脂身, 動物脂, 鶏卵, 果糖を含む加工食品の大量摂取を控える
- ・魚, 緑黄色野菜を含めた野菜, 海藻, 大豆製品, 未精製穀類の摂取量を増やす
- ・糖質含有量の少ない果物を適度に摂取する
- ・アルコールの過剰摂取を控える
- ・中等度以上の有酸素運動を, 毎日合計 30 分以上を目標に実施する

[日本動脈硬化学会（編）: 動脈硬化性疾患予防ガイドライン 2017 年版. 日本動脈硬化学会, 2017]

■食事療法

◆高 LDL-C 血症
- ・コレステロールと飽和脂肪酸を多く含む肉の脂身, 内臓, 皮, 乳製品, 卵黄および, トランス脂肪酸を含む菓子類, 加工食品の摂取を抑える
- ・食物繊維と植物ステロールを含む未精製穀類, 大豆製品, 海藻, 野菜類の摂取を増やす

◆高 TG 血症
- ・糖質を多く含む菓子類, 飲料, 穀類の摂取を減らす. アルコールの摂取を控える
- ・n-3 系多価不飽和脂肪酸を多く含む魚類の摂取を増やす

◆低 HDL 血症
- ・トランス脂肪酸の摂取を控える. n-6 系多価不飽和脂肪酸の摂取を減らすために植物油の過剰摂取を控える

◆脂質異常症治療薬を服用している場合の注意点
- ・薬物代謝酵素チトクローム P450（CYP）3A4 で代謝される薬剤（シンバスタチン, アトルバスタチンなど）を投与している際には, グレープフルーツジュースの摂取を控える
- ・陰イオン交換樹脂（レジン）服用時は, 併用する薬物の吸収減少や脂溶性ビタミンの欠乏に留意する

表5　動脈硬化性疾患予防のための食事指導

- 総エネルギー摂取量（kcal/日）は，一般に標準体重（kg，（身長 m）^{2}×22）×身体活動量（軽い労作で 25～30，普通の労作で 30～35，重い労作で 35～）とする
- 脂質エネルギー比率を 20～25％，飽和脂肪酸エネルギー比率を 4.5％以上 7％未満，コレステロール摂取量を 200mg/日未満に抑える
- n-3 系多価不飽和脂肪酸の摂取を増やす
- 工業由来のトランス脂肪酸の摂取を控える
- 炭水化物エネルギー比を 50～60％とし，食物繊維の摂取を増やす
- 食塩の摂取は 6g/日未満を目標にする
- アルコールの摂取を 25g/日以下に抑える

［日本動脈硬化学会（編）：動脈硬化性疾患予防ガイドライン 2017 年版，日本動脈硬化学会，2017］

■ 薬物療法

- ◆ 生活習慣の改善で脂質管理が不十分な場合には，薬物療法を考慮する
- ◆ 糖尿病，慢性腎臓病，非心原性脳梗塞，末梢動脈疾患では早期の薬物療法を考慮する
- ◆ カテゴリー I であっても LDL-C が 180 mg/dl 以上を持続する場合には薬物療法を考慮する
- ◆ 若年者や女性で絶対リスクが低い場合には，薬物療法は控える
- ◆ 脂質管理目標値は，あくまで目標値であり，薬物療法開始基準値ではない

表6　脂質異常症治療薬の特性と注意すべき副作用				
分類	特性			副作用
	LDL-C non HDL-C	TG	HDL-C	
スタチン	↓↓↓	↓	↑	横紋筋融解症，筋肉痛や脱力感などミオパチー様症状，肝障害，認知機能障害，空腹時血糖値および HbA1c 値の上昇，間質性肺炎など
陰イオン交換樹脂	↓↓	↑	↑	消化器症状，脂溶性ビタミンの吸収障害 ジギタリス，ワルファリンとの併用ではそれら薬剤の薬効を減ずることがあるので注意が必要である
小腸コレステロールトランスポーター阻害薬	↓↓	↓	↑	消化器症状，肝障害，CK 上昇
フィブラート	↓	↓↓↓	↑↑	横紋筋融解症，肝障害など
ニコチン酸誘導体	↓	↓↓	↑	顔面潮紅や頭痛など ※日本人では多いといわれているが，慣れの現象があり，少量から開始し，漸増するか，アスピリンを併用することで解決できる
プロブコール	↓↓	―	↓↓	可逆性の QT 延長や消化器症状など
多価不飽和脂肪酸	―	↓	―	消化器症状，出血傾向や発疹など

↓↓↓：≦−25％，　↓↓：−20〜−25％，　↓：−10〜−20％，　↑↑：20〜30％，　↑：10〜20％，
―：−10〜10％
詳しくは各薬剤の添付文書を参照のこと．
　　　［日本動脈硬化学会編：動脈硬化性疾患予防のための脂質異常症治療のエッセンス，2014］

表7 主な脂質異常症治療薬

分類	薬品名	製品名
スタチン	プラバスタチン*	メバロチン（細粒：0.5％[5mg/g]，1％[10mg/g] 錠：5，10mg）
	シンバスタチン*	リポバス（錠：5，10，20mg）
	フルバスタチン*	ローコール（錠：10，20，30mg）
	アトルバスタチン*	リピトール（錠：5，10mg）
	ピタバスタチン*	リバロ（錠：1，2，4mg）
	ロスバスタチン	クレストール（錠：2.5，5mg）
陰イオン交換樹脂	コレスチラミン	クエストラン（粉末：44.4％[9g中無水物として4g含有]）
	コレスチミド	コレバイン（ミニ：83％ 1.81g/包 錠：500mg）
小腸コレステロールトランスポーター阻害薬	エゼチミブ	ゼチーア（錠：10mg）
フィブラート	ベザフィブラート*	ベザトールSR（錠：100，200mg）
		ベザリップ（錠：100，200mg）
	フェノフィブラート*	リピディル（錠：53.3，80mg）
		トライコア（錠：53.3，80mg）
	クロフィブラート	ビノグラック（カプセル：250mg）
	クリノフィブラート	リポクリン（錠：200mg）
ニコチン酸誘導体	トコフェロール*	ユベラN（細粒：40％[400mg/g]，カプセル：100mg ソフトカプセル：200mg）
	ニセリトロール	ペリシット（錠：125，250mg）
	ニコモール	コレキサミン（錠：200mg）
プロブコール	プロブコール*	シンレスタール（細粒：50％[500mg/g] 錠：250mg）
		ロレルコ（細粒：50％[500mg/g] 錠：250mg）
多価不飽和脂肪酸	イコサペント酸エチル*	エパデール（軟カプセル：300mg）エパデールS（軟カプセル：300mg/包，600mg/包，900mg/包）
		ソルミラン（顆粒状カプセル：600mg/1.3g，900mg/1.95g）
	オメガ-3脂肪酸エチル	ロトリガ（粒状カプセル：2g/包）

*ジェネリックあり
[日本動脈硬化学会編：動脈硬化性疾患予防のための脂質異常症治療のエッセンス，2014]

7）運動療法

（1）適応・禁忌 [日本循環器学会：心血管疾患におけるリハビリテーションに関するガイドライン（2012年改訂版）]

■適応
◆ TC：220〜249 mg/d*l*
　　または
　TG：150〜299 mg/d*l*

■条件付適応
◆ TC：250 mg/d*l* 以上または TG：300 mg/d*l*，または治療中
　男性 40 歳，女性 50 歳以上はできるだけ運動負荷試験を行う
　運動負荷試験ができない場合はウォーキング程度の処方とする

■禁忌
◆なし

（2）中止基準
- 心血管疾患を有している場合は，それらの疾患の中止基準に基づく

8）情報収集と評価

（1）基本的情報
- 運動療法を阻害する身体・精神機能の評価（他稿参照）
- 動脈硬化性疾患予防ガイドラインにおける管理区分（カテゴリー分類，上述）：高リスク群は冠動脈疾患発症の高リスク群として認識する
- 冠動脈疾患の既往やその他の併存症がある場合は，他稿を参照

9）介入

エビデンスレビュー

❯運動療法単独による介入：メタアナリシス
- 総コレステロール値の低下を認めない [Cochrane DatabaseSyst Rev (1)：CD001800, 2001]
- LDL コレステロール値の低下を認めない [Qual Health Care 8：65-71, 1999]
- HDL コレステロール値の上昇を認めない [Am J Med 116：682-692, 2004]
❯運動療法を含む包括的介入：メタアナリシス
- 総コレステロールを 0.11 mmol/*l* 低下し 5.9％の死亡率低下 [Eur J Cardiovasc Prev Rehabil 13：369-374, 2006]

■介入の実際

表8 運動療法指針

種類	有酸素運動を中心に実施する (ウォーキング,速歩,水泳,エアロビクスダンス,スロージョギング,サイクリング,ベンチステップ運動など)
強度	中等度以上を目標にする*
頻度・時間	毎日合計 30 分以上を目標に実施する (少なくとも週に 3 日は実施する)
その他	運動療法以外の時間もこまめに歩くなど,できるだけ座ったままの生活を避ける

* : 中等度
• 通常速度のウォーキング(=歩行)に相当する運動強度
• メッツ(METs)(安静時代謝の何倍に相当するかを示す活動強度の単位)では一般的に,3 メッツ(歩行)であるが,個々人の体力により異なる
• 運動中の主観的強度として Borg 指数 11~13(楽である~ややきつい)
[日本動脈硬化学会(編):動脈硬化性疾患予防ガイドライン 2017 年版,日本動脈硬化学会,2017]

(野崎 康平)

5 生活習慣病
C 高血圧症

1）定義

表1　血圧値の分類

	分類	収縮期血圧		拡張期血圧
正常域血圧	至適血圧	<120	かつ	<80
	正常血圧	120〜129	かつ/または	80〜84
	正常高値血圧	130〜139	かつ/または	85〜89
高血圧	Ⅰ度高血圧	140〜159	かつ/または	90〜99
	Ⅱ度高血圧	160〜179	かつ/または	100〜109
	Ⅲ度高血圧	≧180	かつ/または	≧110
	（孤立性）収縮期高血圧	≧140	かつ	<90

［高血圧治療ガイドライン 2014］

◆ 2017年のAHA/ACCガイドラインでは，高血圧の基準が，収縮期血圧130mmHg以上または拡張期80mmHg以上に引き上げられた［J Am Coll Cardiol 71：e127-248］

表2　2017年 ANA/ACC 高血圧ガイドライン「新血圧分類」（JNC7 との比較）

収縮期血圧		拡張期血圧	2017 ACC/AHA	JNC7
<120	かつ	<80	正常	正常
120〜129	かつ	<80	高め	prehypertension
130〜139	または	80〜89	ステージ1高血圧	prehypertension
140〜159	または	90〜99	ステージ2高血圧	ステージ1高血圧
≧160	または	≧100	ステージ2高血圧	ステージ2高血圧

2）原因

◆本態性高血圧症：原因を特定できない
◆二次性高血圧症：特定の原因となる（表3）

表3　主な二次性高血圧を示唆する所見と鑑別に必要な検査

原因疾患	示唆する所見	鑑別に必要な検査
二次性高血圧一般	重症高血圧，治療抵抗性高血圧，急激な高血圧発症，若年発症の高血圧	
腎血管性高血圧	RA系阻害薬投与後の急激な腎機能悪化，腎サイズの左右差，低K血症，腹部血管雑音	腎動脈超音波，腹部CTA，腹部MRA，レノグラム，PRA，PAC
腎実質性高血圧	血清Cr上昇，蛋白尿，血尿，腎疾患の既往	血清免疫学的検査，腹部CT，超音波，腎生検
原発性アルドステロン症	低K血症，副腎偶発腫瘍	PRA，PAC，負荷試験，副腎CT，副腎静脈採血
睡眠時無呼吸症候群	いびき，肥満，昼間の眠気，早朝・夜間高血圧	睡眠ポリグラフィー
褐色細胞腫	発作性・動揺性高血圧，動悸，頭痛，発汗	血液・尿カテコラミンおよびカテコラミン代謝産物，腹部超音波・CT，MIBGシンチグラフィー
クッシング症候群	中心性肥満，満月様顔貌，皮膚線条，高血糖	コルチゾール，ACTH，腹部CT，頭部MRI，デキサメタゾン抑制試験
サブクリニカルクッシング症候群	副腎偶発腫瘍	コルチゾール，ACTH，腹部CT，デキサメタゾン抑制試験
薬物誘発性高血圧	薬物使用歴，低K血症	薬物使用歴の確認
大動脈縮窄症	血圧上下肢差，血管雑音	胸腹部CT，MRI・MRA，血管造影
甲状腺機能低下症	徐脈，浮腫，活動性減少，脂質，CPK，LDH高値	甲状腺ホルモン，TSH，自己抗体，甲状腺超音波
甲状腺機能亢進症	頻脈，発汗，体重減少，コレステロール低値	甲状腺ホルモン，TSH，自己抗体，甲状腺超音波
副甲状腺機能亢進症	高Ca血症	副甲状腺ホルモン
脳幹部血管圧迫	顔面けいれん，三叉神経痛	頭部MRI・MRA

［高血圧治療ガイドライン2014］

3）疫学

◆日本人の高血圧症を有する患者数は，2010年で約4300万人（男性2300万人，女性2000万人）［Circ J 77：2226-2231, 2013］
◆罹患率：30歳以上男性60%，女性45%［平成22年国民健康・栄養調査報告］
◆今後，人口の高齢化に伴いさらに増加すると予想される

4）予後

◆本邦における高血圧に起因する死亡者数は年間約10万人［Lancet 378：1094-1105, 2011］，世界で940万人［World Health Day 2013］
◆高血圧による平均余命短縮は男性2.2年，女性2.9年［Hypertens Res

35：954-958, 2012]
- ◆ 至適血圧を超えて血圧が高くなるほど総死亡リスクが上昇する [Hypertension 51：1483-1491, 2008]
- ◆ 至適血圧を超えて血圧が高くなるほど心血管病 [Hypertens Res 35：947-953, 2012]，脳卒中 [Stroke 40：1571-1577, 2009]，慢性腎臓病 [Hypertension 41：1341-1345, 2003] などの罹患リスクが高くなる

5) 診断

図1 高血圧診断手順

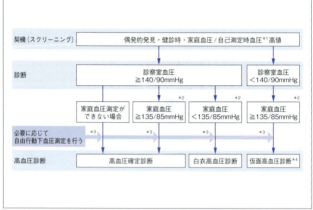

- *1 自己測定血圧とは，公共の施設にある自動血圧計や職域，薬局などにある自動血圧計で，自己測定された血圧を指す
- *2 診察室血圧と家庭血圧の診断が異なる場合は家庭血圧の診断を優先する
- *3 自由行動下血圧測定が実施可能であった場合，24時間平均，昼間平均，夜間平均のいずれかが基準以上（表4）を示した場合，高血圧あるいは仮面高血圧と判定される．またすべてが基準未満（表4）を示した場合は正常あるいは白衣高血圧と判定される
- *4 この診断手順は未治療高血圧対象にあてはまる手順であるが，仮面高血圧は治療中高血圧にも存在することに注意する必要がある

[高血圧治療ガイドライン 2014]

表4 測定法による高血圧の診断基準

	収縮期血圧		拡張期血圧
診察室血圧	≧140	かつ/または	≧90
家庭血圧	≧135	かつ/または	≧85
自由行動下血圧 24時間 昼間 夜間	≧130 ≧135 ≧120	かつ/または かつ/または かつ/または	≧80 ≧85 ≧70

[高血圧治療ガイドライン 2014]

図2 測定法による高血圧の分類

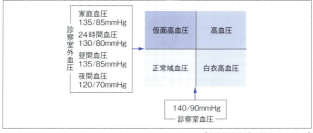

[高血圧治療ガイドライン 2014]

- ◆白衣高血圧：診察室では高血圧を示しても，診察室外では正常血圧
  予後）比較的良い
- ◆仮面高血圧：診察室では正常血圧でも，診察室外では高血圧を示す
  予後）臓器障害や心血管イベントのリスクは持続性高血圧
  と同程度

表5 仮面高血圧に含まれる病態とその因子

早朝高血圧	昼間高血圧	夜間高血圧
アルコール・喫煙 寒冷 起立性高血圧 血管スティフネスの増大 持続時間の不十分な降圧薬	職場での精神的ストレス 家庭での精神的ストレス 身体的ストレス	循環血液量の増加（心不全・腎不全） 自律神経障害（起立性低血圧，糖尿病） 睡眠時無呼吸症候群 抑うつ状態 認知機能低下 脳血管障害

[高血圧治療ガイドライン 2014]

◆原因による高血圧の分類

表6 原因による高血圧の分類

本態性 高血圧		原因が特定できない高血圧．高血圧全体の9割近くを占める．複数の遺伝因子と環境因子が関与する多因子疾患である 原因：家族歴（両親の高血圧，糖尿病，心血管疾患），生下時低体重・幼少期の体重増加，妊娠歴，加齢，生活習慣（食塩，肥満，アルコール，運動不足），ストレスなど
二次性 高血圧	腎実質性高血圧	腎実質性疾患に伴い発症．二次性高血圧の中で最も頻度が高い 例；慢性糸球体腎炎，多発性嚢胞腎，虚血性腎症
	腎血管性高血圧	腎動脈の狭窄あるいは閉塞により発症する
	内分泌性高血圧	内分泌臓器からホルモンが過剰分泌され，高血圧を呈する疾患群 例：原発性アルドステロン症（PA），そのほかのミネラルコルチコイド過剰症，クッシング症候群，褐色細胞腫・パラガングリオーマ，その他（先端巨大症など）
	血管性（脈管性） 高血圧	例，人動脈炎症候群（高安動脈炎）　その他の血管炎性高血圧，大動脈縮窄症，心拍出量増加を伴う血管性高血圧
	脳・中枢神経系 疾患による高血圧	脳血管障害や脳腫瘍，脳（脊髄）炎，脳外傷などでの頭蓋内圧亢進（クッシング反応）による高血圧，神経血管圧迫症候群
	遺伝性高血圧	単一遺伝子異常に起因する先天性血圧異常症
	薬剤誘発性高血圧	例；非ステロイド性抗炎症薬（NSAIDs），カンゾウ（甘草），グリチルリチン，グルココルチコイド，その他

[バイエル薬品株式会社　基礎から学べる循環器講座より一部改変]

6）予後不良因子

表7　リスク層別化に用いる予後影響因子

A．心血管病の血圧値以外の危険因子	B．臓器障害/心血管病	
高齢（65 歳以上） 喫煙 脂質異常症[*1] 　低 HDL コレステロール血症（＜40mg/dL） 　高 LDL コレステロール血症（≧140mg/dL） 　高トリグリセライド血症（≧150mg/dL）	脳	脳出血・脳梗塞 無症候性脳血管障害 一過性脳虚血発作
	心臓	左室肥大（心電図，心エコー） 狭心症，心筋梗塞，冠動脈再建術後 心不全
肥満（BMI≧25）（特に内臓脂肪型肥満） メタボリックシンドローム 若年（50 歳未満）発症の心血管病の家族歴	腎臓	蛋白尿・アルブミン尿 低い eGFR[*2]（＜60mL/分/1.73m^2） 慢性腎臓病（CKD），確立された腎疾患 （糖尿病性腎症，腎不全など）
糖尿病　空腹時血糖≧126mg/dL 　　　　負荷後血糖 2 時間値≧200mg/dL 　　　　随時血糖≧200mg/dL 　　　　HbA1c≧6.5％（NGSP）	血管	動脈硬化性プラーク 頸動脈内膜中膜複合体厚≧1.1mm 大血管疾患 末梢動脈疾患（足関節上腕血圧比低 値：ABI≦0.9）
	眼底	高血圧性網膜症

[*1]　空腹時採血により LDL コレステロールは Friedwald の式（TC－HDL－C－TG/5）で計算する．
TG 400mg/dL 以上や食後採血の場合には non HDL-C（TC－HDL-C）を使用し，その基準
は LDL-C＋30mg/dL とする
[*2]　eGFR（推算糸球体濾過量）は下記の血清クレアチニンを用いた推算式（eGFR$_{creat}$）で算出す
るが，筋肉量が極端に少ない場合は，血清シスタチンを用いた推算式（eGFR$_{cys}$）がより適切
である．
eGFR$_{creat}$（ml/分/1.73m^2）＝194×Cr$^{-1.094}$×年齢$^{-0.287}$（女性は×0.739）
eGFR$_{cys}$（ml/分/1.73m^2）＝（104×Cys$^{-1.019}$×0.996^{年齢}（女性は×0.929））－8

［高血圧治療ガイドライン 2014］

表8　予後評価と管理計画のためのリスク層別化

リスク層 （血圧以外の予後影響因子）　　血圧分類	I 度高血圧 140～159/ 90～99mmHg	II 度高血圧 160～179/ 100～109mmHg	III 度高血圧 ≧180/ ≧110mmHg
リスク第一層 （予後影響因子がない）	低リスク	中等リスク	高リスク
リスク第二層 （糖尿病以外の 1～2 個の危険因 子，3 項目を満たす MetS のい ずれかがある）	中等リスク	高リスク	高リスク
リスク第三層 （糖尿病，CKD，臓器障害/心血管 病，4 項目を満たす MetS，3 個 以上の危険因子のいずれかがある）	高リスク	高リスク	高リスク

［高血圧治療ガイドライン 2014］

7)治療

◆降圧治療の目的
- 高血圧の持続によってもたらされる心血管病の発症・進展・再発を抑制し,死亡を減少させること

◆高血圧の管理計画

図3 高血圧の管理計画

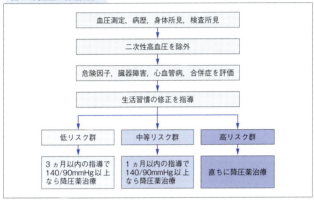

リスクの層別化:p375参照　　　　　　　　　　　　　　　　[高血圧治療ガイドライン 2014]

◆降圧目標

表9 降圧目標

	診察室血圧	家庭血圧
若年,中年,前期高齢者患者	140/90mmHg 未満	135/85mmHg 未満
後期高齢者患者	150/90mmHg 未満 (忍容性があれば 140/90mmHg 未満)	145/85mmHg 未満(目安) (忍容性があれば 135/85mmHg 未満)
糖尿病患者	130/80mmHg 未満	125/75mmHg 未満
CKD患者(蛋白尿陽性)	130/80mmHg 未満	125/75mmHg 未満(目安)
脳血管障害患者 冠動脈疾患患者	140/90mmHg 未満	135/85mmHg 未満(目安)

注:目安で示す診察室血圧と家庭血圧の目標値の差は,診察室血圧 140/90mmHg,家庭血圧 135/85mmHg が,高血圧の診断基準であることから,この二者の差をあてはめたものである
[高血圧治療ガイドライン 2014]

◆降圧治療による効果
- 降圧薬治療は,心血管イベントの発生を有意に減少する [JAMA 213:1143-1152, 1970, JAMA 265:3255-3264, 1991]
- 降圧薬治療は,薬剤の種類にかかわらず,降圧度の大きい試験ほど心血管イベントを抑制する [J Hypertens 21:1055-1076, 2003]
- 収縮期血圧 10mmHg,拡張期血圧 5mmHg の低下により脳卒中の発症リスクが 40%(それぞれ 33%,48%),冠動脈疾患の発症リスクが約 20%(それぞれ 17%,27%)減少 [BMJ 338:b1665, 2009]

◆生活習慣の修正とそれによる降圧の程度

表 10 生活習慣の修正項目

1. 減塩	6g/日未満
2a. 野菜・果物 2b. 脂質	野菜・果物の積極的摂取[*1] コレステロールや飽和脂肪酸の摂取を控える 魚（魚油）の積極的摂取
3. 減量	BMI（体重（kg）÷［身長（m）］^{2}）が 25 未満
4. 運動	心血管病のない高血圧患者が対象で，有酸素運動を中心に定期的に（毎日 30 分以上を目標に）運動を行う
5. 節酒	エタノールで男性 20〜30ml/日以下，女性 10〜20ml/日以下
6. 禁酒	（受動喫煙の防止も含む）

生活習慣の複合的な修正はより効果的である．
重篤な腎障害を伴う患者では，高 K 血症をきたすリスクがあるので野菜・果実の積極的摂取は推奨しない．
肥満者や糖尿病などのエネルギー制限が必要な患者では，糖分の多い果物の過剰摂取は，勧められない．

［高血圧治療ガイドライン 2014］

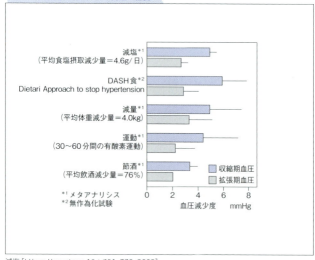

図 4 生活習慣の修正による降圧の程度

減塩［J Hum Hypertens 16：761-770, 2002］
DASH 食［N Engl J Med 344：3-10, 2001］
減量［Cochrane Database Syst Rev. CD008274, 2011］
運動［J Hypertens 24：215-233, 2006］
節酒［Hypertens Res 30：663-668, 2007］

［高血圧治療ガイドライン 2014］

図5 生活習慣の修正と循環器疾患の予防効果

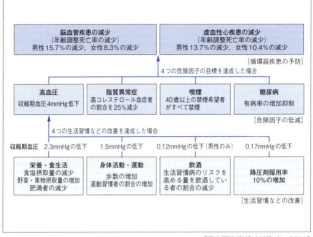

[高血圧治療ガイドライン 2014]

表11 主な降圧薬

	適応	禁忌	慎重使用例	副作用
Ca拮抗薬	左室肥大, 頻脈, 狭心症, 慢性腎不全, 脳血管障害慢性期	徐脈（非ジヒドロピリジン系）	心不全	動悸, 頭痛, ほてり感, 浮腫, 歯肉増生, 便秘
ARB	左室肥大, 心不全, 心筋梗塞後, 慢性腎不全, 脳血管障害慢性期, 糖尿病, メタボリックシンドローム, 誤嚥性肺炎	妊娠 高K血症	腎動脈狭窄	高K血症
ACE阻害薬	左室肥大, 心不全, 心筋梗塞後, 慢性腎不全, 脳血管障害慢性期, 糖尿病, メタボリックシンドローム, 誤嚥性肺炎	妊娠 血管神経性浮腫 高K血症 特定の膜を用いるアフェレーシス/血液透析	腎動脈狭窄	空咳 高K血症
利尿薬（サイアザイド系）	心不全, 慢性腎不全, 脳血管障害慢性期, 骨粗鬆症	低K血症	痛風 妊娠 耐糖能異常	低Na血症, 低K血症, 低Mg血症, 耐糖能低下, 高尿酸血症, 高中性脂肪血症, 光過敏症, 血小板減少症
β遮断薬	心不全, 頻脈, 狭心症, 心筋梗塞後	喘息 高度徐脈	耐糖能異常 閉塞性肺疾患 末梢動脈疾患	糖代謝の悪化 脂質代謝の悪化 徐脈

[高血圧治療ガイドライン, 2014をもとに作成]

8) 運動療法

(1) 適応・禁忌

- ◆ 適応
- Ⅱ度以下（SBP＜180，DBP＜110mmHg）の血圧値の患者
  （Ⅲ度を超える血圧の者は降圧後に運動療法を施行する）
  ［高血圧ガイドライン2014］
- 高血圧症以外の合併症の禁忌事項がない
- 急性全身性疾患や高度の発熱がない
- ◆ 運動療法の適応と禁忌

表12　生活習慣病に対する運動療法の適応と禁忌

適応	条件つき適応	禁忌
140〜159/90〜94mmHg	160〜179/95〜99mmHg または治療中かつ禁忌の値 でない 男性40歳，女性50歳以上 はできるだけ運動負荷試験 を行う．運動負荷試験がで きない場合はウォーキング 程度の処方とする	180/100mmHg以上 胸部X線写真でCTR 55%以上 心電図で重症不整脈，虚血性変化 が認められるもの（運動負荷試験 で安全性が確認された場合は除く） 眼底でⅡb以上の高血圧性変化が ある 尿蛋白 100mg/dl 以上

［日本循環器学会：循環器病の診断と治療に関するガイドライン（2012年改訂版）］

(2) 中止基準 ［運動療法と運動処方，第2版，2008］

- ◆ 症状：狭心痛，呼吸困難，失神，めまい，ふらつき
- ◆ 徴候：チアノーゼ，顔面蒼白，冷汗，過剰な換気の亢進
- ◆ 血圧：低灌流症状を伴う血圧低下（めまい，意識低下，冷汗，冷感な
  ど），異常な血圧上昇，医師の指示した中止基準を満たす
- ◆ 心電図：運動に伴う虚血性ST-T変化，運動に伴う新たな不整脈の出現
  （PVC，PACの散発は経過観察となることが多い）

■ 降圧薬服用患者に対する運動処方の注意点 ［理学療法士のための運動処方マニュ
アル，第2版，2009］

- ◆ β遮断薬は，心拍数を抑制し，運動能力を低下させる．心拍数が運動強
  度の指標になりにくい
- ◆ 利尿薬は，心拍出量を減少させるため，運動に支障をきたす恐れがある．
  また，低カリウムによる不整脈を起こしやすい
- ◆ 血管拡張作用のある降圧薬を併用している場合，運動後の低血圧を避け
  るため，長いクールダウンをとる

9）情報収集と評価

(1) 基本的情報収集
- ◆ 現病・既往歴（重症度，予後予測因子を中心に）
- ◆ 併存症（脳心血管疾患，骨格筋機能障害，栄養障害など）
- ◆ 服薬状況
- ◆ 生活環境（家族状況，居住環境，病院へのアクセスなど）
- ◆ 介護保険認定状況とサービス利用状況
- ◆ 開始前の ADL・IADL および運動習慣

■評価
- ◆ バイタルサイン（血圧，脈拍など）
- ◆ 認知機能：高齢者では必須
- ◆ 身体計測（体重，BMI，周囲長など）
- ◆ 基本的 ADL と簡易的な運動機能検査（SPPB，歩行速度など）
- ◆ 運動機能検査（筋力，バランス，歩行速度など）
- ◆ サルコペニア・フレイル関連指標：高齢者では必須
- ◆ 身体活動量（質問紙，歩数，消費カロリー，中強度の身体活動時間）
- ◆ 運動耐容能（6 分間歩行試験，心肺運動負荷試験（医師の監視下））
- ◆ QOL（SF-36 など）

■運動開始前のリスクの層別化

図6　運動開始前のリスク層別化

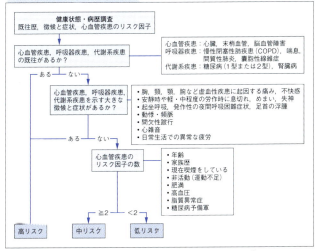

[ACSM's Guidelines for Exercise Testing and Prescription, 9th ed, 2013]

10) 介入

エビデンスレビュー

❯有酸素運動 [J Hypertens 31：639-648, 2013]
コントロール群との比較
- 昼間の収縮期血圧を 3.2 mmHg，拡張期血圧を 2.7 mmHg 低下
- 夜間の収縮期血圧および拡張期血圧は変化なし

❯レジスタンストレーニング [Hypertension 58：950-958, 2011]
コントロール群との比較
- 収縮期血圧を 3.9 mmHg，拡張期血圧を 3.6 mmHg 低下
- peak $\dot{V}O_2$ を 10.6％改善
- 体脂肪率が減少
- 中性脂肪が減少
- 総コレステロール，LDL コレステロール，HDL コレステロール，空腹時血糖は変化なし

■介入の実際

表13　有酸素運動とレジスタンストレーニング

頻度 frequency	有酸素運動：できれば毎日 レジスタンストレーニング：2〜3回/週
運動強度 intensity	中強度 有酸素運動：酸素摂取量予備能（$\dot{V}O_2$ reserve）または心拍予備能（heart rate reserve）の 40〜60％，Borg スケール 11〜13 レジスタンストレーニング：1RM の 60〜80％
持続時間 time	有酸素運動：30〜60 分/日の持続的または間歇的運動（間歇的運動の場合，少なくとも 10 分以上の運動を合計で 30〜60 分/日） レジスタンストレーニング：8〜12 回/セットを少なくとも各大筋群で 1 セット
運動の種類 type	有酸素運動：歩行，ジョギング，自転車，水泳など レジスタンストレーニング：マシンまたはダンベルなどを用いるフリーウェイトトレーニングを 8〜10 種類（大筋群を主な対象として）
漸増 progression	血圧コントロール，最近の降圧薬の変更，薬の副作用，合併症の状況を鑑みて漸増する．漸増のペースは健常人よりも緩徐に行い，特に運動強度の急激な増大は避ける

[ACSM's Guidelines for Exercise Testing and Prescription. 9th ed, 2013, Hypertension の章をもとに作成]

（鎌田　裕実）

5 生活習慣病
D がん

1) 定義 [標準病理学, 第5版, 2015]

◆ 腫瘍は分裂可能な細胞により生じる組織の異常増殖であり, 新生物とも
いわれる. 周囲の健常組織との間に増殖における調和が保たれず, 合理
的な増殖ではない. 予後が不良な腫瘍を悪性腫瘍, 癌, がん, cancer
と呼ぶ

◆ がんは浸潤性増殖を特徴とし, 圧排性増殖を伴うこともあり, 腫瘍細胞
が全身に無限に広がる可能性を秘めており予後不良である

◆ 造血器由来, 上皮細胞由来(癌腫)および非上皮性細胞由来(肉腫)に大
きく分類される

◆ 造血器由来のものには白血病, 悪性リンパ腫, 骨髄腫などがある

◆ 癌腫には肺がん, 乳がん, 胃がん, 大腸がん, 子宮がん, 卵巣がん, 舌
がんなどがあり, 肉腫には骨肉腫, 軟骨肉腫, 横紋筋肉腫, 平滑筋肉腫
などがある

◆ 造血器由来のもの以外を固形がんと呼ぶこともある

■ 腫瘍の命名法 [標準病理学, 第5版, 2015]

① 癌, 「がん」は悪性腫瘍を総称する

② 初めに「癌」のある単語は悪性腫瘍一般を意味する(例: 癌化, 癌悪液
質など)

③ 中間に「癌」がある単語も一般悪性腫瘍を意味する(例: 発癌率, 抗癌
剤など)

④ 以上の①, ②, ③で特に癌腫, 肉腫を指定することが必要な時には,
「癌」の代わりに癌腫, 肉腫の語を挿入する(例: 癌腫化, 抗肉腫剤,
肉腫形成など)

⑤ 単語の最後に「癌」がある時は癌腫を意味する. しかし癌腫としてもよ
い(例: 子宮癌, 扁平上皮癌, 硬癌など). 肉腫を指定する時は必ず肉
腫をつける(例: 骨肉腫, 小円形細胞肉腫など)

⑥ 良性腫瘍あるいは癌腫, 肉腫以外-oma で終わる腫瘍はすべて「-腫」
とする(例: 骨腫, 腺腫など)

⑦ 従来, 慣用的に人名を冠した「-腫瘍」と呼ばれている腫瘍はいずれも
「-腫」とする(例: Wilms 腫など)

2) 原因・増悪因子 [National Cancer Institute (NCI) ホームページ・がん情報サービスホームページ]

- 嗜好品(たばこ,アルコール,熱い食べ物・飲み物),生活習慣(肥満,高血圧,糖尿病),食生活(塩分・加工肉の過剰摂取など),ストレス,加齢,紫外線,放射線被曝,遺伝,ホルモンなど
- がんの原因と寄与割合 [Ann Oncol 23:479-490, 2012] [Ann Oncol 23:1362-1369, 2012] (図1, 表1, 2)

図1 日本人のがんの原因と寄与割合

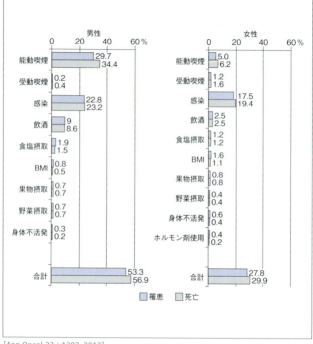

[Ann Oncol 23:1382, 2012]

表1	食物・栄養要因とがん発生との関連についての科学的根拠に基づく評価	
関連の強さ	リスクを下げるもの	リスクを上げるもの
確実 (convincing)	• 身体活動（結腸）	• 過体重と肥満［食道（腺がん）, 結腸, 直腸, 乳房（閉経後）, 子宮体部, 腎臓］ • 飲酒（口腔, 咽頭, 喉頭, 食道, 肝臓, 乳房） • アフラトキシン（肝臓） • 中国式塩蔵魚（鼻咽頭）
可能性大 (probable)	• 野菜・果物（口腔, 食道, 胃, 結腸, 直腸） • 身体活動（乳房）	• 貯蔵肉（結腸, 直腸） • 塩蔵品および食塩（胃） • 熱い飲食物（口腔, 咽頭, 食道）
可能性あり/ データ不十分 (possible/ insufficient)	• 食物繊維, 大豆, 魚, n-3系脂肪酸, カロテノイド, ビタミン B_2, B_6, B_{12}, C, D, E, 葉酸, カルシウム, 亜鉛, セレン, 非栄養性植物機能成分 （例：アリウム化合物, フラボノイド, イソフラボン, リグナン）	• 動物性脂肪 • ヘテロサイクリックアミン • 多環芳香族炭化水素, ニトロソ 化合物

[WHO technical report series 916, Diet, nutrition and the prevention of chronic diseases, WHO, Geneva, 2003]

■ 食物関連要因とがんとの関連（WCRF/AICR 2007）

表2	食物関連要因とがんとの関連（WCRF/AICR 2007）	
関連の強さ	リスクを下げるもの	リスクを上げるもの
確実	• 運動（結腸） • 授乳（乳房）	• 肥満［食道, 大腸, 乳房（閉経 後）, 子宮体部, 腎臓, 膵臓］ • 内臓脂肪（大腸） • 高身長［大腸, 乳房（閉経後）］ • 赤肉・加工肉（大腸） • アルコール［口腔・咽頭・喉頭, 食道, 大腸（男性）, 乳房］ • アフラトキシン（肝臓） • 飲料水中の砒素（肺） • β カロテンのサプリメント（肺）
可能性大	• 肥満（閉経前乳がん） • 運動（閉経後乳がん, 子宮体部） • 果物（口腔・咽頭, 食道, 胃, 肺） • 非でんぷん野菜（口腔・咽頭・喉頭, 食 道, 胃） • アリウム野菜（胃） • ニンニク（大腸） • 食物繊維（大腸） • 牛乳（大腸） • 食物に含まれる葉酸（膵臓） • 食物に含まれるカロテノイド（口腔・咽 頭・喉頭, 肺） • 食物に含まれる β カロテン（食道）, ビタ ミンC（食道）, リコピン（前立腺）, セレ ン（前立腺） • カルシウムのサプリメント（大腸） • セレニウムのサプリメント（前立腺）	• 肥満（胆嚢） • 内臓脂肪（膵臓, 乳房（閉経後）, 子宮体部） • 成人期の体重増加［乳房（閉経 後）］ • 出生児過体重（閉経前乳がん） • 高身長［膵臓, 乳房（閉経前）, 卵巣］ • アルコール［肝臓, 大腸（女性）］ • 塩蔵食品・塩分（鼻咽頭） • 飲料水中の砒素（皮膚） • マテ茶（食道） • 食事からのカルシウム（前立腺）

[World Cancer Research Fund/American Institute for Cancer Research：Food, Nutrition, Physical Activity, and the Prevention of Cancer：a Global Perspective, AICR, Washington DC, 2007]

3) 疫学

- 新たにがんと診断される人数：予測のがん罹患数は 982,100 例（男性 560,300 例，女性 421,800 例），2014 年の予測値から約 10 万例，実測値に近い 2011 年推計から約 13 万例増加，大腸，肺，胃，前立腺，乳房の順に罹患数が多い（図 2）

図 2 新たにがんと診断される人数

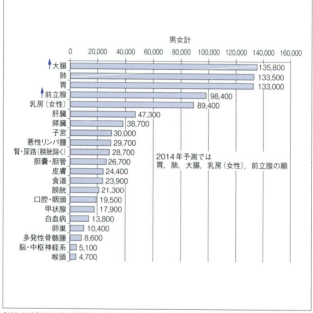

［がんの統計 '15 がん情報サービスホームページ］

4）予後（生存率）

表3　部位別臨床病期別5年相対生存率

部位		I	II	III	IV	全症例	手術症例	手術率(%)	病期判明率(%)	追跡率(%)
食道 C15	症例数	1,465	1,232	1,788	1,482	6,106	2,325	38.1	97.7	95.1
	生存率(%)	85.4	51.3	26.6	11.6	42.4	53.4			
胃 C16	症例数	14,856	1,966	2,464	4,182	23,960	15,354	64.1	97.9	93.5
	生存率(%)	97.2	65.7	47.1	7.2	73.0	77.2			
結腸 C18	症例数	2,652	2,156	2,595	2,074	9,776	8,660	88.6	96.9	94.2
	生存率(%)	100.0	91.9	83.3	17.8	75.7	79.2			
直腸 C19-20	症例数	1,737	1,460	1,872	1,123	6,393	5,768	90.2	96.9	94.7
	生存率(%)	97.0	89.3	79.3	18.7	76.0	78.2			
大腸 C18-20 再掲1	症例数	4,389	3,616	4,467	3,197	16,169	14,428	89.2	96.9	94.4
	生存率(%)	99.0	90.8	81.6	18.1	75.8	78.8			
肝 C22	症例数	1,687	1,286	1,187	590	4,958	1,441	29.1	95.8	93.9
	生存率(%)	57.3	38.7	15.5	4.0	34.8	58.7			
胆嚢胆道 C23-24	症例数	602	567	293	684	2,330	1,286	55.2	92.1	95.4
	生存率(%)	59.5	27.1	17.0	2.8	27.4	42.1			
膵 C25	症例数	278	792	804	2,051	4,081	1,429	35.0	96.2	95.4
	生存率(%)	40.5	18.2	6.3	1.6	9.2	22.4			
喉頭 C32	症例数	535	385	224	362	1,522	577	37.9	98.9	95.6
	生存率(%)	97.8	84.9	82.2	46.4	79.8	77.9			
気管・肺 C33-C34 腺がん	症例数	5,963	587	2,116	3,129	11,942	6,886	57.7	98.8	93.8
	生存率(%)	88.2	49.0	23.7	6.4	53.4	82.4			
気管・肺 C33-C34 扁平上皮がん	症例数	1,457	630	1,565	819	4,512	2,064	45.7	99.1	94.6
	生存率(%)	70.1	51.2	20.6	3.0	37.4	66.7			
気管・肺 C33-C34 小細胞	症例数	276	144	855	903	2,198	364	16.6	99.1	96.5
	生存率(%)	58.3	33.7	19.7	2.9	18.6	56.2			
肺 C33-C34 再掲2	症例数	8,678	1,591	5,498	5,990	22,075	10,512	47.6	98.6	94.9
	生存率(%)	82.9	48.2	22.1	4.9	43.8	77.1			
乳 50(女)	症例数	8,988	9,145	2,137	884	21,322	20,156	94.5	99.2	97.2
	生存率(%)	99.9	95.2	79.5	32.6	92.9	95.4			
乳 50(男)	症例数	32	28	16	5	82	76	92.7	98.8	93.8
	生存率(%)	98.4	95.1	71.7	—	89.4	95.4			
子宮頸 C53(女)	症例数	2,113	879	916	478	4,493	2,808	62.5	97.6	95.4
	生存率(%)	92.3	77.6	57.8	21.8	75.1	87.0			
子宮体 C54(女)	症例数	2,620	233	486	241	3,847	3,599	93.6	93.1	97.1
	生存率(%)	94.9	90.6	66.2	18.8	85.0	88.2			
卵巣 C56(女)	症例数	769	177	724	304	2,096	1,884	89.9	94.2	96.9
	生存率(%)	87.7	66.4	43.1	28.7	61.0	65.4			
前立腺 C61(男)	症例数	332	5,862	1,265	1,171	8,762	3,394	38.7	98.5	95.8
	生存率(%)	100.0	100.0	100.0	62.0	100.0	100.0			
腎臓など C64-66	症例数	1,345	334	310	650	2,744	2,294	83.6	96.2	95.1
	生存率(%)	97.5	81.6	71.3	18.5	72.8	82.8			
膀胱 C67	症例数	1,113	383	259	210	2,058	1,882	91.4	95.5	95.1
	生存率(%)	91.8	73.2	59.0	17.4	75.4	79.0			
甲状腺 C73	症例数	795	291	371	664	2,257	2,055	91.1	94.0	95.2
	生存率(%)	100.0	100.0	98.9	71.2	91.5	95.2			

2004〜2007年診断症例　　　　　　　　　　　　　　［全がん協ホームページより引用］

5）症候（がんに共通してみられやすいもの）

◆ しこり，出血（血便，血尿，血痰），貧血，めまい，体重の減少など

6）診断 [日本臨床腫瘍学会編集：新臨床腫瘍学，改訂第4版，2015]

◆ 基本的には病理学的に診断
- 診断に用いられる検査：PET・核医学検査，CT，MRI，X線，超音波検査，内視鏡
- 検査：血液生化学検査，バイオマーカー，腫瘍マーカーなど

7）重症度指標

表4　がんのstage分類における共通概念

Stage	特徴
I	早期がん．腫瘍径も小さく発生部位に限局している．積極的治療の対象
II	Stage Iより進行しているが，局所に限局したがん．積極的治療の対象．根治可能
III	局所進行がん．周囲臓器に直接浸潤，もしくは原発巣周囲のリンパ節に転移しているがん．積極的治療の対象だが，転移再発のリスクは高まっており，根治が難しい
IV	高度なリンパ節転移や遠隔転移のあるがん．遠隔転移がある場合は根治不能．治療の目標は緩和と延命

[新臨床腫瘍学，改訂第4版，2015]

表5	TNM 分類	

		本規約	TNM 分類
壁深達度	TX	壁深達度の評価ができない	TX	原発腫瘍の評価が不可能
	T0	癌を認めない	T0	原発腫瘍を認めない
	Tis	癌が粘膜内にとどまり，粘膜下層に及んでいない	Tis	上皮内または粘膜固有層に浸潤
	T1a	癌が粘膜下層 (SM) までにとどまり，浸潤距離が 1,000 μm 未満である	T1	粘膜下層に浸潤する腫瘍
	T1b	癌が粘膜下層 (SM) までにとどまり，浸潤距離が 1,000 μm 以上であるが固有筋層 (MP) に及んでいない		
	T2	癌が固有筋層まで浸潤し，これを越えない	T2	固有筋層に浸潤する腫瘍
	T3	癌が固有筋層を越えて浸潤している漿膜を有する部位では癌が漿膜下層にとどまる漿膜を有しない部位では癌が外膜までにとどまる	T3	漿膜下層または漿膜被覆のない結腸あるいは直腸の周囲組織に浸潤する腫瘍
	T4a	癌が漿膜表面に露出している	T4a	臓側腹膜を貫通する腫瘍
	T4b	癌が直接他臓器に浸潤している	T4b	他の臓器または組織に直接浸潤する腫瘍
	注：EX のうち脈管/神経侵襲病巣は壁深達度として判定する		注：腫瘍デポジットは T1/T2 の壁深達度の判定には用いない	
リンパ節転移	N1	腸管傍リンパ節と中間リンパ節の転移総数が 3 個以下	N1	1～3 個の所属リンパ節転移
			N1a	1 個の所属リンパ節転移
	N2	腸管傍リンパ節と中間リンパ節の転移総数が 4 個以上	N1b	2～3 個の所属リンパ節転移
			N1c	漿膜下層または腹膜被覆のない結腸/直腸の周囲
	N3	主リンパ節に転移を認める．下部直腸では側方リンパ節に転移を認める		軟部組織内に腫瘍デポジットがあるが，所属リンパ節転移がない
			N2	4 個以上の所属リンパ節転移
			N2a	4～6 個の所属リンパ節転移
			N2b	7 個以上の所属リンパ節転移
	注：EX のうち ND (tumor nodule) はリンパ節として取扱い，ND の個数はリンパ節転移個数に計上する		注：腫瘍デポジットのうちリンパ節が癌に置換されたものと病理医が判断するもののみをリンパ節として取扱い，その数をリンパ節転移個数に計上する	
遠隔転移	M0	遠隔転移を認めない	M0	遠隔転移なし
	M1	遠隔転移を認める	M1	遠隔転移あり
	M1a	1 臓器に転移を認める	M1a	1 臓器に限局する転移 (肝，肺，卵巣，所属外リンパ節)
	M1b	2 臓器以上に遠隔転移を認める	M1b	2 臓器以上，または腹膜転移

[TNM 悪性腫瘍の分類，第 7 版，日本語版，2010]

8) 予後不良因子

表6 末期がん患者における死が迫っていることを示す徴候の類型：OPCARE9 プロジェクトによる国際同意

呼吸の変化	呼吸リズムの変化（チェーン・ストークス呼吸），下顎呼吸，死前喘鳴
意識・認知機能の変化	意識レベルの低下，昏睡
経口摂取の変化	食事・水分がとれない，嚥下障害
皮膚の変化	チアノーゼ，色調の変化，四肢の冷感，口唇・鼻の蒼白
情動的な状態の変化	落ち着かなさ，身の置き所のなさ，精神状態の悪化（せん妄）
全身状態の悪化	身体機能の低下（寝たきり），臓器不全，尿量低下
その他	医療者の直感

[死亡直前と看取りのエビデンス 2015]

◆ 予後予測指標 [厚生労働省厚生科学研究「がん医療における緩和医療及び精神腫瘍学の
あり方と普及に関する研究」班：苦痛緩和のための鎮静に関するガイドライン作成委員会
2004]

表7 Palliative Prognostic Index

Palliative Performance Scale	10〜20	4.0
	30〜50	2.5
	≧60	0
経口摂取*	著明に減少（数口以下）	2.5
	中程度減少（減少しているが数口よりは多い）	1.0
	正常	0
浮腫	あり	1.0
安静時の呼吸困難	あり	3.5
せん妄	あり**	4.0

得点が 6 より大きい場合 3 週間以内に死亡する確率は感度 80％，特異度 85％，陽性反応適中
度 71％，陰性反応適中度 90％
 * ：消化管閉塞のために高カロリー輸液を受けている場合は「正常」とする
** ：薬物が単独の原因となっているもの，臓器障害に伴わないものは除外する

[Support Care Cancer 7：128-133, 1999]

表8 Palliative Prognostic Score

臨床的な予後の予測	1〜2 週	8.5	**食思不振**	あり	1.5
	3〜4 週	6.0	**呼吸困難**	あり	1.0
	5〜6 週	4.5	**白血球数**	>11,000	1.5
	7〜10 週	2.5		8,501〜11,000	0.5
	11〜12 週	2.0	**リンパ球%**	0〜11.9	2.5
	>12 週	0		12〜19.9	1.0
Karnofsky Performance Scale	10〜20	2.5			
	≧30	0			

得点が 0〜5.5，5.6〜11，11.1〜17.5 の場合，30 日生存確率（生存期間の 95％信頼区間）が
それぞれ，>70％（67〜87 日），30〜70％（28〜39 日），<30％（11〜18 日）
[J Pain Symptom Manage 17：240-247, 1999]

9) 治療

図3 がんの治療法

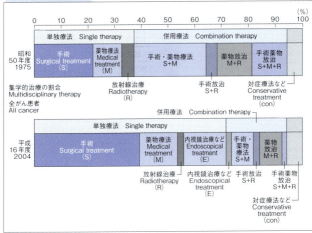

[がんの統計 '05 がん情報サービスホームページ]

10) 運動療法

(1) 適応・禁忌

- ◆ 診療報酬でのがんリハ対象患者：入院中のがん患者であって、以下のいずれかに該当する者をいい、医師が個別にがん患者リハビリテーションが必要であると認める者 [平成二十八年度診療報酬改訂]
  - (ア) 食道がん、肺がん、縦隔腫瘍、胃がん、肝臓がん、胆嚢がん、膵臓がん又は大腸がんと診断され、当該入院中に閉鎖循環式全身麻酔によりがんの治療のための手術が行われる予定の患者又は行われた患者
  - (イ) 舌がん、口腔がん、咽頭がん、喉頭がんその他頸部リンパ節郭清を必要とするがんにより入院し、当該入院中に放射線治療若しくは閉鎖循環式全身麻酔による手術が行われる予定の患者又は行われた患者
  - (ウ) 乳がんにより入院し、当該入院中にリンパ節郭清を伴う乳房切除術が行われる予定の患者又は行われた患者で、術後に肩関節の運動障害等を起こす可能性がある患者
  - (エ) 骨軟部腫瘍又はがんの骨転移に対して、当該入院中に患肢温存術若しくは切断術、創外固定若しくはピン固定等の固定術、化学療法又は放射線治療が行われる予定の患者又は行われた患者
  - (オ) 原発性脳腫瘍又は転移性脳腫瘍の患者であって、当該入院中に手術若しくは放射線治療が行われる予定の患者又は行われた患者
  - (カ) 血液腫瘍により、当該入院中に化学療法若しくは造血幹細胞移植が行われる予定の患者又は行われた患者
  - (キ) 当該入院中に骨髄抑制を来しうる化学療法が行われる予定の患者

又は行われた患者

（ク）在宅において緩和ケア主体で治療を行っている進行がん又は末期がんの患者であって，症状増悪のため一時的に入院加療を行っており，在宅復帰を目的としたリハビリテーションが必要な患者

表9　運動療法の適応（ACSM ガイドライン 2010）

	乳がん	前立腺がん	結腸がん	血液がん	血液がん（造血幹細胞移植）	婦人科がん
運動処方の目的/目標	1．身体機能，有酸素能力，筋力および柔軟性を回復し改善すること 2．ボディイメージと QOL を改善すること 3．体組成を改善すること 4．心肺，内分泌，神経学，筋肉，認知，心理社会的アウトカムを改善すること 5．潜在的に，再発または第2の原発癌を軽減または遅延させること 6．再発または二次原発癌に関する進行中の不安に身体的および心理的に耐える能力を改善すること 7．がん治療の長期および後期の影響を軽減し，予防すること 8．現在または将来のがん治療に耐える身体的および心理的能力を改善すること これらの目標は，図5に示すように，生存者が癌を経験している時期によって異なる					
全てのがんに共通の運動プログラムを開始するための一般的な禁忌	手術後に癒す十分な時間を与える．外科的回復に必要な週数は，8週である．極度の疲労，貧血，または運動失調を経験している人は運動はしてはいけない．運動プログラムを開始するには，運動処方に関する ACSM のガイドラインに従う．しかし，放射線被曝や化学療法の毒性，がん手術の長期/後遺症を考えると，心肺関連の問題は，がん生存者の方が同年代の健常人よりも高い可能性がある					
運動プログラムを開始するためのがん特異的禁忌	乳癌治療に続発する腕や肩の問題が直ちに起こっている患者は，上半身の運動訓練の前に，これらの問題を解決するために医療を優先する	なし	コンタクトスポーツに参加する前にオストミー患者のために推奨される医師の許可（打撃のリスクと体重のトレーニング（ヘルニアのリスク））が必要である	なし	なし	腹部，鼠径部または下肢に腫脹または炎症を有する患者は，下半身の運動訓練の前にこれらの問題を解決するために医療を優先する
運動プログラムを中止するためのがん特異的な理由（運動を中止するためのACSMのガイドラインは，がん患者にも適応）	腕や肩の症状や腫れの変化を確認しながら，適切な医学的評価と治療が問題を解決するまで，上半身の運動を減少するか回避する	なし	ヘルニア，オストミー関連の全身感染に注意する	なし	なし	腹部，鼠径部または下肢の腫脹または炎症の変化を確認しながら，適切な医学的評価および治療が問題を解決するまで，下半身の運動を減少するか回避する
がん全体で起こりうるリスク	骨転移を有する患者は，骨折のリスクが高いほど，強度，持続時間，および様式に関する運動プログラムを変更する必要があるかもしれない．化学療法または放射線治療を受けている患者，または治療歴のある免疫機能が損なわれた患者の感染リスクは高い．がん生存者が頻繁に訪れるフィットネスセンターでの感染リスクを軽減するように注意する．治療中および治療直後の患者の運動耐容性は，治療スケジュールに応じて，運動セッション間の運動耐容性に関するセッションとは異なる可能性がある．骨への転移性疾患を有する患者は，骨折を回避するために改変および強化された監視をする．（がんに続発するか否かにかかわらず）心臓病を有する患者は，運動プログラムの修正が必要であり，安全のために監視を強化する					
がんに特有の怪我や救急処置のリスク	腕や肩を動かすべきだが，乳がん生存者の腕や肩の問題の罹患率が高いことを前提に，積極的な障害予防のアプローチが推奨される．リンパ浮腫を有する患者は，運動中に適切な圧迫服を着用する．ホルモン療法，骨粗鬆症の診断，または骨転移の治療を受けた患者は，骨折の危険性に注意する	アンドロゲン遮断療法で治療された患者の骨折のリスク，骨粗鬆症または骨転移の診断に留意する	オストミー患者の過度の腹腔内圧を避ける	多発性骨髄腫患者は，骨粗鬆症のように扱う	なし	下半身を運動させるべきであるが，この患者における下肢の腫脹または炎症の可能性を考慮して，積極的な障害予防アプローチが推奨される．リンパ浮腫を有する女性は，運動中に適切な圧迫服を着用する．ホルモン療法，骨粗鬆症の診断，または骨転移の治療を受けた患者は，骨折の危険性に注意する

[Med Sci Sports Exerc 42：1409-1426, 2010]

(2) 中止基準

表10　がん患者におけるリハビリテーションの中止基準

1. 血液所見：ヘモグロビン 7.5g/d*l* 以下，血小板 50,000/μ*l* 以下，白血球 3,000/μ*l* 以下
2. 骨皮質の 50% 以上の浸潤，骨中心部に向かう骨びらん，大腿骨の 3cm 以上の病変などを有する長管骨の転移所見
3. 有腔内臓，血管，脊髄の圧迫
4. 疼痛，呼吸困難，運動制限を伴う胸膜，心囊，腹膜，後腹膜への滲出液貯留
5. 中枢神経系の機能低下，意識障害，頭蓋内圧亢進
6. 低・高カリウム血症，低ナトリウム血症，低・高カルシウム血症
7. 起立性低血圧，160/100mmHg 以上の高血圧
8. 110/分以上の頻脈，心室性不整脈

- 上記を厳密に中止基準として適合した場合，多くのがん症例でリハビリテーションの実施が困難となる
- 中止基準に該当する症例でもリハビリによるメリットが大きい場合は，医師と相談の上，リスクを考慮して訓練内容を調整した後にリハビリを実施することが好ましい

[Rehabilitation Medicine : Principles and Practice, 3rd ed, 1998]

■ 運動療法の施行に際し注意すべき合併症

表11　リハビリテーションの対象となる障害の種類（がんそのものによる障害）

1) がんの直接的影響

骨転移 （長幹骨・脊椎）	骨転移をきたしやすい原発巣は乳癌，肺癌，前立腺癌，腎癌などである．好発部位は脊椎，骨盤骨，大腿骨，肋骨，頭蓋骨であるが，上肢にも生じる．骨転移の症状は転移骨の疼痛や圧迫骨折に伴う神経症状などである．長管骨では突然の病的骨折で発症することもある
脳腫瘍（転移）	頭蓋内に腫瘍があることによる頭蓋内圧亢進症状（頭痛，嘔気など）と腫瘍が発育あるいは圧迫した部位の脳局所症状（片麻痺，失調症，失語症など高次脳機能障害，脳神経麻痺など）を呈する
脊髄・脊椎腫瘍 （転移）	脊椎転移は，肺癌，乳癌，前立腺癌できたしやすく，多くは硬膜外からの進展である．好発部位は胸椎70%，頸椎10%，腰椎・仙骨20%程度である．腫瘍による脊髄の圧排，骨転移による脊椎の不安定性により，四肢麻痺，対麻痺，神経因性膀胱，疼痛を生じる
腫瘍の直接浸潤	消化管の癌などの腹膜播種による多発神経根症，肺癌や乳癌などの腋窩リンパ節転移に伴う腕神経叢麻痺，第8胸椎の第1胸髄神経の浸潤による Pancoast 症候群などを生じる．消化器癌や婦人科癌など腹部癌の直接浸潤によって腰仙部神経叢麻痺をきたすこともある
疼痛	安静時・運動時の疼痛はがんのリハビリテーションにおける大きな阻害因子であり，訓練を行ううえで疼痛コントロールがうまくなされているかどうかは非常に大きな問題である

2) がんの間接的影響（遠隔効果）

癌性末梢神経炎	原発巣によって生じる末梢神経炎の種類（運動性・感覚性・混合性）は多彩である．感覚障害（異常感覚，感覚低下）や運動障害（下垂足などの運動麻痺）を生じる
悪性腫瘍随伴症候群	亜急性小脳変性症（Paraneoplastic subacute cerebellar degeneration：PSCD），末梢神経炎，筋炎，神経筋接合部疾患が含まれる小脳変性症に不随した失調症は，肺癌，乳癌，卵巣癌でみられることがある．Shy-Drager 症候群は肺癌（小細胞癌）で認める．近位筋の筋力低下（ミオパチー）は，炎症性筋炎（皮膚筋炎），カルチノイド筋炎，ステロイド筋炎，悪液質による筋力低下などによる．皮膚筋炎患者では高率に悪性腫瘍を合併する．重症筋無力症は胸腺腫に合併し，筋無力症候群（Lambert-Eaton 症候群）は肺癌（小細胞癌）で生じる

3) がんの治療によるもの

化学・放射線療法，造血幹細胞移植	化学・放射線療法や造血幹細胞移植の治療中や治療後の患者では治療に伴う副作用や合併症による隔離による隔離により，ベッド上安静による不動の状態となる機会が多く，いわゆる廃用症候群に陥りやすい．造血幹細胞移植後には移植片対宿主病（graft-versus-host disease：GVHD）も問題となる

4) 手術

骨・軟部腫瘍術後	患肢温存術や四肢切断術などの術後には，運動障害や ADL 障害を生じるので，術後の後療法として歩行訓練や義手・義足などのリハビリテーションを要する
乳癌術後	胸壁や腋窩の切開部の疼痛と肩の運動障害を認め，肋間神経を切除された場合には上腕後面〜側胸部のしびれ感，感覚障害も出現する．腋窩リンパ節郭清が施行された患者では，腋窩部の痛みやひきつれ感による肩の挙上困難が生じる
乳癌・子宮癌・卵巣癌術後リンパ浮腫	腋窩リンパ節郭清後には，術側上肢リンパ浮腫，骨盤内リンパ節郭清術後には片側あるいは両側下肢リンパ浮腫を生じる．治療せず放置すると，徐々に悪化し，見栄えだけでなく，上肢巧緻性の障害や歩行障害を生じ，ADL に支障をきたす
頭頸部癌術後	舌癌をはじめとする口腔癌の術後には，舌の運動障害のため，口腔期の嚥下障害および構音障害を認める．癌が中咽頭に及ぶと，咽頭期の嚥下障害を生じる．また，喉頭癌による喉頭摘出術後には発声が困難となり代用音声（電気喉頭・食道発声など）を要する
頸部リンパ節郭清術後	全頸部郭清により胸鎖乳突筋，副神経が合併切除されると僧帽筋が麻痺し，肩関節の屈曲・外転障害・翼状肩甲をきたす．症状として上肢の挙上障害，頸・肩甲帯のしめつけ感を伴う疼痛，肩こりを生じる．保存的・選択的頸部郭清でも術中操作などにより，副神経の完全もしくは不全麻痺が生じる可能性がある
開胸・開腹術後	術後には，患者の不動化により生じる下側（荷重側）肺障害（dependent lung disease：DLD）や開胸・開腹術の手術侵襲による術後の呼吸器合併症の軽減には，周術期の予防的なリハビリテーション介入が効果的である
化学療法	抗癌剤の種類によって生じる末梢神経炎の種類（運動性・感覚性・混合性）は多彩である．感覚障害（異常感覚，感覚低下）や運動障害（下垂足などの運動麻痺）を生じる
放射線療法	晩期反応として，神経系（脳・脊髄・末梢神経），皮膚，骨など様々な臓器に不可逆性の障害を生じる

［がんのリハビリテーションマニュアル，医学書院，2011より引用改変］

(11) 情報収集と評価

表12 開始前と治療経過中のチェック項目

病態	原発巣と stage	TNM・Stage 分類
	転移の有無	• リハビリに直接影響を与える部分（骨や脳・脊髄など）への転移の有無 • 重要な臓器（肺，肝臓など）への転移の有無
	胸水・腹水の有無	量
	治療歴	手術歴，化学療法・放射線治療の既往
	併存疾患	—
	血液検査所見	• 白血球（上昇・低下の有無），赤血球（貧血の有無），血小板（減少の有無） • 電解質（Na, K, Ca） • 炎症所見（CRP） • 栄養状態（総蛋白，アルブミン）
	バイタルサイン	頻脈，低血圧など
身体所見	機能障害	意識障害，筋力低下，麻痺の有無や程度など
	能力障害	現在の状態および入院前の日常生活，FIM，PS，PPS など
	疼痛	程度と鎮痛剤処方内容（種類，量，時間帯）
治療戦略		• 治癒を目指した治療か，延命を目指した治療か，緩和目的か • 今回の治療方針と入院期間 • 予測される生命予後
告知内容		• がん告知の有無，余命告知の有無（本人・家族それぞれに対して） • 骨転移がある場合は，その説明の有無
社会背景		• 家族構成，key person • 入院前の生活（職業，趣味，生きがいなど） • 社会資源の有無（介護保険や身体障害者手帳など）

[がん患者のリハビリテーション，2013]

■ADL と全身状態の評価

表13 Eastern Cooperative Oncology Group(ECOG)の Performance Status Score(PS)

Grade	PS
0	• 全く問題なく活動できる • 発病前と同じ日常生活が制限なく行える
1	• 肉体的に激しい活動は制限されるが，歩行可能で，軽作業や座っての作業は行うことができる．例：軽い家事，事務作業
2	• 歩行可能で自分の身の回りのことはすべて可能だが作業はできない • 日中の 50％以上はベッド外で過ごす
3	• 限られた自分の身の回りのことしかできない • 日中の 50％以上をベッドか椅子で過ごす
4	• 全く動けない．自分の身の回りのことは全くできない • 完全にベッドか椅子で過ごす

[Am J Clin Oncol 5 : 649-655, 1982]

表14　Palliative Performance Scale（PPS）

	起居	活動と症状	ADL	経口摂取	意識レベル
100	100% 起居している	正常の活動・仕事が可能 症状なし	自立	正常	清明
90					
80		何らかの症状はあるが 正常の活動が可能		正常 もしくは 減少	
70	ほとんど 起居している	明らかな症状があり 通常の仕事や業務が困難			
60		明らかな症状があり 趣味や家事を行うことが困難	ときに介助		清明 もしくは 混乱
50	ほとんど座位 もしくは臥床	著明な症状があり どんな仕事もすることが困難	しばしば介助		
40	ほとんど臥床	著明な症状があり ほとんどの行動が制限される	ほとんど介助		清明 もしくは 傾眠±混乱
30	常に臥床	著明な症状があり いかなる活動も 行うことができない	全介助		
20				数口以下	
10				マウスケアのみ	

[J Palliat Care 12：5-11, 1996]

12）介入

エビデンスレビュー

▶ 対象者別のリハビリテーション推奨グレード

表15　がんのリハビリテーションガイドライン―推奨グレード分布

章	A	B	C1	C2	D	計
総論・評価		2				2
食道がん，肺がん，胃がん，肝臓/胆嚢/膵臓がん，大腸がん，前立腺がんと診断され，治療が行われる予定または行われた患者	3	5	2			10
舌がん，口腔がん，咽頭がん，喉頭がんと診断され，治療が行われる予定の患者または行われた患者	1	7	2			10
乳がん，婦人科がんと診断され，治療が行われる予定の患者または行われた患者	9	4				13
骨軟部腫瘍またはがんの骨転移と診断され，治療が行われる予定の患者または行われた患者	1	5	4			10
原発性脳腫瘍または転移性脳腫瘍と診断され，治療が行われる予定の患者または行われた患者		4				4
血液腫瘍と診断され，造血幹細胞移植が行われる予定の患者または治療が行われた患者	4	4				8
化学療法あるいは放射線治療が行われる予定の患者または治療が行われた患者	5	1				6
リハビリテーションが必要な在宅進行がん・末期がん患者	1	12	1	2		16
合計	24	44	9	2	0	79

A：行うよう強く勧められる．B：行うよう勧められる．C1：行うことを考慮してもよいが十分な科学的根拠がない or 行うことを考慮してもよい．C2：科学的根拠がないので勧められない．D：行わないよう勧められる［がんのリハビリテーションガイドライン，2013］

❯ 安全性と有効性があったとされる論文数

表 16　がん生存者における特異的アウトカムに関する運動介入の有効性に関するエビデンスレビュー

アウトカム	乳がん（化学療法と放射線治療中）	乳がん（化学療法と放射線治療後）	前立腺がん	結腸がん	血液がん	血液がん（造血幹細胞移植）	婦人科がん
論文レビュー数	21	32	12	4	4	11	1
安全性（運動に関連したイベントの報告はない）	13	15	6		1	6	
身体機能	2	4	4			1	
運動能力							
有酸素運動能	10	10	5	1	3	5	
筋力	5	6	4			2	
柔軟性		5	1				
身体活動レベル	5	8	4	1			1
体格（体重，BMI，筋肉量）	4	8	6		1	2	1
骨の健康度	2	1					
リンパ浮腫関連アウトカムに関する安全性	2	7					
QOL	4	12	6		1	3	
エネルギーレベル/活力		3	1				
疲労	4	4	5		3	3	
睡眠	1				1		
抑うつ		3			1		
不安	3	3					
生理学的アウトカム（例：ヘモグロビン，血中脂質，インスリン様成長因子経路ホルモン，酸化ストレス，炎症，または免疫パラメータ；前立腺癌のPSAを含む）	3	6	2	2			
症状/副作用（痛みを含む）	3	3	1		1		

[Med Sci Sports Exerc 42：1409-1426, 2010 より引用]

❯ 有酸素運動とレジスタンストレーニングを主体とした運動療法 [Med Sci Sports Exerc 42：1409-1426, 2010] [BMJ 339：b3410, 2009]

• 乳がん（化学療法・放射線治療中：RCT 10件，化学療法・放射線治療後：RCT 12件）・前立腺がん（RCT 5件）・血液がん患者（造血幹細胞移植なし：RCT 2件，あり：7件）において，有酸素運動能力の改善に有効（エビデンスレベル：乳がん；A，前立腺がん；A，血液がん；C）

• 乳がん（化学療法・放射線治療中：RCT 5件，化学療法・放射線治療後：RCT 6件）・前立腺がん（RCT 4件）・血液がん患者（造血幹細胞移植あり：RCT 7件）において，筋力の改善に有効（エビデンスレベル：乳がん；A，前立腺がん；A，血液がん；C）

• 乳がん（化学療法・放射線治療中：RCT 4件，化学療法・放射線治療後：RCT 18件）・前立腺がん（RCT 6件）・血液がん患者（造血幹細胞移植あり：3件）において，QOLの改善に有効（エビデンスレベル：乳がん；B，前立腺がん；A，血液がん；C）

• 乳がん（化学療法・放射線治療中：RCT 7件，化学療法・放射線治療後：RCT 9件）・前立腺がん（RCT 5件）・血液がん患者（造血幹細胞移植なし：RCT 2件，あり：5件）において，疲労の改善に有効（エビデンスレベル：乳がん；B，前立腺がん；A，血液がん；C）

- 乳がん患者において，リンパ浮腫の合併の有無にかかわらず，安全に実施
- がん治療中・後の運動を実施する際には特別のリスク管理を要するが，運動の実施は安全（エビデンスレベルA）
- 他のがん患者への運動の効果は十分に明らかでなく，がんの種類・病期，運動の量や内容についてさらに研究が必要である
- 最も重要なことは，余命の長さにかかわらず，患者とその家族の希望・要望を十分に把握したうえで，その病期におけるできる限り最高のADLを実現することである

■介入の実際
◆がんリハの病期別の目的

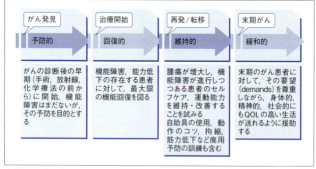

本図はがんリハビリテーションの流れを示すものでWHOの緩和ケア定義とは異なることに注意（2002年のWHOの定義では緩和ケアは末期がんに限定されない）
[日本医師会雑誌 140：55-59, 2011] [Rehabilitation Oncology, 1981]

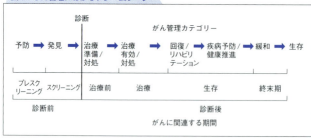

[Semin Oncol Nurs 23：242-252, 2007]

表 17　介入の実際

	乳がん	前立腺がん	結腸がん	血液がん	血液がん（造血幹細胞移植）	婦人科がん
一般声明	非活動を避ける。手術後できるだけ早期に日常生活に戻る。治療中及びその後に通常の日常生活を継続し、可能限り運動する。転移性の骨病変を有する患者は、骨折を回避するように注意する。心臓病を有する人は（がんに合併するか否かに関わらず）、運動量の調整や変更が必要な場合があり、安全のために監視を必要とする場合がある					
有酸素運動トレーニング（量、強度、及び進行）	推奨はアメリカ人のための身体活動ガイドライン（Physical Activities Guidelines Advisory Committee. Physical Activity Guidelines Advisory Committee Report. Washington（DC）: US Department of Health and Human Services: 2008）による年齢に適したガイドラインと同様			毎日運動するが、軽く低い強度の進行が推奨される	推奨事項は、アメリカ人のための年齢に適した身体活動ガイドラインと同様である。病的な肥満女性は、追加の監視や変更されたプログラムを必要とすることがある	
有酸素運動トレーニングに関するがん特有のコメント	骨折に注意する	骨折の可能性が高まることに注意する	コンタクトスポーツに参加する前にオストミー患者のために医師の許可が必要（打撃の危険性）	なし	激しい運動の場合、免疫作用が低下しないように過剰な訓練を避けることに注意を払う	末梢神経障害が存在する場合、エアロバイクは、過度のウエイトトレーニングよりも好ましいかもしれない
レジスタンストレーニング（量、強度、進行）	変更された推奨事項。下記参照	年齢に適した身体活動ガイドラインと同様	変更された推奨事項。下記参照	年齢に適した身体活動ガイドラインと同様		変更された推奨事項。下記参照
レジスタンストレーニングに関するがん特有のコメント	少なくとも16回のセッションと非腰に低い抵抗の監視されたプログラムから始める。負荷量の上限はない。リンパ浮腫を含む腕や肩の症状を監視し、症状の反応に応じて抵抗力を低下させたり、特定の運動を中止する。運動の休止期間が取られた場合は、運動していない週ごとに抵抗のレベルを2週間前に戻す（例えば、2週間の運動休暇=4週間前に使用した抵抗に戻す）。骨折のリスクに注意する	根治的な前立腺切除術を受けた人のために骨盤底のエクササイズを追加する。骨折のリスクに注意する	推奨事項は、年齢に適した身体活動ガイドラインと同様である。ストーマ患者の場合、低負荷で始まり、ストーマのヘルニアを避けるために負荷をゆっくりと増加させる	なし	レジスタンストレーニングは、骨髄移植患者の有酸素運動より重要かもしれない。この点についての詳細は、原文を参照	婦人科癌に続発する下肢リンパ浮腫を有する患者のレジスタンストレーニングの安全性に関するデータはないが、この状態は管理が非常に複雑である。上肢リンパ浮腫の所見から外挿することは不可能かもしれない。患者がリンパ節除去および/または放射線をリンパ節に照射している場合は、慎重に行う
柔軟性トレーニング（量、強度、及び進行）	推奨はアメリカ人のための年齢に適した身体活動ガイドラインと同様である	オストミー患者のための過剰な細胞内腹圧を避ける。推奨は年齢に応じた身体活動ガイドラインと同様である	推奨はアメリカ人のための年齢に適した身体活動ガイドラインと同様である			
特別な配慮が必要な運動（ヨガ、ピラティスなど）	ヨガは、腕や肩の病的状態が考慮されている限り、安全と思われる。ドラゴンボートレースは経験的にテストされていないが、夢山ぬ叙量はこのアクティビティの安全性に妥当性がある。組織されたスポーツやピラティスに関する証拠はない	なし	オストミーが存在する場合、水泳または接触スポーツには注意が必要となる	なし	なし	なし

[Med Sci Sports Exerc 42: 1409-1426, 2010 より引用]

■ 運動処方内容：身体活動ガイドライン

表18　運動療法の実際

運動プログラム	頻度	強度	持続時間・回数	運動内容
有酸素運動	3〜5 回/週	55%/65%〜90% HRmax 12〜16RPE	20〜60 分	大筋群の動的運動
レジスタンストレーニング	2〜3 回/週	最大筋疲労(RPE19〜20)または最大の2〜3回前(RPE16程度)	1セット3〜20回(3〜5, 8〜10, 12〜15回など)	すべての大筋群を含む8〜10種類
柔軟性トレーニング	週に最低2〜3回,できれば5〜7回	痛みのない可動域ぎりぎりの筋緊張感	15〜30 秒 を 2〜4回	すべての大筋群の静的ストレッチ

[Physical Activity Guidelines Advisory Committee Report, 2008 より引用]

■ 疾病管理（予防も含む）[新臨床腫瘍学, 改訂第4版, 2015]

◆ 禁煙：能動喫煙では 1.5 倍, 受動喫煙では 2 倍にリスクが高まることから, 禁煙が推奨
◆ 飲酒：アルコール摂取量が増加するにつれ, リスクも増大することから, 節度ある飲酒が推奨
◆ 食事：塩分を多量に含む食べ物の摂取でがんのリスクが増大することから, 食塩の摂取は最小限が推奨. 野菜や果物の摂取不足もリスクを増大することから, 適度な摂取を推奨. 飲食物を熱い状態で摂取することもリスクを増大することから, 適温での摂取を推奨
◆ 身体活動：身体活動量が高くなるほどがんのリスクを低下することから, 日常生活を活動的に過ごすことを推奨
◆ 体型：BMI とがん発生のリスクには逆 J 字形の関連があることから, 適正な範囲に維持することを推奨
◆ 感染：肝炎ウイルス感染の有無を知り, 感染している場合には適切な措置を推奨

（松本 卓也）

6 サルコペニア

1）定義

◆ サルコペニアは，進行性および全身性の骨格筋量および骨格筋力の低下を特徴とする症候群であり，身体的な障害や生活の質の低下，および死などの有害な転帰のリスクを伴うものと定義される．[Age Ageing 39 : 412-423, 2010]

◆ 国際的なサルコペニアワーキンググループの略称一覧

- EWGSOP : European Working Group on Sarcopenia in Older People
- IWGS : International Working Group on Sarcopenia
- AWGS : Asian Working Group for Sarcopenia
- FNIH : Foundation for the National Institutes of Health

表1 EWGSOP の概念的なサルコペニアの段階

段階	筋肉量	筋力		身体能力
プレ・サルコペニア	↓			
サルコペニア	↓	↓	または	↓
重症サルコペニア	↓	↓		↓

[Age Ageing 39 : 412-423, 2010]

2）原因

表2 原因によるサルコペニアの分類

一次性サルコペニア 加齢性サルコペニア	加齢以外に明らかな原因がないもの
二次性サルコペニア	
活動に関連するサルコペニア	寝たきり，不活発なスタイル，（生活）失調や無重力状態が原因となり得るもの
疾患に関連するサルコペニア	重症臓器不全（心臓，肺，肝臓，腎臓，脳），炎症性疾患，悪性腫瘍や内分泌疾患に不随するもの
栄養に関係するサルコペニア	吸収不良，消化管疾患，および食欲不振を起こす薬剤使用などに伴う，摂取エネルギーおよび/またはたんぱく質の摂取量不足に起因するもの

[Age Ageing 39 : 412-423, 2010]

図1 サルコペニアのメカニズム

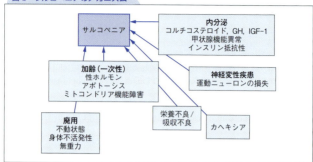

[Age Ageing 39 : 412-423, 2010]

■ 増悪因子
- 筋量減少：糖尿病，心疾患，脂質異常症，動脈硬化，低栄養，クレアチニン高値，低アルブミン血症，BMI低値，炎症
- 筋力低下：腰痛，糖尿病，心疾患，慢性腎臓病，高血圧症，喘息，認知機能低下，テストステロン低値，インスリン様成長因子低値，副甲状腺ホルモン高値，ヘモグロビン低値，ビタミンD低値，アルブミン低値，IL-6高値，カルシウム拮抗薬服用，カフェイン摂取，過体重，ストレス，喫煙
- 歩行機能低下：糖尿病，心疾患，転倒恐怖感，感覚障害，関節リウマチ，腎機能低下，筋力低下，バランス機能低下，言語記憶低下
- サルコペニア：加齢，高血圧症，COPD，慢性腎臓病，脂質異常症，骨粗鬆症，脳卒中，BMI低値，下腿周径低値，咀嚼能力低下，IADL障害，ビタミンD低値，テストステロン低値，インスリン様成長因子低値，アルブミン低値，γ-グルタミン酸転移酵素高値，シスタチンC高値，疼痛，過体重，活動量低下

[Geriatr Gerontol Int 16 : 110-122, 2016]

3）疫学

- 世界におけるサルコペニア有病率：全世界で控えめに見積もっても5,000万人以上．この先40年で2億人を超えると見込まれている [Age Ageing 39 : 412-423, 2010]
- サルコペニアの年齢別有病率：60～70歳5～13％，80歳以上11～50％ [Age Ageing 39 : 412-423, 2010]
- 日本におけるサルコペニア有病率：65歳以上の男性9.6～21.8％，女性7.7～22.1％ [J Phys Fitness Sports Med 4 : 111-115, 2015] [J Am Med Dir Assoc 14 : 911-915, 2013] [Geriatr Gerontol Int 14 : 93-101, 2014] [J Am Med Dir Assoc 16 : 85.e1-85.e8, 2015] [Osteoporos Int 25 : 1081-1088, 2014]

図2 性・年代別にみたサルコペニアの有病率

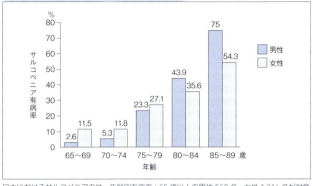

日本におけるサルコペニアの性・年齢別有病率:65歳以上の男性568名,女性1,314名が対象
[J Am Med Dir Assoc 14:911-915, 2013]

◆日本における性・年代別にみたサルコペニアの有病率:NILS-LSA第7次調査に参加した65歳以上の男性470名,女性460名が対象(**表3**)

表3 性・年代別にみたサルコペニアの有病率

	評価法		cut-off値	NILS-LSAサルコペニア有病率	
				65〜74歳	75歳以上
筋量サルコペニア	DXA (SMI)	男	6.87kg/m² 未満	28.1%	46.2%
		女	5.46kg/m² 未満	21.3%	25.7%
筋力サルコペニア	握力	男	31kg 未満	11.9%	51.0%
		女	20kg 未満	24.8%	55.3%
身体機能サルコペニア	普通歩行速度	男	1.0m/s 未満 または自立歩行困難	4.2%	15.2%
		女		4.3%	26.7%

[医学のあゆみ 248:649-654, 2014]

◆日本におけるサルコペニア病期の有病率と全国有病者数推計値:NILS-LSA第7次調査に参加した65歳以上の男性470名,女性460名が対象(**表4**)

表4 サルコペニア病期別にみたサルコペニア有病率

	NILS-LSAサルコペニア有病率		全国有病者数推計	
	男性	女性	男性	女性
前サルコペニア	18.3%	11.3%	237.3万人	196.4万人
サルコペニア	14.0%	9.6%	182.1万人	166.3万人
重度サルコペニア	3.0%	2.4%	49.7万人	41.5万人

[医学のあゆみ 248:649-654, 2014]

◆日本における65歳以上の心疾患患者のサルコペニア有病率:男性25.9%,女性25.0% [J Am Med Dir Assoc 18:176-181, 2017]
◆日本における65歳以上の心疾患患者のサルコペニア有病率:男性19.6%,女性48.7% [JCSM Clinical Reports 2:e00041, 2017]

4) 予後

◆ 地域在住高齢者，およびさまざまな患者を含む 17 論文のメタ解析において，サルコペニア保有群は，死亡のオッズ比 3.60（95％信頼区間 2.96-4.37），ADL 障害（functional disability）のオッズ比 3.03（95％信頼区間 1.80-5.12）[PLoS ONE 12：e0169548, 2017]

◆ 地域在住者，および末期腎不全患者を含む 6 論文のメタ解析において，サルコペニア保有群は，認知機能低下のオッズ比 2.25（95％信頼区間 1.21-4.17）[J Am Med Dir Assoc 17：1164.e7-1164.e15, 2016]

◆ 地域在住高齢者において，サルコペニア保有群は，転倒発生のハザード比 3.23（95％信頼区間 1.25-8.29）[Clin Nutr 31：652-658, 2012]

◆ 高齢心疾患患者において，サルコペニア保有群は，死亡のハザード比 1.44（95％信頼区間 1.01-2.05）[JCSM Clinical Reports 2：e00041, 2017]

5) 診断

◆ サルコペニアの診断には，筋肉量低下と筋肉機能（筋力または身体能力）低下の両方の存在を用いることが推奨されている [Age Ageing 39：412-423, 2010]

◆ サルコペニア診断の詳細は，「評価編：サルコペニア身体機能計測・質問紙」を参照

◆ サルコペニア評価を行うべき対象者（表 5）

表 5　サルコペニア評価を行うべき対象者（AWGS）

項　目	基　準
スクリーニング対象者	地域在住高齢者および下記のような状態にある高齢者 ● 機能低下や機能障害が最近現れた ● 1ヵ月の間に 5％以上意図しない体重減少があった ● うつ気分または認知機能障害 ● 繰り返す転倒 ● 栄養障害 ● 慢性疾患の合併（慢性心不全，COPD，糖尿病，慢性腎臓病，膠原病，結核感染，およびそのほかの消耗性疾患）
対象年齢層	60 歳あるいは 65 歳以上（各国における高齢者の定義に従う）

[Am Med Dir Assoc 15：95-101, 2014]

6) 治療

◆ 運動療法（後述）

◆ 栄養療法

● 必須アミノ酸を中心とする栄養介入により筋力の改善が期待できるが，長期的な効果は明らかではない

◆ 薬物療法

● 現時点で承認された薬剤はない

7) 運動療法

(1) 適応

◆ サルコペニアと診断された症例

(2) 禁忌

■ レジスタンストレーニングの一般的禁忌 (表 6)

表6 レジスタンストレーニングの一般的禁忌

絶対禁忌
- 不安定な冠動脈疾患
- 代償されていない心不全
- コントロールされていない不整脈
- 重篤な肺高血圧症 (平均肺動脈圧 55mmHg)
- 重症で症状のある大動脈弁狭窄症
- 急性心筋炎, 心内膜炎, 心外膜炎
- コントロールされていない高血圧 (>180/110mmHg)
- 急性大動脈解離
- マルファン症候群
- 活動性増殖性網膜症, 中程度から悪化傾向にある非増殖性糖尿病性網膜症患者に対する高強度 (80~100% 1RM) の筋力トレーニング

相対的禁忌
- 冠動脈疾患の主要なリスクファクター
- 糖尿病
- コントロールされていない高血圧 (>160/100mmHg)
- 運動耐容能が低い (<4METs)
- 筋骨格系の制限がある
- ペースメーカーや除細動器の挿入者

[日本心臓リハビリテーション学会：心臓リハビリテーション必携, 2015] [Circulation 116：572-584, 2007]

(3) 中止基準

◆ 保有する合併症の運動療法中止基準に準ずる

8) 情報収集と評価

- ◆ 既往歴
- ◆ 合併症
- ◆ ニーズ (本人) の把握
- ◆ 脈拍, 血圧測定
- ◆ 転倒経験
- ◆ 骨関節疾患の有無
- ◆ 身体アライメント
- ◆ 運動機能
- ◆ 認知機能
- ◆ 身体活動量
- ◆ 運動耐容能
- ◆ 栄養状態
- ◆ 生活環境 (家族状況, 居住環境など)
- ◆ 開始前の ADL・IADL および運動習慣

■ サルコペニアに対する介入のアウトカム（表7）

表7　サルコペニアの介入試験に関する主要転帰と二次転帰の推奨領域

主要転帰領域	二次的転帰領域
・身体能力 ・筋力 ・筋肉量	・日常生活の活動（ADL：基本的 ADL，手段的 ADL） ・生活の質（QOL） ・代謝および生化学的マーカー ・炎症マーカー ・対象者や医師による変化の全体的印象 ・転倒 ・介護施設や病院への入所・入院 ・社会的支援 ・死亡率

[Age Ageing 39：412-423, 2010]

9）介入

エビデンスレビュー

■ メタ解析・システマティックレビュー

▶ レジスタンストレーニング [Age Ageing 33：548-555, 2004] [Age Ageing 43：748-759, 2014] [Clin Interv Aging 10：859-869, 2015]：コントロール群との比較
- 1 RM を改善
- Type Ⅰ線維と Type Ⅱ線維を増加
- 骨格筋量を増加（レジスタンストレーニング単独では骨格筋量増加に至らない場合がある）
- 除脂肪体重を増加
- 身体活動量を増加

※上記の改善効果は，栄養療法を併用することで高まるとの報告もある

▶ レジスタンストレーニングとプロテインサプリメントの併用 [Sports Med 45：245-255, 2015]：運動療法単独群あるいはプラセボとの比較
- 除脂肪体重を有意に増加
- 筋量および筋力は有意な変化を認めない

■ 主要な無作為化比較対象試験

▶ 4 群比較：運動療法とアミノ酸サプリメントの併用，運動療法単独，アミノ酸サプリメント単独，健康指導 [J Am Geriatr Soc 60：16-23, 2012]：健康指導群との比較
- 併用群のみ下肢筋量，膝伸展筋力，快適歩行速度が有意に改善

▶ 運動療法とサプリメントの併用 [Am J Clin Nutr 103：830-840, 2016]：運動療法単独群との比較
- 除脂肪体重：1,695 g 改善
- 四肢筋量指数：0.27 kg/m² 改善
- 握力：3.68 kg 改善
- mini nutritional assessment：1.52 点改善
- Katz Index：1.14 点改善
- SF-36 physical component：2.09 点改善

▶ ビタミン D とプロテインの併用 [J Am Med Dir Assoc 16：740-747, 2015]：コントロール群との比較
- 5 回椅子立ち座り時間：1.01 秒改善

- 四肢骨格筋量：0.17 kg 改善
- 握力，歩行速度，SPPB に有意な差は認めなかった
> 高エネルギーサプリメント [J Am Med Dir Assoc 17：1044-1055, 2016]：通常サプリメントとの比較
- 軽度から中等度のサルコペニア患者：膝伸展筋力と骨格筋の質は有意に改善
- 重度のサルコペニア患者：改善なし

■介入の実際

◆ 運動と栄養は，サルコペニアに対する介入の中心的役割を持つ [J Am Med Dir Assoc 17：767.e1-767.e7, 2016]

◆ レジスタンストレーニング [Age Ageing 33：548-555, 2004] [Age Ageing 43：748-759, 2014] [Clin Interv Aging 10：859-869, 2015]

- 運動頻度 3 回/週，負荷強度 50～100% 1-RM（80% 1-RM が多い），介入期間 8～24 週間

◆ 高齢者の運動療法の注意点（表 8）

- 高齢者は，個人差も大きく，日常生活活動度や認知機能，うつ状態の有無，介護状況などを把握して，総合的な機能評価に基づいて個別に対応すべきである．

表 8　高齢者の運動療法の注意点

1) 高強度運動より低強度で，時間と頻度を漸増する
2) 衝撃の強い運動を避ける（傷害予防）
3) 運動時心拍増加反応が不良につき，ウォーミングアップ時間を長めにとる（10～15 分）
4) 起立性低血圧，放熱機能低下につき，クールダウン時間も長めにする（10～15 分）
5) 心拍数による運動強度決定は，負荷量を過小評価するおそれがある．適切な運動強度は最高酸素摂取量の 50～70%，または最大心拍数予備能の 40～65%程度．Borg 指数は 12～13 を併用する
6) 運動強度の進行ステップは時間をかけて行う
7) 主目的は，身体的・社会的 disability の防止である．ADL の改善を目標とすることもある
8) 本人の意欲とともに，配偶者・家族の協力，励ましが不可欠である

[日本心臓リハビリテーション学会：心臓リハビリテーション必携, 2015]

◆ 高齢者に対して実施する場合は，負荷量を高めることだけでなく，量（回数，セット数，トレーニング期間，トレーニング頻度）を十分に確保することが重要である [Scand J Med Sci Sports 26：995-1006, 2016]

（田中 伸弥）

検印省略

運動療法エビデンスレビュー
臨床・研究に役立つ評価指標・基準値・介入のエビデンスをこの一冊に凝縮

定価（本体 4,200円＋税）

2018年 7 月18日　第1版　第1刷発行
2024年11月26日　　同　　第4刷発行

編　者　松永　篤彦・神谷　健太郎
　　　　　まつなが　あつひこ　かみや　けんたろう
発行者　浅井　麻紀
発行所　株式会社 文光堂
　　　　〒113-0033　東京都文京区本郷7-2-7
　　　　TEL（03）3813-5478（営業）
　　　　　　（03）3813-5411（編集）

© 松永篤彦・神谷健太郎，2018　　　　　　　　印刷・製本：広研印刷

ISBN978-4-8306-4565-5　　　　　　　　　　Printed in Japan

- 本書の複製権，翻訳権・翻案権，上映権，譲渡権，公衆送信権（送信可能化権を含む），二次的著作物の利用に関する原著作者の権利は，株式会社文光堂が保有します．
- 本書を無断で複製する行為（コピー，スキャン，デジタルデータ化など）は，私的使用のための複製など著作権法上の限られた例外を除き禁じられています．大学，病院，企業などにおいて，業務上使用する目的で上記の行為を行うことは，使用範囲が内部に限られるものであっても私的使用には該当せず，違法です．また私的使用に該当する場合であっても，代行業者等の第三者に依頼して上記の行為を行うことは違法となります．
- **JCOPY**〈出版者著作権管理機構 委託出版物〉
本書を複製される場合は，そのつど事前に出版者著作権管理機構（電話03-5244-5088，FAX 03-5244-5089，e-mail：info@jcopy.or.jp）の許諾を得てください．

Borg指数と修正Borg指数

Borg指数		修正Borg指数	
6		0	何とも感じない (Nothing at all)
7	非常に楽である (Very, very light)	0.5	非常に弱い (Very, very weak)
8		1	やや弱い (Very weak)
9	かなり楽である (Very light)	2	弱い (Weak)
10		3	中程度 (Moderate)
11	楽である (Fairly light)	4	多少強い (Somewhat strong)
12		5	強い (Strong)
13	ややきつい (Somewhat hard)	6	
14		7	とても強い (Very strong)
15	きつい (Hard)	8	
16		9	
17	かなりきつい (Very hard)	10	非常に強い (Very, very strong)
18		●	最大、耐えられない (Maximal)
19	非常にきつい (Very, very hard)		
20			

日本語訳は、『運動処方の指針(原書第8版)』p.82, 2011J「呼吸リハビリテーションマニュアル-運動療法-(第2版)』p.27, 2012J「心臓運動負荷テストと運動療法』p.268, 2004』を参照。